国家卫生健康委员会住院医师规范化培训规划教材

智能医学
Intelligent Medicine

主　审　陈孝平

主　编　叶哲伟

副主编　郭　征　冯世庆　何　庆　牛晓辉　刘　融

人民卫生出版社

·北 京·

图书在版编目（CIP）数据

智能医学 / 叶哲伟主编 . —北京：人民卫生出版社，2020.7（2023.12 重印）

国家卫生健康委员会住院医师规范化培训规划教材

ISBN 978-7-117-30169-5

Ⅰ.①智… Ⅱ.①叶… Ⅲ.①人工智能 —应用 —医学 —职业培训 —教材 Ⅳ.①R319

中国版本图书馆 CIP 数据核字（2020）第 108610 号

| 人卫智网 | www.ipmph.com | 医学教育、学术、考试、健康，购书智慧智能综合服务平台 |
| 人卫官网 | www.pmph.com | 人卫官方资讯发布平台 |

智 能 医 学
Zhineng Yixue

主　　编：叶哲伟

出版发行：人民卫生出版社（中继线 010-59780011）

地　　址：北京市朝阳区潘家园南里 19 号

邮　　编：100021

E - mail：pmph @ pmph.com

购书热线：010-59787592　010-59787584　010-65264830

印　　刷：三河市潮河印业有限公司

经　　销：新华书店

开　　本：889 × 1194　1/16　印张：18　插页：1

字　　数：609 千字

版　　次：2020 年 7 月第 1 版

印　　次：2023 年 12 月第 3 次印刷

标准书号：ISBN 978-7-117-30169-5

定　　价：68.00 元

打击盗版举报电话：010-59787491　E-mail：WQ @ pmph.com

质量问题联系电话：010-59787234　E-mail：zhiliang @ pmph.com

编 者 名 单
(以姓氏笔画为序)

丁焕文　华南理工大学医学院
王　琼　中科院深圳先进技术研究院
王力华　首都医科大学附属北京友谊医院
王才有　中国医院协会信息管理专业委员会
王亚鹏　微软(中国)有限公司教育市场部
王俊文　武汉市第四医院
牛晓辉　北京积水潭医院
艾合买提江·玉素甫
　　　　新疆医科大学第一附属医院
叶哲伟　华中科技大学同济医学院附属
　　　　协和医院
冯世庆　天津医科大学总医院
朱　航　中国人民解放军总医院第一医学中心
朱　悦　中国医科大学附属第一医院
刘　融　武汉科技大学附属普仁医院
孙　立　贵州省人民医院
苏秀云　南方科技大学医院
李　斌　华中科技大学同济医学院附属
　　　　同济医院
杨　帆　华中科技大学同济医学院附属
　　　　协和医院
杨　震　复旦大学附属中山医院
吴克俭　中国人民解放军总医院第四医学中心
邱　冰　贵州省骨科医院
何　庆　西南交通大学医学院
余　斌　南方医科大学南方医院
余可谊　北京协和医院
沈寓实　清华大学互联网产业研究院
张　堃　微软(中国)有限公司医疗部
陆　声　云南省第一人民医院
范巨峰　首都医科大学附属北京朝阳医院

易　黎　北京大学深圳医院
罗　彤　微软(中国)有限公司公共事业部
金　涛　清华大学软件学院
周　跃　陆军军医大学新桥医院
周东生　山东省立医院
周非非　北京大学第三医院
孟祥飞　国家超级计算天津中心
郝永强　上海交通大学附属第九人民医院
胡　威　武汉科技大学计算机科学与技术学院
胡建中　中南大学附属湘雅医院
侯志勇　河北医科大学附属第三医院
袁　志　空军军医大学西京医院
郭　征　空军军医大学西京医院
海　涌　首都医科大学附属北京朝阳医院
桑宏勋　南方医科大学深圳医院
黄　鹏　中国人民解放军总医院第一医学中心
鹿晓亮　科大讯飞科技有限公司
商洪才　北京中医药大学东直门医院
彭　昊　武汉大学人民医院
董谢平　江西省人民医院
程　洪　电子科技大学人工智能研究院
鲁　通　北京维卓致远医疗科技发展有限
　　　　责任公司
雷　青　长沙市第三医院
路　健　云南省肿瘤医院
谭　军　同济大学附属东方医院
翟伟明　北京维卓致远医疗科技发展有限
　　　　责任公司
樊卫国　美国爱荷华大学替派商学院
衡反修　北京大学肿瘤医院

编写秘书　吴星火　华中科技大学同济医学院附属协和医院
　　　　　高　飞　华中科技大学同济医学院附属协和医院

出 版 说 明

为配合 2013 年 12 月 31 日国家卫生计生委等 7 部门颁布的《关于建立住院医师规范化培训制度的指导意见》，人民卫生出版社推出了住院医师规范化培训规划教材第 1 版，在建立院校教育、毕业后教育、继续教育三阶段有机衔接的具有中国特色的标准化、规范化临床医学人才培养体系中起到了重要作用。在全国各住院医师规范化培训基地四年多的使用期间，人民卫生出版社对教材使用情况开展了深入调研，全面征求基地带教老师和学员的意见与建议，有针对性地进行了研究与论证，并在此基础上全面启动第二轮修订。

第二轮教材依然秉承以下编写原则。①坚持"三个对接"：与 5 年制的院校教育对接，与执业医师考试和住培考核对接，与专科医师培养与准入对接；②强调"三个转化"：在院校教育强调"三基"的基础上，本阶段强调把基本理论转化为临床实践、基本知识转化为临床思维、基本技能转化为临床能力；③培养"三种素质"：职业素质、人文素质、综合素质；④实现"三医目标"：即医病、医身、医心；不仅要诊治单个疾病，而且要关注患者整体，更要关爱患者心理。最终全面提升我国住院医师"六大核心能力"，即职业素养、知识技能、患者照护、沟通合作、教学科研和终身学习的能力。

本轮教材的修订和编写特点如下：

1. 本轮教材共 46 种，包含临床学科的 26 个专业，并且经评审委员会审核，新增公共课程、交叉学科以及紧缺专业教材 6 种：模拟医学、老年医学、临床思维、睡眠医学、叙事医学及智能医学。各专业教材围绕国家卫生健康委员会颁布的《住院医师规范化培训内容与标准（试行）》及住院医师规范化培训结业考核大纲，充分考虑各学科内亚专科的培训特点，能够符合不同地区、不同层次的培训需求。

2. 强调"规范化"和"普适性"，实现培训过程与内容的统一标准和规范化。其中临床流程、思维与诊治均按照各学科临床诊疗指南、临床路径、专家共识及编写专家组一致认可的诊疗规范进行编写。在编写过程中反复征集带教老师和学员意见并不断完善，实现"从临床中来，到临床中去"。

3. 本轮教材不同于本科院校教材的传统模式，注重体现基于问题的学习（PBL）和基于案例的学习（CBL）的教学方法，符合毕业后教育特点，并为下一阶段专科医师培养打下坚实的基础。

4. 充分发挥富媒体的优势，配以数字内容，包括手术操作视频、住培实践考核模拟、病例拓展、习题等。通过随文或章节二维码形式与纸质内容紧密结合，打造优质适用的融合教材。

本轮教材是在全面实施以"5+3"为主体的临床医学人才培养体系，深化医学教育改革，培养和建设一支适应人民群众健康保障需要的临床医师队伍的背景下组织编写的，希望全国各住院医师规范化培训基地和广大师生在使用过程中提供宝贵意见。

融合教材使用说明

　　本套教材以融合教材形式出版,即融合纸书内容与数字服务的教材,读者阅读纸书的同时可以通过扫描书中二维码阅读线上数字内容。

如何获取本书配套数字服务?

第一步:安装 APP 并登录	第二步:扫描封底二维码	第三步:输入激活码,获取服务
扫描下方二维码,下载安装"人卫图书增值"APP,注册或使用已有人卫账号登录	使用 APP 中"扫码"功能,扫描教材封底圆标二维码	刮开书后圆标二维码下方灰色涂层,获得激活码,输入即可获取服务

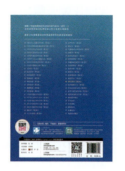

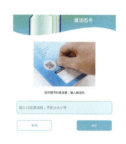

配 套 资 源

➤ **住院医师规范化培训题库** 中国医学教育题库——住院医师规范化培训题库以本套教材为蓝本,以住院医师规范化培训结业理论考核大纲为依据,知识点覆盖全面、试题优质。平台功能强大、使用便捷,服务于住培教学及测评,可有效提高基地考核管理效率。题库网址:tk.ipmph.com。

主 审 简 介

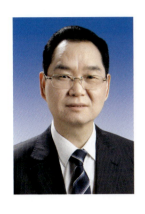

陈孝平

男,1953 年 6 月生于安徽阜南。中国科学院院士,肝胆胰外科领域专家。华中科技大学同济医学院附属同济医院外科学系主任、肝胆胰外科研究所所长。现任亚太腹腔镜肝切除推广与发展专家委员会主席,中国腹腔镜肝切除推广与发展专家委员会主任委员;国际肝胆胰协会中国分会主席,亚太肝癌协会常委,美国外科学会荣誉会员,美国外科学院会员,国际外科专家组(ISG)成员(中国仅 1 名);中华医学会外科学分会常务委员兼肝脏外科学组组长,中国医师协会外科医师分会副会长和器官移植医师分会副会长,中国抗癌协会腔镜与机器人外科分会主任委员,武汉医学会会长。

从事临床、教学和科研工作 40 余年,在肝胆胰外科领域做出了较系统的创新性成果:提出新的肝癌分类和大肝癌可安全切除的理论;建立控制肝切除出血技术 3 项和肝移植术 1 项;提出小范围肝切除治疗肝门部胆管癌的理念,建立不缝合胆管前壁的胆肠吻合术和插入式胆肠吻合术;改进了胰十二指肠切除术操作步骤,创建陈氏胰肠缝合技术等。这些理论和技术应用到临床,效果显著。曾获得国家科学与技术进步二等奖、国家级教学成果二等奖、中华医学科技一等奖、"何梁何利"科学与技术进步奖、中国抗癌协会科技一等奖、中国肝胆胰外科领域杰出成就金质奖章;湖北省科技成果推广一等奖、湖北省科技进步一等奖、湖北省科学技术突出贡献奖。先后被评为全国教学名师、全国卫生单位先进个人、卫生部有突出贡献中青年专家、全国五一劳动奖章和全国医德标兵。2017年获得亚太肝胆胰协会颁发的突出贡献金质奖章。英国爱丁堡皇家外科学院荣誉院士、英苏布里亚大学(University of Insubria School)前任校长 Renzo 教授曾在 *Nature* 发表署名文章,称陈孝平为"国际肝胆胰外科技术改进与创新的领导者"。

主 编 简 介

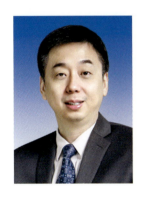

叶哲伟

男,1970 年 10 月生于湖北武汉。华中科技大学附属协和医院骨科教授、主任医师、博士研究生导师、智能医学实验室主任。中华医学会医学工程学分会数字骨科学组副组长,中华医学会骨科学分会创新与转化学组委员,中国解剖学会虚拟现实分会副主任委员,中国云体系产业创新战略联盟医疗人工智能专委会副主任委员,国际矫形与创伤外科学会(SICOT)中国部数字骨科学会湖北省分会主任委员,湖北省“新一代人工智能”重大科技专项医疗首席专家。

从事医疗、教学工作 20 余年,主编完成《智能医学》《医学混合现实》《骨折三维立体分型》等医学专著。担任 Global Health Journal 执行主编,《数字关节外科学》第一副主编,《协和手术要点难点及对策:创伤骨科手术要点难点及对策》副主编。2010 年率医疗队赴青海玉树参加地震伤员救治,出色完成救援任务,被中共中央、国务院、中央军委联合表彰授予全国抗震救灾模范称号。先后成功实施混合现实技术引导下的骨科髋部骨折手术、混合现实三地远程联合会诊手术、5G 环境下混合现实云平台远程会诊手术。入选央视大型纪录片《手术两百年》第一集,众多官方媒体也进行了系列报道。2019 年 9 月在人民大会堂参加国家功勋与国家荣誉称号颁授,2019 年 10 月受中央人民政府邀请作为国庆 70 周年阅兵天安门广场观礼台观礼嘉宾。

副主编简介

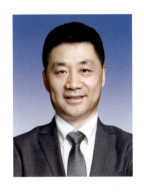

郭 征

男，1965年2月生于西安。现任空军军医大学西京医院骨肿瘤骨病科主任，教授、主任医师、博士研究生导师，中华医学会医学工程学分会数字骨科学组组长，中国抗癌协会肉瘤专业委员会骨盆肿瘤学组组长，中国医师协会骨科医师分会3D打印专业委员会副主任委员。

从事医教研工作33年，在国内率先开展数字骨科技术运用，开创了3D打印个性化假体临床应用先河。承担863计划、国家自然科学基金等重大课题14项，国家重点研发计划项目首席科学家。以第一完成人获军队医疗成果一等奖1项及陕西省科学技术一等奖1项。获国家发明专利10项，发表SCI论文60篇。

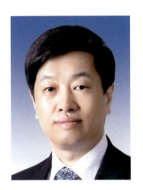

冯世庆

男，1967年3月生于山西晋中。"长江学者"特聘教授，"万人计划"领军人才。现任天津医科大学总医院骨科主任，担任国际神经修复学会前任主席，国际华人骨研学会脊柱脊髓联合研究中心主任，科技部脊髓损伤国际科技合作基地主任，中华医学会骨科学分会创新与转化学组组长，天津市脊柱脊髓重点实验室主任。

从事教学工作30年，主持国家重点研发计划重点专项、国家自然科学基金及重点国际合作项目、科技部国际合作专项等23项。发表论文330余篇（其中SCI 150余篇），授权专利18项，主编、参编著作11部。获国家科技进步二等奖1项，天津市科技进步一等奖2项，中华医学科技二等奖1项等科技奖励共计9项。

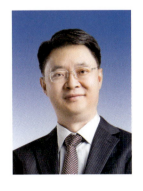

何 庆

男，1963年5月生于成都。主任医师，教授，博士生导师，现任成都市第三人民医院副院长。担任中华医学会急诊医学分会常委，中华医学会急诊医学分会复苏专委会常委，中华医学会灾难医学分会常委，中华医学会急危重症论坛专家学术委员会常委，海峡两岸医药卫生交流协会急诊医学专委会常委，中国中西医结合急诊医学会常委，四川省医学会医用机器人和医学智能化专业委员会常委等职务。曾任中国医师协会急诊医师分会第一、第二届副会长。

长期从事急诊医学临床、研究、教学工作40余年，是我国百草枯中毒救治和心肺复苏领域的权威专家。参编国家级规划教材11部，独著或参编19部医学专著及全套急诊抢救流程图。培养博士后研究人员，博士、硕士研究生140余名，承担国家、省部级科研项目30余项，获得专利3项，发表学术论文200余篇。

副主编简介

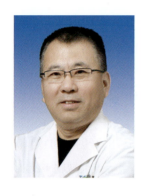

牛晓辉

男,1962 年 3 月生于北京。主任医师,教授、博士生导师,北京积水潭医院骨肿瘤科主任。国际保肢协会常务理事,中国临床肿瘤学会肉瘤专家委员会主任委员,中国抗癌协会肉瘤专业委员会前任主任委员,中华医学会骨科学分会骨肿瘤学组副组长。

从事骨与软组织肿瘤临床、研究及教学 34 年。创建世界上首个原发骨肿瘤在线数据库,主持多项国家及省部级课题。获中国抗癌协会科学技术进步奖,北京市科学技术进步奖,北京市卫生局科技成果奖等多个奖项。发表论文 200 余篇,参编专著 10 余部。培养北京大学和清华大学博士研究生 14 名,硕士研究生 4 名。

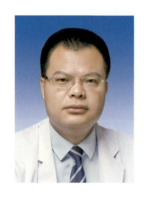

刘 融

男,1982 年 9 月生于武汉。现任武汉科技大学智能医学联合研究中心主任,武汉科技大学附属普仁医院医学创新与转化研究所所长,华中科技大学快速制造中心医疗分中心主任,SICOT 中国部数字骨科委员会全国常务委员,中国研究型医院学会骨科创新与转化专业委员会全国委员,中国生物医药技术协会 3D 打印分会全国委员。

从事临床和教学工作 15 年,研究方向为数字骨科、智能医学。主持及参与国家级和省部级课题近 30 项。于国内外核心期刊发表论文近 40 篇,其中 SCI 收录 9 篇。获国家专利 30 余项。2016 年入选武汉市中青年骨干人才,武汉市城市合伙人第二批"问津英才"。研究成果获第九届国际发明展览会金奖、湖北省科技进步三等奖。任《医学混合现实》、数字教材《针灸学》《数字针灸学》《数字关节外科学》《数字骨科学基础》副主编。

序 一

  智能医学是一门新兴的医、理、工高度交叉的学科,是医学与一系列前沿科技的密切融合,包含了人工智能、介导现实、计算机辅助手术导航、3D 打印、机器人、可穿戴医疗设备、云平台、远程医疗、5G 医疗、区块链等多个领域。

  智能医学的出现源自当今前沿技术的发展与进步。科技的进步给人们的生产生活带来了深刻的变革,也拉开了第四次工业革命的序幕,一系列前沿技术在医学领域的融合应用将医学带入新的时代——智能医学时代。

  人类医学发展可以分为三个时代。第一时代是经验医学,主要依据传统经验、宏观的理论进行治疗;第二时代是循证医学,医学结合了科学,从此进入了发展快车道;第三时代即为智能医学。从 20 世纪 60 年代开始,以人工智能、互联网、机器人等为代表的新技术开始进入现代医疗,对已有的医学模式带来颠覆性的改变:经验性、重复性的操作将越来越多地由机器人和人工智能辅助医师来完成,医师将从实施者、操作者变成设计者、监督者;医学进入精准化、智能化、远程化时代。

  智能医学的崛起,将改变医疗手段甚至医疗模式,并推动医学发展,成为医学创新和改革的强大动力。近年来,我国政府不断加大对人工智能、互联网、5G、大健康医疗领域的重视和扶持力度,智能医学将在医疗领域发挥越来越重要的作用。

  叶哲伟教授主编的《智能医学》,开创了本学科教材应用于我国住院医师规范化培训教育领域的先河。在智能医学方面,起到了开创、引领、示范的作用,意义深远。对于广大接受规范化培训的年轻医师来说,人工智能、3D 打印、手术导航、医用机器人、虚拟现实、增强现实、混合现实、智能医疗的可穿戴设备、大数据、云平台等前沿科技知识的了解和掌握,将为他们今后的医疗工作赋能,并为将来的医学创新带来无限可能。

  新时代、新机遇、新挑战。我们身处于智能医学时代的浪潮之中,医学教育也要顺应新时代的要求。希望能有更多的年轻人关注智能医学,为人类医学的发展与进步做出应有的贡献。

陈孝平

中国科学院院士

华中科技大学同济医学院附属同济医院

13

序　二

　　受本书主编叶哲伟教授邀请,为《智能医学》作序,我感到十分荣幸,也借此机会跟广大的青年医生谈一谈对智能医学的感想。

　　随着以人工智能、混合现实、机器人等技术为代表的一大批前沿科技的飞速发展,我们的学习、生活和工作模式已经发生了巨大改变。这些技术在对社会产生深远影响的同时,也改变着我们对于医学这个传统行业的认知。历史上,每一次科技的飞跃都会促进医学模式的变革,医学外科的发展史几乎就是一部技术驱动的演化史。无菌术和麻醉术的诞生,人工移植物和器官移植的出现,微创手术的广泛实施和微创理念的深入人心,在外科发展史上开辟了具有里程碑意义的三个时代。在科技爆炸式发展的今天,医学又站在了新一轮技术革命的风口。如何去思考这些前沿科技与医学的关系? 如何应用这些科技指导我们的工作? 结合自己的一些工作经验,我想从思维模式上谈一谈这些问题,可能会对读者有一点启发。

　　——用医学的思维去理解科技

　　每一项前沿科技都代表着一个领域的尖端,不论是神经网络的构造原理,还是导航定位的变换算法,如果医生总是试图从技术的角度去理解技术,一定会造成很大的困扰。从复杂的数学推导到逻辑缜密的代码都并非医学生所擅长,也形成了医学生去认知这些技术的天然壁垒。我所能给出的建议是——用医学的思维逻辑去理解科技。

　　其实在外科领域,任何一台手术归根结底就是三个部分:信息获取、信息分析与决策、信息执行。这三个部分组成了外科的信息传递链。尽管各项科技的形式与内涵各异,但并没有超出这个信息传递链的范畴。以混合现实为代表的可视化技术,通过传递直观、立体、结构化的空间信息,提高的是医生对于医学信息的感知能力。而通常情况下,外科医生是通过视觉获取疾病的信息,混合现实技术正是增强了医生眼睛的功能。把混合现实技术理解成为"医生眼睛的放大器"是合乎逻辑的。同样,人工智能技术实现了全自动的医学信息处理、决策功能,相当于人体的大脑;手术机器人将人手的功能放大,使人体的执行系统更加精准;强大的网络连接技术将增强医生的神经系统,使信息的传输更加精确高效。这些类比可以让我们更加形象和具体地理解这些尖端科技的意义。

　　还有一个很好的例子,很多人无法理解云计算和边缘计算的差别。这两种技术都是基于互联网的分布式计算技术,都涉及中枢处理,为什么会有两种形式呢? 其实,我们还是用医学的思维去理解就能够顺利找到答案。即使在人体中枢神经系统中,也包括了脑和脊髓两部分。云计算就类似于大脑,去处理那些相对复杂的信息;而大量基础的,需要及时、瞬间反馈的信息则是由脊髓中枢来完成的,这也就是边缘计算的意义。对事物的类比能力是学习能力的一种体现,应用医学思维去理解这些技术,将会对医生能力的提高有重要作用。

　　——用技术的逻辑去思考医学

　　与用医学思维去理解技术同样重要的另一原则,就是要用技术的逻辑去思考和想象医学。我们都知道,远程医疗的发展与通信技术的进步是密不可分的。通信技术的发展从模拟信号历经 2G、3G 和 4G 时代,直到现在耳熟能详的 5G 技术,通信的载体也随之从文字、语音发展到现在的视频。很多内科疾病的诊疗方案,包括一些外科疾病的手术方案都能够通过远程医疗来完成,很多边远地区的群众通过远程医疗就能享受到高质量的医疗服务,这对于解决我国医疗资源分布不均衡的问题具有重要的意义。如果我们从技术的特点来思考,就会有这样一个清晰的判断:随着 5G 网络的大规模普及,远程医疗尤其是远程外科必将有一次重大的飞跃。

在目前的技术条件下,远程医疗能够很好地解决内科疾病的问题,但是对于网络延迟限制要求极高的远程外科手术来说是有风险的。5G 技术具有更高的数据速率(eMMB)、更低延迟、更可靠的链接(URLLC)和超大规模设备链接(mMTC),5G 相比于 4G 最大的特点并不只是网络传输带宽的增加,而是低延迟和连接的稳定性。低延迟使远程外科手术真正具备了实时的特点,让远程外科专家和手术现场能够达到完全同步。5G 技术通过与机器人技术、增强现实等可视化技术相结合,让外科专家可以像面对面一样,为千里之外的患者进行手术治疗。正是基于这个特点,5G 的普及将会为远程外科手术带来跨越式发展。

——用融合的思维去拥抱发展

"互联网 +"是近年来被广泛提及的概念,已经写入了政府的相关指导文件。而随着人工智能的广泛应用,"人工智能 +"也成为行业发展的一个重要概念,这些充分表明行业融合已经成为社会发展的新动力。我们的纵向医学研究已经从系统、器官、组织、细胞,到了分子、基因领域,而目前行业之间的横向融合,如"混合现实 + 医学""机器人 + 医学""云计算 + 医学"等研究正在发挥着越来越重要的作用。医学的发展离不开行业的深度融合,融合离不开一大批具有跨领域、跨专业思考能力的复合型人才。在医学飞速发展的今天,医生已经不仅仅是科技创新的应用终端,更成为创新的起点和发起者。大量的创新需求存在于临床中,存在于医生的日常工作中。

在《智能医学》这本教材的编者中,既有医学专业、工科领域的专家,也有国内创新企业的负责人,从广度和深度都非常贴合规范化培训的实际需求。通过本教材,可以让广大的青年医生能够系统地了解和学习智能医学的历史、现状和未来,理解各项应用在医学领域的前沿技术特点、内涵和趋势;同时,对于培养具有综合素质的医学人才具有重要意义。

青年医生是医学的未来,其视野和格局也决定着我国医学未来的高度。希望写下的这篇文字能够给广大的青年医生带来一点启发,共同推动我国智能医学的长足进步。

唐佩福
中国人民解放军总医院第一医学中心

前　言

2018 年 9 月,通过论证与最终评审,《智能医学》正式成为国家卫生健康委员会住院医师规范化培训规划教材之一。2018 年 10 月,编写会在武汉成功召开,意味着这本新增教材的编撰工作正式启动。

当前中美教育体系存在较大的不同。在中国,医学生从大学开始到博士毕业,都是在进行医学领域的学习和研究。这样一套体系培训下来,大部分医学生治病救人的能力很强,但是在学科交叉创新方面会有所不足。而在美国,必须以优异的成绩拿到本科学士学位后,才能报考医学院,所以很多医生都有理工科背景,会写程序、做设计。

学科交叉是医学创新和发展的重要支撑。拿医学可视化来说,在一维(心电图)、二维(X 线摄影)、三维(计算机断层扫描、磁共振图像 3D 重建)、四维(加上时空关系的超声)、虚拟现实、增强现实、混合现实、医学 3D 打印等方面,无一不是学科交叉推动了医学进步。然而在这些里程碑式的医学创新和进步里面,我们很难看到中国医生的影子。和欧美国家相比,学科交叉的创新能力培养是我国医学教育的短板,医学生中有大量非常优秀的跨学科人才,但对他们的跨学科视野和创新思维方式的培养却非常有限。

编写本教材的主要目的有三点:一是开阔年轻医生的视野,让大家了解智能医学的最新研究成果和方向;二是培养年轻医生的跨学科创新思维方式;三是培养年轻医生跨平台、跨学科解决问题的能力。

《智能医学》教材涉及诸多前沿技术在医学领域的应用,这些内容的编写在国内医学教材领域尚属首次。本书编者均是国内在相关领域做出突出成就的专家学者,在此对他们敢为人先的出色工作表示衷心的感谢。也特别感谢高飞、吴星火、陆林、张加尧、谢毅、刘松相、段昱宇等秘书团队成员,他们在本教材的编写过程中付出了巨大的艰辛和努力。

尽管我们做了各种努力,但由于编写时间仓促,加之面对众多学科前沿的新技术,经验水平有限,故缺点和不足之处在所难免。恳请大家多多批评指正,以便我们再版时进一步更正和补充完善。

通过本教材,我们希望在住院医师规范化培训阶段,培养出更多与智能医学时代相匹配的复合型人才。与此同时,相信在未来的智能医学时代,这批复合型人才中很多人的名字,将如同金子般耀眼。

未来已来,御风而行。

叶哲伟

华中科技大学同济医学院附属协和医院

目　录

第一章　智能医学概论

第一节　智能医学发展简史

随着科技的迅猛发展，人类的感知、理解、执行和学习能力获得显著提升，对社会经济和产业格局产生了深远的影响。一系列前沿科技的爆发及与医学的融合，也将催化现有医学模式的变革，智能医学在这种时代背景下快速发展并逐渐形成较为完备的学科体系。

一、智能医学的定义

智能医学是一门新兴的医、理、工高度交叉的学科，是医学与一系列前沿科技的密切融合，包含了人工智能、介导现实、计算机辅助手术导航、3D 打印、机器人、可穿戴医疗设备、云平台、远程医疗、医疗大数据、5G 医疗、区块链等众多医学前沿领域。

智能医学体系中的智能，不仅是人工智能。广义上的人工智能，是指机器（包括计算机程序）在工作中代替人的角色，并且在这个过程中不需要或者很少需要人的指导或介入。目前的人工智能离自主意识还非常遥远，人的智能在可预期的未来里，尚无法用人工智能完全替代。因此在智能医学体系中的"智能"实际上包含了"人的智能"和"人工智能"两个方面。智能是手段，医学是目的。"人的智能"和"人工智能"在智能医学的发展中互相补充，缺一不可。

二、智能医学的核心理念和应用前景

智能医学的核心理念是"交叉、融合"，通过众多学科的前沿技术与医学的密切融合，智能医学能够为医师和工程技术人员在疾病的诊治方面提供全新的思路和功能强大的工具，并能够很好地解决现代医学发展中的一系列难题，极大地促进医学的进步，从而成为未来医学发展的重要动力引擎。

随着科技的发展，人类对智能医学的需求将逐步成为"刚需"。例如，随着我们对生命认知的深入及检测手段的进步，每个生命从出生到消亡的所有阶段都会产生大量的医学数据，目前单一个体的医学数据总量可以超过 100TB。一个特定人群的运动、饮食、环境、心理和医疗健康档案，就可以形成海量的医疗数据。而且医疗数据还有其自身的特点：产生快、种类多、价值密度低。在这种情况下，单纯靠有限的医师和护士可能很难有效地处理这些海量医疗数据。而在智能医学的帮助下，这些数据能够被高效率获取、分析、解读，为每一位个体量身定制最精准有效的医疗服务。这些理念的阐释和具体应用，也会在本教材各个章节进一步详细展开。

三、智能医学的几个发展阶段

为了便于理解，我们将智能医学的发展过程进行系统梳理，划分为如下几个时期：

（一）1950—1980 年，智能医学的"孕育期"

在人工智能领域，人类进行了"通用问题求解"。1950 年，学者提出图灵测试、机器学习、遗传算法和强化学习；1956 年，达特茅斯学院的会议首次提出"人工智能"；1957 年，罗森布拉特发明第一款神经网络感知器（perceptron）。

在全息影像领域，1965 年计算机图形学的重要奠基人萨瑟兰（Sutherland）教授提出了人机协作新理论，并描绘了一种用户直接沉浸在计算机控制的虚拟环境之中并能与虚拟环境交互的全新显示技术。1968 年他开发的头盔式立体显示器，被认为是世界上首台虚拟现实设备。

在移动通信领域,1973年出现第一代移动通信(1G),实现了可以随时拨打移动电话,医疗救助变得更加及时。在远程医学领域,20世纪50年代末至70年代末,使用双向电视系统的远程医疗解决方案被运用于放射医学等领域。

在此时期,集成电路数字计算机研发成功,互联网开始建设和应用,大规模集成电路计算机研发成功等通信技术、信息技术的发展和融合,给人们生产生活带来了深刻的变革,也为智能医学时代的到来奠定了良好的基础。

(二)1980—1990年,智能医学发展的"萌芽期"

在此时期,一些里程碑式的技术开始初步尝试在医学上应用。

在人工智能领域,医学推理模型得到进一步完善:1982年,霍普菲尔德神经网络被提出;1986年,误差反向传播(BP)算法出现,人类开始探索数学模型在医学诊断和治疗决策、便携性和灵活性、提升成本效率以及面向医学专家的自主学习方面的能力。同时,获取和处理数据的方法、知识的获取及呈现以及将临床决策系统开始集成到专业医疗人员的工作环境中,并涌现了一些商业化应用系统,能够为患者提供一系列诊疗方案,比如哈佛大学研发的人工智能诊断系统(DXplain系统)和快速医疗参考(quick medical reference,QMR)系统等。

在机器人手术方面,基于工业机器人平台的彪马560(Puma560)机器人由维克多·舒曼(Victor Scheinman)研制成功,具有6个自由度,成为第一个具有真正灵活度机械手臂的机器人。1985年,美国洛杉矶医院首次借用其进行脑组织活检。在计算机辅助导航领域,1986年罗伯茨(Roberts)研发了首台手术导航系统,并成功应用于临床。

(三)1990—2000年,智能医学发展的"探索期"

此时期,大量新兴技术尝试应用于医学领域,并产生重大的影响。

随着互联网物联网技术发展、芯片架构演进变革和算法演变升级,这一时期人工智能还创造出许多方法论。这一时期标志性事件,是1997年5月11日人工智能"深蓝"战胜了当时国际象棋世界冠军卡斯帕罗夫,证明了人工智能在某些情况下有不弱于人脑的表现。此后"深蓝"所采用的技术广泛用于药物研发、风险计算等领域,直到被更强大的"蓝色基因"以及最近的"沃森"(Watson)所代替。

在3D打印领域,在医学上开始进行无生物相容性材料的3D打印,3D打印模型主要应用于手术设计、手术导板等医疗模型和体外医疗器械。1998年,德国亚琛大学的拉德马赫尔教授最早将3D打印手术导板用于腰椎椎弓根置钉研究。临床研究发现,运用3D打印腰椎椎弓根置钉导板,相较于未用3D打印导板,手术时间平均缩短了40~50min,减少了术中患者出血量和手术风险。

在手术机器人领域,全世界投入大量资金和人力进行医用机器人的研究,并开发出适应各种手术的众多机器人系统,代表性的有伊索(AESOP)和宙斯(ZEUS)。1994年出现的机器人AESOP被设计用来接收手术医师的指示并控制腹腔镜摄像头。1996年初,美国电脑动作公司(Computer Motion)在AESOP系列机器人的基础上,开发出功能强大的视觉系统,推出主从遥控操作的ZEUS机器人,用于微创手术操作。

1991年出现第二代移动通信技术(2G),实现了可以随时拨打移动电话、发短信。计算机和通信技术的发展以及费用的下降,使远程医疗开始普及。虚拟现实技术、机器人技术的快速发展,也为远程医疗提供了更多的运行模式,远程医疗的运用范围呈现多样化的发展。我国开始进行实用性远程医疗系统建设与应用,北京、上海等地的部分医院分别建立了连接国内其他地区医院的远程医疗系统,同时,在国家层面建立了中国金卫医疗专网、解放军远程医疗系统等平台,开通了面向全国的信息网络架构和远程医疗业务应用。

可穿戴设备开始在军事和航空航天方向进行应用,其典型的代表是美国太空计划中用于不间断监测美国宇航员在外太空的一系列生理状态的宇航服。随后的"陆地勇士计划"中具有可穿戴战场计算机的作战服,这些作战服可分析记录心率、呼吸等基础指标用于自动判断士兵存活状态,还可分析士兵当前的疲劳、压力及焦虑水平。在一定的触发条件下,向作战中心上报士兵的全球定位系统(GPS)位置及可能的受伤严重程度。

(四)2000—2010年,智能医学发展的"成长期"

人工智能方向,2000年后,人类开始将原始数据和答案交给机器深度学习。随着社会对智能医学给予的足够关注,以及科研院校和企业支持力度的加大,大量智能医学相关的应用开始出现。其中一个具有代表性的事件是智能医学相关课程开始出现,比如麻省理工学院提供了有关智能医学的开放性课程。而另外一个代表事件是沃森肿瘤解决方案的研发,人工智能系统深入学习了3 469本医学专著、248 000篇论文、69种治疗方案,可以为多种肿瘤的诊断治疗提供决策支持。人工智能诊断决策支持系统对疾病的客观数据资料,如病理图像、影像学图像、实验室检查等方面展现出较大的应用价值。

2001 年出现第三代移动通信技术(3G),实现了可以随时随地上网。2009 年出现第四代移动通信技术(4G),实现了可以随时随地视频,医学远程会诊因此得到进一步发展。

在此期间,虚拟现实理论也得到进一步的完善和应用。2002 年,数字化虚拟人系列研究被列入我国 863 项目并正式启动,在钟世镇院士带领下,中国成为继美国、韩国后第三个拥有本国虚拟人数据库的国家。虚拟现实在医学相关的教学、临床培训等方面,也进行了大量的尝试。同时,增强现实和混合现实开始崭露头角。

3D 打印方面,在医学上开始进行具有生物相容性但非降解材料的 3D 打印,主要应用于永久植入物,不降解的骨、关节、血管支架等内植物,如钛合金假体、血管支架、硅胶假体等。2001 年,莫拉(Mora C.Melican)等报道了在家犬体内使用的金属内植物假体。学者们对非降解材料的合成配比也进行了探索,以获得较好的生物相容性或抗菌性能,但受限于打印技术,这一时期打印材料进展较慢,典型的代表是 Ti-6Al-4V 合金。

在手术机器人领域,美国直觉外科手术(Intuitive Surgical)公司成功开发出达·芬奇(Da Vinci)外科手术机器人系统,是目前为数不多的商品化的手术机器人系统。

在远程医学领域,随着互联网的快速发展,远程医疗系统出现在国内外各个城市中。由于基于网页的远程医疗会诊系统操作简单,运营和维护方便,国内外许多医院都纷纷创建了自己的远程医疗会诊系统。这一阶段的远程医疗商业化逐步成熟,为患者提供的医疗服务越来越多元化、高效化。

(五)自 2011 年至今,智能医学进入"高速发展期"

此时期,智能医学蓬勃发展,很多专业领域都取得重大突破或者大规模应用,人工智能在医学上的应用层出不穷,尤其在医学影像诊断、病理切片识别诊断、皮肤疾病诊断等领域展现出独特的优势,同时在智能导诊、辅助诊疗上也开始进一步探索。人工智能行业的总投资额从 2010 年的 2 亿美元快速增长到 2015 年的 12 亿美元。影像网(ImageNet)比赛的图像识别中对象分类项目准确率从 2010 年的 72% 提升到了 2016 年的 97%。

在全息影像领域,除虚拟现实技术外,增强现实技术和混合现实技术在医学相关领域进行大量探索,诸如解剖教学、模拟手术、手术导航等方面,诸如华中科技大学同济医学院附属协和医院、中国人民解放军总医院等都在混合现实技术医学应用领域进行了深入的探索。

在 3D 打印方面,进行了大量具有生物相容性且可以降解材料的 3D 打印研究,主要应用于组织工程支架、皮肤组织工程支架。得益于 3D 打印技术的发展,这一时期 3D 打印技术越来越多地被用于组织工程支架的研究。同期,具有活性细胞等的生物 3D 打印研究也正在进行。目前,已经有生物打印的肝单元、皮肤、血管、肿瘤模型等用于毒理学研究和临床药物研究的相关报道,并有打印正常功能耳软骨的案例。4D 打印技术的理念也逐步出现,麻省理工学院研发的自动变形材料就像是拥有自我意识的机器人,通过软件完成建模和设定时间后,变形材料会在指定时间自动变形成所需要的形状。

2019 年,第五代移动通信技术(5G)开始在全球多个地方试点,为全行业数字化转型打下良好基础。5G 的下行峰值数据速率可达 20Gbps,上行峰值数据速率可能超过 10Gbps。医学云 VR/AR/MR 可以进行实时计算机图像渲染和建模,5G 的大带宽、低时延优势使无线医疗远程会诊的安全性和准确性得到大幅度提升。同时,5G 提供稳定的连接能力,也促进了医院管理更高效有序。

目前,智能医学已经成为医学领域的重要发展方向之一,正在快速向宏观、微观和各种极端条件加速纵深演变,全方位拓展人类对医学的认知空间。前沿科技的进步正在逐步改变我们的生活,也在改变我们对医疗行业的传统认知。相信在不久的将来,运用智能医学进行疾病诊治将成为新的常态。智能医学将会在医学领域中发挥越来越重要的作用,通过降低医师工作强度、大幅提升医疗效率和安全性、降低医疗成本、提高患者满意度,智能医学将成为医学改革和创新的强大动力,为人类健康事业带来根本性变革。

(叶哲伟)

第二节　智能医学研究和应用现状

智能医学中,智能是手段,医学是目的,是对传统医学的补充和升级。本节总结目前智能医学的研究和应用现状,主要集中在人工智能、虚拟现实、计算机辅助手术导航、3D 打印、医学机器人、可穿戴医疗设备、远程医疗等高新技术在医学领域的拓展。

一、医学人工智能

目前人工智能在医学领域研究和应用最为广泛的为医学影像识别,Gulshan 等[1]在美国医学会杂志(*JAMA*)上报道,人工智能与 54 名美国眼科医师比赛,要从 10 万余幅视网膜眼底的照片中识别出有糖尿病视网膜病变的图片,结果发现人工智能的敏感性及特异性均高于医师的诊断。2017 年 Golden 等[2]在 *JAMA* 杂志报道了人工智能通过深度学习,以病理照片判断乳腺癌患者是否有淋巴结转移的情况,虽然还不能完全代替病理学家,但可以提高诊断速度,减轻人工的工作量。2017 年在成都 400 多名超声专业的医师与人工智能软件"安克侦"进行了一场关于甲状腺肿瘤超声诊断的比赛,结果人工智能在实际效率上超过了医师。

美国食品药品监督管理局(Food and Drug Administration,FDA)批准的首个针对脑卒中的人工智能诊断决策支持系统称为康特 CT(ContaCT),它是通过对脑卒中患者的脑部计算机体层成像(CT)图像进行大量的学习和总结分析,再对患者影像进行筛选,如发现有可疑的图像将进行提示。FDA 还批准了一款叫作心率技术(Cardiolog Technologies)的心电图分析平台,它是基于云计算的心脏监测分析网络服务,可以辅助医师对动态心电图进行监测,来筛查房颤和其他心律失常。

目前的人工智能技术尚处于弱人工智能时代,还无法完全取代医师的作用,只能应用于有客观数据的领域,比如图像识别等。随着人工智能在医学领域应用和研究的不断深入,人工智能将会发挥越来越重要的作用。

二、虚拟现实、增强现实、混合现实

虚拟现实(virtual reality,VR)、增强现实(augmented reality,AR)以及混合现实(mixed reality,MR)这三种技术是近期在医学应用领域关注的热点。它们包含了计算机图形技术、仿真技术、传感器技术、人机接口技术和显示技术等多种技术领域。通过相应的硬件设备模拟真实场景,给予用户真实的浸润感,并具有完善的交互反馈能力。

目前虚拟现实技术在医学上的应用主要体现在两方面:医学教学和临床诊疗。国内首次的虚拟现实手术直播于 2016 年进行,观看者戴上眼镜既能身临其境置身于手术室中,手术室的全景以及手术视野的腹腔镜画面都可以看到,又可以主刀医师的视角学习整个手术的过程。2014 年"蓝屋"系统被用于治疗心理恐惧,9 名男孩被置于全息影像世界中,播放对自己造成心理创伤的画面,心理学家进行陪伴、引导,最终 8 名男孩能够良好应对恐惧。2016 年研究者使用虚拟现实场景暴露法治疗社交焦虑障碍患者,发现相比于传统疗法更为有效,且治疗效果在随后 6 个月依然可以维持。

增强现实技术通过对患者的磁共振或 CT 影像学资料进行分析,然后叠加在患者的身体或实物的模型上,可以帮助医师进行手术方案的制订、术中的辅助引导、模拟手术训练。美国麻省理工学院(MIT)的 AI 实验室曾经报道过利用增强现实技术,把图像合成后进行了脑外科手术,实现了增强现实技术的手术应用。

混合现实技术是在增强现实技术的基础上进一步进行了拓展。它通过将计算机构建的虚拟对象与真实的周边环境相结合,同时显示在一个画面中,通过特殊的显示设备就可以看到一个逼真的新环境,实现了虚拟与现实的结合。现阶段混合现实技术在医学的应用已经开始得以实现,国内已有多家医院已对该领域进行了深入探索。

但是需要指出的是,目前虚拟技术在医学中的应用仍处在研发的阶段,距离真正广泛应用还有很长的路要走,这依赖于虚拟技术的进一步完善和发展,只有虚拟技术自身的优化才能保证医学应用的效果。

三、计算机辅助手术导航

计算机辅助手术导航将患者体内的解剖结构与医学影像数据进行关联,直观地显示在医师面前,使医师的操作过程精细化,准确反映体内实时的解剖结构,有利于帮助医师减少手术的误差,保障安全和成功率。罗伯茨于 1986 年研发了首台计算机辅助手术导航系统成功应用于临床。而后伴随着超声、CT 和磁共振成像(MRI)等医学影像技术的进步,计算机辅助导航技术得到了飞速发展,大量应用于骨科、神经外科、肿瘤外科等领域[3]。

计算机辅助手术导航技术已广泛运用于骨科的多个领域。在脊柱外科领域,美国医师斯坦曼于 20 世纪90年代最先将计算机导航技术应用于脊柱外科,目前该技术已经广泛应用于颈椎、胸椎、腰椎、骶椎等整个脊柱,包括脊柱骨折、退变、畸形矫正、肿瘤、感染等多个方面,临床实践证实计算机辅助手术导航技术可以显著提高椎弓根螺钉置入的精确度和安全性,提高脊柱外科手术的疗效。在关节外科方面,计算机辅助手术导航技术已经应用于髋关节、膝关节等关节置换术,研究表明可以减少手术创伤,减少并发症,使假体置入的准确度更高。计算机辅助手术导航技术在关节镜的应用上,研究表明可提高交叉韧带重建的治疗效果。在创伤骨折的应用上,利用术中计算机辅助手术导航技术,可以准确显示关节内骨折情况及固定过程中的螺钉位置,更好地进行关节面重建,减少术后创伤性关节炎的发生。在肿瘤方面,计算机辅助手术导航技术被用于复杂部位的肿瘤切除,特别是骨盆及骶尾部的肿瘤,可以准确识别肿瘤的范围,使手术的准确性和安全性更高。

四、3D 打印技术

3D打印技术将数据处理转换后建立三维模型,传递到3D打印机,从而快速制造出复杂形状的3D物体。目前3D打印技术在医学领域的研究和应用主要在医学模型、个体化植入物、手术导板等方面,涉及整形外科、颌面外科、神经外科和心血管外科等多个学科[4]。医学模型的打印可以用于医学教学、医学诊断、术前模拟等方面。

在个体化植入物方面的应用主要集中在人体组织如骨骼、气管等结构的修复重建上,包括3D打印的金属假体和生物材料植入物。通过3D打印出的个体化骨骼,与患者自身的骨折形态更加吻合一致,匹配性更好。同时可设计控制假体内部孔隙结构,为种子细胞生长提供有利的空间,有助于实现假体与自身骨组织的融合。比利时BIOMED研究所根据下颌骨缺损患者术前的缺损尺寸和形状,使用3D打印技术打印了一个于缺损形状完全一致的下颌骨并植入,成功恢复了下颌正常功能。西京医院郭征、孟国林等利用3D打印技术设计出个体化的骨盆、肩胛骨、跟骨、锁骨、肱骨等多种骨骼金属假体,用于肿瘤切除或创伤导致的大段骨缺损的重建修复,在实现假体牢固固定的同时,又可保证金属假体置入的准确度,提高了手术疗效。

随着3D打印技术的不断发展和推广,其应用领域逐渐扩大,目前在肝脏、肾脏等重要器官的生物3D打印方面也取得重要进展。虽然3D打印技术尚有一些问题限制了其临床应用,如打印材料性能受限、打印精度不足、打印价格昂贵等,但其医学的研究和应用前景仍十分光明,在未来将推动医学的革新和进步。

五、医用机器人

医用机器人是设计用于从事医疗或辅助医疗工作的智能型装备。按其用途的不同,可分为手术机器人、康复机器人、辅助机器人及服务机器人四类。

手术机器人是目前医学应用的热点,它具有人类无法实现的精准度,通过机械化智能化的设备,实现了外科手术以往难以达到的精准性和安全性[5]。1989年第一个被FDA认证通过的手术机器人罗伯特可(ROBODOC)诞生,它被设计应用于髋关节置换术。1997年美国直觉外科手术公司发明的达·芬奇手术系统,是目前国内引进应用最为广泛的手术机器人,在胃肠外科、妇产科、泌尿外科等多个科室广泛应用。近年来,国外开始研制更小型的外科手术机器人,如2012年美国华盛顿大学研制出一批带有鸟翼样机械臂的"乌鸦"医用机器人,相比达·芬奇机器人更加小巧、价格更低,并且可以开源代码,根据需求扩展其功能。国内在机器人的研制上也取得一定成果,比如我国第一台自主研发的"天玑"骨科导航机器人已经成功应用于临床,取得了良好的临床应用效果。

康复机器人可以辅助或替代机体功能达到满足患者日常活动的目的。康复机械手是其中的代表,如犹他州/麻省理工学院(Utah/MIT)人工臂,可模拟人手多个轴向的活动。汉迪1(Handy1)床旁机器人是销量最大的康复机器人之一,可实现喂食、洗漱、化妆等功能。移动智能轮椅如惠勒斯利(Wheelesley)机器轮椅系统,能自动获取外界信息规划移动路线。

辅助机器人目前包括救援机器人和教学机器人。救援机器人可以自主对人体进行生命体征的检测、分析判断及救援。比如国际救援系统研究所研制的救援机器人T-25恩宇(T-52 Enryu),可以实现伤员的定位寻找及障碍物的清理。教学机器人是以教育为目的,通过模拟临床的实际情况,让学员有感官上的直接感受,实现教学的目的。如美国研发的"诺埃尔"教学机器人通过模拟待产的孕妇,用于产科的教学。我国现在多家医院也已采用多种机器人模型用于教学或培训,如进行胸外按压、气管插管及各种腔镜训练等,取得了良好的教学效果。

服务机器人是指服务于医院、诊所或提供健康服务等作用的智能机器人。比如日本机械工程研究所开发的护理机器人迈空(MELKONG)，能够实现平托患者将其送往到目的地的作用。美国研发的帮手机器人(help-mate robot)可以实现在医院范围内定点投送食品和药品的作用。英国研发的PAM机器人可以实现搬运瘫痪患者的作用。

目前医用机器人的发展十分迅速，相信随着科技的进步，将进一步深入医疗的各个领域，发挥越来越重要的作用。

六、可穿戴医疗设备

可穿戴医疗设备目前在医疗领域发展迅速，出现了多种多样的产品和技术。可穿戴医疗设备可以直接穿戴在人体上，方便携带，通过软件和网络支持，测量和记录分析、甚至干预人体的生理状态或疾病进程。目前可穿戴医疗准备根据其实现的功能不同可以分为五种，分别是健康监护、安全监测、康复辅助、疗效评测及疾病监测[6]。

健康监护领域的应用主要是通过可穿戴设备实现对人体日常活动，如心率、活动量等，甚至对心电图、血氧饱和度等更加复杂生理信号的监测，评估其健康状态。安全监测方面的应用可以通过可穿戴设备及时发现异常信息，传递求救信息发送至家人或急救中心。有报道称使用紫蜂(ZigBee)通信技术，可以及时发现老人在室内的不慎摔倒，同时进行定位，迅速通知医疗人员实施救援。在康复方面，可穿戴设备可对患者的康复训练起到督促提醒的作用，并对康复训练活动的全过程进行分析和指正。在疗效评测上，可穿戴设备可以对参加临床随机对照实验的患者进行监督，以获得更加准确、客观的数据，达到更加有效评测新药疗效的目的。在疾病监测上，通过佩戴可穿戴设备，可以对患者的疾病进程和发展进行有效的监测，获得相关数据，从而实现对疾病的防控，避免疾病的恶化。有人研发了一种用于佩戴在耳朵上的便携装置，通过特殊的算法，监测慢性阻塞性肺疾病患者的相关数据，评估其体力活动水平，以早期对疾病的进程进行干预。

目前可穿戴设备在医学的应用仍受到多种相关技术水平的限制，比如电池续航技术、信号传输技术、材料技术、传感器技术等。只有各个领域整体技术水平的提高，才能使得可穿戴设备在医学领域的应用更加广泛。

七、远程医疗

远程医疗的研究和应用目前主要包括远程医疗会诊、远程医疗教育咨询、远程医疗监护[7]。国内外对远程医疗的研究投入都很大，出现了多种远程医疗的技术方案和项目应用。

我国首次远程医疗的活动是在1988年由中国人民解放军总医院通过卫星通信，与德国的一家医院进行了一例神经外科的远程病例讨论。1994年国家卫生部主导并实施了"金卫工程"2号工程，该工程主要的目的是建设国内远程医疗会诊系统。1997年，中国金卫医疗网络即卫生部卫生卫星专网正式开通，我国远程医疗进入实际应用阶段。

目前实现远程医疗的技术手段已经比较完善，但受到专家资源、医疗体制等因素的影响，有些相对落后地区仍缺乏建设远程医疗系统的能力和机会。因此，应在相对落后地区更多地投入人力和物力，加大远程医疗的推广应用，真正起到缓解优质医疗资源分配不均、提高落后地区医疗水平的效果。

八、大数据与云平台

随着对云计算、云储存、云迁移等服务的旺盛需求，我国云业务市场正走向成熟。其中，医疗行业尤为突出。医疗行业的数据量极大，在处理数据上就遇到了海量数据和非结构化数据的挑战，而近年来很多国家都在积极推进医疗信息化发展，这使得很多医疗机构参与了大数据分析和云平台的构建，有力地推动了我国医疗事业的向前发展。

在云计算应用到医疗领域之前，医疗机构为了集中一切资源，不得不购买和维护所有必需的硬件和软件，并招募大量医护人员，却不考虑这些资源是否全部使用，并且安全性通常较差。在基础设施比较薄弱、医疗资源稀缺的地区，患者时常面临着就医困难、价格昂贵等诸多困难，因为得不到及时救治而病故的现象时有发生。

随着云技术在医疗领域的应用不断拓展，医疗机构可以使用云平台这种协作方式有效处理和交付数据，并将数据分析成有意义的信息,这使得医疗资源紧张、就医贵、就医难等问题有所缓解。通过使用云计算服务,医疗机构只需为使用的资料和服务支付费用,例如存储、应用程序和基础设施服务,降低了患者就医的成本。

(袁　志)

参 考 文 献

［1］GULSHAN V, PENG L, CORAM M, et al. Development and validation of a deep learning algorithm for detection of diabetic retinopathy in retinal fundus photographs. JAMA, 2016, 316 (22): 2402.

［2］GOLDEN J A. Deep learning algorithms for detection of lymph node metastases from breast cancer: helping artificial intelligence be seen. JAMA, 2017, 318 (22): 2184.

［3］郭卫春,黄文俊,汪光晔.计算机辅助导航技术在骨科中的应用进展.中国医药导报, 2016, 13 (3): 55-59.

［4］黄沙,姚斌,付小兵.3D 打印技术在医学领域的应用与发展.中华创伤杂志, 2015, 31 (1): 7-9.

［5］龚朱,杨爱华,赵惠康.外科手术机器人发展及其应用.中国医学教育技术, 2014 (3): 273-277.

［6］黄海诚,汪丰.可穿戴技术在医疗中的研究与应用.中国医疗设备, 2015, 30 (1): 1-5.

［7］赵杰,蔡艳岭,孙东旭,等.远程医疗的发展现状与未来趋势.中国卫生事业管理, 2014, 31 (10): 739-740.

第三节　智能医学研究的展望与思考

互联网、智能硬件的发展和大数据时代的到来,促进了智能医学的快速发展。医学与诸多科学前沿技术的融合,被认为是最有发展前景的领域之一,未来全球将进入智能医学时代。随着智能医学研究的快速发展,人类智能和人工智能在医学上将面临重要的机遇和挑战[1]。

一、智能医学研究的展望

(一) 医学人工智能

人工智能是智能医学研究的主要热点方向之一。物联网、芯片、云计算等核心技术快速发展,认知、识别、传感、精度控制、智能制造等前沿技术突破,语音识别、图像识别、视频识别、智能导航等人工智能技术的广泛使用,为智能医学发展奠定了基础,人工智能的研究已渗透到医学的各个领域。经过十余年的厚积薄发,计算机辅助诊断与医院管理等逐步走上高速发展之路,人工智能系统与设备的不断推陈出新,为其发展创造了更广阔的空间,人工智能将在医学领域发挥重要作用。深度学习技术也越来越多地应用于医学图像分析和计算机辅助诊断,特别是在解决医学图像分割和分类问题方面的应用[2]。

现阶段,人工智能在医学影像、辅助诊断、手术操作、医院管理、药物研发、健康体系等全医疗产业链均有探索性应用。以图像识别为例,该技术的进步从多个方面推动智能医学的出现:第一,可做多模态影像识别。通过将 CT、MRI、超声等影像学数据,与病理学、细胞分子检测等多模态医学数据进行融合分析,提取更多的疾病信息,从而能大幅度提高诊断准确率。目前多种癌症的影像诊断准确率就已经超过了 90%。第二,可进行三维重建、形成数字 X 线摄影(DR)模拟实景,使医师更加直观的分析医疗数据。第三,不同病种间的迁移学习,能使智能诊断模型更加优化。第四,推动医学影像学、内镜、病理学、分子医学和临床医学的共同发展。

由于医学的特殊性,未来人工智能在医学领域的研究与应用涉及面广,可能远不限于在医学影像、辅助诊断、手术操作等方面,一波又一波科学技术的进展,带来的是赋能医学行业进行智能迭代[3]。

(二) 物联网与互联网技术的应用

物联网是指通过各种信息传感器、红外感应器、激光扫描器、射频识别技术、全球定位系统等装置与技术,实时采集所需监控、连接、互动的物体或过程,采集其光、声、电、热、生物、化学、力学等所需信息,通过各类可能的网络接入,实现物与物、物与人的泛在连接,实现对物品及过程的智能化识别、感知和管理。物联网、数据分析以及人工智能的融合将创造出一个巨大的智能机器网络,可为加强医院精细化管理、实现优质资源共享、推进智能医院建设提供技术支持,同时也为医疗设备和医疗实时监测研究提供技术保障。随着越来越多的移动设备、可穿戴设备、医疗设备等的研发与应用,它们与互联网连接,可通过实时监测,收集海量数据,实现医院、患者、医疗设备之间整合和创立联动的物联网平台,协调医师、患者和设备,为开展相关研究打下良好基础。

通过互联网与物联网技术的应用,可以:提升医疗效率与诊断准确率;提高患者自诊比例;实现疾病早期筛查,辅助医师进行病变检测;大幅降低制药时间与成本,提升新药研发效率;协助优化医疗卫生资源配置、提高公共卫生服务能力、共享药品供应体系;推进医疗保障体系建设、推广医学教育和健康科普服务,全面推进医疗健康大数据智能化。

利用人体传感器和数学模型追踪复杂的生命系统,将大数据、云计算和人工智能整合到医学范围,从而实现精准的个性化、定制化医疗[4]。

(三) 大数据分析与应用

尽管"大数据"是一个科技研究热点,但每年被分析的数据不足10%。随着生命科学、医学和大数据的融合,未来将实现对医学大数据高效获取、深度挖掘分析及充分转化,大数据分析研究将会为医学领域带来巨大飞跃,特别是在临床医疗智能决策方面的应用。

FDA已经批准多个人工智能诊断决策支持系统,例如针对卒中的康特CT、基于云计算的心脏监测分析网络服务系统心电图分析平台(Cardiolog Technologies)、针对儿童自闭症的人工智能诊断决策支持系统科尼奥(Cognoa)等。国内也有学者通过充分利用大数据进行人工智能训练,对于肺结节、视网膜病变、肿瘤病理等图像可以做到高精准度识别,效率高且不容易漏诊。

随着数据资源的积累、数据分析技术的进步和临床人员的广泛参与,大数据在医学中的应用模式将得到更加充分的展现和更大程度的推广,这不但可以提高临床工作质量与效率,而且将创新传统医学工作模式,使得人工智能、智慧医疗、人机协同等未来医学模式成为可能。

(四) 人机协同的手术机器人与自动化系统的研究与应用

机器人、自动化系统与远程控制技术大量运用到医学、生命科学领域。随着机器人的机动性、灵敏度以及智能的提高,它们将成为医师护士的得力助手。同时,服务自动化,人机交互、自动深化与深度学习功能,可有效提升医师工作效率,并可能对数百万工作岗位造成冲击。

(五) 合成生物科技在医学领域的应用研究

合成生物技术的发展为生物学带来了工程学的思维。当人类跨入生物科技信息时代,生命将会成为"信息",如同程序代码。在未来合成生物技术,医学领域的研究主要涉及人类细胞中的基因组编辑、生物传感器以及代谢工程等方面。随着对遗传学研究的不断深入,人类可以通过搭建新的DNA创造新生物;合成生物科技在毒素探测生物方面的研究将有较大突破;利用模拟和数字原理在活细胞中设计集成记忆和计算电路,利用合成生物学来解决一些重要的医疗和工业问题,可能研发出集生物和非生物功能于一体的活性生物材料。

在智能医学时代,人工智能将工程原理应用于生物学领域,可从文献信息分析、化合物高通量筛选、发掘药物靶点、预测药物分子动力学指标、病理生物学研究、发掘药物新适应证等方面助力新药研发。随着人工智能在基因组学、生物信息学等领域研究与应用,将加速组织工程与再生医学领域的基础及转化研究。

(六) 先进材料在医学领域的应用研究

1. 纳米材料　纳米材料在医学领域有广泛的应用价值,如纳米医学材料、纳米生物器件、纳米诊断试剂、药物靶向传递的纳米载体等技术及产品,开展纳米医学研究将成为未来医学领域研究的重点发展领域之一。

2. 生物材料　在未来的研究中,生物医用材料核心技术主要有:组织诱导性生物医用材料的设计和制备、组织工程化产品的研究、材料表面改性以及表面改性植入器械的设计和制备、微创或无创治疗的治疗器械和辅助器械研究、计算机辅助仿生设计及3D打印的生物制造研究。

3. 人类增强技术　随着基因技术、材料技术、信息技术、认知科学等方面取得突破性进展,未来由物联网连接的可穿戴设备会把相关信息载入人类感官。科技将带领人类发掘人类潜力,甚至突破人类的极限,人类增强技术将改变人类生活方式。例如外骨骼和与大脑连接的假肢将会使人类变得更加强大,也可为老弱病残者恢复移动力;增强技术可以达到嵌入虚拟和增强现实系统的效果,将装有探测器的隐形眼镜植入体内可以增强夜视的能力;合成血液替代品;基因编辑技术通过为大脑每个功能区安装芯片来增强大脑功能等。

(七) 医学领域的超级智能

随着科技进一步发展,以人类为载体,基因技术和人工智能相结合,通过全脑仿真、生物认知、人机交互等途径的研究,人类将发明超越人类大脑一般智能的机器大脑,这种超级智能将会非常强大,可能带来智能爆发等革命性改变。

二、智能医学研究的思考

智能医学已经迈入新一轮发展阶段,呈现出大数据、群体性、自主化、人机融合的发展新特征。它将给未来医学带来深刻的变化,是未来医学创新和改革的强大动力,将改变医疗手段甚至医疗模式,推动医学事业发展,重塑医疗产业结构,同时也必将对医师的未来规划产生重大影响。

随着科技前沿技术不断转变为医学应用,智能医学领域的应用场景会越来越丰富,智能医学将逐渐成为影响医疗行业发展,提升医疗服务水平的重要方向。智能医学领域的研究与发展也面临严峻挑战,主要集中在两个层面:技术发展层面及管理规范层面。

(一) 技术发展层面

从技术发展层面来说,主要集中于以下四点:①对于深度学习而言,模型越复杂、越具有强表达能力,越需要海量数据积累和技术创新;②人才专业水平是智能医学发展的关键因素之一,医学与理工科结合的高端复合人才队伍建设是重中之重,需要投入大量的人力物力进行学科建设;③在智能医学与前沿科学技术同步发展的同时,如何保护独立的人类思想可能会成为一个难题;④智能医学从学术牵引式发展迅速转变为需求牵引式发展,"人的智能"须面临"超级人工智能"的挑战,应提前考虑和采取预防措施来避免不可控问题的发生,积极寻求应对方法。

(二) 管理规范层面

从管理规范层面来说,主要是智能医学相关伦理与法律约束。智能医疗是通过打造健康档案区域医疗信息平台,利用最先进的物联网技术,实现患者与医务人员、医疗机构、医疗设备之间的互动,逐步达到信息化。智能医学应用于医疗领域的伦理挑战包括公平受益、失业、患者隐私、医疗安全、责任划分和监管等问题。其原因可能有未遵守基本伦理原则、技术缺陷、立法和监管缺失、隐含算法偏见、数据质量欠佳、公众素养不足等。

人工智能、3D打印、大数据等技术应用于医疗领域的发展需要有效的监管机制,包括政府、组织以及公众对其的监管。不仅需要相关组织如中国医学伦理学杂志、国际医学科学组织委员会等树立的行业道德规范,同时也需要国家出台更多的相关法律法规,从法律层面处理科学技术带来的伦理难题[5]。

1. 人工智能的监管 2016年5月,发改委等四部门出台《"互联网+"人工智能三年行动实施方案》,以提升国家经济社会智能化水平为主线,着力突破人工智能关键核心技术,增强智能硬件供给能力,加快发展"互联网+"新模式新业态,培育壮大人工智能产业。

在2017年国家食品药品监督管理总局发布的新版《医疗器械分类目录》中的分类规定,若诊断软件通过算法提供诊断建议,仅有辅助诊断功能不直接给出诊断结论,则按照第二类医疗器械申报认证;如果对病变部位进行自动识别并提供明确诊断提示,则必须按照第三类医疗器械进行临床试验认证管理。

2017年1月,来自全球的人工智能领域专家在Beneficial AI会议上联合签署了"阿西洛马人工智能原则",明确了安全性、利益共享等23条原则,并呼吁人工智能领域的工作者遵守这些原则,共同保障人类未来的利益和安全。

2017年7月,国务院印发的《新一代人工智能发展规划》明确提出了有关人工智能的保障措施,制定了促进人工智能发展的法律法规和伦理规范。该规划围绕推动我国人工智能健康快速发展的现实要求,妥善应对人工智能可能带来的挑战,形成适应人工智能发展的制度安排,构建开放包容的国际化环境,夯实人工智能发展的社会基础。

加强人工智能相关法律、伦理和社会问题研究,建立保障人工智能健康发展的法律法规和伦理道德框架。开展与人工智能应用相关的民事与刑事责任确认、隐私和产权保护、信息安全利用等法律问题研究,建立追溯和问责制度,明确人工智能法律主体以及相关权利、义务和责任等。重点围绕自动驾驶、服务机器人等应用基础较好的细分领域,加快研究制定相关安全管理法规,为新技术的快速应用奠定法律基础。开展人工智能行为科学和伦理等问题研究,建立伦理道德多层次判断结构及人机协作的伦理框架。制定人工智能产品研发设计人员的道德规范和行为守则,加强对人工智能潜在危害与收益的评估,构建人工智能复杂场景下突发事件的解决方案。积极参与人工智能全球治理,加强机器人异化和安全监管等人工智能重大国际共性问题研究,深化在人工智能法律法规、国际规则等方面的国际合作,共同应对全球性挑战。

　　2. 完善 3D 打印伦理规范,开展伦理审查　对 3D 生物打印技术的伦理规制,首先应制定科学的伦理规范,明确禁止将生物打印技术用于非医学治疗目的的人体复制与增强领域的研究。此外,还要依托现有的伦理审查委员会或增设专门的材料技术伦理审查机构,对生物打印科研活动是否违背伦理规范进行审查,并对技术成果潜在的伦理风险进行评估。通过预先的审查与评估来杜绝生物打印科研活动中的伦理违规现象,并尽可能降低这种新兴技术在应用过程中所产生的不确定性。

　　在制定生物打印技术伦理规范、进行相关决策时要以公众与政府、专家间的伦理对话为基础,要确保生物打印技术伦理规范的合法性与权威性。这种伦理对话不仅包括科学共同体内部持不同意见的学者之间的对话,还应是囊括技术的研究者、监管者及受技术影响的公众这三方的对话。通过对话,能够增进公众对生物打印技术的认知,为尽可能多的公民参与涉及生物打印的伦理商谈与技术决策提供了可能,从而能够就生物打印技术的伦理问题形成有效的社会公众监督,有助于规避此项技术应用过程中的伦理风险。

　　3. 建立医疗大数据法律制度　健康医疗大数据是国家重要的基础性战略资源。健康医疗大数据应用发展将带来健康医疗模式的深刻变化,有利于激发深化医药卫生体制改革的动力和活力,提升健康医疗服务效率和质量,扩大资源供给,不断满足人民群众多层次、多样化的健康需求,有利于培育新的业态和经济增长点。

　　2016 年 6 月国务院印发的《关于促进和规范健康医疗大数据应用发展的指导意见》中指出,要建立健全健康医疗大数据开放、保护等法规制度,强化标准和安全体系建设,强化安全管理责任,妥善处理应用发展与保障安全的关系,增强安全技术支撑能力,有效保护个人隐私和信息安全。制定完善健康医疗大数据应用发展的法律法规,强化居民健康信息服务规范管理,明确信息使用权限,切实保护相关各方合法权益。完善数据开放共享支撑服务体系,建立"分级授权、分类应用、权责一致"的管理制度。规范健康医疗大数据应用领域的准入标准,建立大数据应用诚信机制和退出机制,严格规范大数据开发、挖掘、应用行为。建立统一的疾病诊断编码、临床医学术语、检查检验规范、药品应用编码、信息数据接口和传输协议等相关标准,促进健康医疗大数据产品、服务流程标准化。

　　尽管智能医疗的快速发展引发了公平受益、失业、患者隐私、医疗安全、责任划分和监管等伦理问题,但对于这项正在快速发展中的新技术所带来的伦理问题不必过度担心或恐慌。针对其形成的原因采取相应解决对策,在确保医疗领域应用人工智能以"为人类利益服务,绝不伤害人类"为原则,在减轻医护人员重复劳动以提升效率,减少误诊、漏诊的前提下,切实提升医疗服务质量[6]。

　　总的来说,智能医学的发展对我们既是机遇,同时也是挑战。在智能医学时代,利用好前沿科技,并且提高自身的竞争优势,才能更好地迎接这个时代的来临。

(何　庆)

参 考 文 献

[1] GULSHAN V, PENG L, CORAM M, et al. Development and validation of a deep learning algorithm for detection of diabetic retinopathy in retinal fundus photographs. JAMA, 2016, 316 (22): 2402.

[2] GOLDEN J A. Deep learning algorithms for detection of lymph node metastases from breast cancer: helping artificial intelligence be seen. JAMA, 2017, 318 (22): 2184.

[3] 唐佩福,张浩,李建涛,等. 外科 4.0: 数字化智能化外科赋能时代的来临. 中华创伤骨科杂志, 2019, 21 (3): 185-188.

[4] 于观贞,刘西洋,张彦春,等. 人工智能在临床医学中的应用与思考. 第二军医大学学报, 2018, 39 (4): 358-365.

[5] 宫芳芳,孙喜琢,林君,等. 我国智慧医疗建设初探. 现代医院管理, 2013, 11 (2): 28-29.

[6] 周吉银,刘丹,曾圣雅. 人工智能在医疗领域中应用的挑战与对策. 中国医学伦理学, 2019, 32 (3): 281-286.

第二章 智能医学时代的医学研究方法

医学研究是促进医学发展的根本手段,对于医学科学原理的发现、医学基础理论的发展以及医学新技术和新方法的发明、创新与应用具有重要的作用。随着信息技术的进步,特别是云计算、大数据和人工智能等新一代信息技术的发展和突破,科学研究正在从实验的、理论的和计算的科学范式走向由图灵奖获得者吉姆·格雷(Jim Gray)在 2007 年提出的科学研究第四类范式——数据密集型科学范式[1]。

近年来,越来越多的科学家使用医学人工智能技术进行医学科学研究。例如,斯坦福大学利用深度学习技术,使用包含 2 032 种不同皮肤病的 129 450 张临床图像数据集对皮肤癌进行检测研究,未来通过手机就可以检测是否患有皮肤癌[2]。德国海德堡大学医院、德国癌症研究中心等单位的上百名科学家联合对约 2 800 名癌症患者中枢神经系统肿瘤样本数据进行了分析研究,利用机器学习算法总结得出了 82 个中枢神经系统甲基化特征。研究发现基于甲基化数据的分析,可以改善中枢神经系统肿瘤的诊断[3]。中国中医科学院探索中药成分致敏性与总脱靶数量及致敏脱靶数量的关系,开展了基于受试者工作特征曲线(receiver operating characteristic curve,ROC)的中药致敏风险预测模型研究,在传统中医药理论的基础上,通过确定"安全"及"风险"数据集并进行数据建模,实现了对中药致敏风险的预测,对从分子水平理解中药成分配伍而达到"增效减毒"具有重要借鉴意义[4]。由此可见,医学人工智能正在成为国内外医学研究的重要方法和手段。

第一节 智能医学研究的特点

在智能医学时代,利用人工智能的工具和方法辅助科学家进行医学研究,跨界协作成为常态,开放与创新成为主题,同时需要更加以人为本,要更加关注公平、安全可靠、隐私保护、包容、透明与责任。

一、跨界协作

一方面,医学研究有其巨大的复杂性,另一方面,人工智能快速迭代、发展和创新,多学科人才跨界协作能够帮助医学解决一些关键性和基础性的重大问题。

内视(InnerEye)研究项目就是一个微软公司的研究员与多位肿瘤医师跨界协作的例子,该项目建立在计算机视觉和机器学习的多年基础研究之上,采用深度决策森林和卷积神经网络等算法,分析计算机体层扫描(CT)和磁共振成像(MRI)医学图像,区分肿瘤组织和健康组织,实现二者的自动分界,从而帮助肿瘤医师精准地划定最终的界限。该研究的设计是在专业肿瘤医师的指导下进行的,机器学习的结果可以由专业的临床研究人员进行改进和调整,肿瘤医师始终保持对结果的完全控制。

二、开放与创新

智能医学研究是医学研究与人工智能的深度融合,其所创造的是更加开放的创新生态、更加广阔的创新空间和更加多元的创新机遇。

近年来,寨卡病毒、埃博拉病毒等造成的高危恶性传染病频繁暴发,但现在流行病学家还不能预测其发生,往往要到疫情发生后才能知晓。针对这一问题,微软公司、匹兹堡大学、约翰霍普金斯大学、加州大学河滨分校和范德比尔特大学的学者联合提出一个极具创新性的研究计划:"征召项目"(Project Premonition)。"征召项目"的目标就是要提前检测出环境中的病原体,以便公共卫生组织尽早获取数据,以预测疾病传播、制订应对方案,在疾病暴发前采取预防措施,为易感人群提供保护。

"征召项目"创新性地以蚊子作为传感器,已知有超过 3 600 种蚊子,它们叮咬各种各样的动物,从狗和鸡到蛇和老鼠。每一次叮咬都可以收集几微升的血液,其中包含有关被咬的动物和在该动物中循环的病原体的遗传信息。事实上,已经证明从蚊子中收集的DNA可用于识别:①被咬的动物类型;②蚊子传播的疾病,如寨卡病毒和西尼罗病毒,感染蚊子和寄主(例如人和动物);③以前未知的来源不明的病毒。然而捕捉和分析蚊子并不像听起来那么容易,首先必须从环境中有效地发现和收集许多活标本;其次必须对基因测序蚊子产生的大量数据进行分类,以准确检测潜在的病原体。正是由于机器人技术、基因测序技术和云计算方面的最新进展才使得构建这样的系统成为可能。

"征召项目"研究开发自主定位蚊子热点的无人机,用于识别和收集有效标本的机器人蚊子捕捉器,以及用于搜索病原体的云规模基因组学和机器学习算法。"征召项目"于2016年夏季在得克萨斯州休斯敦与公共卫生部门合作,在87个实验中采集了前所未有的20GB有关蚊子行为的数据,包括"寨卡蚊"的行为;检测到超过22 000只蚊子,并且已经对9种蚊子进行了测试,包括携带寨卡病毒、登革病毒、西尼罗病毒和疟原虫的蚊子。

三、风险和挑战

在看到使用人工智能技术辅助医学研究有其巨大的优势和潜力的同时,也必须清醒地认识到其局限性、潜在的风险和由此所带来的挑战。

例如机器学习所生成的模型是有可能存在偏见(bias)的,这种偏见表现为系统性的、可重复的错误,会对某些个体或人群产生不公平的结果。这种偏差其产生的原因比较复杂,如选择的数据不够丰富、不具有全局代表性,或人机交互中的人为误导等。

因此智能医学研究需要更加以人为本,需要政府、企业、研究机构等共同努力,要更加关注公平、安全可靠、隐私保护、包容、透明与责任,制定相关的政策和法律。

(罗　彤)

第二节　线上科研平台

数据密集型科学研究离不开数据、算法和算力平台。线上科研平台是医学研究的数据科学基础支撑平台,能够实现对医学数据集、医学研究算法和计算资源的集成管理和资源沉淀。线上科研平台是协同协作平台,能够实现参与医学研究的医师、患者、数据科学家、算法工程师等各方的协同协作,如随访管理;线上科研平台是科学实验平台,能够实现对医学数据科学实验研究全流程——方案设计、数据准备、算法选择、模型训练、结果评估——的全面管理;线上科研平台是数据交互和展示平台,实现对医学研究的数据科学结果的可视化展示。

线上科研平台是对医学研究的数据可追溯、实验可重复、结果可验证的有力保障。线上科研平台构成如图 2-2-1 所示。

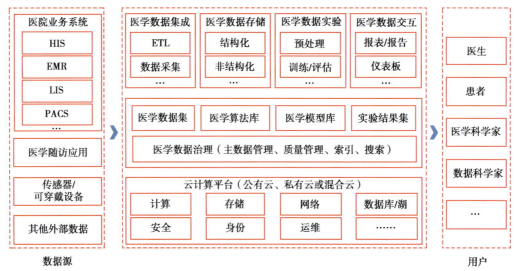

HIS—医院信息系统;EMR—电子病历系统;LIS—检验系统;PACS—医学影像存储与通信系统;
ETL—数据抽取、转换和加载。

图 2-2-1　医学线上科研平台架构图

线上科研平台主要由数据源、云计算平台、医学数据集成 / 存储 / 实验 / 交互、医学数据集 / 医学算法库 / 医学数据治理等部分组成。

一、数据源

医学研究需要使用各种内部和外部数据，线上科研平台可以将这些数据源接入进来，主要包括医院业务系统数据（医院信息系统、电子病历系统、实验室信息管理系统、放射系统等）、医学随访数据、传感器和可穿戴设备数据，以及其他外部数据等。

二、云计算平台

提供线上科研平台所需的基础服务，包括基础架构即服务（IaaS）和平台即服务（PaaS），如基础计算、存储和网络能力和资源，数据库、数据仓库、数据湖和数据分析服务，以及系统运维、监控、安全和身份管理等基础公共服务等，可以根据实际需要，使用公有云平台、私有云平台或混合云平台。

三、医学数据集成

提供医学数据集成服务，可以根据数据源类型、数据量大小、实时性要求等，采用相应的数据采集、整合和集成技术，如数据抽取（ETL、转换和加载）、数据库备份 / 复制、数据连接工厂、消息中间件等。

四、医学数据存储

对采集集成的医学数据提供存储管理服务，支持结构化数据和非结构化数据，提供数据库、数据仓库、数据湖等多种服务。

数据库和数据仓库用于存储结构化数据，主要是来自医院业务系统中的结构化数据。

非结构化数据通常存储在分布式文件存储中，该存储可以容纳大量各种格式的大型文件，这类存储通常称为数据湖（data lake）。

五、医学数据实验

这部分是医学线上科研平台的核心，提供医学数据实验全流程支持，支持机器学习和深度学习，提供图形化机器学习工作室、交互式笔记本、单机实验环境和大规模集群实验环境，支持数据预处理（清理和转换）、数据探索（统计分析）、模型训练、模型评估和实验结果对比等[5]。

（一）图形化机器学习工作室

图形化机器学习工作室（machine learning studio）是一个低门槛数据实验平台，用户不需要具备专业机器学习知识就可以快速上手。通过融合数据科学、预测分析、云资源和数据，提供一站式、一体化、协作型、基于网页的图形化机器学习工作环境，通过交互式的可视工作区，可在其中轻松构建、测试和迭代分析模型。可以将数据集和分析模块拖放到交互式画布，将它们连接在一起构成试验，然后在机器学习工作室中运行。若要在模型设计上迭代，则需要编辑试验，可根据需要保存一个副本，并重新运行该试验。准备就绪后，可以将训练实验转换为预测试验，然后将其发布为网页服务，以便其他人可以访问模型。图像化机器学习工作室如图 2-2-2 所示。

（二）交互式笔记本

交互式笔记本（Jupyter Notebook）是一个流行的基于 Web 的数据实验应用程序，能够创建和共享文本化程序文档，支持运行 Python 和 R 等 40 多种编程语言，支持实时代码、数学方程、可视化和标记语言 markdown，可以实现数据清理和转换、数值模拟、统计建模和机器学习等等功能，对于大规模数据浏览，可以使用并行 R 语言，如微软 R 语言服务（Microsoft R Server），也可以将其与 Spark 一起使用。交互式笔记本如图 2-2-3 所示。

（三）单机实验环境

单机实验环境是预配置且完全集成的数据科学虚拟机（data science virtual machine，DSVM），预装并预配了许多热门数据科学和其他工具，包括机器学习工具（如 Xgboost、Vowpal Wabbit、Weka、Rattle、LightGBM、CatBoost、H2O、Sparkling Water 等）和深度学习工具（CNTK、TensorFlow、Horovod、MXNet、Caffe 和 Caffe2、

Torch、Theano、Keras、PyTorch Chainer 等），可以根据项目需求的变化纵向扩展或收缩你的环境，为高级分析快速生成智能应用程序。它在视窗服务（Windows Server）和尼克斯（Linux）上可用。数据科学虚拟机如图 2-2-4 所示。

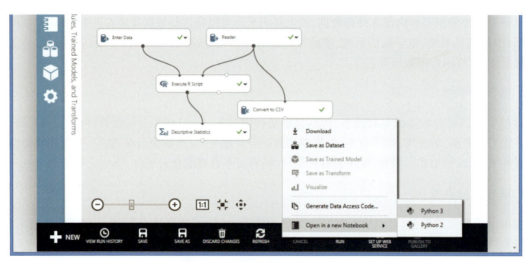

图 2-2-2　图形化机器学习工作室

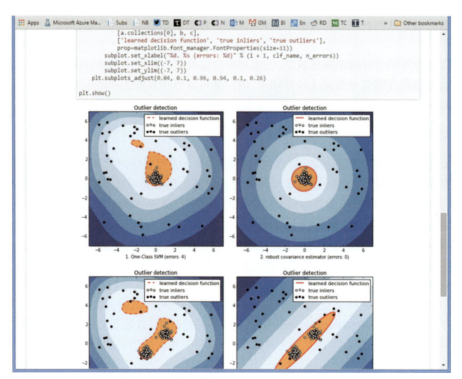

图 2-2-3　交互式笔记本 Jupyter Notebook

（四）大规模集群实验环境

大规模集群实验环境为深度学习提供一个深度定制和优化的集群管理平台，让深度学习堆栈变得简单、快速、可扩展。通过创新的大规模集群运行环境，支持所有深度学习框架如 CNTK、TensorFlow、PyTorch 等无须修改即可运行，基于 Docker 和微服务的架构可以方便地扩展更多人工智能与大数据框架，便于实现 DevOps 的开发运维模式；提供了针对图形处理器（GPU）优化的调度算法，支持多 GPU，可统筹集群资源调度与服务管理能力；提供丰富的运营、监控、调试功能，降低运维复杂度；兼容人工智能开发工具生态，平台实现了与 Visual Studio Tools for AI 等开发工具的深度集成，用户可以一站式进行人工智能开发。大规模集群实验环境如图 2-2-5 所示。

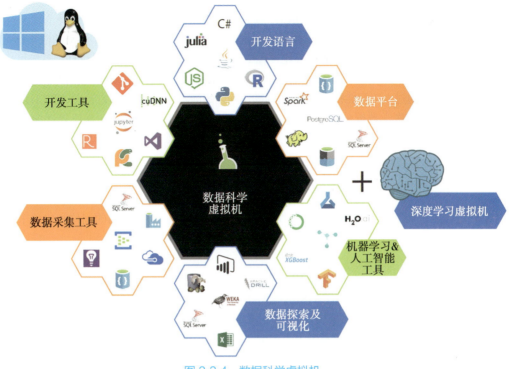

图 2-2-4　数据科学虚拟机

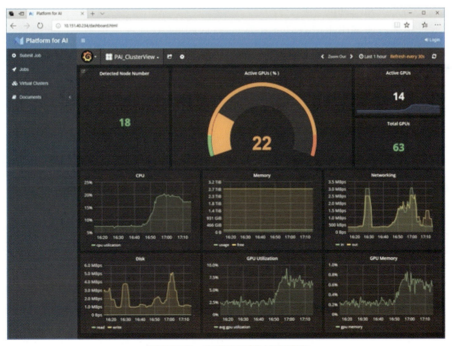

图 2-2-5　大规模集群实验环境

六、医学数据交互

医学数据交互提供医学数据实验和分析结果的可视化展现服务。一图胜千言,数据是有生命的,通过直观、形象、有意义的图形、交互式仪表板或报表展示数据,展现对数据的洞察和见解,帮助人们认识和理解数据背后深层次的含义和价值。常用的工具包括 Excel、Power BI、Tableau 等。

七、医学数据治理

医学数据治理就是把海量临床数据转换成有效的科研数据,通过将海量临床数据规范化、标准化、归一化,将低价值数据转换成为高质量的数据,以便释放和挖掘数据核心价值,推动数据驱动的医学研究。

人工智能技术可以应用在数据治理的标准化过程中,医师录入的诊断大都是非标准的,系统可以自动将其归一和标准化。人工智能技术也可以应用于数据采集和患者管理中。临床研究要搜集患者的院外数据,做随访和患者管理,这些也可以通过人工智能技术完成,包括随访问题的问答、随访表单的自动发送和自动收集等。

通过医学数据治理和医学数据分析和实验,可以沉淀和凝练一批医学数据集、医学算法库/医学模型库。

(罗　彤)

第三节　数　据　分　析

数据分析是数据密集型科学研究的关键过程,涉及很多交叉学科,需要不同的岗位和角色来实现不同的性质的工作,主要包括医学业务专家和数据科学家。

一、医学研究数据分析流程

参照数据挖掘的跨行业标准过程(CRISP-DM)和数据库中的知识发现(KDD)等数据分析流程的最佳实践,医学研究数据分析流程主要包括问题提出和定义、数据准备和预处理、数据探索、特征工程、数据建模、模型评价和比选、模型部署和应用、数据解释和问题回答等阶段,通常以迭代方式进行。

(一) 问题提出和定义

本阶段的首要任务是定义目标,即提出具体的医学研究问题,并需要将研究问题转换为数据分析问题,转换为变量和数据的关系问题,使用数学的、形式化的方式来定义该研究问题,并明确关键业务变量及其评价指标,从数据中学习出变量之间的关系。

数据科学或机器学习通常用于回答以下五类问题:回归问题(计算或预测具体的值是多少)、分类问题(计算或预测哪一个已知类别)、聚类问题(计算或预测哪些同属一组)、异常情况检测问题(判别不正常的数据)、推荐问题(建议应采用哪些选项)。确定要提出上述哪些问题,以及如何回答才能实现研究目标。

一个好的问题定义必须满足"SMART"原则,即:

S——明确(specific)

M——可测量(measurable)

A——可实现(achievable)

R——相关(relevant)

T——有时限(time-bound)

(二) 数据准备和预处理

本阶段的任务是收集原始医学数据,将数据导入到数据分析环境中,通过数据预处理生成高质量的医学研究数据集。

医学数据来源多样,格式不尽相同,存在数据缺失、缺值或异常等情况,通过数据清洗、转换、归一等预处理,把杂乱的原始医学数据理顺,将错误的数据中修正,这是一个相对较为耗时和烦琐的工作,但是是整个数据分析的基础。数据预处理可以通过数据处理流水线(pipeline)来完成,以提高效率。

(三) 数据探索

数据探索是对数据理解的过程,是对数据进行解释性的分析工作,着重于定义数据的本质、描述数据的形态特征并解释数据的相关性。数据探索要分析清楚下面这些问题:数据长什么样子? 有什么特点? 数据之间有没有关系? 数据是否能满足建模需求?

数据探索的方法可以分成两类,数据描述方法和数理统计方法。数据描述方法是最直观、最简单、最容易理解的探索方法,描述数据的分布形态以及集中和离散的程度。常用的描述数值包括众值、平均数、中位数、极大值、极小值、方差等,常用散点图、柱状图、直方图等图表显示、分析并比较数据的形态。

数理统计方法是用统计学的语言去论证数据的规律,主要包括以下5种方法:

假设检验:分析样本指标与总体指标间是否存在显著性差异。

方差分析:用于两个以及两个以上样本均数差别的显著性检验。

相关分析:探索数据之间的正相关、负相关关系。

回归分析:探索数据之间的因果关系或依赖关系。

因子分析:从变量群中提取共性因子的统计技术。

通过这两种数据探索方法,一方面能够对整个样本数据的形态有完整的描述,一方面也能够深入地探讨数据之间的关系与内部联系。进而为下一步的特征工程和数据建模打下良好的基础。

(四) 特征工程

特征工程是把原始数据转变为模型的训练数据的过程,其目的就是获取更好的训练数据特征,一般包括特征构建、特征提取、特征选择三个部分。

特征构建是指人工地从原始数据中找出一些具有物理意义的特征。属性分割和结合是特征构建时常使用的方法,可以尝试组合二个、三个不同的属性构造新的特征,也可以把一个属性分解或切分,例如将数据中的日期字段按照季度和周期后者一天的上午、下午和晚上去构建特征,特征构建需要对问题有比较深入的理解。

特征提取将原始特征转换为一组具有明显物理意义或者统计学意义的特征。主要方法包括主成分分析(principal component analysis, PCA)、线性判别分析(linear discriminant analysis, LDA)和独立成分分析(independent component analysis, ICA)。主成分分析是通过坐标轴转换寻找数据分布的最优子空间以降维、去相关。线性判别分析是将带标记的数据投影到维度更低的空间以将数据更好地按类别区分,相同类别的数据将会在投影后比较接近,不同类别的数据则距离较远。独立成分分析获得的是相互独立的属性,能更好地抑制噪声、刻画变量的随机统计特性。

特征选择是从特征集合中挑选一组最具统计学意义的特征,剔除不相关或者冗余的特征,减少有效特征的个数,减少模型训练的时间,提高模型的精确度。常用的方法包括:运用统计学的方法衡量单个特征与标记变量之间的关系,如皮尔森相关系数(Pearson correlation)、最大信息系数(maximal information coefficient, MIC)等;基于机器学习模型的特征选择,如线性模型、随机森林模型等。

(五) 数据建模

模型是数据分析的核心。模型由算法和参数共同决定,算法是模型的灵魂,参数是从数据中学习得来的。

算法主要包括统计方法、机器学习算法和深度学习算法,按问题类别主要分为分类算法、回归算法、聚类算法、时间序列分析算法、深度学习算法等。

按学习方式分类可分为监督学习、半监督学习、无监督学习、强化学习和对偶学习等。在监督学习方式下,输入数据为训练数据,并且每一个数据都会带有标记,常用于解决的问题有分类和回归问题,常用的算法包括决策树、神经网络、支持向量机等。在半监督学习方式下,输入数据部分被标记,部分没有被标记,这种学习模型可以用来进行预测,应用场景包括分类和回归,算法包括一些对常用监督式学习算法的延伸,这些算法首先试图对未标记数据进行建模,在此基础上再对标记的数据进行预测。在无监督学习方式下,输入数据没有标记,常用于解决的问题有聚类、降维和关联规则的学习,常用的算法包括了 Apriori 算法和 K 均值(K-means)算法。强化学习是通过与环境进行交互获得的奖赏进行学习,其学习的目标是动态地调整参数,以达到强化信号最大,常见的应用场景包括动态系统以及机器人控制等,常见算法包括 Q- 学习算法(Q-learning)、时序差分学习(temporal difference learning)等。对偶学习是两个对偶的任务能形成一个闭环反馈系统,使得以从未标注的数据上获得反馈信息,进而利用该反馈信息提高对偶任务中的两个机器学习模型。

深度学习算法是对人工神经网络的发展。在计算能力变得日益廉价的今天,深度学习试图建立大得多也复杂得多的神经网络。很多深度学习的算法是半监督式学习算法,用来处理存在少量未标识数据的大数据集。常见的深度学习算法包括深度信念网络(deep belief network, DBN)、卷积神经网络(convolutional neural network, CNN)、循环神经网络(recurrent neural network, RNN)等。

(六) 模型评价与比选

训练出的模型是建立在训练数据集上的,训练结束后该模型将被用于预测其他新数据。模型算法的选择和参数的确定需要丰富的经验和大量的实验,需要对模型进行评价和比选,评估模型是准确数据分析的关键。

模型评价的维度有许多种,如按学习和泛化能力,有过拟合和欠拟合等;按性能,有查准率、查全率和F1值、受试者工作特征曲线(ROC)与曲线下面积(AUC)等;按可计算性,有时间复杂度和空间复杂度等。

模型评价的方法主要包括留出法(holdout)、交叉验证法(cross validation)和自助法(bootstrapping)。留出法是将数据集分为互斥的两部分,即训练数据集和测试数据集。K-fold 交叉验证每次保留 K 份数据中的一份,这种改进的代价来自更高的计算成本,但能够更准确地估计模型的效果。

自动化机器学习(automated machine learning,autoML)可为模型选择和优化提供帮助,包括自动的特征预处理和选择、模型算法选择和超参数调优等。

(七) 模型部署和应用

模型部署与创建模型非常不同,其目标是快速、可靠的部署具备扩展的能力模型,满足能够处理海量的请求需要,因而会涉及不同的技巧、优先级和能力,一般由软件工程师、机器学习工程师和数据工程师来完成。现在常常用到容器化技术(container)来实现模型快速、可靠、可扩展的部署。

(八) 数据解释和问题回答

数据分析的最终目的是对数据进行合理的解释,通过数据模型可以更好地帮助医学研究人员理解数据、发现数据之间的关系,从而更好地对业务问题进行剖析和回答。

二、医学数据集

医学研究中会使用到大量数据,包括医学影像数据、电子病历数据、健康档案数据、生物医学数据等,有些已经开放,供医学研究使用(医学数据集列表:https://github.com/beamandrew/medical-data)。

三、医学算法集

医学研究中会使用到大量医学算法,有些已经开放,供医学研究使用(医学算法集:https://www.medic-alalgorithms.com)。

(罗　彤)

第四节　智能医学科研辅助工具

一、医学科研助手机器人

医学科研助手机器人是基于大数据和人工智能的智能化对话服务平台,基于"微信"等接口提供服务,可以实现跨越数据源、异构类型的数据访问、自动化数据处理、分析和报告生成,以及基于自然语义的意图识别等功能,全面辅助医学科学研究,提高团队工作效率和智能化水平,全天候服务科研工作者[6]。

二、医学学术搜索

医学学术搜索(medical academic search)是一类跨语种、跨文献类型、权威的学术内容搜索引擎,为医学研究员、学生和其他医学专业人员提供了一个更加智能、新颖的医学学术资源搜索平台,方便用户查找医学学术论文、医学国际会议、权威医学期刊等信息。

常用的学术搜索引擎包括谷歌学术搜索、微软学术搜索、百度学术搜索和中国知网(CNKI)学术搜索等。

常用的医学学术搜索引擎包括美国国家医学图书馆(PubMed)和国内的中国知网医学学术搜索、万方医学网等。

三、医学文本翻译

医学研究和医学交流中会涉及大量的医学文本翻译,完全依靠人工不太可能完成。随着神经网络机器翻译模型的出现,借助深度神经网络技术、对偶学习和推敲网络等人工智能新研究成果,机器翻译的水平已经极大接近人工翻译水平了。

常用的翻译工具包括微软翻译、谷歌翻译和百度翻译等。微软还提供了文档翻译工具,支持 Office 文档、PDF、HTML 等多种格式。

由于医学文献的专业性,虽然定制化的机器翻译或计算机辅助翻译系统能够帮助提高翻译效率,但还是需要医学专业人员参与以保证准确性。

（罗　彤）

参 考 文 献

［1］HEY T, TANSLEY S, TOLLE K, et al. 第四范式：数据密集型科学发现．潘教峰，张晓林，译．北京：科学出版社，2012.

［2］ESTEVA A, KUPREL B, NOVOA R A, et al. Dermatologist-level classification of skin cancer with deep neural networks. Nature, 2017, 542 (7639): 115-118.

［3］CAPPER D, JONES D T W, SILL M, et al. DNA methylation based classification of central nervous system tumours. Nature, 2018, 555 (7697): 469-474.

［4］谢晴宇，孟庆刚，王忠，等．基于 ROC 曲线的中药致敏风险预测模型研究．中华中医药学刊，2018, 36 (12): 191-195.

［5］沈向洋，施博德．计算未来．北京：北京大学出版社，2018.

［6］周志华．机器学习．北京：清华大学出版社，2016.

第五节　超级计算机的发展及其在智能医学中的应用

当前，计算已经成为继实验、理论之后驱动科技变革的重要范式，而计算的最重要能力平台超级计算已经渗透到科技、产业、社会治理的各个领域，成为开展各领域前沿创新的基础工具。因此，超级计算在医学诊断、药物研发、基因工程和生命科学其他领域的应用也越来越广泛，如在生物信息学领域，超级计算机应用于人类基因组测序过程中产生的海量数据处理；在医学领域，利用超级计算机来模拟人体各个器官的工作机理及人体内各种生化反应等。

一、超级计算机的发展

从能力上，超级计算机是运算性能最快、数据存储容量最大、整体功能最强的一类计算机，其性能甚至可以达到普通计算机的百万倍；从系统组成上，超级计算机包括了计算分系统、互联网络分系统、存储分系统、监控诊断分系统、服务处理分系统与基础架构分系统等组成部分，而其中每一个分系统又由一系列硬件部件、系统控制软件、通信协议等组成。所以超级计算机的复杂程度和技术集成度也要远高于普通计算机。

当前，世界超级计算机的研制和设计主要依赖于分布式并行技术，现在世界最快的超级计算机包含万级以上计算节点、百万级以上计算核心，通过百 GB 级高速互联网络组成超级并行系统，这种并行路线研制出来的超级计算机性能持续增长，现在正在向 E 级超级计算机迈进，E 级就是超级计算机的浮点（flops）计算能力达到 10^{18} 次 /s（flops/s）。

中国超级计算机研制水平走在世界前列。世界上第一台超级计算机是美国 1976 年研制的"Cray-I"系统，中国在 1978 年启动研制自主的超级计算机，并于 1983 年研制成功"银河-I"，成为当时世界上为数不多的能研制亿次超级计算机的国家之一。2010 年 11 月我国首台千万亿次超级计算机"天河一号"取得"TOP500 世界超级计算机"排名第一。"天河一号"不仅实现了性能上世界第一的突破，同时在超级计算技术和自主信息技术领域实现一系列创新，其首创的 CPU+GPU 异构体系架构引领后续超级计算机研制的新方向。2013—2018 年中国自主研制的"天河二号""神威·太湖之光"又连续十届保持世界最快超级计算机的纪录。我国超级计算机在四十余年的发展历程中不断创新突破，逐渐具备了从自主微处理器、自主互联、自主软件系统到自主应用的全方位自主创新研制能力，实现了中国超级计算快速稳步发展。"银河""曙光""天河""神威"等中国系列超级计算机一个个迈上世界舞台，成为世界超级计算发展的引领力量。

超级计算机既是信息技术创新的核心驱动，同时也是国家高科技领域和尖端技术研究、产业升级发展的重要支撑平台。一个国家的超级计算机研制能力、部署规模，直接关系到国计民生，关系到国家创新能力，关系到国家安全。在国家甚至人类发展面临能源、气候、健康、粮食等所有重大挑战性领域，超级计算机都起到了举足轻重的作用。我国随着"天河一号"（图 2-5-1）、"神威蓝光""曙光星云""天河二号""太湖之光"等超级计算机先后完成研制、部署和应用，引领了"计算驱动创新"的新阶段，超级计算应用能力越来越广泛地渗透到包括疾病治疗、药物研发等在内的国家创新发展的各个环节。

二、超级计算的医学应用

(一)超级计算与基因检测

随着人类基因组测序技术的不断发展,目前的测序成本不断降低。随着基因诊断技术的普及,产生的基因组数据量也在不断攀升。尽管人类全基因组数据大小在数 GB 的量级,但由于测序技术手段的限制,测序仪需要产生百倍于上述数据的数据量才能完全覆盖被检测个体的全基因组信息,由此产生的庞大数据量对传统计算机的存储提出挑战。

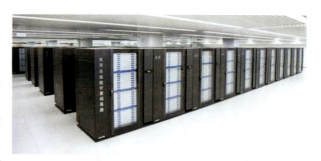

图 2-5-1　"天河一号"超级计算机

同时,如何将测序产生的大量原始数据快速地读取,进行计算与解读,从而获得关键的临床和健康信息也是基因测序后分析的一大难点。因此,基因组大数据的存储及分析迫切需要超级计算的支撑。

在获得了测序仪中产生的人类单独个体的全基因组信息(大小约数百 GB)后,要先后使用序列比对、单核苷多态性(SNP)变异检测,基因组装等分析方法进行测序后分析。另外,依托超级计算机构建大数据处理平台,也为加速基因组大数据的挖掘提供支撑。相比于在单机上的软件运行,通过超级计算机上的节点加速、并行计算可以显著地提升基因组大数据处理速度以及能够更好地解决复杂、大量的计算难题。因此,超级计算平台为解决基因组大数据处理带来的数据量、计算量及数据维度等难题提供了支撑方案。目前,在全球测序行业,华大基因等典型机构借助超级计算机处理基因诊断产生的测序数据,超级计算机使得他们可以快速地存储和分析百万量级的检测样本产生的基因数据,取得突出成果,并在技术上达到国际顶尖水平。

超级计算为基因检测(图 2-5-2)取得的重大突破主要有以下方面:在优生优育方面,从孕前检测,产前检测,到新生儿检测,全面快速与准确地提供生育指导,预防出生缺陷,并提供治疗药物的指导;在单基因遗传病诊断方面,提供经济的高覆盖、多基因、准确率高的检测方案,进行营养干预并提供个体化的用药指导;在肿瘤防治方面,帮助患者查找致病基因,提示患者家属患病风险,提供针对性的健康方案。

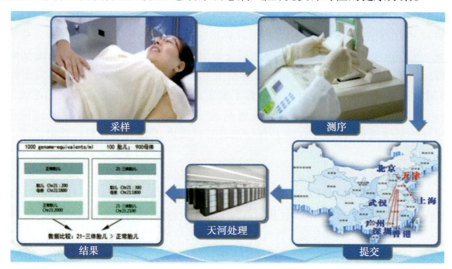

图 2-5-2　超级计算平台进行基因检测流程

(二)超级计算与医学诊断

医学诊断涉及数据处理、病理分析、影像处理的过程中,超级计算都发挥了重要作用。医学人工智能研究的顺利开展需要具有四个基本要素,即算力、算法、数据、场景。其中的算力、数据是超级计算的天然属性,超级计算机是具有高性能的计算能力和服务设施,同时具备支撑高性能计算的大规模数据存储能力。超级计算同时提供了算法的软硬件支撑环境,使得各类医学应用场景得以在超级计算平台上开展。

医学影像诊断需要解决图像标注、特征分类、诊断预测、病灶定位、器官组织语义分割、图像合成、超分辨率重构等问题,从流程上分析需要经过数据预处理、建模、训练、评价、部署应用等过程,这些过程与超级计算密切相关。数据预处理需要解决数据的规划格式问题,比如从 MRI、CT、超声、组织扫描切片格式中提取感兴趣区（ROI），涉及不同格式、不同类型之间数据的转化，其本质是矩阵计算过程，通过基于消息传递接口（message passing interface，MPI）、OpenMP（open multi-processing）等并行计算流程设计，可充分使用超级计算能力快速完成数据预处理工作。

　　医学智能辅助诊断的训练过程是计算能力高度依赖的过程（图 2-5-3、图 2-5-4）。无论是 CNN、RNN，其过程不仅需要大量的计算支撑，同时医学影像人工智能应用需要涵盖数据预处理、建模、训练、评价、部署应用全生命周期的一体化支撑，这都给底层支撑平台带来了高性能计算、数据海量存储、远程交互、多样性服务等多方面的挑战。因此，基于超级计算机的计算和存储能力平台，构建大数据与超级计算、云计算融合环境，实现资源共享和数据共享，实现人工智能大规模训练和应用所需的高性能计算和高效能数据处理服务能力至关重要。同时，为了形成便捷的智能医学诊断环境，在前面构建起来的设施融合环境基础上，在系统软件方面，通过融合资源调度、云化技术和业务流化技术，构建高效机器学习模型训练环境是重要手段。一方面提供交互式建模环境，解决建模面临的编程门槛，另一方面开发基于"建模 - 设置参数 - 训练"的一体化模型训练方案，解决医学应用过程中面临的建模门槛。按照工作流设计思路实现交互式智能算法设计，包括拖拽式算法模块生成和交互式参数配置，提高平台训练模型的可操作性，降低用户使用门槛和难度，从而将超级计算的"算力、算法、数据"能力平台化，实现其在医学智能分析领域的开源开放属性，从而为医学智能辅助诊断提供了完备的应用系统和环境。

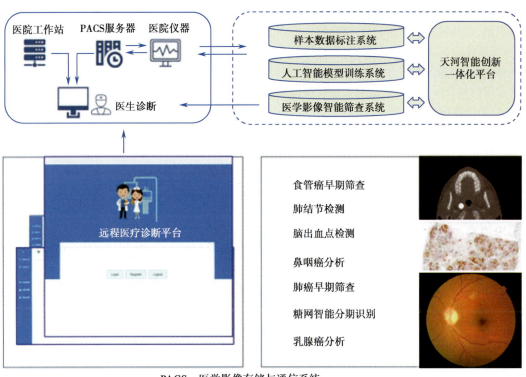

PACS—医学影像存储与通信系统。

图 2-5-3　智能辅助诊断的信息化系统框架

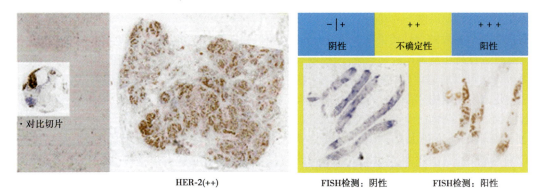

图 2-5-4　乳腺癌影像智能辅助诊断

(三) 超级计算与人体系统疾病

在医学角度,人体涵盖运动系统、神经系统、内分泌系统、循环系统、呼吸系统、消化系统、泌尿系统、生殖系统等,每个系统又由多个器官、组织等组成,大量的疾病与这些系统和器官组织紧密关联,所以开展疾病治疗需要深入了解其机制机理。从工程学角度,这些研究工作涉及热力学、动力学、拓扑学、物理化学、控制理论等多学科协同,计算机模拟、仿真等技术在工程研究领域应用的不断深入,推动了计算机在人体系统及其疾病研究中应用。人体系统的复杂性导致其数学建模难度高,系统计算处理需要高性能计算支撑,所以借助超级计算平台开展人体系统、器官、组织的机制机理研究成为重要路径,一些典型领域已经取得进展,但更多领域还在科学研究或技术研发过程中。

结合结构力学、流体力学、数值数学和计算机科学等学科技术,利用有限元、有限差分、有限体积、无限元等手段,以及近年发展起来的多尺度计算方法,建立生物系统的生物模型,利用超级计算机高效的计算能力得到控制方程的近似解,或得到人体参数运作的详细数值,有助于研究并设计出更可靠的医学治疗方法和设备。目前生物模型已成功地应用于生物力学、工程学、康复医、营养学、毒理学、生理学及微生物学等多个领域:在心血管系统方面,研究人员应用计算流体动力学(CFD)技术来预测人体内的血液循环,研究血管系统内的液体流动现象,以降低术后并发症;在运动系统方面,模拟和仿真人体的运动,并深入地了解人体动作背后的力学特性以及动作技能控制规律;在呼吸系统方面,建立肺部模型,评估患者的肺部状态并改善预后和治疗干预;在消化系统方面,用于益生菌、益生元、生物活性肽等物质的开发,潜在的食物过敏原、重金属等有毒化合物识别,以及转基因产品的稳定性评估;在内分泌系统方面,用于模拟内分泌调节机制;在人造器官方面,评估预测假体心脏瓣膜的生理行为,支持研发人工心脏等。

下一步,利用超级计算平台不断增强的并行能力、存储能力和可视化能力,可以满足随着学科交叉应用、跨器官跨系统的联合模拟而产生的对生物模型计算精度、复杂度和计算规模提出的全新要求。

(四) 超级计算与新药研发

计算机辅助药物设计主要使用计算机进行分子模拟,对受体和配体的相互作用进行计算,进而获得先导化合物。在超级计算机的帮助下,这种虚拟筛选的药物设计方法可以高通量地得到大量潜在的药物分子。更重要的是,由于药物分子与靶标的数量之大,进行实验探究往往需要耗费漫长的时间成本与金钱成本,而虚拟筛选方法则能显著地降低成本损耗,并对实验进行指导。因此,利用计算机进行新药研发设计已经发展为药物研发的核心工具之一。

分子对接及分子动力学模拟方法都可以用于虚拟药物的筛选。分子对接是根据基于能量的打分函数,模拟在实验环境下受体 - 配体分子间随机碰撞产生的复合物的可能结构。根据打分结果可以给出受体 - 配体相互作用的主要类型,并可以通过对接结构判断相互作用过程中的主要非键相互作用力。分子动力学模拟可以给出在一段模拟时间下(通常在纳秒、微秒级)受体 - 配体形成的复合物在分子力场的作用下表现出的动力学特征。通过一段轨迹的受体 - 配体坐标、拓扑学等信息计算出结合自由能、热力学参数等指标,进一步推断形成的复合物的稳定性。由于受体和配体通常包括成百上千的原子数目,两个体系的自由度都会相当高,相关计算模拟需要高性能计算支撑完成。

对于分子对接,通过超级计算可以在相同的计算时间内产生更多的采样构象,这有利于后续的聚类分析及特征研究。同时,可以采用更复杂的柔性分子对接方法,进而使结果更加逼近真实实验条件下的相互作用;对于分子动力学模拟,通过超级计算可以延长复合物体系的模拟时长,有利于研究相互作用规律,并可以预测复合物在更大的时间尺度下的动力学特征。

在解决大规模暴发的急性传染病的药物开发问题时,如埃博拉病毒暴发,超级计算发挥了重要作用。通过超级计算机进行高通量虚拟药物筛选,为控制疫情赢得宝贵时间。除此之外,依托超级计算开展人工智能、机器学习等方法可以加速计算机辅助药物设计过程,并可以更可靠、高效地进行药物研发。比如,使用机器学习方法构建出定量结构 - 活性的关系(QSAR)模型,定量结构 - 性质关系(QSPR)模型等。目前,全球首个由人工智能设计出的药物已经投入人体试验阶段。

原创性新药的研发涉及机理、设计、试验等诸多步骤,一般需要十年以上的时间,而利用超级计算机则可以对药物研制、治疗效果和不良反应等进行模拟试验、高通量虚拟筛选(图 2-5-5)等,可以将新药的研发周期缩短 2~3 年以上,且可显著降低研发成本,同时超级计算应用的作用在这两方面还在持续加强。

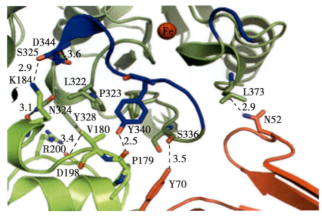

图 2-5-5　超计算平台上进行虚拟药物筛查

三、超级计算医学应用的未来:医学多模态信息系统

"十三五"期间,中国和全球都全面启动 E 级高性能计算机研制计划,下一步中国的 E 级计算机借助其大规模数据处理、高性能计算仿真、高效智能训练的综合能力将在我国基因检测、智能辅助诊断、新药研发、疾病治疗等医学研究领域发挥越来越重要的作用。同时,新兴信息技术和泛数字化、泛网络化、泛智能化快速发展,使得超级计算平台也开始与物联网、大数据、人工智能进行深度融合,向更加综合的能力方向发展,推动超级计算机为医学各领域的新技术、新方案、新场景的创新和应用提供更加综合的信息化支撑。此外,医学技术发展的跨领域协同需求与实现复杂性不断增加,基于多来源数据整合、多维度信息处理、多层次计算仿真的医学多模态信息系统研究成为重要发展方向,也是超级计算在医学方面的重要突破点。

一方面,多模态数据融合下的综合智能分析,需要以患者为基本单位,从病历数据、放射学数据、免疫组化数据、分析实验室检查数据等多个维度的数据出发进行分析,开展面向患者的全方位立体刻画,也就是实现面向医学大数据的处理能力。数据整合流程中,需要结合高性能计算,实现并行模式抽取通用数据的属性和关键词、并行格式转换。通过并行化数据建模和管理,为机器学习训练统一数据模型提供支持,借助语义分析引擎和元数据间的交互,实现医疗数据多样性的横向关联和纵向关联,满足数据的高效查询、检索关联和分析处理,形成标准化数据。通过建立从数据采集到数据存储的规范流程,使得数据从采集端就按特定规则进行标记属性,进而可以在数据整合、存储、处理等环节进行有效流转。

面向多模态数据的人工智能建模,需要解决不同算法的统一封装、不同数据的 I/O 优化、不同计算过程的并行协同,同时还需要解决模型的统一评价机制,形成从数据到评价的高效模型整合过程。整个研究过程的高效开展,需要超级计算提供的高性能计算和大数据服务能力作为基础。

另一方面,基于人体数字孪生的多模态综合诊断,将是超级计算医学应用更为重要的方向。数字孪生的目标是解决数字世界和真实世界的相互耦合校验,通过真实世界获取的数据来构建虚拟数字世界模型,通过数字世界模型的仿真模拟过程,产生真实世界获取不到的关键参数和关键过程,从而实现两者的相互支撑、彼此协同。多模态人体数字孪生系统的发展,要从纵向和横向两个大的维度进行设计:纵向是组成人体的基因、染色体、蛋白、细胞、组织、器官、系统等从微观到宏观的多尺度的数字系统设计,横向是针对人体中八大不同系统及其器官组织的数字系统设计。其中在宏观尺度上,通过放射学获取的人体器官影像,解决了静态特征的显示,对其动力学机理无法直观显示。基于放射影像开展精细的建模,并借助大规模数值模拟仿真手段,对该器官开展动力学过程的精细模拟,可以提供器官、组织受力、血液流动、气流循环、温度场变化等一系列的动态过程,为医学活动的开展提供直观、精准的依据支撑。这个过程中需要有手术、实验等手段获取的器官物性的多维度数据,从而实现了实验数据、影像数据、仿真结果的融合。

医学多模态信息系统,特别是医学人体数字孪生是医工结合的重要表现,也是信息技术突破的重要手段。从技术上,需要进行多源实时数据获取、高性能计算仿真、海量数据处理、高效可视化等前沿技术的融合;从工程化实现来看,需要形成以超级计算为基础的基础架构支撑层、计算资源层、协议通信层、网络服务层、工具层和应用层等一系列的基础支撑环境,实现数字载体和实物载体的互联、融合、反馈、协同。

大数据和人工智能快速发展的背景下,超级计算机依靠强大的数据处理能力和高速的运算能力,将成为大数据时代创新发展的重要工具,而且会进一步普及到我们的实际生活中来,特别是人类医学健康领域。

(孟祥飞)

第三章　常用智能医学软件及医疗信息化

随着计算机信息技术的迅猛发展,人类社会已经进入了信息时代。计算机信息技术与医学的结合,伴随了计算机发展史上的每一个阶段,数字化技术已然交叉渗透到了整个医学科技领域,如果对"工业 4.0"而言,软件是工业的未来,那么医学软件则是数字医学的核心。本章回顾计算机软件的发展历史,简要介绍医学软件的基础,同时由于特定医学问题涉及范围广泛,围绕特定的医学问题形成特定的软件生态链,并介绍常用的医学软件,以及医学软件的研发趋势和展望。

第一节　医学软件生态链

医学软件是计算机软件在医学领域的应用。随着现代医学逐步进入智能医学的时代,医学软件的智能化和专业化成为智能医学的核心。在特定的医学领域,围绕特定的医学问题,一系列的医学软件生态链已然形成。

一、医学软件基础

在医学研究、教学、临床中使用的软件,称之为医学软件。计算机软件在医学中的应用,伴随了软件本身发展的每一个过程。简要回顾计算机软件的发展历史,有助于更好地理解、拓展和开发医学软件。

(一)计算机软件的发展历史

计算机主要由硬件和软件两部分组成。计算机硬件至今基本结构依然是冯·诺依曼结构,包括输入设备、存储器、运算器、控制器和输出设备。然而,经过近百年的发展,每一个组成部分的应用范围都远远超过了最初的设计。例如输入设备从最初的纸带打孔,到传统的键盘鼠标,再到现在物联网时代无处不在的传感器,换言之,一切可以数字化的信息都可以输入计算机。医学应用中最典型的是各种数字化的影像设备,它们可以获取海量的人体影像大数据。输出设备则包括从显示屏、音箱、工业的各种制造设备到医学上进行远程手术的机器人,它们均可以将处理结果以不同的形式呈现。

计算机软件则是人类和计算机交流的方式。随着软件的发展,计算机越来越便于普通人使用。从可用性和便利性来讲,计算机软件有三个应用层面:首先是专业的应用程序,从每个人都熟悉的办公软件,到进行科学研究的统计软件、医院的电子病历系统等,这些软件的特点是操作简单,自由度低;第二个层次是可以由用户进行简单编程,自动完成重复任务的脚本语言,比如微软办公系统的宏语言(visual basic for applications,VBA),以及可以进行一些自由组合工具箱的软件,如矩阵实验室(matrix laboratory,MATLAB)软件等,操作相对复杂,自由度相对高;第三个层次是计算机编程语言,有高级语言、机器语言和汇编语言,一般临床医师很少用到,自由度高,如果熟悉的话,可以进行一些高级的研究。

人工智能(artificial intelligence,AI),包括狭义的人工智能与广义的人工智能。狭义的人工智能还脱离不了传统的计算机硬件、算法,目前医学软件更多地利用了人工智能算法,主要包括机器学习(machine learning)、深度学习(deep learning)等算法,在临床辅助诊断、辅助手术规划以及机器人手术系统中均有应用。广义的人工智能模拟人脑或超越人脑的思维能力,然而目前还只是一种理想。

(二)计算机软件在医学中的应用

计算机软件不仅在临床医师的日常工作中扮演着不可或缺的角色,而且已然交叉渗透到了整个医学领域。它的应用范围包括医学影像学的应用,数字人与数字解剖学的相关研究,计算机辅助设计/制造/分析技术在临床的应用研究,数字化医院的建设与管理,区域医疗协同与信息资源共享数据库的构建,远程医疗会诊与远程医学教育等各个分支学科的数字技术应用[1]。

在影像学方面,计算机信息技术与医学的结合极大促进了影像学的发展,而影像学的每一次突破,均有力地推动了临床诊疗水平的飞跃。从人们熟悉的超声成像(ultrasonography,US)、计算机X射线摄影术(computed radiography,CR)、直接数字X线摄影(digital radiography,DR),到电子计算机体层扫描(computed tomography,CT)、磁共振成像(magnetic resonance imaging,MRI)以及数字减影血管造影(digital substraction angiography,DSA),现代医学影像的新技术层出不穷。随着计算机技术、信息网络技术等的不断更新,直接服务于人类的医学影像技术也以惊人的速度发展到现在的水平,数字化是医学影像技术仪器设备发展的必然趋势,而掌握相应的处理软件则是充分挖掘医学影像信息的关键。

数字医院,是指利用计算机网络系统实现医院内部信息的采集、传输、存储、分析,并且实现医院内部资源和业务流程优化的医院信息体系。从组成来讲,有数字化医疗设备、计算机网络平台和医院软件体系。从体系来讲,主要包括三个方面:一是临床信息系统(clinical information system,CIS),二是影像存档与传输系统(picture archiving and communication system,PACS),三是实验室信息管理系统(laboratory information management system,LIMS)。这些软件在医院的应用,已经成为驱动现代医院高效运行的强大引擎。

计算机辅助外科手术(computer assisted surgery,CAS)涉及医学成像、影像分析、机器人、传感器、运动分析、虚拟现实、遥控操作以及外科学等学科,是一种多学科交叉的前沿技术。计算机辅助手术技术能利用多模图像数据建立二维或者三维的仿真环境,完成手术评估、手术规划、手术方针的制订和手术过程的监控,使外科手术更精确、安全和微创,从而提高手术的质量,减轻患者的痛苦,降低医疗成本。

增材制造,又称为3D打印(3D printing)技术,是直接从计算机模型用材料逐层或逐点堆积出三维物体,作为计算机辅助制造(computer assisted manufacturing,CAM)技术中的一种,近十年来已经成功应用于医学领域的诸多方面。医学影像技术与增材制造技术结合,使医学影像不但从二维平面影像发展到三维立体,更是发展到目前的器官实物模型。它可以将解剖毗邻复杂的病变部位变成实物模型,放在医师的手上,从而允许医师反复进行手术模拟与修正。其进一步与计算机辅助设计(computer assisted design,CAD)的结合,不但可以制造出人体解剖结构模型,而且可以制造出与人体解剖结构表面完全匹配的手术导板。但目前临床医师对设计软件使用能力的不足制约了3D打印技术在临床的应用。

虚拟现实、增强现实和混合现实技术,是自20世纪60年代后逐渐引起人们重视的一项以计算机技术为核心的新技术。虚拟现实技术不但对医学和辅助医学专业的解剖教学至关重要,而且可以帮助外科医师进行计算机辅助诊断、手术仿真模拟等操作,从而实现手术的精确和微创。增强现实技术、混合现实技术可以将患者的MRI或CT,计算机控制X射线断层分析叠加在患者身体或实物人体模型上帮助医师进行手术方案的制订、手术时的辅助指引、模拟的手术训练,对疾病的观察更加精准细致,手术方案的制订和及时有效的医患沟通也变得更加精准和高效。

而所有以上所述的技术,在临床的应用,都需要医学软件的驱动。

二、数字医学软件生态链

数字医学的核心是人体解剖的三维模型。围绕人体解剖的三维模型可进行医学影像数据的获取、图像分割、三维重建、解剖测量、手术模拟、有限元分析、3D打印、个体化植入物数字制造、手术导航、虚拟现实以及机器人手术等一系列处理流程,从而构成一系列软件生态链。

(一)医学图像配准与分割

医学图像配准是指对于一幅医学图像寻求一种(或一系列)空间变换,使它与另一幅医学图像上的对应点达到空间上的一致。这种一致是指人体上的同一解剖点在两张匹配图像上有相同的空间位置。配准的结果应使两幅图像上所有的解剖点,或至少是所有具有诊断意义的点及手术感兴趣的点都达到匹配[2]。

断层是人们了解三维物体内部信息的一种重要方式。在医学和工业上,许多情况下人们无法通过常规的方法了解一些结构的内部三维信息。作为一种可选择的观察方法,可以对三维结构进行断层切片,通过对断层切片的观察来推断结构的内部信息。比如大家熟悉的人体断层解剖切片、连续病理组织切片、CT和MRI等影像设备获得的断层数据集以及共聚焦显微镜获得的细胞超微断面信息等。

连续断层包含了物体内部结构完整的三维信息。首先,我们可以沿物体假定的Z轴方向,对其进行等间隔(d)的水平横切,获得一系列水平断层切片。我们随机取出某一断层,观察其内部物体的相应断面。假定将断层放在一个三维坐标系中,观察未知物体轮廓上点P的三维坐标。点P在X轴和Y轴的坐标值(x,y),

可以由其在水平断面上的位置确定;点 P 在 Z 轴的坐标值 (z),可以由切割的间距 (d) 和切片的顺序 (n) 的乘积确定 $(z=d \times n)$。因而,连续断层切片上的点 P 包含了准确的三维坐标信息,由点及面,由面及体,很容易可以得出以下结论:从连续断层切面上可以观察到未知物体的三维结构信息。

目前先进的 CT 及 MRI 设备获取的图像,由于扫描速度极快,可以不去考虑断层图像对齐的问题。在中国数字人(chinese digital human,CDH)图像采集过程中,数码相机的参数设置是不变的。由于人体断层的形状在不同层面本身的变化,所以不能用连续断层图像中器官形状的改变来精确估计图像的退化因素。为了便于对采集到的照片进行位置配准,在标本包埋时加入了四根定位杆。而标本切削中预设的定位杆在每一实际断层平面上的空间位置是恒定的,所以在连续断层图像中定位杆位置的改变可以代表每一连续断层图像形状的失真。

CT、MRI、US 等技术已经广泛应用于医疗诊断、术前计划、治疗、术后监测等各个环节,从图像中把感兴趣区分离出来是医学图像分割的重点。由于人体解剖结构的复杂性、组织器官形状的不规则性及不同个体间的差异性,一般的图像分割方法对医学图像分割效果并不理想,故需要寻找一种新的方法来完成这项任务。

对于图像配准和分割,可以使用不同的软件来进行。有关图像处理的算法及软件很多,为便于医学专业人员的理解和掌握,我们介绍两种商业软件:图形处理软件(如 Adobe Photoshop)和 MATLAB。

Adobe Photoshop 软件是一种成熟的图像处理商业软件,Photoshop 的批处理功能、使用变量和基于事件的脚本编程,使其具备处理重复性任务的能力,并且整合了许多成熟的图像处理算法,具有交互性强、运算速度快、容易掌握等优点,被应用于科学和医学图像处理的各个方面,但是因为缺乏精确和灵活的科学计算能力,所以仅使用 Photoshop 进行图像配准和分割比较困难。MATLAB 是一种以矩阵的形式处理数据的科学计算商业软件,广泛地应用于科学计算、控制系统、信息处理等领域的分析、仿真和设计工作,它拥有由各个领域专家开发的专业工具箱,可使我们的工作一开始就站在较高的起点,而且 MATLAB 命令与数学符号公式非常接近,可读性强,容易掌握,但作为一种科学计算软件,对非专业的医学人员来说显得晦涩难懂。

(二) 体数据的浏览和三维重建

体数据(volume data,volumetric data)是指在有限空间中,对一种或多种物理属性的一组离散采样,采样空间的维数为三 $(n=3)$ 时,则称为三维(3D)体数据,医学影像数据即为三维体数据。

体数据的可视化是人-机交互过程,即根据需要对体数据所蕴含的对象数据进行选择,并进行缩放、平移、旋转及剖切等操作,最终实现对体数据的显示和浏览。体数据的可视化主要有两种方法,一种是直接对体数据进行显示的方法,称为体渲染(volume rendering),另一种是基于表面的显示方法,称为面绘制(surface-based rendering)。

体渲染实质是将三维的体素投影到二维像平面。人们可以观察有一定透明度物体的内部结构,与此类似,体渲染把体数据看成由非均匀的半透明体素组成。由于体素值是在连续空间中对某一种物理属性的离散采样,并不包含透明度等光学性质,因此需要人为地建立从体素值到透明度、颜色、反射系数等光学属性的映射,最终投影到屏幕上显示渲染后的图像。

体渲染的优点是避免了体数据复杂的二值分割,更准确地描述了物质空间分布,可以直接显示物体内部细微的结构。缺点是体素的物理属性与体渲染时所赋予的光学属性的映射关系至今尚无定论。

面绘制是先对体数据进行三维重建,生成物体的三维表面模型,然后在屏幕上显示物体的表面图像。基于体数据进行三维重建,其实质是通过离散点拟合连续曲面:首先对体数据中的体素进行分割和分类,其中位于表面的体素可以认为是过物体表面或者邻近物体表面的采样点,然后利用这些采样点拟合物体的几何表面。最常用的拟合方法是用三角面片拟合。

对 CT/MRI 体数据的浏览、体渲染,可以选择免费影像看图软件(如 Xiphoid)、三维影像软件(如 Voxar、Amira、Materialise Mimics)等。对连续断层图像进行三维重建,可以选择三维建模软件(如 Simplyware、3Dmed、Materialise Mimics、Amira)。

在获取人体计算机三维解剖模型以后,如果想进一步进行虚拟手术规划和解剖学测量,可以选择三维模型编辑软件(如 Geomagic、3Matic);需要进行有限元分析,则可以选择有限元分析软件(如 ANSYS、ABAQUS);若想进行植入物设计和 3D 打印,可以选择计算机辅助设计软件(如 UG、Pro/E、Solidwork)。这些软件构成了数字医学的软件生态链。

(苏秀云)

参 考 文 献

［1］苏秀云,刘蜀彬.Mimics软件临床应用:计算机辅助外科入门技术.北京:人民军医出版社,2011.
［2］苏秀云,裴国献,余斌,等.基于标记点使用Photoshop和Matlab软件实现中国数字人连续断层图像的自动配准.南方医科大学学报,2007,27(12):1884-1887.

第二节　常用智能医学软件简介

软件是一系列按照特定顺序组织的电脑数据和指令,是电脑中的非有形部分。电脑中的有形部分称为硬件,由电脑的外壳、各零件及电路所组成。电脑软体需有硬件才能运作,反之亦然,软件和硬件都无法在不互相配合的情形下进行实际的运作。一般来说,计算机软件划分为程式语言、系统软件、应用软件和介于这两者之间的中介软件。其中系统软件为计算机使用提供最基本的功能,但是并不针对某一特定应用领域。而应用软件则恰好相反,不同的应用软件根据用户和所服务的领域提供不同的功能。

一、智能医学软件的分类

应用软件的研发随着医学发展的需要,逐步专业化、精细化、个性化。越来越多的医学应用软件在手机移动端、个人电脑(PC)端借助网络连接进行信息交互。目前较常用的智能医学软件分类如下类:

(一)计算机辅助诊断和辅助决策系统

计算机辅助诊断和辅助决策系统可以帮助医师缩短诊断时间,避免疏漏,减轻劳动强度,提供其他专家诊治意见,以便尽快作出诊断,提出治疗方案。诊治的过程是医师收集患者的信息(症状、体征、各种检查结果、病史包括家族史以及治疗效果等),在此基础上结合自己的医学知识和临床经验,进行综合、分析、判断,作出结论。计算机辅助诊断系统则是通过医师和计算机工作者相结合,运用模糊数学、概率统计以及人工智能技术,在计算机上建立数学模型,对患者的信息进行处理,提出诊断意见和治疗方案。这样的信息处理过程,速度较快,考虑到的因素较全面,逻辑判断也较严谨。

利用人工智能技术编制的辅助诊治系统,一般称为"医疗专家系统"。人工智能是当代计算机应用的前沿。医疗专家系统是根据医师提供的知识,模拟医师诊治时的推理过程,为疾病的诊治提供帮助。医疗专家系统的核心由知识库和推理机构成。知识库包括书本知识和医师个人的具体经验,以规则、网络、框架等形式表示知识,存贮于计算机中。推理机是一个控制机构,根据患者的信息,决定采用知识库中的什么知识,采用何种推理策略进行推理,得出结论。由于在诊治中有许多不确定性,人工智能技术能够较好地解决这种不精确推理的问题,使医疗专家系统更接近医师诊治的思维过程,获得较好的结论。有的专家系统还具有自学功能,能在诊治疾病的过程中再获得知识,不断提高自身的诊治水平。

这类系统较好的实例,如美国斯坦福大学的基于计算机的医学顾问系统(MYCIN),它能识别出引起疾病的细菌种类,帮助选择适当的抗菌药物。在中国类似的系统有中医专家系统,或称"中医专家咨询系统"。

(二)医院信息系统

医院信息系统(hospital information system,HIS)用以收集、处理、分析、储存和传递医疗信息、医院管理信息。一个完整的医院信息系统可以完成如下任务:患者登记、预约、病历管理、病房管理、临床监护、膳食管理、医院行政管理、健康检查登记、药房和药库管理、患者结算和出院、医疗辅助诊断决策、医学图书资料检索、教育和训练、会诊和转院、统计分析、实验室自动化和接口。

这些系统中较著名的如美国复员军人医院的DHC、马萨诸塞州综合医院用MUMPS语言开发的COSTAR等。中国从1970年起,就开发了一些医院信息系统,并统一规划开发了医院统计、病案、人事、器材、药品、财务管理软件包。

(三)生物医学统计流行学调查软件包

在临床研究、实验研究及流行病学调查研究中,需要处理大量信息。应用计算机可以准确快速地对这些数据进行运算和处理。为了这方面的需要,许多软件公司用各种计算机语言开发了不少软件包,较著名的有SAS、SPSS、SYSTAT及中国的RDAS等。

(四) 卫生行政管理信息系统

利用计算机开发的"卫生行政管理信息系统"(management information systems,MIS),又称"卫生管理信息/决策系统",能根据大量的统计资料给卫生行政决策部门提供信息和决策咨询。一个完整的卫生行政管理信息系统包括三部分:①数据自动处理系统(ADP),主要功能是收集与整理数据、汇总成各类统计报表与图表。②信息库,是指能使单位与其外部机构之间,以及单位内部各种职能之间共享信息资源的一种模式。信息来源有法定的和非法定的(一次性调查),还有来自计算机日常收集到的各种活动所产生的信息流。设立信息库的主要目的是沟通各项活动和修正工作人员的行动。③决策咨询模型,又称信息决策模型,可根据必要信息用它作出可行或优化方案,预测事业的发展。传统的方法(即非信息/决策系统)主要依赖过去的资料,考虑当前决策,或估计今后的发展,它不能迅速地产生比较有效应变措施,信息/决策的数学模型。若建立的数学模型比较合理,便可以及时在当前活动中,指出即将发生的偏差,预见未来,以支持管理决策反应不断改变。

(五) 医学情报检索系统

利用计算机的数据库技术和通信网络技术对医学图书、期刊、各种医学资料进行管理。通过关键词等即可迅速查找出所需文献资料。

计算机情报检索工作可分为三个部分:①情报的标引处理;②情报的存贮与检索;③提供多种情报服务,可向用户提供实时检索,进行定期专题服务,以及自动编制书本式索引。

美国国立医学图书馆编制的"医学文献分析与检索系统"(MEDLARS)是国际上较著名的软件系统,这是一个比较完善的实时联机检索的网络检索系统。通过该馆的 IBM3081 计算机系统能提供联机检索和定题检索服务,通过通信网络、卫星通信或数据库磁带的方法,在 16 个国家和地区中形成世界性计算机检索网络。其他著名的系统还有 IBM4361、MEDLARS 等。中国开发了一些专题的医学情报资料检索系统,如中医药文献、典籍的检索系统。

(六) 药物代谢动力学软件包

药物代谢动力学运用数学模型和数学方法定量地研究药物的吸收、分布、转化和排泄等动态变化的规律性。人体组织中的药物浓度不可能也不容易直接测定,因此常用血、尿等样品进行测量,通过适当的数学模型来描述和推断药物在体内各部分的浓度和运动特点。在药代动力学的研究中,最常用的数学方法有房室模型、生理模型、线性系统分析、统计矩阵和随机模型等。这些新技术新方法的发展与应用,都与计算机技术的应用分不开。已开发了不少的药代动力学专用软件包,其中较著名的有非线性(NONLIN)程序(一种非线性最小二乘法程序)。

(七) 疾病预测预报系统

疾病在人群中流行的规律,与环境、社会、人群免疫等多方面因素有关,计算机可根据存贮的有关因素的信息并根据它建立的数学模型进行计算,作出人群中疾病流行情况的预测预报,供决策部门参考。荷兰、挪威等国还建立了职业病事故信息库,因此能有效地控制和预测职业危害的影响。中国上海、辽宁等地卫生防疫部门,对气象因素与气管炎、某些地方病、流行病(如乙型脑炎、流行性脑膜炎等)的关系做了大量分析,并建立了数学模型,用这些模型在微型机上可成功地作出这些疾病的预测预报。

(八) 计算机辅助教学

计算机辅助教学(computer aided instruction,CAI)可以帮助学生学习、掌握医学科学知识和提高解决问题的能力以及更好地利用医学知识库和检索医学文献;教员可以利用它编写教材,并可通过电子邮件与同事和学生保持联系,讨论问题,改进学习和考察学习成绩;医务人员可根据各自的需要和进度,进行学习和补充新医学专门知识。目前在一些医学研究和教学单位里已建立了可由远程终端通过电话网络访问的各种 CAI 医学课程。利用计算机进行医学教育的另一种重要途径是采用计算机模拟的方法,即用计算机模拟人体或实验动物,为学生提供有效的实验环境和手段,使学生能更方便地观察人体或实验动物,在条件参数改变下的各种状态,其中有些状态在一般动物实验条件下往往是难于观察到的。由于光盘技术、语言识别、触摸式屏幕显示等新技术的发展,教学用的计算机模拟病例光盘等已试制成功,并作为商品在市场上供应,利用这种光盘可方便地显示手术室等现场实际图景和情况,或有关教科书和文献资料,供学生学习。

(九) 最佳放射治疗计划软件

计算机在放疗中的应用,主要是计算剂量分布和制订放疗计划。以往用手工计算,由于计算过程复杂,所以要花费许多时间。因而,在手工计算的情况下,通常只能选择几个代表点来计算剂量值。利用计算机,则只要花很短时间,而且误差不超过 5%,这样,对同一个患者在不同的条件下进行几次计算,从中选择一个最佳的放射治疗计划就成为可能。所谓最佳放射治疗计划就是对患者制订治疗计划,包括确定照射源、放射野面积、放射源与体表的距离、入射角以及射野中心位置等,然后再由计算机根据治疗机性能和各种计算公式,算出相应的剂量分布,在彩色监视器上形象地显示出来。对同一个患者,经过反复改变照射条件,进行计算、分析和比较,就可以得出最理想的剂量分布,使放射线照射方向上伤害正常组织细胞最少、疗效最佳,这就是最佳放射治疗计划。同时,可将此剂量分布图用绘图仪记录下来,存入病历,以供治疗时使用或长期保存。

(十) 计算机医学图像处理与图像识别

医学研究与临床诊断中许多重要信息都是以图像形式出现,医学对图像信息的依赖是十分紧密的。医学图像一般分为二类:一是信息随时间变化的一维图像,多数医学信号均属此一类,如心电图、脑电图等;二是信息在空间分布的多维图像,如 X 线片、组织切片、细胞立体图像等。在医学领域中有大量的图像需要处理和识别,以往都是采用人工方式,其优点是可以由有经验的医师对临床医学图像进行综合分析,但分析速度慢,正确率随医师而异。

计算机高速度、高精度、大容量的特点,可弥补上述不足。特别是有一些医学图像,如脑电图的分析,凭人工观察,只能提取少量信息,大量有用信息白白浪费。而利用计算机可作复杂的计算,能提取其中许多有价值的信息。另外进行肿瘤普查时,往往要在显微镜下观看数以万计的组织切片;日常实验室检查或研究工作中常需要做某种细胞的计数。这些工作既费力又费时,若使用计算机,就将节省大量人力并缩短时间。

利用计算机处理、识别医学图像,在有的情况下,可以做人工做不到的工作。如心血管造影,当用手工测量容积,导出血压容积曲线时,只能分析出心脏收缩和舒张的特点。若利用计算机计算,每张片子只需 1s,并可以得到瞬时速度、加速度、面积和容积等有用的参数。此外,不管在上述哪一类工作中,计算机还能完成人工不能完成的另一类工作,即图像的增强和复原。20 世纪 70 年代医学图像处理在 CT 方面取得突出成就,随着磁共振成像仪、数字减影心血管造影仪等新装置的相继出现,以及超声等其他医学成像仪器的进一步完善,人们对放射和核医学图像的处理及模式识别研究的兴趣更为浓厚。显微图像在医学诊断和医学研究中一直起着重要作用。计算机图像处理与分析方法已用于检测显微图像中的重要特征,人们已能用图像处理技术和体视学方法半定量与定量地研究细胞学图像以至组织学图像。计算机三维动态图像技术已使心脏动态功能的定量分析成为可能。

二、智能医学软件的研发趋势

人类用了大概一个世纪的时间,从草草书写的笔记发展到现在能够在手持设备和手机上访问的医疗信息。信息技术的发展,包括云计算、人工智能、物联网等,正在给医学带来前所未有的革命性变革。大型数据库的可用性、互联网进入商业市场和计算机化医师数据输入(CPDE)等技术驱动的创新正在为医疗健康领域带来新机遇与新挑战。

医疗机构更加愿意从数据中获得更多价值,这不仅包括从传统的临床信息系统和管理信息系统获取结构化数据,也包括从非结构化的数据,如通过认知服务技术从声音、图像、表情等数据中获取更丰富的信息,促进医疗机构从传统的经验型管理模式转型到基于客观数据的科学化管理模式。云计算、医疗大数据、人工智能、物联网等技术同时为远程医疗、个性化医疗及精准医疗等医疗服务模式提供技术支撑。

目前,智能医学软件的研发趋势主要集中在社会化医学软件和个性化医学软件两个方向。

(一) 社会化医学软件

曾任美国克利夫兰医学中心(Cleveland Clinic)心血管科主任的美国心脏病学家埃里克·托普(Eric Topol),最近出版了一本名为《颠覆医疗》(*The Creative Destruction of Medicine*)的书。在书中,他提到,互联网的沉浸式和参与式文化培养了消费者,每 10 个美国人中就有超过 8 个在网络上查询与健康相关的问题,甚至有的患者会带着一系列摘自网络的医学问题去访问医师,对自身病情、疾病和药物的知悉程度较过去高出许多。与此同时,医师的权威性大幅度降低。由此可见,这就是大数据医疗未来的趋势之一——社会化医学软件。

社会化医学软件,所面对的已不仅是医师和患者了。除了医疗行业本身之外,还会引起政务、教育、商业等各个领域的变革,并且这种进步可能会深刻改变人们的生活方式。

以政务领域的变革为例。在政务领域,社会化医学软件可以在医疗相关数据发布、国民健康生活引导和医疗保险欺诈防范三个方面有所建树。对政府来说,定期发布医疗相关数据,将有利于提高医疗过程中数据的透明度,能使医疗机构及其从业者的绩效更透明,直接精简业务流程,降低医疗成本,间接提高医疗或护理服务的质量,从而为医疗服务机构带来额外的业绩增长潜力,为患者带来更好的体验,进而改善医患关系。

同时,从覆盖全国的患者健康档案中进行疾病模式分析,能够确定哪些人是某类疾病的易感人群。举例来说,疾病分析可以帮助识别哪些患者有患高血压、糖尿病或其他慢性疾病的风险,使这些人尽早接受预防性保健方案,以此引导国民健康生活。

另外,面对医疗保险普遍面临的欺诈与滥用问题,我国还存在着大处方、人情方、检查比例高和医保卡重复使用等问题。据评估,每年有 2%~4% 的医疗索赔存在欺诈性或不合理的问题,所以检测索赔欺诈具有重要意义,同时由于原始数据的存在使得对欺诈的追溯成为可能。

(二) 个性化医学软件

医疗软件未来的趋势之二——个性化医疗软件,是指以个人基因组数据为基础,结合蛋白质组和代谢组等相关内环境数据,考察遗传变异对特定疾病的易感性和对特殊药物的反应的关系,为患者量身设计出提供最佳辅助治疗方案的软件,以期达到治疗效果最大化和副作用最小化的定制医疗模式。

托普在他的《颠覆医疗》里面举了一个切身感受的例子。他说,在 2002 年曾亲历过一个“个性化医疗”事件,事件涉及一名患有胶质细胞瘤的亿万富翁。这种病症的预后极差,大多数人在被确诊后存活期一般不超过一年。由于这位患者非常富有,他利用自己的资源把国际上所有的医学权威人士都召集在一起,召开了一场顶尖峰会,以选择合适的试验方法延长其预期寿命,最终尝试了很多新方法推迟了死亡。

由此可见,在过去,个性化医疗是昂贵而稀少的。但是,从理论上讲,个性化医疗应该是针对疾病本身发病机制个性化的必然要求。而在现有研究中,通过对医疗大数据的分析和利用,已然可以完善个性化医疗。较著名的是德国默克公司正在与 Regenstrief 研究院一起实施的个性化医疗项目。这个项目考察遗传变异、对特定疾病的易感性和对特殊药物的反应三者之间的关系,然后在药物研发和用药过程中考虑个人的遗传变异因素。针对不同的患者采取不同的诊疗方案,或者根据患者的实际情况调整药物剂量,可以减少不良反应。与个性化医疗软件相关的研究包括生物基因组序列、基于基因的新药研发、个人健康信息管理三个方面。

综上所述,社会化医学软件和个性化医学软件,将是医学软件未来最重要的两个研发方向。

(王俊文)

第三节 医疗信息化

科学技术的进步一直是推动医学发展的重要动力。在这个过程中,医学软件在提高医疗质量、防止医疗错误、降低医疗成本、提高医院管理效率等方面起到了极为重要的作用。

一、医疗信息化简史

从古希腊时期起,医师们就开始记录患者的叙述、成功的治疗方法,分享关于症状的观察结果,并通过这些案例进行医学研究和教学。1596—1634 年由西蒙·福曼和理查德·纳皮尔记录的患者叙述和诊断的书面报告是现存最早最完整的医疗记录。尽管福曼和他的助手纳皮尔是占星家,却为医学史留下了一份伟大的礼物。

从 20 世纪 60 年代起,以 Mainframe(主机)为代表的计算机的发明给各行各业带来颠覆性的革命。但是由于购买和维护主机的费用高昂,加之与数据存储相关的费用,意味着只有最大型的医疗机构才能使用医学软件来处理医疗记录。当时最早的一项尝试是在美国材料与试验协会(ASTM)的管辖下进行的。这个项目第一次涉及实验室信息交换标准、电子健康记录系统的特性、数据内容和健康信息系统安全等内容。20 世纪 60 年代,西方国家引入了医疗保险和医疗补助制度,这要求医疗服务提供机构收集医疗费用报销数据,为医保公司服务。计算机越来越多地用于会计和计费功能,但使用计算机收集和管理病历并不常见。1964 年,加利福尼亚州的埃尔·卡米诺医院与洛克希德公司合作开发了一个包含医疗记录的医院信息系统,是医学软件电子病历系统(electronic medical record)的早期代表。

20 世纪 70 年代以后,随着技术发展计算机越来越小,用于支持药房、临床实验室、患者登记和账单等临床功能的医院信息系统(HIS)等医学软件开始激增。这些软件的缺点在于其部门特定的功能——其他部门无法访问这些功能。这一问题在很长一段时间内造成了系统与数据的割裂,影响了信息技术在医疗行业的发展。1971 年,佛蒙特州伯灵顿的大学医学中心的一个妇科部门首次建立了一个完整的综合健康记录系统。该系统是以患者为导向,对医疗护理中的所有学科都进行了记录,并明确了治疗、成本和结果之间的关系。

到了 20 世纪 80 年代,计算机与网络技术高速发展,个人电脑得到广泛使用。与医疗健康行业相关的医学软件应用越来越流行,并得到较大范围内的普及。医院信息技术(IT)人员肩负着集成多个不同系统的责任。随着网络解决方案的开发,IT 部门能够将财务和临床系统连接起来,从而实现业务系统,工作流程与数据的集成。这成为这一阶段医疗行业信息化发展的重要需求。但在大多数情况下,医院各部门仍然无法访问本系统之外的信息,无法实现不同系统的数据共享。

在这一阶段,医疗卫生行业的相关标准在全球范围内不断得到推广。如患者主索引数据库(MPI)的引入促进了跨部门、跨机构医疗卫生信息交换与共享。2017 年,医疗信息交换标准(HIE)在国际范围内得到推广和运用,从医疗信息系统的架构规范,数据交换标准以及信息安全与隐私等方面为医学软件进一步发展奠定基础。

1990 年,蒂姆·伯纳斯·李建立了互联网。虽然医疗信息化没有立即受到影响,但是互联网和浏览器技术确立了如何访问、共享和导航信息的标准。1994 年,世界卫生组织采用了 ICD-10 编码标准。新的诊断代码标准扩大了可用于病历的代码数量,电子病历系统更加完善并得到迅速发展。以医疗卫生信息和管理系统协会(Healthcare Information and Management Systems Society, HIMSS)为代表的非营利性组织,在全球范围内致力于推广提高医疗质量、安全、成本效益的行业最佳实践。HIMSS 于 2005 年开发电子病历采纳模式(SM)来评价医院电子病历系统的进展和影响(表 3-3-1)。通过跟踪其完成 8 个等级(0~7 级)的进展,医院可以审查对信息技术应用的实施和利用状况,目标是达到先进的 7 级水平。

表 3-3-1　HIMSS Analytics O-EMRAM(门诊)电子病历应用模型

级别	电子病历应用模型累积能力要求
7	完整的 EMR;对外 HIE,数据分析能力,治理,灾备
6	高级临床决策支持;主动式诊疗管理,结构化消息
5	个人健康档案,在线患者门户
4	CPOE,利用结构化数据实现 EMR 可及性以及内外数据共享
3	电子消息,电子病历完全替代纸质病历,护理和辅助科室文书和临床决策支持
2	初步建立 CDR,包含医嘱和结果数据,诊间使用计算机,院外可调阅结果
1	台式电脑调阅临床信息,非结构化数据,多个数据源,部门间 / 非正式的消息
0	纸质病历

注:EMR,电子病历;HIE,医院数据集成平台;CPOE,计算机医嘱录入;CDR,计算机辅助设计。

同时,由于医保服务与个性化医疗服务需求激增,以整合综合健康数据为核心的电子健康档案(EHR)系统在公共卫生领域得到空前重视。与电子病历(EMR)系统主要用于医院内部使用的功能不同,EHR 的数据来自医院、医保、个人健康记录和运动数据等不同渠道,与医疗健康数据安全和个人隐私相关的问题日益突出。一些国家和国际医疗组织开始通过建立行业标准和立法等措施来推动和保护医疗健康数据的电子化交互。如药品编码电子病历数据结构,医院电子信息交换标准(HL7 标准)、医学数字成像和通信标准(DICOM)、医学术语标准化(SNOMED)等行业规范和标准的普遍推广。1996 年,克林顿政府签署了经过参议院和众议院通过的医疗保险改革法案——《健康保险流通与责任法案》(HIPAA/1996,Public Law 104-191),该法案为美国医疗健康数据的安全与隐私提供了法律保护。

二、我国医疗卫生信息化发展的进程

我国医疗信息化开始于 20 世纪 70 年代后期,出现了医师工作站、护士工作站、影像系统、医院信息系统等新鲜事物,但当时大部分医疗信息化工作是在卫生部或各省市医疗机构的带领下进行的研究探索工作,并没有得到普及和推广。

2002 年,非典型病原体肺炎在我国全国范围内蔓延肆虐,给我国医疗系统带来考验的同时也为医疗行业信息化的发展带来了机会。政府与医疗机构认识到,只有在信息化的支撑下才能在城市应急联动,医疗机构协同合作,医疗信息共享等方面得以实现。发展我国医疗行业信息化建设的计划得到国家和各级政府以及医疗机构的重视。我国医疗信息化发展主要分为以下几个阶段。

(一) 初期阶段:以医院信息系统为核心的基础建设

HIS是以医院核心业务功能自动化为主要目的,具有全院规模的信息系统。HIS以企业级数据库为核心,以网络为支撑,实现医院主要业务功能的自动化,特别是在医院财务核算自动化,以及提高医院工作质量与效率,加强管理与服务水平等方面起到了极大的推动作用。

这一阶段的信息化建设主要集中在大型医院,并且经历了单机应用、多机应用、网络及全院应用等阶段。

(二) 发展阶段:从医院信息系统扩展到临床信息系统与电子病历系统

到了20世纪90年代,我国大部分具有一定规模的医院都成立了信息科,HIS系统在各级医院得到进一步的推广,医院的人、财、物综合管理水平得到进一步提升。同时,在临床活动各个阶段中的功能自动化,数据的采集、传输、存储、利用等方面在信息技术的支撑下得到发展。在这一时期,医院信息化蓬勃发展,临床信息系统(clinical information system,CIS)/影像信息系统(PACS)/LIMS(检验信息系统)的软件逐步成熟并得到推广,医院整体信息化建设渐成体系。各院的信息系统的主要功能包括门急诊挂号系统、门急诊计价收费系统、门诊住院EMR、药品管理系统、财务管理系统、影像系统等。

在这一阶段,我国的公共卫生信息系统,卫生行政部门业务信息系统也开始陆续得到发展,尤其值得一提的是在这一时期我国建立并使用了用于抗击非典的世界上规模最大的疫情直报网络,为以后的公共卫生信息系统,突发事件应急指挥系统提供了宝贵的经验。

(三) 普及阶段:公共卫生信息化建设与区域卫生信息化建设

随着医院信息化建设的快速发展,卫生部在《全国卫生信息化发展规划纲要2003—2010年》中明确提出了区域卫生信息化的工作目标。旨在推动医疗机构间的信息交换,区域医疗数据的统一管理与医疗资源的共享。与此同时,各级卫生行政部门的相关信息系统,如计划免疫信息系统,妇幼健康信息系统,血液管理信息系统等公共卫生信息化体系也得到发展。但是由于缺乏顶层设计与信息化标准体系等原因,这一阶段的建设出现了医疗卫生信息系统整合困难,数据共享困难等问题,未能全面实现真正意义上的信息资源共享的目的,但为未来的进一步探索和发展奠定了坚实的基础。

(四) 加速阶段:以居民电子健康档案为核心的区域医疗协同与医疗信息互联互通

为解决"群众看病难,看病贵"问题,我国政府提出了人人享有医疗保健的国策,医保改革,医疗体制改革等政策实施进一步推动我国医疗卫生信息化飞速发展。2000年后,各级政府加大对社区卫生服务的投入,社区医疗信息系统在各级城市得以实施,以EHR为核心的城乡居民健康档案成为区域卫生信息平台的主要建设内容。2008年,卫生部信息标准专业委员会组织了居民健康档案基本数据集的研究,并于2009年5月19日通过卫生部下发了《关于印发〈健康档案基本机构与数据标准(试行)〉的通知》,对健康档案数据集的标准作出了明确规定,为居民健康与卫生服务的信息交换与共享、实现区域医疗协同起到了积极的推动作用。

三、医疗信息化发展的展望

人类用了大概一个世纪的时间,将草草书写的笔记发展到现在能够在手持设备和手机上访问的医疗信息。信息技术的发展正在给医学带来前所未有的变革,包括以下几个方面。

(一) 云计算与大数据

云计算是一种提供高可用的、便捷的、可配置的计算资源共享池(资源包括网络,服务器、存储、应用软件、服务)的信息技术。以云计算为核心的新一代信息技术正推动医疗保健机构从私有的数据中心转向基于云的计算中心。这项技术正在为医疗卫生信息化提供前所未有的计算能力和数据分析能力,并大幅降低医疗机构的信息化成本。

医疗保健行业的云计算转型包括采用公共云、多云接入、广泛使用新兴技术(如机器学习和人工智能)以及围绕越来越复杂的监管框架进行的医学软件规划。2018年5月颁布的通用数据保护条例(GDPR)等相关合规要求和国际标准,要求亚马逊、谷歌和微软这三大公共云提供商在不断向市场推出新的解决方案的同时,必须全面遵从保护数据的安全、隐私和合规性方面的要求,从而改进医疗保健的业务运作方式。

行业调查报告显示全球医疗云计算市场在2017年估计为202亿美元,预计到2022年将增长至350亿美元。随着远程医疗、远程监控和自然语言处理等技术的进一步发展,云计算将在基础架构服务、平台服务和软件服务方面孕育出新一代医学软件体系,为医疗保健行业带来数字化转型的变革。

(二)人工智能

基于人工智能技术的医学软件将在提高医疗质量、加强护理管理、加快药物研发、优化患者服务等方面发挥更大的作用。预测显示,在未来 10 年,人工智能将变得更加先进,并且能够在没有人工监控的情况下执行更广泛的任务。以下是人工智能趋势的一些预测:

1. 早期诊断　基于人工智能的早期诊断软件将比人脑更准确、更快速地处理数据,并且可以减少诊断和治疗中的人为错误,帮助医师服务更多的患者。例如 2018 年 4 月 12 日,美国食品药品监督管理局(FDA)首次批准用于检测糖尿病视网膜病变轻微程度的人工智能产品 IDx-DR。IDx-DR 是首个获得市场营销授权可以提供筛查决策,无须临床医师对图像或结果进行解读的医疗设备。

2. 医学研究与药物发现　药物研发和医学研究的未来在于深度学习技术的运用。深度学习是人工智能的重要领域,能够模拟神经元在大脑中相互作用的方式。这使得新型的医学软件系统能够智能地处理大量数据,快速识别成功概率很高的候选药物。一份制药公司的智商报告说,大约 94% 的药物研发专家认为人工智能技术会对药物的发现产生显著的影响。默克、塞尔金和葛兰素史克这样的制药巨头已经在与人工智能平台合作,推动新药的研发。

3. 聊天机器人(Chatbots)　基于认知服务和人工智能等技术的聊天机器人是人工智能在医学软件中另一个备受关注的领域。用于医疗行业的聊天机器人根据功能大致可以分为预问诊机器人、养老陪伴机器人、心理健康咨询机器人、医疗机构客服等,在医学软件研发方面具有广泛的应用场景。

(三)医疗物联网

医疗物联网(IoMT)是由医疗设备、医学软件应用程序、医疗卫生系统和服务组成的连接基础设施。据估计,到 2022 年,IoMT 市场的价值将达到 1 581 亿美元。医疗技术(Medtech)公司每年生产超过 50 万种不同类型的医疗设备,包括可穿戴式外部医疗设备(皮肤贴片、胰岛素泵和血糖监测仪)、植入式医疗设备(起搏器和植入式心律转复除颤器设备)以及固定式医疗设备(家庭监控设备、连接成像设备和扫描设备)。大多数患者与医疗保健系统的互动涉及使用医疗设备。据 Frost&Sullivan 称,IoMT 技术仍在不断发展,预计到 2021 年全球将达到 300 亿台设备。

与大多数其他行业一样,计算和处理能力、无线技术和微型化的进步推动了互联医疗设备开发的创新。新一代 IoMT 医学软件将连通大多数类别的医疗设备,支持采集和传输医疗级别数据,并提供高质量的数据挖掘与利用功能。

- IoMT 将帮助医疗保健行业的获取海量数据。
- IoMT 技术可以通过允许医师远程检查患者来降低医疗解决方案的成本。
- IoMT 可以帮助医师收集分析数据,预测健康趋势。

(四)远程医疗

远程保健是医疗保健行业中一个相对较新的概念,包括远程诊断、远程患者监测、远程医学教育等。据预测,到 2025 年,全球远程保健市场预计价值 1 131 亿美元。远程医疗将在医疗保健行业迅速发展,远程就医可能会比院内就诊更受欢迎。通过各种终端设备和应用程序(App),远程医疗软件可以帮助提高客户参与度,改善客户体验。

(五)区块链技术的应用

区块链在各个行业中越来越流行,医疗保健就是其中之一。区块链的主要优势是能够保护数据并防止数据被破坏。这项技术将帮助医疗保健提供者管理大量复杂的数据——包括患者健康信息、保险索赔和电子健康记录,并确保其安全和加密。

例如,区块链将有助于减少市场上的假药数量,增加药品制造商和客户之间的信任和透明度。一旦制造商创建了一个新的医疗产品,他们将在区块链上注册,并能够在所有阶段跟踪和控制它。反过来,用户可监控整个供应链中的全部药品,更加放心地消费。

(六)虚拟现实/增强现实/混合现实

虚拟现实(virtual reality,VR)、增强现实(augmented reality,AR)以及混合现实(mixed reality,MR)技术是医学软件研发的新前沿。

　　VR可以通俗理解为用眼镜掩盖住所有东西,为用户生成虚拟幻象。AR表现为眼前是透明的,但是经过叠加,可以看到一些经过技术处理的影像。MR是介乎于VR和AR之间的体验。这些技术和相关的医学软件正在迅速地被应用到医疗保健行业。例如,神经外科医师可使用AR技术安全地切除肿瘤并进行矫形手术。心理健康专家正在使用AR来治疗无法到医疗中心进行常规治疗的患者。MR可用于医学教育、手术计划以及远程医疗等。

　　据高盛(Goldman Sachs)的一份报告,VR/AR/MR医疗保健市场预计将迅速达到51亿美元,全球用户达340万。这些技术在医学软件的发展趋势中被认为是增强用户体验和提高移动性的关键。

(张　堃)

第四章　医学人工智能技术概要

医学人工智能是人工智能发展出来的一大分支,可以在多个环节发挥作用,如医学影像识别、生物技术、辅助诊断、药物研发、营养学等多个领域,成为当前各国争相关注和研究的热点。医学人工智能的核心要素包括数据采集、算法构建、算力、识别技术、网络爬虫、人工神经网络、深度学习等。

第一节　数据采集

数据采集,是指从传感器和其他待测设备等模拟和数字被测单元中自动采集信息的过程。数据采集一般包括数据库采集和网络数据采集,其实质都是一种网络数据采集。

网络数据采集是一种通过多种手段收集网络数据的采集方式。最常用的方法是写一个自动化程序向网络服务器请求数据,然后对数据进行解析,提取需要的信息。实践中,网络数据采集涉及非常广泛的编程技术和手段,比如数据分析、信息安全等。

一、数据取样

在明确了需要进行数据挖掘的目标后,接下来就需要从业务系统中抽取出一个与挖掘目标相关的样本数据子集。抽取数据的标准,一是相关性,二是可靠性,三是有效性,而不是动用全部医疗企业数据。通过对数据样本的精选,不仅能减少数据处理量,节省系统资源,还可以使我们想要寻找的规律性更加凸显出来。

进行数据取样,一定要严把质量关。在任何时候都不能忽视数据的质量,即使是从一个数据仓库中进行数据取样,也不要忘记检查其质量。因为数据挖掘是要探索医疗企业运作的内在规律性,原始数据有误,就很难从中探索规律性。若真的从中探索出来了所谓"规律性",再依此去诊疗,则可能会造成误导。若从正在运行的系统中进行数据取样,更要注意数据的完整性和有效性。衡量取样数据质量的标准如下:①资料完整无缺,各类指标项齐全;②数据准确无误,反映的都是正常(而不是异常)状态下的水平。

对获取的数据,可再从中进行抽样操作。抽样的方式是多种多样的,常见的方式如下:

(1)随机抽样:在采用随机抽样方式时,数据集中的每组观测值都有相同的被抽样概率。如按10%的比例对一个数据集进行随机抽样,则每一组观测值都有10%的机会被抽取到。

(2)等距抽样:如按5%的比例对一个有100组观测值得数据集进行等距抽样,则有100/5=20,等距抽样方式是取第20、40、60、80和100这5组观测值。

(3)分层抽样:在这种抽样操作时,首先将样本总体分成若干层次(或者说分成若干个子集)。在每个层次中的观测值都具有相同的被选中的概率,但对不同的层次设定不同的概率。这样抽样结果通常具有更好的代表性,进而使模型具有更好的拟合精度。

(4)从起始顺序抽样:这种抽样方式是从输入数据集的起始处开始抽样。抽样的数量可以给定一个百分比,或者直接给定选取观测值的组数。

(5)分类抽样:在前述几种抽样方式中,并不考虑抽取样本的具体取值。分类抽样则依据某种属性的取值来选择数据子集,如按患者年龄、病患部位等。分类抽样的选取方式就是前面所述的几种方式,只是抽样以类为单位。

数据探索,数据取样,多少是带着人们对如何实现数据挖掘目标的先验认识进行操作的。当我们拿到了一个样本数据集后,它是否达到我们原来设想的要求;样本中有没有什么明显的规律和趋势;有没有出现从未设想过的数据状态;属性之间有什么相关性;它们可区分成哪些类别等;这都是要探索的内容。

对所抽取的样本数据进行探索、审核和必要的加工处理,是保证最终的挖掘模型的质量所必需的。可以说,挖掘模型的质量不会超过抽取样本的质量。数据探索和预处理的目的是保证样本数据的质量,从而为保证模型质量打下基础。

二、数据挖掘

网络爬虫(Web Crawler)也称为蜘蛛(Spider),是一种特定的程序,按照一定的规则来自动的抓取互联网上的信息。随着互联网的迅速发展,数据积累的速度越来越快,所形成的数据量越来越大,要在互联网上找到所需的信息也越来越困难。而且不仅要找到,更进一步的还要找到有价值的精准的信息。网络爬虫作为搜索引擎或者搜索工具的基础构件之一,能够高效的在海量大数据中找到有价值的信息,为大数据的分析、利用做好数据准备[1]。

(一) 通用网络爬虫的工作原理

互联网上有海量的信息,网络爬虫的主要作用就是从海量的互联网信息中抓取到有效数据并进行存储。如果将互联网比作一张大网,网络爬虫就是在这张网上爬来爬去的蜘蛛。只是这只蜘蛛不捉虫子,而是按照预先设定的规则,在遇到符合要求的资源时,就把这些资源抓取下来,它的工作流程如图4-1-1所示。

通用网络爬虫通常从一个或若干个初始链接统一资源定位符(uniform resource locator,URL)开始爬行,这样的初始链接称之为种子。接下来就是称为网络爬行(web crawling)的过程。网络爬虫将种子网址(URL)全部放入到一个有序的待爬行队列里,从这些URL开始,网络爬虫会分析网页的内容,根据预定规则抓取有效数据,并存储起来。如果在爬取网页的过程中,找到新的URL,这些URL就会加到待爬行URL队列中[2]。上述过程一直重复,直到满足网络爬虫的结束条件,从而能够从互联网上获取

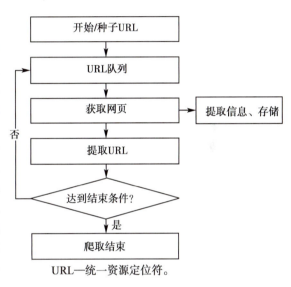

URL—统一资源定位符。

图4-1-1　通用网络爬虫的工作流程

足够的数据。这样的网络爬虫就是一个最基本的网络爬虫,理论上可以爬取所有的互联网数据。

(二) 通用网络爬虫的架构

从通用网络爬虫的工作原理可以发现,为了按流程完成网页解析、URL提取、数据抓取等工作,必须具备若干基本的组成构件。一般来说网络爬虫的基本架构可以分为三个部分,分别是控制模块、由多个模块构成的爬虫主程序以及数据库,如图4-1-2所示。

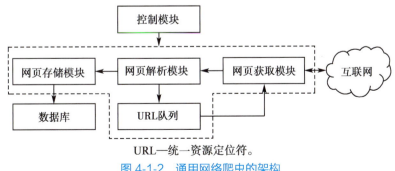

URL—统一资源定位符。

图4-1-2　通用网络爬虫的架构

通用网络爬虫的主要构成模块如下:

(1)控制模块:负责爬虫程序执行的调度,管理爬虫程序的执行流程和线程的管理。

(2)爬虫主程序:包括四个部分,分别是URL队列、网页获取模块、网页解析模块和网页存储模块。

其中,URL队列用于存储各种URL地址,包括了未爬取的网页链接(将来会进行爬取)、已爬取的网页链接(已经爬取的相同页面将不再爬取)和标记为有问题的网页链接(存在链接但是无法存储页面内容)。网页获取模块向目标服务器发送模拟出来网页访问请求,在目标服务器影响后将网页下载下来。网页解析模块是通用网络爬虫的核心系统之一,负责解析获取到的网页,包括但不限于相关链接地址、文本和其他媒体内容。网页存储模块将来自网页解析模块的数据存储到数据库当中,也可以以文件的形式进行存储。

(3)数据库:用来存储爬取的数据,并生成索引。

通用网络爬虫相对容易实现,能够自动从互联网中爬取大量信息。但是此类网络爬虫也具有较大的局限性。首先通用网络爬虫的目标是尽可能多地爬取数据,因此往往会爬取到大量对用户来说没有价值的数据,仍然需要做二次筛选。其次,对于信息量密集或者非结构化的数据,通用网络爬虫只能获取浅层的信息,无法进行智能的分析。通用网络爬虫是基于关键字的网页分析与数据爬取,难以实现具有语义信息的数据获取。此外,由于互联网数据量极大,网页的数据量也非常之多,加之内容更新异常迅速,通用网络爬虫难以在保证爬取网页数量的同时又能够确保数据内容的时效性。

(三)主题网络爬虫的工作原理

通用网络爬虫的目标是整个互联网,是一种面向全网的检索工具,不能满足特定的用户需求。主题网络爬虫(focused crawler)又称为聚焦网络爬虫,则是用来解决这一问题的网络爬虫。主题网络爬虫的目标是尽可能多地爬取到与主题相关性较高的页面和内容。它通过对页面内容和URL与主题的相关性判断来达到这一目标。与通用网络爬虫相比,它在原有的工作基础上,增加了新的工作内容(图4-1-3),可以实现对检索目标或者主题的定义、对主题无关链接的过滤和待爬取链接的选择等。

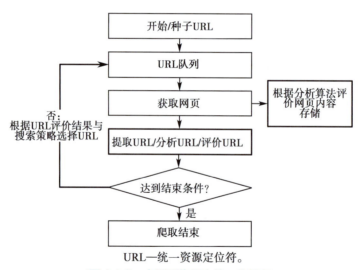

URL—统一资源定位符。

图4-1-3 主题网络爬虫的工作流程

从工作流程上看出,相比通用网络爬虫,主题网络爬虫在网页内容解析与爬取、URL的选取等方面(如图4-1-3中加黑方框所示)具有明显改进。在进行网页上URL的提取时和页面内容的分析和提取时,主题网络爬虫会对URL和具体内容进行评估,并且有确定策略和算法来完成这种评估。其核心是URL/页面与主题的相关性,这种相关性可以通过多种方式来进行评价,例如页面内容与主题词/关键词的相关性、对链接结构的分析来确定URL的重要性等。通过与主题相关的分析、过滤与提取,主题网络爬虫能够尽可能多地筛选出与主题相关性高的内容,所获取的页面内容具有更高的价值。

(四)主题网络爬虫的架构

主题网络爬虫是按照给定的主题目标明确地对互联网数据进行爬取,所爬取的网页与主题的相关性需要满足一定的要求。这主要包括了两个方面:一方面是对抓取内容与主题相关性的判断,另一方面是在进行页面内URL分析时,要进行URL与主题相关性的判断。因此,主题网络爬虫是在通用网络爬虫基础上的优化,具有通用网络爬虫的基本架构;同时为了满足爬取与主题相关内容的要求,主题网络爬虫增加了新的组成部分,其架构如图4-1-4所示。

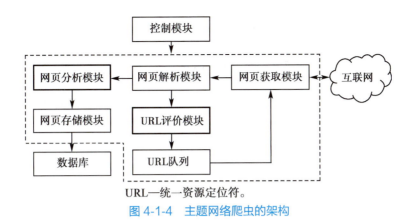

URL—统一资源定位符。

图 4-1-4 主题网络爬虫的架构

与通用网络爬虫相比,主题网络爬虫增加两个模块,分别是网页分析模块和 URL 评价模块(如图 4-1-4 中加黑方框所示)。网页解析模块将页面内容的基本要素提取出来,为网页分析模块和 URL 评价模块提供了待处理内容的信息。网页分析模块对提取到的页面内容进行分析和筛选,进行主题相关度的判断,判断页面内容与主题的相关性,然后抓取与主题相关性高的页面,过滤掉无关的页面,确保系统抓取的准确性。URL 评价模块是对页面的 URL 与主题的相关性进行判断,将与主题相关度高 URL 放入到 URL 队列,优先进行访问。从上述架构可以看出,主题网络爬虫实际上所做的工作,是在通用网络爬虫的基础上,对页面内容和 URL 进行了与主题的相关性判断,选择特定(与主题相关度高)的内容存储下来,也选择特定(与主题相关度高)的 URL 进行抓取。

(五) 增量式网络爬虫

互联网的数据更新很快,主要体现在两个方面,一方面是不断新增的页面链接以及由此产生的页面内容,另一方面是既有页面链接内的页面内容变化。因此,在使用网络爬虫进行互联网数据爬取时,如果需要数据的更新,就意味着对页面的重新获取。特别是按照通用网络爬虫和主题网络爬虫的工作方式,就需要根据设定的遍历规则,与第一次爬取一样,对整个网络进行一次完整的爬取,再用新的爬取结果进行更新。为了保证数据的时效性,就需要对整个网络周期性地进行爬取。这种爬取方式显然效率不高,并且资源占用较大。

在已经爬取过的网页中,有相当一部分网页是没有任何变化的。因此这部分页面不需要重新爬取,需要重新爬取的是新产生或者发生了更新的页面。增量式网络爬虫就采用了一种新的机制来进行数据更新的处理,它在第一次全网爬取结果的基础上,对既有的数据进行标记,只在需要的时候去爬取新产生或者是发生更新的页面,从而保持爬取结果的有效性并提高爬取的效率。增量式网络爬虫既可以在通用网络爬虫的基础上来进行数据更新,也可以在主题网络爬虫的基础上进行数据更新。与这两者相比,增量式网络爬虫的改进主要体现在对 URL 以及 URL 所对应的页面内容是否变化进行判断,并进而根据判断结果进行页面获取,如图 4-1-5 所示。为了完成这一任务,需要为增量式网络爬虫增加对应的功能模块。

与通用网络爬虫和主题网络爬虫相比,增量式网络爬虫尽管在算法的复杂度和实现难度上有所增加,但由于在第二次及此后的数据爬取中效率更高并节省大量的资源,在数据更新方面更具有优势。如果数据是一次性获取,或者是每次获取的目标和主题都不尽相同,则采用通用网络爬虫或主题网络爬虫、特别是采用主题网络爬虫更具有优势。

(六) 深度网络爬虫

存在于互联网的页面,按照可访问的情况可以分为两类,一类是能够直接通过链接达到并进行获取的

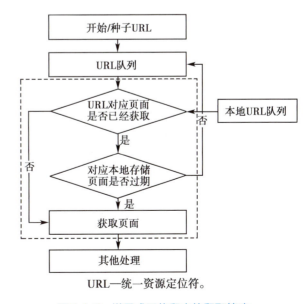

URL—统一资源定位符。

图 4-1-5 增量式网络爬虫的爬取策略

页面,这一类页面称为表层网页;还有一类是不能直接访问也不能直接获取的页面,这一类页面称为深层页面。尽管表层网页同样提供了大量的有价值内容资源,但是有意义的数据更多的隐藏在深层页面当中。而深层页面隐藏在一些表单的后面,不一定是以链接的形式存在,需要提供对应的信息才能够访问到。一般情况下,用户是通过填写并在线提交表单(由深层页面提供的数据访问接口)来获得对后台数据库的访问权限(图 4-1-6)。因此为了获取这些网页,就需要处理这些表单的方法。深度网络爬虫也是在其他网络爬虫的基础上,增加了新的工作内容。

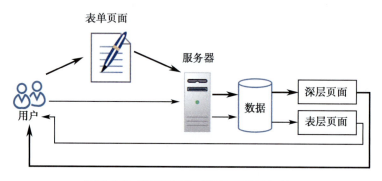

图 4-1-6　深层网页与表层网页的访问差异

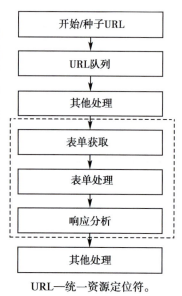

URL—统一资源定位符。

图 4-1-7　深度网络爬虫的爬取策略

深度网络爬虫的核心是对深层页面的入口表单进行识别、获取、分析和填充,并进一步进行数据的抽取和聚合[3]。而其中与前述网络爬虫显著不同的一点是,如何解决深层页面的进入问题。从图 4-1-7 中可以发现,深度网络爬虫需要能够首先识别并获取到页面上的表单,然后对表单内容进行分析和填充,将填充后的表单发送到服务器,在获得服务器响应后,进行分析并进入下一步的处理工作。各种不同的算法及其优化方法都可以用到深度网络爬虫当中,用来提高表单的处理效率。

(七) 网络爬虫的网页搜索策略

在网络爬虫进行网页爬取时,会从网页中解析出新的 URL。这些新的 URL 也需要进一步进行分析和爬取,直到所有的 URL 或者所有满足要求的 URL 全部都已经爬取。例如,如图 4-1-8 所示,从初始链接 URL0 所对应的页面 P0 开始进行网页的检索,此处限定为三层链接。其中 P0 包含了三个 URL,分别是 URL1(可以访问到对应页面 P1)、URL2(可以访问到对应页面 P2)和 URL3(可以访问到对应页面 P3);P1 包含了两个 URL,分别是 URL4(可以访问到对应页面 P4)和 URL5(可以访问到对应页面 P5);P2 包含了三个 URL,分别是 URL6(可以访问到对应页面 P6)、URL7(可以访问到对应页面 P7)和 URL8(可以访问到对应页面 P8);P3 包含了两个 URL,分别是 URL9(可以访问到对应页面 P9)和 URL10(可以访问到对应页面 P10)。对于网络爬虫来说,要通过所有这些 URL 将对应的页面全部访问一次(即遍历一遍)。

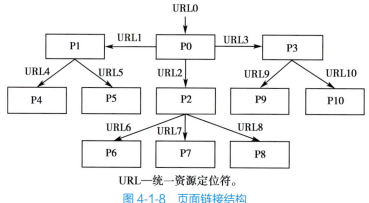

URL—统一资源定位符。

图 4-1-8　页面链接结构

图 4-1-8 中的网页结构可以转换为一个有向图,如图 4-1-9 所示。其中每个页面是一个节点,每个 URL 是一个有向边;每条有向边的名字对应了一个 URL,箭头方向表示从一个节点(页面)到达另一个节点(页面)。这样就可以将页面访问问题转换为有向图中的节点遍历问题。对于网页的搜索(也就是上述有向图的遍历),通常有三种方法,分别是深度优先搜索、宽度优先搜索和权重优先搜索。

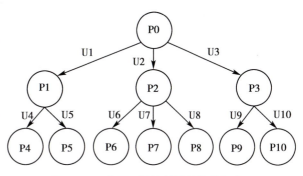

图 4-1-9　由页面链接结构转换的有向图

深度优先搜索是从第一个节点开始,一直沿着所达到节点指向的节点方向进行搜索,直到最终达到的节点没有任何指向其他节点的边。例如,对于图 4-1-9 中的有向图,深度优先搜索的顺序就是 P0 → P1 → P4 → P5 → P2 → P6 → P7 → P8 → P3 → P8 → P10。深度优先搜索的优点是能够遍历一个完整的站点或者是嵌套较深的页面;缺点是由于页面的实际链接结构相当复杂,如果有大量的嵌套链接存在,则深度优先搜索可能需要复杂的算法和大量的时间才能够解决这些嵌套链接的检索。

宽度优先搜索是从第一个节点开始,把先把这个节点所直接指向的节点全部遍历一遍,再将这些已经遍历的节点所直接指向的节点全部遍历一遍,以此类推,直到所有的节点全部遍历一遍。例如,对于图 4-1-9 中的有向图,宽度优先搜索的顺序就是 P0 → P1 → P2 → P3 → P4 → P5 → P6 → P7 → P8 → P9 → P10。宽度优先搜索的优点是实现相对比较容易,处理复杂的链接结构效率较高;缺点是如果链接具有深层嵌套,则到达底层的页面需要花费更多时间。

权重优先搜索是一种相对灵活的搜索方法。由于页面数据量巨大,在有限时间内难以将所有的页面全部爬取一遍,因此可以优先爬取那些更为重要的页面。如何确定哪些页面更为重要则是由权重决定,权重由不同的对页面重要性进行评估的方法来决定。例如以按照网页的链接信息进行评价从而决定权重:以对已经爬取的页面和链接分析为基础,在待爬取 URL 列表中找到被指向多的 URL,优先爬取这样的 URL。此处待爬取 URL 被以爬取页面和链接的指向数就是权重。根据不同的网页爬取需要,设计出不同的页面 / 链接评价方法,进而得到权重,根据权重进行搜索,这就是权重优先搜索的核心。它的优点是灵活,能够更快地获取到有价值的数据;缺点是要针对性地进行评价方法的设计,从而得到符合需求的权重。

(八) 网络爬虫在医学研究中的应用

随着医疗信息化的推进,广义的医疗卫生数据的数量飞速增加,除了传统来自医院的临床和监测数据,还有来自医疗科研单位的科研数据、医学文献数据、医院和医师的信息、患者对医院医师的评价、个人收集的自身健康数据等。大量的医疗数据以各种各样的形式存在于互联网上的不同系统中,有待于采集和整理。通过使用网络爬虫,能够有效地采集到医疗数据,并为后续的数据分析和利用做好准备。

医疗卫生数据从数据特征来看,属于专业性的数据,领域相对比较明确,所面向的是特定主题的信息获取。但是由于不同类型和性质的医疗卫生数据用途不同、所在的系统不同,数据本身存在着较大的差异,不同的系统中数据存在的形式和获取的形式也存在着较大的差异。因此对于医疗卫生数据的爬取,需要相对定制化的网络爬虫与配套工具。从数据获取的角度来看,是在通用网络爬虫基础上,根据所需爬取数据的属性、所在系统、爬取要求等,结合主题网络爬虫、增量式网络爬虫和深度网络爬虫的优势,进行设计和实现。

(刘　融)

参 考 文 献

[1] 卞伟玮,王永超,崔立真,等.基于网络爬虫技术的健康医疗大数据采集整理系统.山东大学学报(医学版),2017,55 (6): 47-55.

[2] 许笑,张伟哲,张宏莉,等.广域网分布式 Web 爬虫.软件学报,2010, 21 (5): 1067-1082.

[3] 于娟,刘强.主题网络爬虫研究综述.计算机工程与科学,2015, 37 (2): 231-237.

<h1 style="text-align:center">第二节　数据预处理</h1>

在数据采集中,海量的原始数据中存在着大量不完整(有缺失值)、不一致、有异常的数据,严重影响到数据采集建模的执行效率,甚至可能导致采集结果的偏差,所以进行数据清洗就显得尤为重要,数据清洗完成后接着进行或者同时进行数据集成、转换、规约等一系列的处理,该过程就是数据预处理。数据预处理一方面是要提高数据的质量,另一方面是要让数据更好地适应特定的采集技术或工具。统计发现,在数据采集的过程中,数据预处理工作量占到了整个过程的 60%。

一、数据探索

根据观测,调查收集初步的样本数据集后,接下来要考虑的问题是:样本数据集的数量和质量能否满足模型构建的要求,从未设想过的数据状态出现的可能性,其中明显的规律和趋势是否存在,以及各因素之间可能的关联性。

数据探索可以很好地解决上述问题。通过检验数据集的数据质量、绘制图表、计算某些特征量等手段,对样本数据集的结构和规律进行分析的过程就是数据探索。

(一) 数据质量

数据质量是数据准备过程的重要一环,也是数据分析结论有效性和准确性的基础。

数据质量的主要任务是检查原始数据中是否存在脏数据,脏数据一般是指不符合要求,以及不能直接进行相应分析的数据。在常见的数据挖掘工作中,脏数据包括缺失值、异常值、不一致的值、重复数据及含有特殊符号(如 #、￥、*)的数据。

(二) 数据特征分析

对数据进行质量分析以后,接下来可通过绘制图表、计算某些特征量等手段进行数据的特征分析。

1. 分布分析　分布分析能揭示数据的分布特征和分布类型。对于定量数据,欲了解其分布形式是对称的还是非对称的,发现某些特大或特小的可疑值,可通过绘制频率分布表、绘制频率分布直方图、绘制茎叶图进行直观地分析;对于定性分类数据,可用饼图和条形图直观地显示分布情况。

(1)定量数据的分布分析:对于定量变量而言,选择"组数"和"组宽"是做频率分析时最主要的问题,一般按照以下步骤进行:求极差;决定组距和组数;决定分点;列出频率分布表;绘制频率分布直方图。

例 1:某医院收集了 81 例 30~49 岁健康男子血清中的总胆固醇(mg/dl),测定结果以胆固醇值为横轴,以各组段的频率为纵轴,绘制频率分布直方图,如图 4-2-1 所示。

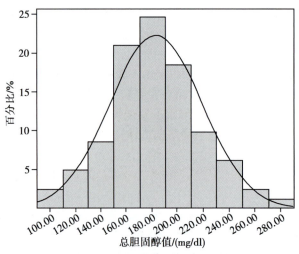

图 4-2-1　胆固醇频率分布直方图

例 2:所有患者在手术前和手术后 3d 内的总胆红素变化,测定结果以患者频数为横轴,胆红素水平(μmol/L)为纵轴,绘制频率分布直方图如图 4-2-2 所示。

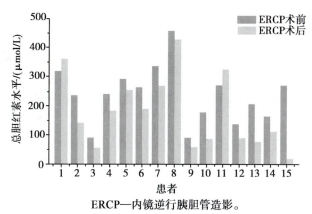

ERCP—内镜逆行胰胆管造影。

图 4-2-2　患者总胆红素变化频率分布直方图

遵循的主要原则如下:①各组之间必须是相互排斥的;②各组必须将所有的数据包含在内;③各组的组宽最好相等。

(2)定性数据的分布分析:对于定性变量,常常根据变量的分类类型来分组,可以采用饼图和条形图来描述定性变量的分布。饼图的每一个扇形部分代表每一类型的百分比或频数,根据定性变量的类型数目将饼图分成几个部分,每一部分的大小与每一类型的频数成正比;条形图的高度代表每一类型的百分比或频数,条形图的宽度没有意义。

2. 对比分析　对比分析是指把两个相互联系的指标进行比较,从数量上展示和说明研究对象规模的大小、水平的高低、速度的快慢、及各种关系是否协调。特别适用于指标间的横纵向比较、时间序列的比较分析。在对比分析中,选择合适的对比标准是十分关键的步骤,只有选择合适,才能做出客观的评价,选择不合适,评价可能得出错误的结论。

对比分析主要有绝对数比较、相对数比较两种形式。其中,相对数比较是由两个有联系的指标对比计算的,用以反映客观现象之间数量联系程度的综合指标,其数值表现为相对数。由于研究目的和对比基础不同,相对数可以分为结构相对数、比例相对数、比较相对数、强度相对数、计划完成程度相对数和动态相对数。其中动态相对数表示将同一现象在不同时期的指标数值进行对比,用以说明发展方向和变化的速度。如肿瘤的发展速度、增长速度等。

3. 统计量分析　用统计指标对定量数据进行统计描述,常从集中趋势和离中趋势两个方面进行分析。平均水平的指标则是对个体集中趋势的度量,使用最广泛的是均值和中位数;反映变异程度的指标则是对个体离开平均水平的度量,使用较广泛的是标准差(方差)、四分位间距。

4. 周期性分析　周期性分析是探索某个变量是否随着时间变化而呈现出某种周期变化趋势。时间尺度相对较长的周期性趋势有年度周期性趋势、季节性周期趋势,相对较短的有月度周期性趋势、周度周期性趋势,甚至更短的天、小时周期性趋势。

5. 贡献度分析　贡献度分析又称帕累托分析,它的原理是帕累托法则,又称 20/80 定律。同样的投入放在不同的地方会产生不同的效益。例如,根据 2014 年上海交通大学医学院附属仁济医院对该院放射科检查项目数据统计,其中在放射科进行的检查人次中 80% 的检查项目是由 X 线诊断设备和 CT 完成的。

根据 2014 年的医疗设备故障率统计发现,近 80% 的设备故障发生在 X 线诊断设备和 CT 这 20% 的设备上。这种结果可以通过帕累托图直观地呈现出来。

6. 相关性分析　分析连续变量之间线性相关程度的强弱,并用适当的统计指标表示出来的过程称为相关分析。

(1)直接绘制散点图:判断两个变量是否具有线性相关关系的最直观的方法是直接绘制散点图。

(2)绘制散点图矩阵:需要同时考察多个变量间的相关关系时,一一绘制它们间的简单散点图是十分烦琐的。此时可利用散点图矩阵同时绘制各变量间的散点图,从而快速发现多个变量间的主要相关性,这在进行多元线性回归时显得尤为重要。

(3)计算相关系数:为了更加准确地描述变量之间的线性相关程度,可以通过计算相关系数来进行相关分析。在二元变量的相关分析过程中比较常用的有皮尔森相关系数、斯皮尔曼秩相关系数和判定系数。

二、数据预处理

数据预处理的主要内容包括数据清洗、数据集成、数据变换和数据规约。

(一)数据清洗

数据清洗主要是删除原始数据集中的无关数据、重复数据,平滑噪声数据,筛选掉与挖掘主题无关的数据,处理缺失值、异常值等。

1. 缺失值的处理　处理缺失值的方法可分为 3 类:删除记录、数据插补和不处理。常用的插补方法见表 4-2-1。

表 4-2-1　常用的插补方法

插补方法	方法描述
均值/中位数/众数插补	根据属性值的类型,用该属性取值的平均数/中位数/众数进行插补
使用固定值	将缺失的属性值用一个常量替换
最近临插补	在记录中找到与缺失样本最接近的样本的该属性值插补
回归方法	对带有缺失值的变量,根据已有数据和与其有关的其他变量(因变量)的数据建立拟合模型来预测缺失的属性值
插值法	插值法是利用已知点建立合适的插值函数 $f(x)$,未知值由对应点 x_i 求出的函数值 $f(x_i)$ 近似代替

如果通过简单的删除小部分记录达到既定的目标,那么删除含有缺失值的记录的方法是最有效的。然而,这种方法却有很大的局限性。它是以减少历史数据来换取数据的完备,会造成资源的大量浪费,将丢弃大量隐藏在这些记录中的信息。尤其在数据集本来就包含很少记录的情况下,删除少量记录可能会严重影响到分析结果的客观性和正确性。一些模型可以将缺失值视作一种特殊的取值,允许直接在含有缺失值的数据上进行建模。

2. 异常值的处理　在数据预处理时,异常值是否剔除,需视具体情况而定,因为有些异常值可能蕴含着有用的信息。常见异常值处理方法见表 4-2-2。

表 4-2-2　异常值常用处理方法

异常值处理方法	方法描述
删除含有异常值的记录	直接将含有异常值的记录删除
视为缺失值	将异常值视为缺失值,利用缺失值处理的方法进行处理
平均值修正	可用前后两个观测值的平均值修正该异常值
不处理	直接在具有异常值的数据集上进行建模

将含有异常值的记录直接删除的方法简单易行,但缺点也很明显,在观测值很少的情况下,这种删除会造成样本量不足,可能会改变变量的原有分布,从而造成分析结果的不准确。视为缺失值处理的好处是可以利用现有变量的信息,对异常值(缺失值)进行填补。

在很多情况下,要先分析异常值出现的可能原因,再判断异常值是否应该舍弃,如果是正确的数据,可以直接在具有异常值的数据集上进行建模。

数据清洗技术在生物医学领域中的应用与其他环境中有所不同,主要是医学图像不同于其他信息,其中涉及患者隐私等诸多伦理问题。因此,开展基于医学图像的数据研究和分析必须首先关注数据是否脱敏,即对涉及隐私等方面的数据进行处理,以保护患者隐私,并满足相关法律和条例规定与尊重患者隐私权等的要求。

(二)数据集成

数据采集需要的数据往往分布在不同的数据源中,数据集成就是将多个数据源合并存放在一个一致的数据存储(如数据仓库)中的过程。

在数据集成时,来自多个数据源的现实世界实体的表达形式是不一样的,有可能不匹配,要考虑实体识别问题和属性冗余问题,从而将原数据在最低层上加以转换、提炼和集成。

1. 实体识别 实体识别是指以不同数据源识别出现实世界的实体,它的任务是统一不同源数据的矛盾之处,常见形式如下。

(1)同名异义:数据源 A 中的属性 ID 和数据源 B 中的属性 ID 分别描述的是疾病编号和药品编号,即描述的是不同的实体。

(2)异名同义 数据源 A 中的 sales_dt 和数据源 B 中的 sales_date 都是描述入院日期的,即 A.sales_dt = B.sales_date。

(3)计量单位不统一 描述同一个实体分别用的是国际单位和中国传统的计量单位。检测和解决这些冲突就是实体识别的任务。

2. 冗余属性识别 数据集成往往导致数据冗余,例如:①同一属性多次出现;②同一属性命名不一致导致重复。

仔细整合不同源数据能减少甚至避免数据冗余与不一致,从而提高数据挖掘的速度和质量。对于冗余属性要先分析,检测到后再将其删除。

有些冗余属性可以用相关分析检测。给定两个数值型的属性 A 和 B,根据其属性值,用相关系数度量一个属性在多大程度上蕴含另一个属性。

目前,国内医疗数据库中包含的医药学科信息数据量越来越大,一方面检索出的信息量巨大,另一方面查准率下降,给医务人员方便快捷阅读、精准利用专业化信息数据带来了诸多障碍。因此将医药理论知识、临床诊治经验、医药产品等医药信息数据分门别类有序收集、整理、归纳并开发应用,同时亦为现代大数据分析挖掘以及大数据关联、大数据交互创造基础条件。

(三)数据变换

数据变换主要是对数据进行规范化处理,将数据转换成"适当的"形式,以适用于采集任务及算法的需要。

1. 简单函数变换 简单函数变换是对原始数据进行某些数学函数变换,常用的变换包括平方、开方、取对数、差分运算等。

简单的函数变换常用来将不具有正态分布的数据变换成具有正态分布的数据。在时间序列分析中,有时简单的对数变换或者差分运算就可以将非平稳序列转换成平稳序列。在数据挖掘中,简单的函数变换可能更有必要,比如心肌酶异常值与正常值可以相差几千倍,这是一个很大的区间,使用对数变换对其进行压缩是常用的一种变换处理方法。

2. 规范化 数据规范化(归一化)处理是数据挖掘的一项基础工作。不同评价指标往往具有不同的量纲,数值间的差别可能很大,不进行处理可能会影响到数据分析的结果。为了消除指标之间的量纲和取值范围差异的影响,需要进行标准化处理,将数据按照比例进行缩放,使之落入一个特定的区域,便于进行综合分析。如将住院费用属性值映射到[$-1,1$]或者[$0,1$]内。

数据规范化对于基于距离的挖掘算法尤为重要。

(1)最小—最大规范化:最小—最大规范化也称为离差标准化,是对原始数据的线性变换,将数值映射到[$0,1$]内。

(2)零—均值规范化:零—均值规范化也称标准差标准化,经过处理的数据的均值为 0,标准差为 1。

(3)小数定标规范化:通过移动属性值的小数位数,将属性值映射到[$-1,1$]内,移动的小数位数取决于属性值绝对值的最大值。

3. 连续属性离散化 一些数据算法,特别是某些分类算法(如 ID3 算法、Apriori 算法等),要求数据是分类属性形式。这样,常常需要将连续属性变换成分类属性,即连续属性离散化。

(1)离散化的过程:连续属性的离散化就是在数据的取值范围内设定若干个离散的划分点,将取值范围划分为一些离散化的区间,最后用不同的符号或整数值代表落在每个子区间中的数据值。所以,离散化涉及两个子任务:确定分类数以及如何将连续属性值映射到这些分类值。

(2)常用的离散化方法:常用的离散化方法有等宽法、等频法和(一维)聚类。

1)等宽法:将属性的值域分成具有相同宽度的区间,区间的个数由数据本身的特点决定,或者由用户指定,类似于制作频率分布表。

2)等频法:将相同数量的记录放进每个区间。

3)基于聚类分析的方法:一维聚类的方法包括两个步骤,首先将连续属性的值用聚类算法(如 K-Means 算法)进行聚类,然后再将聚类得到的簇进行处理,合并到一个簇的连续属性值并做同一标记。聚类分析的离散化方法也需要用户指定簇的个数,从而决定产生的区间数。

4. 属性构造　在数据采集的过程中,为了提取更有用的信息,挖掘更深层次的模式,提高采集结果的精度,需要利用已有的属性集构造出新的属性,并加入到现有的属性集合中。

临床数据可以向通用数据模型转换,而通用数据模型可以使得不同的数据源可以采用相同的研究方案,在各自的机构内通过相同程序的运行,产生可供整合、对比的实验结果,支撑大规模的观察性研究。同时,这种方式又最大程度地保护了患者隐私并符合相关保密规定。

(四) 数据规约

在大数据集上进行复杂的数据分析和采集需要很长的时间,数据规约产生更小但保持原数据完整性的新数据集。在规约后的数据集上进行分析和采集将更有效率。

数据规约的意义在于:①降低无效、错误数据对建模的影响,提高建模的准确性;②少量且具代表性的数据将大幅缩短数据采集所需的时间;③降低储存数据的成本。

1. 属性规约　属性规约通过属性合并来创建新属性维数,或者直接通过删除不相关的属性(维)来减少数据维数,从而提高数据采集的效率、降低计算成本。属性规约的目标是寻找出最小的属性子集,并确保新数据子集的概率分布尽可能地接近原来数据集的概率分布。属性规约的常用方法见表4-2-3。

表 4-2-3　属性规约常用方法

属性规约方法	方法描述
合并属性	将一些旧属性合为新属性
逐步向前选择	从一个空属性集开始,每次从原来属性集合中选择一个当前最优的属性添加到当前属性子集中。直到无法选择出最优属性或满足一定阈值约束为止
逐步向后删除	从一个全属性集开始,每次从当前属性子集中选择一个当前最差的属性并将其从当前属性子集中消去。直到无法选择出最差属性为止或满足一定阈值约束为止
决策树归纳	利用决策树的归纳方法对初始数据进行分类归纳学习,获得一个初始决策树,所有没有出现在这个决策树上的属性均可认为是无关属性,因此将这些属性从初始集合中删除,就可以获得一个较优的属性子集
主成分分析	用较少的变量去解释原始数据中的大部分变量,即将许多相关性很高的变量转化成彼此相互独立或不相关的变量

2. 数值规约　数值规约指通过选择替代的、较小的数据来减少数据量,包括有参数方法和无参数方法两类。有参数方法是使用一个模型来评估数据,只需存放参数,而不需要存放实际数据,例如回归(线性回归和多元回归)和对数线性模型(近似离散属性集中的多维概率分布)。无参数方法就需要存放实际数据,例如直方图、聚类、抽样(采样)。

直方图使用分箱来近视数据分布,是一种流行的数据规约形式。属性 A 的直方图将 A 的数据分布划分为不相干的子集或桶。如果每个桶只代表单个属性值 / 频率对,则该桶称为单桶。通常,桶表示给定属性的一个连续区间[1]。

例如图 4-2-3 所示的数据,某医院部分药品的单价表(按人民币取整数)从小到大排序:3、3、5、5、5、8、8、10、10、10、10、15、15、15、22、22、22、22、22、22、22、22、22、25、25、25、25、25、25、25、25、25、30、30、30、30、30、35、35、35、35、35、39、39、40、40、40。

图 4-2-3 显示了这些数据的直方图。为进一步压缩数据,通常让每个桶形代表给定属性的一个连续值域。在图 4-2-4 中每个桶形代表长度为 13 元(人民币)的价值区间。

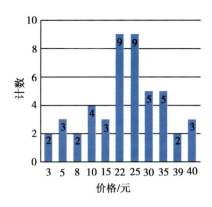

图 4-2-3　使用单桶的价格直方图

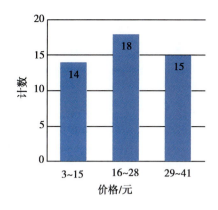

图 4-2-4　价格的等宽直方图

参数回归就是用简单线性模型和对数线性模型来近似描述给定的数据。(简单)线性模型对数据建模，使之拟合为一条直线。

例如,利用肱动脉压力波形经回归方程估算得到中心动脉参数以达到预测心血管疾病的目的,以下介绍简单线性模型的例子:将点 (2,5), (3,7), (4,9), (6,11), (7,15), (8,18), (9,19), (11,22), (12,25), (13, 24), (15,30), (17,35) 规约为线性函数 $y=wx+b$。既拟合函数 $y=2x+1.3$ 线上对应的点可以近似看作已知点。如图 4-2-5 所示。

其中,y 的方差是常量 13.44。在数据采集中,x 和 y 是数值属性。系数 2 和 1.3(称为回归系数)分别为直线的斜率和 y 轴截距。系数可以用最小二乘方法求解, 它使数据的实际直线与估计直线之间的误差最小化。多元线性回归是(简单)线性回归的扩充,允许响应变量 y 建模为两个或多个预测变量的线性函数。

骨科数据预处理即针对骨科的疾病名称、病理机制、药物等各种临床产生的原始数据,提出一套以数据清洗、合并、简化为主的规范化处理方案,使记录的数据准确、有序,利于后续数据分析等处理。对原始数据进行填补缺失、消除噪声等数据预处理操作,可以为数据采集提供高质量的数据,提高数据采集的工作效率,从而保证结论的科学性。

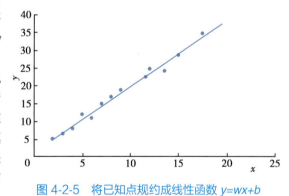

图 4-2-5　将已知点规约成线性函数 $y=wx+b$

(樊卫国)

参 考 文 献

[1] 方积乾.生物医学研究的统计方法.北京:高等教育出版社,2007.

第三节　数 据 建 模

经过数据探索与数据预处理,得到了可以直接建模的数据。根据采集目标和数据形式常常选择建立分类与预测、聚类分析等模型,帮助医疗人员提取数据中蕴含的深度信息,提高智能识别的准确度。

一、数据建模

(一) 分类与预测

1. 分类与预测建模　分类与预测是预测问题的两种主要类型,分类主要是预测分类标号(离散属性),而预测主要是建立连续值函数模型,预测给定自变量的因变量的值[1]。

分类是构造一个分类模型,输入样本的属性值,输出对应的类别,将每个样本映射到预先定义好的类别。分类模型建立在已有类别标记的数据集上,模型在已有样本上的准确率易于计算,属于有监督学习。分类算法分为两步:第一步是学习步,通过归纳分析训练样本集来建立分类模型得到分类规则;第二步是分类步,先用已知的测试样本集评估分类规则的准确率,如果准确率达到接受范围,则可以使用此模型对未知类标号的待测样本进行预测。

预测是指建立两种或两种以上变量间相互依赖的函数模型,然后进行预测或控制。预测模型的实现也有两步,第一步是通过训练集建立预测属性的函数模型,第二步在模型通过检验后进行预测或控制。

常用的分类与预测算法有回归分析、决策树、人工神经网络、贝叶斯网络和支持向量机。

常用的回归模型见表4-3-1。

表 4-3-1 主要分类与预测算法简介

回归模型名称	适用条件	算法描述
线性回归	因变量与自变量是线性关系	对一个或多个自变量和因变量之间的线性关系进行建模,可用最小二乘法求解模型系数
非线性回归	因变量与自变量不都是线性关系	对一个或多个自变量和因变量之间的非线性关系进行建模。如果非线性关系可以通过简单的函数变换转化成线性关系,用线性回归的思想求解,如果不能转化,用非线性最小二乘法求解
Logistic 回归	因变量一般有 1 和 0 两种取值	是广义线性回归模型的特例,利用 Logistic 函数将因变量的取值范围控制在 0 和 1 之间,表示取值为 1 的概率
岭回归	参与建模的自变量之间具有多重共线性	是一种改进最小二乘估计的方法
主成分回归	参与建模的自变量之间具有多重共线性	主成分回归是根据主成分分析的思想提出的,是对最小二乘法的一种改进,它是参数估计的一种有偏估计。可以消除自变量之间的多重共线性

线性回归是相对简单的回归模型,但是通常因变量和自变量之间呈现某种曲线关系,就需要建立非线性回归模型[2]。

Logistic 回归属于概率型非线性回归,分为二分类和多分类的回归模型,对于二分类的 Logistic 回归,因变量 y 只有"是、否"两个取值,记为 1 和 0。假设在自变量 $x_1, x_2 \ldots x_p$ 作用下,y 取"是"的概率是 p,则取"否"的概率是 $1-p$,研究的是当 y 取"是"发生的概率 p 与自变量 $x_1, x_2 \ldots x_p$ 的关系。

2. 分类与预测算法评价 分类与预测模型对训练集进行预测而得出的准确率并不能很好地反映预测模型未来的性能,为了有效判断一个预测模型的性能表现,需要一组没有参与预测模型建立的数据集,并在该数据集上评价预测模型的准确率,这组独立的数据集叫做测试集。模型预测效果评价,通常用以下指标来衡量:绝对误差与相对误差,平均绝对误差,均方误差,均方根误差,平均绝对百分误差,$Kappa$ 统计,识别准确率,识别精确率,反馈率,受试者工作特征曲线(ROC),混淆矩阵。

3. Python 分类预测模型特点 首先,我们需要认识到:Python 是一门面向对象的编程语言。放到建模之中,我们就会发现,不管是在 Scikit-Learn 还是 Keras 中,建模的第一个步骤是建立空白对象,需要对其进行训练,然后设置模型的参数,接着就是通过"*fit*( )"方法对模型进行训练,最后通过"*predict*( )"方法预测结果。当然,还有一些方法有助于我们完成对模型的评估,如"*score*( )"等。

(二)聚类分析

1. 常用聚类分析算法 与分类不同,聚类分析是在没有给定划分类的情况下,根据数据相似度进行样本分组的一种方法。分类模型需要使用有类标记样本,与外部距离构成的训练数据不同,聚类模型可以建立在无类标记的数据上,是一种非监督的学习算法。聚类的输入是一组未被标记的样本,聚类根据数据自身的距离或相似度将其划分为若干组,划分的原则是组内距离最小化而组间(外部)距离最大化。常见聚类算法见表4-3-2。

表 4-3-2　常用聚类算法

类别	包括的主要算法
划分(分裂)方法	K-Means 算法(K- 平均)、K-MEDOIDS 算法(K- 中心点)、CLARANS 算法(基于选择的算法)
层次分析方法	BIRCH 算法(平衡迭代规约和聚类)、CURE 算法(代表点聚类)、CHAMELEON 算法(动态模型)
基于密度的方法	DBSCAN 算法(基于高密度连接区域)、DENCLUE 算法(密度分布函数)、OPTICS 算法(对象排序识别)
基于网格的方法	STING 算法(统计信息网络)、CLIOUE 算法(聚类高维空间)、WAVE-CLUSTER 算法(小波变换)
基于模型的方法	统计学方法,神经网络方法

2. K-Means 聚类算法　K-Means 算法是典型的基于距离的非层次聚类算法,在最小化误差函数的基础上将数据划分为预定的类数 K,采用距离作为相似性的评价指标,即认为两个对象的距离越近,其相似度就越大[3]。下面介绍此方法在脑组织磁共振图分割中的应用。

(1)算法过程

1)从 N 个脑组织图像样本中随机选取 K 个对象作为初始的聚类中心。

2)分别计算每个样本到各个聚类中心的距离,将对象分配到距离最近的聚类中。

3)所有对象分配完成后,重新计算 K 个聚类的中心。

4)与前一次计算得到的 K 个聚类中心比较,如果聚类中心发生变化,转过程 2),否则转过程 5)。

5)当质心不发生变化时停止并输出聚类结果。

聚类的结果可能依赖于初始聚类中心的随机选择,可能使得结果严重偏离全局最优分类。实践中,为了得到较好的结果,通常选择不同的初始聚类中心,多次运行 K-Means 算法。本例对比了不同的聚类中心对分割结果的影响,并给出了标准分割结果作为参照。根据先验知识,本文将聚类个数设为 4,即背景、脑白质、脑灰质、脑脊液四类。为反映分割结果的准确度采用 $重叠率 = \dfrac{正确分割面积 \times 2}{标准面积 + 方法分割面积}$ 计算,即实验所得分割结果与标准分割结果的重合情况(表 4-3-3)。

表 4-3-3　分割准确度

聚类中心	脑脊液	脑白质	脑灰质
41,112,157	0	0.750 6	0.660 1
8,63,149	0.927 3	0.870 3	0.814 8
15,103,90	0.926 7	0.851 1	0.794 3
25,80,115	0.927 3	0.851 1	0.794 3

(2)案例结果分析见图 4-3-1~ 图 4-3-4。

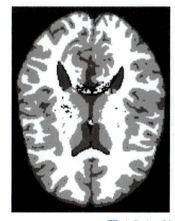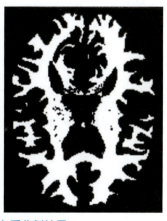

图 4-3-1　脑白质分割结果

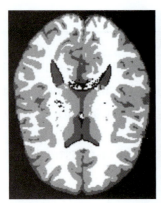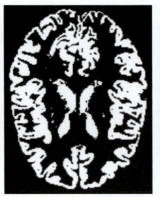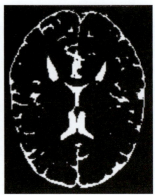

图 4-3-2 脑灰质、脑脊液分割结果

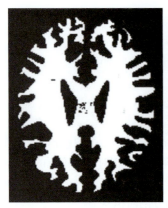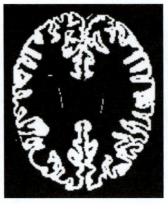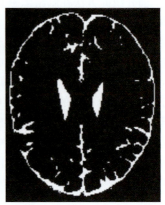

图 4-3-3 标准脑核磁图像分割结果

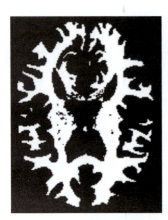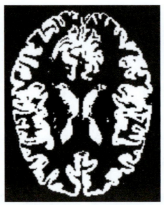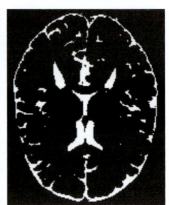

图 4-3-4 基于 K-means 聚类算法分割结果

如图,从左到右依次为脑白质、脑灰质、脑脊液,可以从图中清晰地看出使用 K-means 聚类算法的分割精度明显高于标准分割方法。

(3)聚类分析算法评价:聚类分析仅根据样本数据本身将样本分组。其目标是实现组内的对象相互之间是相似的(相关的),而不同组中的对象是不同的(不相关的)。组内的相似性越大,组间差别越大,聚类效果就越好[4]。

二、应用实例

(一)案例简介

CT 胸部影像能够反映病患胸部各器官的健康状况,但由于病例的多样性,特殊性往往容易影响到医师的诊断,造成诊断时间过长,加重医师负担,浪费医疗资源。本案例基于 CT 影像对健康与患病人群进行分类,以达到辅助医师提高影像诊断的精准度以及平衡不同地区医疗资源匮乏的目的。

(二) 数据采集

案例分析流程见图 4-3-5。

1. 本案例数据来源于某医院 500 例健康者和 500 例患者的储存文件,从 DICOM 文件中按照类别提取出多种影像,对图片进行信息筛选,选出 CT 类型的影像图片,并将此类信息通过窗口显示技术转换成 JPG 格式文件显示出来。

2. 构建卷积神经网络框架,包含输入层,5 层卷积层,两层全连接层和最后一层 softmax 分类层,其中选用 ReLU 作为激活函数,以加快收敛速度,降低计算量,另外每层卷积层都伴随一层池化层。

3. 选用随机梯度下降法(stochastic gradient descent,SGD)对数据集进行降维处理,并在激活层后接入局部响应归一化。

4. 将数据集中图像分为训练集 506 套、验证集 334 套、测试集 160 套,利用 Python 软件中 Theano 库的 Lasagne 的深度学习框架对数据进行处理。

(三) 结果分析

测试集与训练集的误差与准确率见图 4-3-6。

图 4-3-6 表明训练集误差曲线和验证集误差曲线化及准确率曲线拟合较好,说明当前训练参数比较适合验证集的测试。当学习率较低时,参数更新幅度较小,有效的修正参数对新的数据集即本例医学图像的拟合效果。

(四) 案例总结

医学影像行业的快速发展使得医学影像数据大规模迅速增长,影像资料对现代医学疾病的诊断越来越重要,影像科医师的工作也越来越繁重,同时漏诊误诊的现象经常发生。特别是在 CT 诊断中,医师诊断一套 CT 影像的时间往往超过诊断 X 线影像的时间。本例基于某医院 CT 肺部影像资料,利用 3D 卷积神经网络的算法让机器对 CT 影像识别的准确度大大提升,从而辅助医师对患病影像重点诊断,减少了医师的工作量和工作负担。

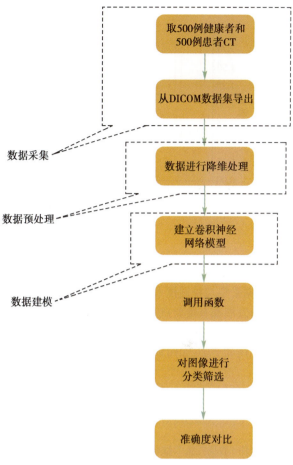

CT—X 线体层成像;DICOM—数字医学图像信息标准。

图 4-3-5　案例分析流程图

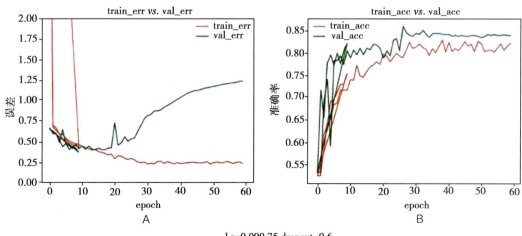

l r=0.000 75,dropout=0.6

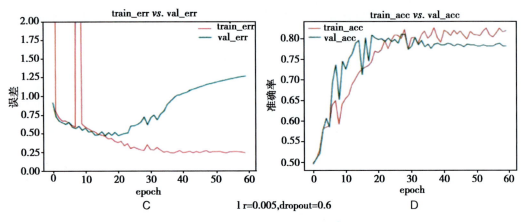

图 4-3-6　测试集(val)与训练集(train)的误差与准确率

本节主要根据数据采集和挖掘的应用分类,重点介绍了对应的数据挖掘建模方法及实现过程。归纳起来,数据采集与挖掘技术的基本任务主要体现在分类与预测、聚类、关联规则等方面,它们对医学影像行业的应用与发展都有重要意义。通过对本节的学习,可在以后的数据挖掘过程中采用适当的算法,并按所陈述的步骤实现综合应用,希望本节能给读者一些启发,思考如何改进或创造更好的挖掘算法,能够实现医疗上的更好利用和突破,如何利用相关技术为医学发展与进步做出贡献。

(胡　威)

参 考 文 献

[1] 廖芹. 数据挖掘与数学建模. 北京:国防工业出版社,2010.
[2] 何晓群. 应用回归分析. 北京:中国人民大学出版社,2011.
[3] 王晓飞,聂生东,王远军. 改进的 K- 均值聚类算法及其在脑组织分割中的应用. 中国医学物理学杂志,2014,31 (2):4760-4764.
[4] 张昕,缪姝妹,戴作雷,等. 临床数据向通用数据模型转换研究及应用实践. 中国数字医学,2018,13 (10):64-67.

第四节　机 器 学 习

一、发展历程

机器学习是人工智能研究发展到一定阶段的必然产物。人工智能发展先后经历"推理期""知识期""学习期"三个阶段。从 20 世纪 50 年代开始,经过 20 年的探索,人们认识到仅仅具备逻辑推理能力无法实现人工智能。爱德华·费根汉姆等人认为实现智能还需要知识的支持。随之,大量专家系统面世,标志着"知识期"的到来。随着研究的持续推进,知识工程的瓶颈——人工总结知识并传授给机器十分困难逐渐暴露。人们需要机器自身能够完成知识的学习,从而将人从教授机器的困境中解放出来。

人工智能进入"学习期",形成了以"样本学习"为主流的研究格局。从样本中学习可以分为两大类:符号主义学习和连接主义学习。简单来说,符号主义强调模仿对象的内在运行逻辑,形成逻辑表达式。此类学习技术对后来的学习技术影响深远。不过,因为该类学习方法表达能力强、假设空间大、复杂度高,在解决复杂问题时,该类方法难以进行有效学习,因此发展很快进入低谷;连接主义出现的时间较符号主义更早,却长时间没有被纳入主流研究范畴,直到 21 世纪初才以深度学习的名义受到重视。深度学习本质上就是多层连接,层间和层内均以连接方式实现数据关联。连接主义的输出模型缺乏理论基础、解释性差,被称为"黑盒模型",这是连接主义的方法广受诟病的缺陷。不仅如此,优化连接权值仰赖大量试错,模型要取得良好的表现,需要耗费大量时间进行"调参"。鉴于调参过程缺乏理论指导,参数变化过程不可解释,因此"调参"过程也被称戏为"炼丹"。随着硬件计算能力不断提高、模型训练技术取得突破,黑盒缺陷不仅没有影响其快速发展,反而因为大幅降低了使用者的技术门槛,促进了大规模工程化应用。"黑盒"模型在影像处理、智能诊疗、问答系统等诸多应用场景的表现令人惊艳。

需要说明的是,近年来,大量解释连接模型的尝试正在开展,并且已经取得了一定成果。

二、应用现状

机器学习分为监督学习(supervised learning)、无监督学习(unsupervised learning)、半监督学习(semi-supervised learning)等。有监督学习常用于解决分类问题和预测问题。分类问题是在类空间中选择一类能够最大程度匹配样本,预测问题则是用于估计具体的目标参数,比如股市走势和股票风险。有监督学习已经逐步推广到医学场景中。比如,心电图自动分析可以帮助医师测量患者必要参数,并依据临床指标做出正确评估和诊断;基于深度神经网络的检测技术,帮助医师快速检测定位肺结节;预测模型可以通过体表起伏变化准确估计胸腹腔器官病灶的位置,且仅需少量医学影像参与,大幅减少对医学影像的依赖[1]。上述事例中,机器学习不仅可以模仿专业医师进行诊断,还可以发现数据间的隐含关系。

相比之下,无监督学习不需要预测输出,其任务是发现数据中的固有模式,在精准医疗方面发挥重要作用。考虑到常见病的遗传异质性(genetic heterogeneity),医师希望从病理机制出发,重新定义疾病。反过来,此举可能为治疗疾病提供全新的方法论。但是,从大量的复杂病症和基因位点中,很难找到基因位点与疾病间的内在致病机理。而无监督学习则可以有效地帮助科研人员发现内在联系。相比有监督学习,无监督学习在特定任务中具有独特优势。比如,在该案例中使用有监督学习,有可能因为分类不完备而失去发现新疾病的机会。

三、存在问题

上述应用案例说明,通过对临床数据的分析挖掘,机器学习方法不仅可以做风险预测、病灶诊断,也可以帮助医师挖掘深层次的关联信息。不管是金融、天文学、生物科学,还是医学领域,许多问题都可以抽象成预测问题和模式识别问题,进而使用类似方法解决。但是考虑到医学领域的特殊性,技术应用仍然存在诸多困难。

医疗系统是否采纳新技术,需要综合考量多种因素,包括产品性能、成本、收益、操作流程等[2]。比如,人工智能技术虽然能够提高诊断效率,提高潜在营收,但是,其诊断精度往往低于人工,完全依赖人工智能将会提高误诊风险。那么,既要利用新技术的高效率,又要保持诊断结果高可靠,往往采用人机协同的方式(也称半自动方式)对两因素进行平衡。再比如,采纳新技术可能暂时无法适应现有操作流程。从技术角度对疾病进行再分类后,新的疾病分类无法与药品适应证对应,将导致患者无法直接获得药品,也无法正常报销。

机器学习技术在医疗领域的应用,面临的最大挑战源自机器学习技术本身。目前的挑战在于,学习和推理是按照不同的方式构成的,它们相互之间还不兼容,因此,在大脑当中,学习和推理是形成统一体的,机器也必须做到这一点。我们需要某种机制,让它们像人类一样具备强大的学习和推理能力的结合。学习和推理能力的结合是一个巨大的挑战。

四、小结

机器学习技术的临床转化极大推动人工智能技术发展。药物发现是计算机模拟进入医药行业最早的应用领域之一,通过对分子和靶向蛋白之间作用力的模拟,计算机可以从拥有几百万个化合物的候选分子库中筛选出几十个可能的先导化合物,机器学习和模拟的技术还可以应用于其后的化学合成过程和药物的临床稳定性研究,大量地节约时间、人力和物料成本。在药物生产中,过程优化是机器学习可以大展身手的领域,在这些方面,制药企业积累了大量的历史数据,这些数据对机器学习和模型训练具有重要的价值。

机器学习还能够帮助医师们提高医学图像识别和处理的速度和精度。以前检验科的医师要花很多时间在显微镜下分辨细胞的种类以及对各类细胞计数,不仅费事费力,而且随着工作时间的增加,准确度可能大打折扣。机器学习技术的应用,可以在保证准确度的情况下将读片速度提高上千倍。虽然机器学习在这一领域的发展迅速,但人们仍然面临着几个挑战,其一是对于全局性病变和结构性病变的识别准确度仍然不能令人满意,其二是医学成像设备缺少技术标准,造成产生的医学图像质量参差不齐。随着技术的不断进步,辅助诊断决策和专家系统的开发与建立,机器学习在医疗领域的应用将会更加深入。

(鲁 通)

参 考 文 献

[1] ELAD M. Sparse and redundant representations: from theory to applications in signal and image processing. Berlin: Springer Science&Business Media, 2010.

[2] HANSEN M F, SMITH M L, SMITH L N, et al. Towards on-farm pig face recognition using convolutional neural networks. Computers in Industry, 2018, 98: 145-152.

第五节　人工神经网络

人工神经网络(artificial neural network,ANN),简称为神经网络(neural network,NN),在机器学习和认知科学领域,是一种模仿生物神经网络(动物的中枢神经系统,特别是大脑)的结构和功能的数学模型或计算模型,用于对函数进行估计或近似[1]。神经网络由大量的人工神经元联结进行计算。大多数情况下人工神经网络能在外界信息的基础上改变内部结构,是一种自适应系统,具备学习能力。现代神经网络是一种非线性统计性数据建模工具[2]。

神经网络的构筑理念是受到生物(人或其他动物)神经网络功能的运作启发而产生的。人工神经网络通常是通过一个基于数学统计学类型的学习方法(learning method)得以优化,所以也是数学统计学方法的一种实际应用,通过统计学的标准数学方法我们能够得到大量的可以用函数来表达的局部结构空间,另一方面在人工智能学的人工感知领域,我们通过数学统计学的应用可以来做人工感知方面的决定问题(也就是说通过统计学的方法,人工神经网络能够类似人一样具有简单的决定能力和简单的判断能力),这种方法比起正式的逻辑学推理演算更具有优势。

和其他机器学习方法一样,神经网络已经被用于解决各种各样的问题,例如机器视觉和语音识别。传统基于规则的编程很难解决这些问题。

一、发展历程

人工神经网络发展大致经历三次快速发展期,第一次是到20世纪60年代控制论时期;第二次是20世纪80到90年代的连接主义时期;最近一次是2006年以来深度学习的快速发展期。1890年,威廉·詹姆斯定义了神经元的学习过程。1943年,神经学和控制学专家沃伦·麦卡洛克和逻辑学家沃尔特·皮茨提出了一种线性神经网络模型,由此开启了人工神经网络研究。1969年,研究人员发现人工神经网络存在两大缺陷:一是基本感知机无法处理异或逻辑,二是训练大型网络需要更强的计算能力。1974年,保罗提出反向传导方法,有效解决了异或逻辑问题,使得多层神经网络训练成为可能。

1989年至今,人工神经网络经历爆炸式发展阶段,数以百计的网络结构及其变种被相继提出,包括LeNet、CNN、RNN、长短时记忆模型(long short-term memory,LSTM)、GAN、深度神经网络(deep neural network,DNN)、SMN、RFB-Net等。归纳起来主要分为以下五类:第一种是前向神经网络变种,包括使用跳跃连接(jump connection),以及调整结构中的隐藏节点;第二种是带反馈连接的循环神经网络(recurrent neural network,RNN);其余三种分别是概率网络、通用回归网络、无监督自组织网络。近年来,得益于收敛速度快、网络精度高的优点,跳跃连接的网络技术发展迅速。

二、应用现状

如今,人工神经网络已经发展成为真正意义上的跨学科研究领域,研究成果广泛应用于工业生产、智能安防、科学医学、影音娱乐、金融、银行保险等行业。在工业生产方面,神经网络可以用于过程建模和分析;在安防领域,可用于炸弹、浮冰或者诈骗检测在金融方面可以用于组合交易等。

在医学领域,人工神经网络技术应用甚广。图像处理仍然是应用最早且发展最迅速的技术。除此之外,相关技术可以辅助医师识别心血管疾病、检测骨骼和肌肉损伤、协助诊断神经系统疾病、识别肺部疾病以及癌症筛查等。

(一) 识别心血管异常

心血管系统是人体最重要的系统之一,其任何改变都可能危及患者的生命,通过测量心脏的各种结构可以揭示个体患心血管疾病的风险,同时发现需要手术或者药物治疗的疾病。利用人工智能的方法,自动检测常见的影像学图像(例如胸部 X 线片)中的异常,可以快速做出决策,同时获得较高的准确率。例如,当患者因呼吸短促而进入急诊室时,"胸片"通常是第一个可用的影像学研究检测手段,它可以作为心脏扩大的快速初始筛查工具。使用人工智能识别胸部 X 线片上左心房扩大可以排除其他心脏或肺部问题,并帮助提供者针对患者进行适当的治疗。

类似的人工智能工具可用于自动化其他测量任务,例如主动脉瓣分析,隆突角和肺动脉直径测量。将人工智能应用于成像数据还可以帮助识别某些肌肉结构(例如左心室壁)的增厚或者监测通过心脏和相关动脉的血流的变化。此外自动肺动脉血流量化避免了通过手动测量的误差,提供结构化定量数据来节省医师解读结果的时间,这些数据可用于后期研究或风险分层方案,算法还可以自动填充报告,为临床医师节省时间,并确定异常的测量值[3]。

(二) 检测骨折和其他肌肉骨骼损伤

骨折和肌肉骨骼损伤会导致长期的慢性疼痛,尤其是老年患者的髋部骨折等损伤会导致行动能力下降,而且住院治疗的总体预后效果并不尽人意。很多时候,创伤后骨折通常与内出血或器官损伤相比,被认为是次要的,有时候甚至被忽略。人工智能能够识别医师不易发现的骨折、脱位或软组织损伤,帮助临床医师选择更为完善的治疗方案。

在一个示例中,通过使用人工智能放射学工具,可以评估患有头颈部创伤的患者的齿状突骨折 - 颈椎骨折中的一种类型。在标准图像上临床医师通常难以检测到骨折类型,但人工智能工具可能更容易看到图像中的细微变化,提示患者需要手术处理。允许无偏见的算法来审查创伤患者的图像可能有助于确保所有的损伤得到解决并获得确保所需的护理[4]。

人工智能还可以在进行常规关节手术(如髋关节置换术)的常规随访时提供有效的安全网。美国放射学会数据科学研究所(American College of Radiology Data Science Institute,ACR DSI)表明:每年大约有400 000 例髋关节置换术(THA),每位患者都有一年一次的随访检查,每天一名与关节成形术外科医师合作的肌肉骨骼放射科医师要进行约 100 次检查。如果关节置换假体松动或存在周围的组织排异反应,则患者可能需要面临昂贵的侵入性修复。

在 X 线检查中,有些诊断结果并不明确,需要与多项先前的检查进行比较才能有异常的发现,从而延误诊断。借助人工智能技术将有助于降低放射科医师的假阴性率、患者风险和医疗法律风险。此外还可以对高风险患者的血清钴水平升高进行筛查,并在必要的情况下行 MRI 检查进一步评估。

(三) 协助诊断神经系统疾病

很多神经系统的疾病,如退行性神经系统疾病肌萎缩侧索硬化(ALS)等,对患者来说可能是一种毁灭性的诊断。虽然目前尚无治愈 ALS 和许多类似的神经系统疾病的方法,但准确的诊断可以帮助个人了解其可能的结果并计划长期护理或临终意愿。

肌萎缩侧索硬化的诊断,以及其与原发性侧索硬化(PLS)的鉴别诊断都依赖于医学图像,放射科医师必须确定病变是否相关或仅仅是其中一种疾病的结构,并且假阳性相对常见。

最近关于提高诊断速度和准确性的研究集中于鉴定新的生物标志物。目前,对运动皮层的手动分割和定量磁敏度测绘(QSM)评估大有必要,但同时也耗时耗力。不过利用机器学习自动化这一过程将有助于研究并协助开发有前景的成像生物标志物。算法可以通过标记指示可疑结果的图像并提供图像包含 ALS 或 PLS 证据的风险比来简化该过程。算法还可以自动填充报告,减少提供者的工作流负担。

(四) 识别标记胸部疾病 / 并发症

肺炎和气胸是需要快速处理的两种常见胸部疾病。无论是社区获得性肺炎,还是在医疗过程后获得的肺炎,如果不进行治疗都可能危及生命。放射图像通常用于诊断肺炎并将病症与其他肺部疾病(例如支气管炎）区分开来。然而,放射科医师并不能随时解读图像,即使放射科医师在场,如果患者已经存在其他肺部疾病,例如恶性肿瘤或囊性纤维化,他们可能难以识别肺炎。此外,细微的肺炎,例如那些位于横膈下方的肺炎,在后前位胸片上很容易被忽视,导致不必要的 CT 扫描,人工智能可以帮助减少这些误差。人工智能算法可以评估 X 线片和其他图像,从而获得肺炎的相关证据,然后提示提供者潜在的诊断以尽早安排治疗。

当疑似气胸时,人工智能同样可以帮助识别高危患者,特别是当放射科医师不在场时。气胸,是指气体进入胸膜腔,造成积气状态,可能是创伤或侵入性干预的结果。本病属呼吸科急症之一,及时处理可治愈,但如果不能及时发现,严重者甚至可危及生命。

在没有放射科医师的临床环境中,检测"气胸"对非放射科医师有重要意义。人工智能可能有助于确定气胸的类型和严重程度的优先顺序,也可为患者的优先治疗提供依据。

(五) 常见癌症的筛查

医学影像常用于癌症的常规预防性筛查,例如乳腺癌和结肠癌。

在乳腺癌中,组织中的微钙化通常难以最终确定为恶性或良性。假阳性可能导致不必要的侵入性检测或治疗,而错过的恶性肿瘤可能导致诊断延迟和结果恶化。放射科医师在诊断时对微钙化的解释存在差异,人工智能可以帮助提高准确性,并使用定量成像功能,更准确地根据对导管内原位癌(DCIS)的怀疑程度对微钙化进行分类,从而可能降低不必要的活检率。

CT 结肠成像(CTC)提供结肠和直肠的微创检查,以检测临床上显著的息肉,然而经验不足的放射科医师可能会错过息肉,并且花费过多的时间来完成检查。人工智能可以帮助提高 CTC 息肉检测的准确性和效率,减少误诊,降低放射科医师的医疗法律风险。

对于确定癌症的患者,人工智能可以帮助检测已经扩散的恶性肿瘤。肿瘤的淋巴结外浸润(ECE)与预后不良有关,并且通常仅在手术时被发现。一个高性能的算法可能会识别出通常不会进行手术患者的 ECE,从而可能在这一人群中实现更好的治疗分层。自动 ECE 分类和鉴定还可以改善治疗对淋巴结的影响,以及术后影像检测到的淋巴结病的治疗优化。人工智能可用于头颈部恶性肿瘤、前列腺癌、结直肠癌和宫颈癌的筛查。虽然没有得到证实,但这种算法或半自动化方法可以提高癌症治疗效果并改善预后。

(朱 航)

参 考 文 献

[1] BISHOP C M. Pattern Recognition and Machine Learning. Berlin: Springer, 2016.

[2] TROPP J A. Greed is good: algorithmic results for sparse approximation. IEEE Transactions on Information Theory, 2004, 50 (10): 2231-2242.

[3] DONOHO D L, ELAD M, TEMLYAKOV V N. Stable recovery of sparse overcomplete representations in the presence of noise. IEEE Trans Infor Theory, 2006, 52 (1): 6-18.

[4] PELEG T, ELDAR Y C, ELAD M. Exploiting statistical dependencies in sparse representations for signal recovery. IEEE Trans Signal Process, 2012, 60 (5): 2286-2303.

第六节　深 度 学 习

深度学习(deep learning)是人工智能的实现方式之一,属于机器学习的一种方法,是一类在人工智能和机器学习基础上发展而来的多层神经网络学习算法,通过使计算机在大量数据的训练下模拟人脑,由简单的抽象概念获得复杂的抽象概念[1-2]。例如通过让计算机识别出图像中的简单特征,进而获得具体物体的概念。与以往的机器学习方法不同,深度学习强调了现有的计算能力可以完成比以前更深的神经网络任务。这里的深度可理解为神经网络的层数,但并不代表层数越多越好。

一、深度学习的历史简介

深度学习的研究,大致经历了三次浪潮,第一次浪潮始于20世纪40年代至60年代的控制论,学界对生物学习的研究促使了第一个模型(感知机)的建立,实现了单个神经元的训练,然而这种简单的线性模型并不能处理异或函数,因此导致了第一次浪潮的衰退。第二次浪潮始于1985—1990年的联结主义或并行分布处理(parallel distributed processing),视神经元对视网膜信息处理的方式是分工分层的,不同神经元关注的对象特征不同,每一层神经元抽象出对象的部分特征进行处理,然后逐层汇聚到中枢,从而产生整体感知。这一发现即是并行分布处理理念的来源,由此实现了拥有一两个隐藏层的神经网络模型;同时反向传播(back propagation,BP)算法在训练神经网络模型中取得显著成效。LSTM的提出,解决了长久以来长序列建模的数学难题。然而在实际问题处理上并没有达到预期效果,同时受制于算力这一根本限制,神经网络的研究再次进入低潮。第三次即深度学习,大概始于2006年,杰弗里·欣顿等在深度信念网络运用的贪婪逐层预训练方法被证明能够范用到大量类型的神经网络模型中,解决了BP算法的梯度消失问题,优化了深度网络的结构,深度学习在图像识别、自然语言处理、语音识别、游戏对战等多个领域取得突破性进展,至今仍处于热潮期。

随着互联网飞速发展,获取模型训练需要的数据变得更加便捷;同时计算资源所能承载的神经元数目也在稳定提升,约每2.4年翻一倍;深度学习在精确识别和预测方面取得了巨大的成功,如今这些技术正在逐步运用于各个领域。在医学领域,基于深度学习的图像识别,可以自动解析病灶位置大小和预测疾病风险,为临床决策提供参考。如深度健康(DeepMind Health)开发的Streams软件(允许在一个网络上使用多个通信协议的开发和操作环境)只需几秒钟就能查看急性肾损伤风险患者的实验室检查结果,优化治疗方案。2018年10月该团队又推出琳娜(LYNA)辅助诊断软件,用于乳腺癌切片的辅助识别,诊断时间比之前缩短了近一半,准确率高达99%。由此也可以看出,深度学习在医学图像分析领域的应用将会是未来研究的趋势,未来深度学习的应用也将会越来越广,我们期待它继续为智能医学的发展提供助力。本节重点介绍医学图像分析中的深度学习。

二、医学图像分析系统中的深度学习

医学图像包括X线、CT、MRI、PET、超声、病理切片等图像。医学图像分析(medical image analysis)是指对图像进行分类与识别、定位与检测、分割等,是涉及医学影像、数学建模、人工智能等多个学科的交叉学科。现已广泛应用于良恶性肿瘤、脑功能与精神障碍、心脑血管疾病等重大疾病的临床辅助筛查、诊断、分级、治疗决策引导、疗效评估等方面。面对如今临床诊疗需求的复杂多样,医学图像信息复杂,不同成像原理的医学图像分析和计算机视觉领域中的自然图像分析存在较大的差异,不同医学图像的自动化分析极具挑战,传统医学图像分析的机器学习算法表现捉襟见肘,而深度学习的出现为这一领域注入了新的活力。

深度学习的目的是使计算机从大量的图像训练样本中获取多层次的图像特征。目前深度学习模型,主要包括栈式自编码器(SAE)、深度信念网络(DBN)、深度玻尔兹曼机(DBM)、卷积神经网络(convolutional neural networks,CNN)和循环神经网络(recurrent neural networks,RNN)。其中CNN在计算机视觉图像识别领域的高精确度和成功应用,启发学者将其用于从医学图像中学习隐藏的疾病特征。目前大多数研究都以CNN为研究模型,并在图像分析领域取得了突破性进展。

以下简要介绍CNN模型。

CNN模型是多层神经网络算法,可进行监督学习和非监督学习。CNN基本结构主要由输入层、输出层和数量不等的隐藏层构成,隐藏层一般包括多个交替出现的卷积层和池化(pooling)层,激活函数以及末端的全连接层。CNN可接受图像信息作为输入,适于捕获视觉的局部信息,因此广泛用于图像识别领域。

首先是医学图像训练数据的选取,通常这些数据还包含了大量的专家标注和相关的诊疗信息,然后转化为多维数组矩阵(如图像信息包括不同色彩通道中的像素值)传入输入层。

卷积层的构建是CNN模型的核心。所谓卷积是一个关于两个函数的数学运算,在CNN模型中输入

层数据与卷积核函数计算点积,得到一个新的函数,这个函数通常被看作是从原始数据中得到的抽象特征。卷积核具有特定大小的感受区,被称为感受野。卷积核会规律地扫过图像的所有位置,通过将窗口中的所有像素加权总和来得到一个新的像素值,所有位置的像素值又重新构成新的矩阵,这个新的矩阵被称为卷积层。

卷积层的卷积核通过训练得到。模型在训练过程中不断调整卷积核参数,最终达到拟合目的。卷积层通常采用多个卷积核,用于提取多个特征。

池化层在卷积层之后,对卷积层得到的特征进行子采样。主要目的是保留重要特征,去除次要特征,控制网络中参数数量,减少计算量。具体来说,池化层对卷积的局部感受野数据进行筛选,在感受野范围内找到一个代表值,如像素最大值或平均值,该值最能反映局部区域的抽象特征。另外,池化层中感受野与子采样感受野的大小相等,这样有助于 CNN 保持平移不变性。

激活函数一般在池化层之前或之后,目的是模拟神经元工作,在某特征满足条件时,激活神经元传入下一级神经元,否则使输出结果为 0,不转入下一级神经元,以使模型获得非线性特征。目前应用最多的是 ReLU 函数。

全连接层位于 CNN 的末端,将前部提取的多特征进行整合分类。类似视觉分析的最终阶段,将不同层的抽象特征进行组合。输出层位于全连接层之后,对图像最终分析结果进行输出,例如病灶的位置坐标、大小、分类。

在整个过程中,CNN 通过正向传播过程计算输出值,然后计算输出值与理想标签值的误差,如果输出值不满足预期,则转入反向传播调整 CNN 的参数,经过反复传播之后,误差值达到期望,终止训练过程。

基于 CNN 的深度学习模型显示出它优秀的性能,在某些图像分类任务中的表现已经超过了人眼,目前 CNN 模型的研究侧重于优化网络结构,减少计算量,深度学习正在不断向更深、更快速、更准确的方向发展。

三、医学图像分析系统的应用领域

图像分类与识别、定位与检测以及分割是医学图像分析的最基本任务。CNN 模型和全卷积网络模型(fully convolutional network,FCN)的应用显示出其在实现医学图像分析领域的巨大潜力。

医学图像分类是通过大量检查图像对模型训练,最终使模型能够准确预测出是否患病、对疾病严重程度分级以及标记目标特定区域或病灶分类。目前 CNN 在图像检查的应用正逐渐开展,应用领域非常广泛。CNN 用于乳腺癌 X 线图像诊断在低灵敏度时已经优于传统方法,高灵敏度时两者相当。其他领域有应用于骨龄的自动化估计,阿尔茨海默病(Alzheimer's disease,AD)的神经影像辅助诊断,超声心动图分析辅助诊断心脏病,对皮肤病灶进行分类,区分良恶性肿瘤等。

定位与检测是临床治疗手段顺利实施的必要条件,对医学发展具有深远的意义。目前在脊椎、椎间盘定位分割,心脏感兴趣区定位方面都取得了一定的成绩。还有一系列经过深度学习得到改善的目标检测方法,如对自然图像的迁移学习训练光学相干断层(OCT)图像可以检测黄斑变性和糖尿病视网膜病变,同时这一训练模型还可用于分辨 X 线图像的细菌性和病毒性肺炎,基于 CNN 的眼底图像检测糖尿病性视网膜病变,利用 CNN 在乳腺癌病理图像中检测有丝分裂细胞,利用 CNN 检出 X 线图像中的结节,利用 CNN 提高 CT 检查精度等。

图像分割是指对医学图像中器官及其结构的分割,从而用于定量分析与体积和形状有关的临床参数,如计算心脏的心室体积和射血分数。另一方面,对肿瘤的精准分割是施行智能放疗的基础。还有组织病理学图像和显微镜图像分割、脑组织和结构分割、心脏心室分割、血管分割。目前大多数图像分割方法都是基于 CNN,少数应用其他模型的也取得了不错的效果。

四、前景与挑战

广大的人口基数使得我国医院拥有海量的医学图像数据,如何能高效准确从中挖掘出疾病的关键信息是临床医师关注的重点。但医学图像数据有不同于自然图像数据的复杂性,如成像原理不同、包含诊疗信息、分析内容不同,并且这些数据由于大多缺少人工标注而无法直接用于深度学习的模型训练。我国近年来已在各地陆续开展有关精准医学的研究项目,致力于临床大数据挖掘和实验成果的转化,深度学习是解决这一领域问题的有效方式。未来随着模型构建的优化调整和相关算法的改进,硬件资源的进一步发展,深度学习能力将会显著提升,应用领域也将更加广泛,相信不久会应用到临床各科室,提升医疗服务水平。

(李 斌)

参 考 文 献

[1] 田娟秀,刘国才,谷珊珊,等.医学图像分析深度学习方法研究与挑战.自动化学报,2018,44 (3): 401-424.
[2] GOODFELLOW I, BENGIO Y, COURVILLE A. Deep learning. Cambridge, Massachusetts: MIT Press, 2016.

第七节 算 力

算力作为人工智能的载体要素,为人工智能的技术实现提供了计算力支撑。医学影像、医学自然语言处理、医学语音识别等人工智能计算任务需要千亿、万亿次以上的计算能力和 TB 甚至 PB 量级的数据存储规模。传统的计算方式已经无法满足医学人工智能技术的计算需求。以图形处理器(graphic processing unit, GPU)/现场可编程门阵列(field-programmable gate array, FPGA)/专用集成电路(application specific integrated circuit, ASIC)为代表的异构计算,因为具有高并行、高密集的计算性能,已成为人工智能产业的计算形态。

一、人工智能计算特点

人工智能计算一般可以分为两个过程:训练和推理。训练是使用神经网络或深度学习等算法对海量的数据进行训练迭代,并最终收敛获取模型的过程。推理是利用训练产生的模型去对新的输入数据进行判断或者预测的过程。训练和推理的过程可以类比人类学习预测新事物的过程,如图 4-7-1所示。

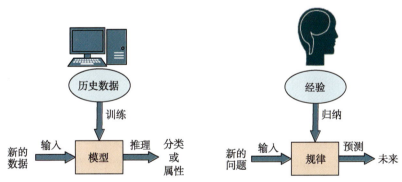

图 4-7-1 训练和推理过程类比人类学习过程

DNN、CNN、RNN、LSTM 等典型的神经网络经常被用在人工智能应用上,图 4-7-2 是一个简单的 DNN网络。假如此 DNN 网络的输入层大小是 512,隐藏层大小为 1 024,输出层大小是 128,那么每个样本从输入到输出预测过程就需要经过 1 310 720 次浮点计算(其中浮点乘法和加法运算各 655 360 次)。对于训练而言,除了前向计算,还需要进行误差反向传播和模型更新计算,因此一个样本的训练的计算量近似等于推理计算量的 2.5 倍。

然而实际人工智能应用中所使用的网络模型要远比图 4-7-2 复杂很多,例如微软亚洲研究院在 2015 年提出的用于进行图像识别的残差网络,如图 4-7-3 所示,网络层数多达 152 层,它的计算量近似 280 亿次浮点运算。

除此之外,人工智能所涉及的数据量非常庞大。例如,为了获取更好识别效果,现在的语音识别任务,通常需要几千、几万甚至几十万小时的语音数据来参与训练;在图像识别领域参与训练的图片数据高达几十万、几百万张。庞大的训练数据集和复杂深层的网络结构使得人工智能任务的计算量非常庞大,人工智能任务属于典型的计算密集任务。随着人们对人工智能效果需求的不断提升,数据规模会继续增大、模型的层数和复杂度也会进一步加深,从而导致训练和推理的计算量进一步增加,因此寻找合适的计算载体以缩短训练时间、加速推理过程既重要又紧急。

与训练过程不同,推理过程还具有高并发性。例如,语音输入法应用涉及语音识别过程,数据中心需要能够支持成千上万的用户同时使用输入法的语音识别功能,推理过程需要具备很强的并发能力。总的来说,人工智能计算的特点是:高密集、高并发。

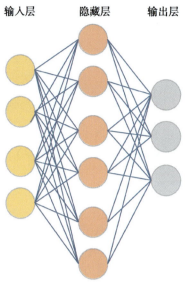

图 4-7-2 一个简单的卷积神经网络

二、异构计算

异构计算(heterogeneous computing)是指不同类型指令集和体系架构的计算单元组成的系统的计算方式。常见的计算单元有中央处理器(central processing unit,CPU)、GPU、数字信号处理器(digital signal processor,DSP)、FPGA、ASIC 等。

随着人工智能、大数据概念的兴起,人们对计算力的要求也越来越高了。人工智能的应用依赖于人工神经网络、深度学习等技术,计算密集是这些技术的典型特点之一。异构计算是当前人工智能应用的必然选择,在异构计算方式下,主处理器负责整体串行逻辑和任务调度,协处理器负责实现高密计算的并行加速,从而实现性能提升,最终助力人工智能应用落地。

处理器主要由控制器、运算器、存储器三部分构成[1]。控制器作为处理器的指挥中心,负责将存储器中的数据送入运算器进行计算,并将结果返回给存储器。运算器负责进行算术逻辑运算。在早期的处理器上,存储器通常只代指寄存器,在处理器执行任务时存放指令、数据、地址、状态等信息。处理器为了能够完成处理任务,需要和外设(输入设备/输出设备)打交道,处理任务所需的数据和程序会存放在主存中。处理器的工作频率比主存的工作频率高很多,这种处理器速度高速而主存速度低下的现象直接限制了处理器性能的发挥。随着集成电路技术的发展进步,静态随机存取存储器(static random-access memory,SRAM)被内置到了处理器内部,用作高速缓存(Cache)。Cache 作为连接内核和主存的桥梁,弥补了主存速度低下的问题,从而大大改善了处理器的性能。处理器的一般结构见图 4-7-4 所示。

当前主流计算机中的处理器主要是 CPU 和 GPU[2]。早期提升 CPU 性能的主要手段是提高处理器工作频率。随着制造工艺的不断提升,工作频率提升所引起的处理器能耗和发热问题凸显。在 CPU 单核性能的提升受到限制后,CPU 厂商转变了优化模式,采取在单个芯片上集成多个处理器核心的方式来提升处理器的性能。CPU 发展进入多核时代后,内核的数目大致伴随着半导体生产工艺的进步而翻倍,目前主流的 CPU 内核数量可以达到数十个。GPU 最初是用在图形渲染上,图形渲染具有非常高的并行度,GPU 的设计充分考虑了并行计算的特点,成百上千的计算核心被集成在一个 GPU 处理器上,从而可以获得非常高的并行处理性能。

CPU 和 GPU 的设计思想不同,二者具有不同的特点,这些特点有利于各自性能的提高,同时也注定了它们不同的适用场景。CPU 上大量晶体管被用于缓存而非计算单元,缓存的使用可以提高访存比,间接提高了 CPU 的处理性能。CPU 上控制逻辑也占据着大量的晶体管,从而使得 CPU 具备处理复杂逻辑预算的能力。与 CPU 不同,GPU 在并行计算时,每个数据单元执行相同程序,它既不需要复杂的控制,也不需要大量的 Cache 容量。因此,GPU 上大部分的晶体管都直接作为计算单元使用,从而使得 GPU 具备大规模并行计算的能力。在外部存储上,GPU 的显存颗粒是固化在显卡的 PCB 板上,而 CPU 所使用的内存为了兼顾可扩展的需求,是通过插槽与主板相连。GPU 显存的位宽和工作频率也都比 CPU 内存的高。因此 GPU 具备更高的存储器带宽,从而可以满足高并发数据交互的带宽需求。图 4-7-5 是 CPU 和 GPU 的晶体管数量和用途进行比较的示意图。

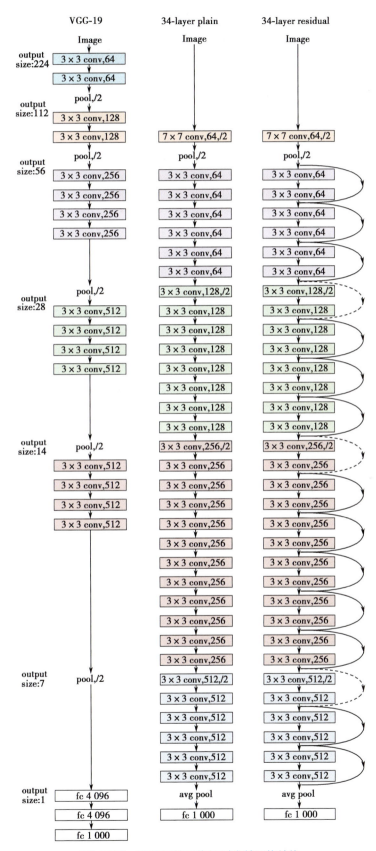

图 4-7-3　152 层的图像识别残差网络结构

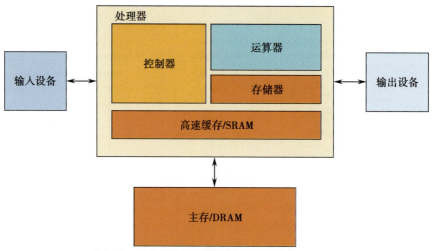

SRAM—静态随机存取存储器；DRAM—动态随机存取存储器。

图 4-7-4　处理器一般结构

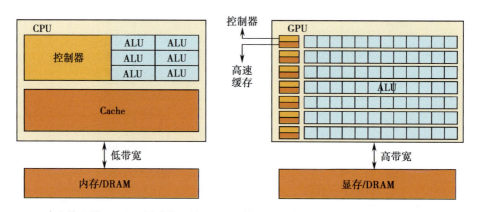

CPU—中央处理器；GPU—图形处理器；ALU—算术逻辑单元；DRAM—动态随机存取存储器。

图 4-7-5　中央处理器和图形处理器的晶体管数量和用途进行比较

　　GPU 擅长处理逻辑简单、计算密集型任务，属于专用处理器，而 CPU 作为通用处理器，具备很强的通用处理能力，能够完成复杂的逻辑处理工作。在某些情况下，通用处理器的计算性能不足以满足计算需求，这时引入专用处理器，将任务中计算密集的部分放置在专用处理上来处理，通用处理器专心负责其他的逻辑运算处理。这种同时结合专用处理器和通用处理的计算的特点，各取所长，从而实现对计算任务加速的方式就属于异构计算的范畴。人工智能任务以计算密集著称，传统的通用处理器无法满足训练和预测的计算性能，若采用 CPU+GPU 的异构计算方法，则可以获得巨大的性能提升。

　　GPU 作为专用计算加速器，可以取得巨大的异构计算性能提升。但是在实际使用时 GPU 的性能无法完全发挥。这是因为相对于计算密集任务，GPU 是一款通用的协处理器，它的性能受到算法复杂性和数据依赖的影响。FPGA 作为一种高性能、低功耗的可编程芯片，它能够根据实际应用的需求灵活地进行算法设计[3]。因此，同 GPU 相比，FPGA 的计算效率较高。此外，与 GPU 或 CPU 不同，FPGA 并不使用指令系统来进行信息控制和逻辑计算，FPGA 的编程采用的是硬件描述语言 VHDL 或 Verilog。硬件描述语言描述的逻辑经过编程下载的方式可以将逻辑实现直接映射在晶体管内部结构连接上。FPGA 不使用高级编程语言，不需要指令系统的译码等操作，因此 FPGA 可以获得更高的计算效率。除此之外，FPGA 的另一个特点是低功耗，低功耗和高计算性能直接决定了 FPGA 具备高的能效比。FPGA 用于人工智能异构加速的案例较多，比如百度推出的 FPGA 版本的百度大脑，它将 FPGA 成功应用到了包括语音识别、广告点击等在线服务上。

　　ASIC 是针对特定算法需求专门定制的芯片，定制过程中会充分考虑计算能力和效率。和前面所述的 CPU、GPU、FPGA 相比，高度定制使得 ASIC 芯片上每个晶体管都能充分发挥作用。ASIC 的典型特点是体积小、功耗低、计算性能高、计算效率高。当然,ASIC 的缺点也是显而易见的,高度定制使得 ASIC 的通用性很差,一旦需求发生变化,ASIC 很难重复再利用。此外,ASIC 开发周期长、前期资金投入巨大,因此 ASIC 的前期价格昂贵。但是 ASIC 一旦量产,后期价格极低。

在人工智能领域,目前已经有很多公司和组织进行了 ASIC 战略的布局。例如谷歌公司 2016 年公开发布了张量处理器(tensor processing unit,TPU),TPU 是一款专用的神经网络集成电路,专门为谷歌的深度学习框架张量流图(TensorFlow)设计定制。和商用的 GPU、FPGA 相比,TPU 执行每个操作所需的晶体管数目更少,TPU 在功耗和效率上都有绝对的优势。TPU 作为"秘密武器"参与了李世石和阿法狗(AlphaGo)的围棋人机大战。

2017 年 9 月华为发布了人工智能芯片麒麟 970,内置独立神经网络单元(NPU)可以处理海量的人工智能数据,该芯片已经在华为 Mate10 以及后来的 P20 等系列手机上使用,并号称可以提供更快的处理速度和更低的功耗。国内许多公司发布的多款人工智能处理器,包括终端芯片 Cambricon 1M、云端芯片 MLU100 等。Cambricon 1M 可以支持包括 CNN、RNN 在内的多种深度学习网络,以及支持向量机(SVM)、决策树等经典机器学习算法。MLU100 芯片也能够实现各类深度学习和经典机器学习算法,能够满足语音、视觉、自然语言处理、数据挖掘等多种应用的云端处理需求。

当前人工智能算法还处在高速发展期,算法不断改进、新算法不断提出,ASIC 还不是当前主流的人工智能解决方案。但是随着人工智能稳定期的到来,ASIC 所拥有的高性能功耗比特点,必然会让 AISC 成为人工智能的最理想选择。

三、云计算

云计算是一种计算方式,它通过因特网(internet)技术将可扩展的和弹性的信息技术(IT)能力作为服务交付给用户。在云计算中,提供基于云 IT 资源的一方称作云提供者,而使用云 IT 资源的一方则称为云用户[4]。云计算交付给用户的服务可分为三类:基础架构即服务(infrastructure-as-a-service,IaaS)、平台即服务(platform-as-a-service,PaaS)、软件即服务(software-as-a-service,SaaS)。IaaS 将计算、存储、网络等基础 IT 环境作为服务提供给用户,例如虚拟 CPU 服务器、虚拟 GPU 服务器、云存储等。PaaS 将开发和运行平台作为服务提供给用户,例如用于深度学习的开发平台、基于 Hadoop 的大数据处理平台等。SaaS 将应用作为服务提供给用户,包括电子邮件、电子相册、语音识别、视频检测等各种类型的服务。云计算的分层结构如图 4-7-6 所示。

根据所有权、大小、访问方式不同,可以将云计算大概分为三种:公有云、私有云、混合云(图 4-7-7)。在云计算领域,公有云是最常见的部署方式,它一般由第三方云服务器提供商拥有和运营,例如微软的 Azure、亚马逊的 AWS、阿里云、华为云、腾讯云等。在公有云中,IT 资源按照 IaaS、PaaS、SaaS 多种交付方式提供给用户使用,一般这种使用方式是付费的。云提供者负责创建公有云,并持续对公有云所涉及的硬件、软件进行维护和管理。而云用户则通过付费方式获取所需的软硬件资源。

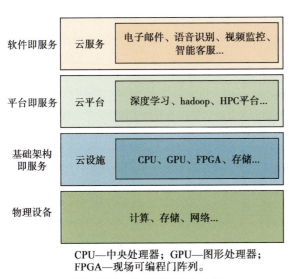

CPU—中央处理器;GPU—图形处理器;
FPGA—现场可编程门阵列。

图 4-7-6 云计算分层结构图

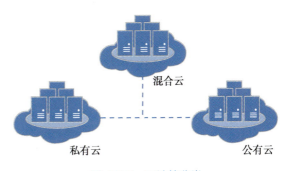

图 4-7-7 云计算分类

不同于公有云,私有云是为专门为某个特定用户或机构建立的云计算资源。私有云虽然是某个特定用户或机构私有使用,但私有云的部署位置却不受组织位置的限制。例如私有云可以部署在企业或机构的数据中心,可以部署在一个安全的托管中心(如第三方云服务器提供商托管)。使用私有云的企业或机构,其既是云提供者也是云用户。但是在企业或组织内部一般会由一个单独的部门来承担云提供者的责任,而需要访问私有云的部门就都是云用户的角色。

混合云是有两个或多个不同的云部署组成的云计算环境。大型企业一般是采用混合云部署方案,其中核心敏感数据的存储和计算操作会放在私有云上进行,而其他不敏感的服务会直接部署到公有云。

异构计算为人工智能提供计算支持,是一种合适的计算形态。图4-7-8展示的是一个通用的深度学习异构解决方案架构图。从图中可以看出,深度学习异构解决方案大体分4层。底层为分布式和并行存储,支持对深度学习所需的海量数据进行存储和管理。计算层的 GPU、FPGA、ASIC 等多种异构计算资源为深度学习应用提供计算力来源。调度层主要功能是进行集群资源的调度和管理,而应用层提供了包含 Mxnet、TensorFlow、Caffe、Pytorch 在内的多种主流深度学习框架的服务应用。此外,还需要日志和监控模块来为每一层提供日志记录和监控数据等信息。

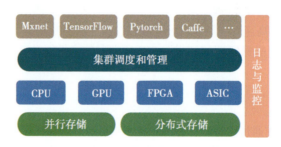

CPU—中央处理器;GPU—图形处理器;FPGA—现场可编程门阵列;
ASIC—专用集成电路。

图 4-7-8 通用的深度学习异构解决方案

图4-7-8所示的异构解决方案中,异构计算集群的搭建涉及机房建设、机型选择、供应商选择、物资采购、集群部署、集群运维等多项事宜,对于很多小型企业来说,自建集群所带来的人力、时间和资金成本都是非常高昂的。因此小型企业通常会选择付费租用公有云上的异构资源来满足计算需求。对于大型企业或组织来说,提供公有云服务器可以获得额外的收入。在国内,阿里云提供了包含产品、服务、生态等多个维度的人工智能平台服务,可以满足企业在人工智能不同层次的需求。例如企业或个人可以从阿里云申请 GPU、FPGA 等异构资源来进行语音识别、图像识别、视频识别等研究或服务。腾讯云推出的异构计算机型,也能够满足用户进行深度学习任务研究开发的需求。

(鹿晓亮)

参 考 文 献

［1］万木杨.大话处理器:处理器基础知识读本.北京:清华大学出版社,2011.
［2］陈曙辉,熊淑华.大规模并行处理器编程实战.北京:清华大学出版社,2013.
［3］黄乐天,范兴山,彭军,等.FPGA 异构计算:基于 OpenCL 的开发方法.西安:西安电子科技大学出版社,2015.
［4］龚奕利.云计算概念、技术与架构.北京:机械工业出版社,2014.

第八节 识 别 技 术

一、数字图像识别技术

本节所指的数字图像,一般指的是对人类视觉可见的图像,通过摄像机进行抓取并进行数字化转换后得到的图像记录。现实世界中的图像在时空上是连续的,而数字图像需要对连续空间进行栅格化处理,以二维像素矩阵的形式记录对应的图像信息。同时,像素的灰度值或红绿蓝(RGB)颜色值通常也量化为0~255的一个数值并在计算机系统中占用一个字节进行记录。在某些应用中,基于双目摄像头或其他深度摄像头拍摄的画面还可以提供目标的距离深度信息,这对提高识别的准确率有显著效果。

传统的图像识别技术一般需要先根据任务的不同提取不同类型的图像特征,如图像的边缘特征、颜色特征、纹理特征或各类图像描述子特征等。然后以图像特征作为输入,选择适当的分类器算法对不同类别的图像样本进行分类模型训练。而目前最新的图像识别算法大多基于深度神经网络模型,将图像特征提取和图像分类任务通过端到端的模型一次性完成,在很多识别任务中实现了远超传统算法甚至超过人类平均水平的性能[1]。

(一) 人脸识别技术

1. 用于身份认证的人脸识别　相比于其他生物特征(指纹、虹膜等),人脸图像的获取具有非接触性和非强制性的特点。因此,人脸识别技术非常便于在认证管理、安防监控等场景中部署使用。在实践中,人脸识别系统通常由人脸定位、人脸对齐和人脸识别三部分组成。人脸定位是指在场景图像中找到人脸所在区域;人脸对齐是指对找到的人脸图像进行尺寸、方向和姿态上的归一化处理。根据应用场景的不同,人脸识别任务主要分为1∶1认证识别和1∶N检索识别两类。前者是指对当前人脸和数据库中的一张人脸样本进行比对,以确定是否为同一个人。后者则需要从海量的人像数据库中寻找与当前人脸图像匹配的样本,其难度随人脸数据库的增大而急剧增加。人脸识别的难点主要在于识别结果容易受环境光照、拍摄角度、表情变化、饰物遮挡等因素的影响。但随着近几年深度学习算法的不断进步,在国际权威人脸识别竞赛(MegaFace)百万级人脸识别数据集上,最先进的模型已经能达到99%以上的准确率,完全可以满足实用的要求。

2. 人脸表情识别　人脸表情识别是最直接、最真实的情感识别模式,表情识别技术在心理学研究、智能人机交互、动画生成等领域有着广泛的用途。目前公认的人类基本感情是恐惧、生气、高兴、悲伤、吃惊、厌恶及中性情感7种。表情图像识别同样需要先进行人脸定位和人脸对齐处理。传统的表情识别算法需要对人脸轮廓及各面部器官的轮廓进行识别定位,通过计算轮廓关键点的相对位置特征进行分类识别。随着深度学习算法的引入,表情识别的准确率也得到了极大提升,可达到93%以上。近年来,多款基于表情识别的自闭症筛查软件相继推出并取得了良好的实用效果,成为人工智能在医疗领域落地的成功案例。见图4-8-1。

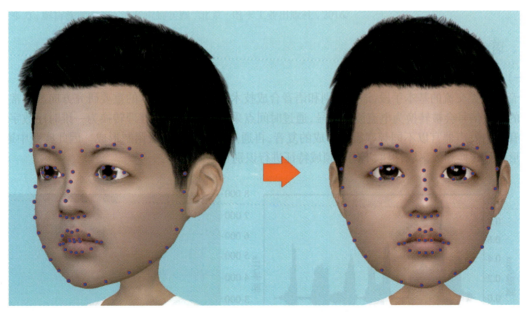

图 4-8-1　人脸对齐和轮廓点定位

(二) 其他视觉交互识别

视觉是人认知世界和情感交流的最重要通道,准确的图像识别技术是未来智能人机交互的基础。除表情识别外,眼动识别、手势识别以及人体姿态识别等技术在医疗领域都有着不同的应用价值和巨大的发展潜力。

　　人工智能专家和影像专家对人工智能的感受和判断并不一致，尽管有人工智能行业专家认为影像医师将有可能被替代，但目前主流的观点认为医学影像工作的复杂性决定了影像医师并不可能轻易地被替代，另一方面影像医师也应主动积极的接纳人工智能，利用它来提升现有的服务质量。

二、医学影像人工智能的现状

（一）医学影像人工智能的主要应用场景

　　1. 影像成像设备的图像重建　通过人工智能算法的图像重建技术，用低剂量 CT 采集的原始图像重建得到相当于常规剂量 CT 的高质量图像（图 5-2-1），用降采集（从 K 空间快速采集少量的信号）的 MRI 图像重建得到与全采样图像同样质量的图像（图 5-2-2），是目前深度学习技术在图像重建领域的重要进展，尤其其速度明显优于传统的全迭代重建方法，因此显示出很好的临床应用前景。

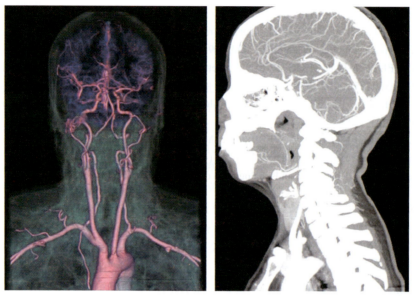

图 5-2-1　低剂量计算机体层成像借助人工智能算法获得的高质量图像

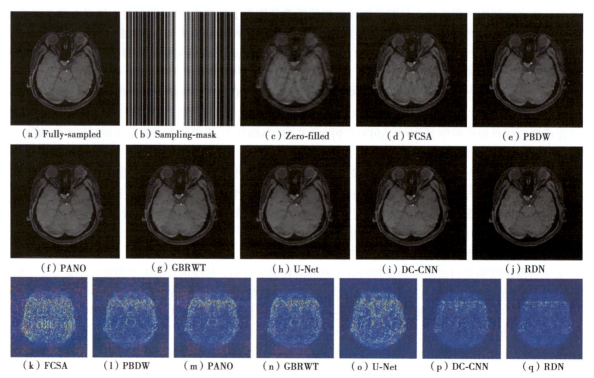

图 5-2-2　降采集磁共振原始图像的不同重建算法及人工智能优化

2. 胸部 X 线（包括 X 线胸片和胸部 CT）影像诊断 通过人工智能对 X 线胸片或胸部 CT 检查进行辅助阅读分析，帮助医师完成多种疾病的医学影像筛查，或是对医师阅片顺序进行智能排序，从而提高医师的阅片效率和诊断精度。有关肺结节的影像人工智能产品是目前医学影像人工智能产品中落地较多的，大部分临床应用效果较好（图 5-2-3）；部分产品声称 3mm 以上结节检出率接近 99%；假阳性平均每个患者 2 个以内；磨玻璃结节检出率 95% 以上；同时还可进行结节体积测量、CT 值精准测量；能自动生成结构化图文报告，一键推送至 PACS 报告系统；同一患者多次扫描均可智能随访，自动计算体积倍增时间和 CT 值的变化。人工智能的学习不仅体现在结节本身的探测，同时体现在对结节定位的准确度达肺段。

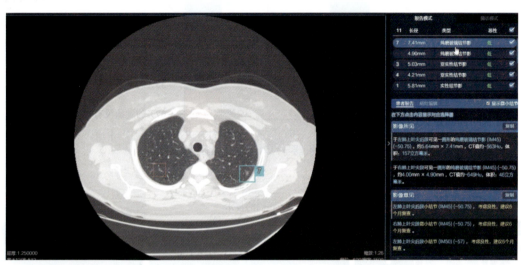

图 5-2-3 肺结节的人工智能评估

3. 眼底图像检测 糖尿病是临床常见病，视网膜病变是糖尿病最重要的并发症之一，也是中老年人致盲的重要原因。早期发现和治疗可以将失明的风险降低 95%，但只有不到 50% 的糖尿病患者会定期接受眼部护理专家的检查。2018 年 4 月，FDA 批准了第一款针对糖尿病视网膜病变医疗级的人工智能系统 IDx-DR，该系统是由美国爱荷华大学（The University of Iowa）眼科医师所设计，能够扫描和分析有风险患者的视网膜，并在没有任何人工协助的情况下提供诊断。2018 年 8 月的 *Nature DigitAI Medicine* 期刊首次发布了 IDx-DR 系统的临床试验数据。人工智能组患者的视网膜图像是通过机器人摄像机获得的，人工智能帮助操作者获得高质量的图像。一旦四幅图像完成后，IDx-DR 会在 20s 内作出临床诊断。研究结果表明，IDx-DR 系统的灵敏性为 87.2%（>85%），特异性为 90.7%（>82.5%），成像率为 96.1%，稳健性明显优于预期的初级护理终点目标。也就是说，IDx-DR 系统能够正确识别患有疾病的患者，正确地区分和归类患者的疾病等级，鉴别诊断视网图像和确定疾病严重程度等。

4. 脑区分割和神经系统疾病诊断 脑出血的探查、血肿自动勾画及体积精确估算，在很多医学影像人工智能公司已形成较成熟的产品；业界脑卒中专家预测，如果未来脑出血的神经影像上人工智能能够做到 85% 准确率的话，很可能会改变脑出血的急诊临床决策，国家神经系统疾病临床研究中心将会牵头启动一个基于人工智能的临床干预试验。

2018 年 3 月来自美国、德国、意大利等 100 多个实验室的近 150 位科学家通力合作，联合在 *Nature* 发表了有关人工智能辅助脑肿瘤分析的文章。该人工智能系统基于肿瘤组织 DNA 的甲基化数据，可以准确区分近 100 种不同的中枢神经系统肿瘤，而且人工智能还可发现一些临床指南里面没有的新分类（图 5-2-4）。

5. 器官分割及靶区勾画 在世界卫生组织（WHO）公布的数据中，大约 70% 的肿瘤患者治疗过程中需要放疗，且接受放疗的患者中有 40% 可以得到临床治愈。在美国，有 63% 的肿瘤患者采用放疗，但国内为 20%。国内放疗渗透率低下的主要原因是放疗服务能力不足，其中放疗靶区勾画的问题尤为突出。人工智能在放疗规划中的自动肿瘤识别、自动危及器官勾画、自动分割、自动计划设计和自动质量控制等多方面都有很好的表现和临床应用。一般来说从勾画靶区到开始治疗需要 3~7d，而成熟的人工智能应该可以做到半

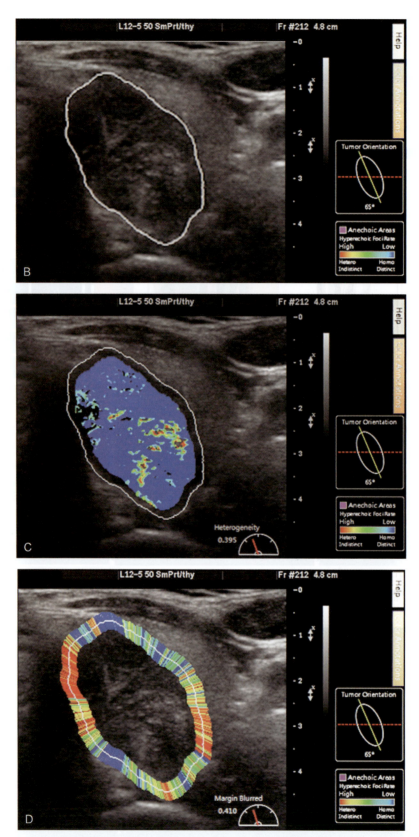

图 5-2-7 人工智能辅助超声进行甲状腺结节探测和评估
A.原始超声图像;B.甲状腺结节自动分割;C.甲状腺结节自动纹理特征提取;
D.甲状腺结节自动边界特征提取。

9. 病理切片分析 使用人工智能进行病理切片分析,可以发现人眼不易察觉的细节,通过学习病理切

（1）人工智能在患者病情评估和方案制订方面：将医学影像数据与临床、病理、基因数据结合，从而决定采用哪种合适的治疗方案。集成了所有这些信息的模型可以预测疼痛减轻时间、毒性风险、生存期，能够优化决策制订，最大化提高患者的生活质量，给出高质量的管理。比如有多中心研究采用影像组学的方法，针对结缔组织相关的间质性肺病，找到对糖皮质激素敏感的患者。

（2）人工智能在治疗前规划方面：治疗过程中，首先根据需要对用来手术规划的图像进行预处理，主要涉及不同图像模式间的转换（如 Unet、VGG）、降噪、配准等。其次，进行自动靶区勾画和受累器官标记。在预测分割后器官在随后治疗过程中会接受的辐射剂量上，深度学习也发挥了很大的作用，在膀胱癌的放疗中通过勾画区域，可以大大提高手术便利程度。乳腺 MR 产品利用 UNe 网络进行分割，准确给出病灶区域的位置和形状，可以为手术规划提供比较好的建议。

（3）人工智能在治疗管理方面：深度学习可以用来监管患者术中由于呼吸导致的器官运动，此外，也将 3D 摄像机放在手术室中，这样一个基于深度学习的系统能自动识别机架和床，从而保证患者有正确的体位，这样可以避免不必要的辐射和运行中的机架碰撞导致危险发生。

（4）人工智能在治疗后随访方面：患者在辅助治疗后，影像上的特征和对肿瘤标注物的响应会随着疗程逐渐变化，将这些信息和临床特征结合起来，可以对治疗疗效进行评估。这些工作主要集中在影像组学上，首先提取一些定量影像信息，包括大小、形态、纹理、体素间关系、分形特征等，然后采用深度学习研究这些影像信息和病理以及临床疗效的关系。

（5）针对不同厂家成像设备的泛化性（或普适性）：机器学习算法的普适性（或泛化能力）是指算法对学习集以外的新鲜样本的适应能力。新鲜样本的获取过程会受到不同的成像角度、成像噪声、重建算法等因素的影响，导致新的样本和以往学习中的样本有不同的特点。

（6）开发式人工智能计算平台：随着人工智能技术的落地和推广，人工智能产业已经从传统的"小作坊"算法软件走向"大生产"的应用平台，人工智能算法和云计算平台的结合更加紧密。众多互联网公司提供了人工智能云计算平台和相关服务。而在此基础上面向医院的医疗人工智能平台主要分为两个方向：针对医疗影像数据处理的影像人工智能平台和针对医学影像的数据人工智能平台。在这两类平台的基础上，综合互联网、云计算、人工智能、大数据分析等前沿技术，实现优质医疗资源云端协同共享、海量诊疗级大数据深度挖掘应用，为政府、医院、科研机构和个人量身定制一系列云端智能解决方案。面向科研人员、开发者，相应平台一并提供医疗人工智能模型建模、训练及开放应用等基础服务，推进医疗人工智能产业的蓬勃发展。

总之，医学影像专业与医学其他领域一样，传统的方法和意识形态均面临深层次的挑战，同时医学影像专业又较其他医学领域更具有与人工智能结合的能力和前景。不论是外因还是内因，都驱使医学影像相关人员必须立即投入到这项新技术的学习和应用中。人工智能也许很快就能取代影像医师完成一部分工作，也有潜力使将来的部分工作得到提升，只有在人工智能的帮助下开拓新的服务领域，借助人工智能实现对医疗服务的创新，才能保证医学影像学拥有更美好的未来。

（杨　帆）

第三节　医学人工智能与医疗虚拟助理

目前已知的人类疾病超过 10 000 种，医师护士难以穷尽所有病症知识。同时，对医师而言，常规诊疗过程还要包含大量烦琐的工作，如病历书写、问诊、体格检查、明确诊断、医嘱管理等；而对患者而言，就医过程也极其复杂，面临着门诊咨询、挂号、药物治疗、住院治疗等多个步骤。面对当前的医疗环境，让医师更加高效、准确，让患者更加便捷地完成就医过程，是当前全社会关注的重点问题。而基于人工智能的医疗虚拟助理，一方面可以帮助医师完成初步问诊、病情记录、辅助诊断等工作，另一方面可以面向患者完成导诊、分诊等工作，受到医师和患者的期待，具有广阔的应用前景[1]。目前人工智能医疗虚拟助理的主要应用如下。

一、语音电子病历

由于医疗护理记录及各类型沟通告知书的逐步规范、医患关系的不断紧张和防范性医疗文书的完善，医疗相关文书数量呈现出爆炸式增长。尤其是中、低年资的医师,每天工作的大部分时间都花在处理电子病历上,这无疑极大地增加了医护人员的职业倦怠感。职业倦怠会导致患者满意度、医疗护理质量降低,以及医疗错误率、医疗事故风险、医师和员工流失率升高。虽然产生职业倦怠的原因是多方面的,但完成医疗护理记录的过程烦琐耗时,从而影响与患者面对面交流以及临床治疗的效果。

因此,优化医师的整个工作流程,改善现有电子病历的录入过程,对提高医疗效率和整体服务质量、减少员工流失、控制医疗成本非常重要。而解决这一问题的众多方法中,基于人工智能的语音电子病历备受期待。当前,人工智能现已逐步应用在医疗、娱乐、教育等多个领域,而语音识别也是人工智能的研究热点之一。通过特定的语音收集设备收集语音信息,再通过语音转写服务器转变为文字,可更高效地完成电子病历的书写。相比现有电子病历录入方式,语音电子病历的优势包括以下几个方面:

(1)节省医师手写病历的时间:医师的工作任务比较繁重,除了跟患者交流沟通,还需要花费大量时间和精力书写医疗文书。采用语音识别技术将医师和患者的谈话自动转录成文书,可以给医师节省出更多时间来服务患者。

(2)为医疗纠纷提供证明材料:医疗纠纷是医疗行业的一大难题,一旦出现医疗纠纷,由于举证倒置的原因,医院往往处在弱势地位。常由于缺少有力的资料来证明医师在诊断和治疗上没有失误。语音电子病历在将医师和患者的对话转成文字和结构化的数据进行存储的同时,也会保留原始的录音文件,作为处理医疗纠纷的证明材料。

(3)给更高效率更高水平的医学继续教育提供平台:国内的患者看病都喜欢去大医院挂专家号,但专家号很难挂,原因在于优质医疗资源不足。而很多非三甲医院、地方医院的设备并不见得很差,真正缺少的是经验丰富的优秀医师。过去医疗经验的传承主要是“师傅带徒弟”的模式——一个主任医师带几个学生,传播的范围和效率都很有限。假如我们利用结构化的医疗数据搭建一个医疗大数据平台,让经验不足的医师可以通过它学习专家的诊疗经验,培养更多的优秀医学人才,就能在一定程度上缓解国内医疗资源不足和不均衡的问题。

(4)使得电子病历记录更加个性化:在现有电子病历应用中,由于病历输入效率较低,导致电子病历模板较多,通过简单的复制粘贴来完成病历,带来了病历千篇一律、张冠李戴、漏洞百出等质量问题。由于病历个性化的录入较少,使病历数据分析变得没有价值,这也是目前电子病历中存在的主要问题。而语音识别技术可以很好地解决电子病历的信息采集和输入问题,从而提高医师的录入效率,让医师摒弃模板,实现个性化录入,提高病历质量。

现阶段语音电子病历没有得到大范围推广,主要还存在以下不足,需要进一步弥补完善。

1)识别率较低:医学专业性较强,对病历资料输入的准确性要求很高,在使用过程中有多种因素会直接影响识别率。识别率不够高,时常出现错漏,另外还要做进一步修改,反而增加了医护人员的工作量。因此,提升语音识别率非常重要,否则将无法满足医师需求。需要通过环境降噪、机器学习、定制词库等方法,使语音识别率逐步上升,最终满足医师的需求。

2)环境噪声:医疗环境嘈杂,常常严重影响识别的准确率。针对复杂环境,需从软、硬件两方面着手进行降噪。一是从硬件方面提高语音识别系统的抗噪性。可采用定向麦克风,提高麦克风的敏感度和抗干扰性。二是采用专业软件处理背景环境进行噪音去除。通过预先录制办公室、病区等实时工况下的噪声数据来进行加噪训练。除此之外,可在办公桌之间增加隔板,在提高私密性的同时,也可以减少环境噪声干扰,提高语音识别率。

3)发音习惯和地方口音:汉语的发音和文字是独立的,而我国幅员辽阔方言众多,口音问题严重。每个医师的发音习惯、语速等都不同,系统会根据医师账号来区别不同的医师,可以特异性地加载对应的个性化语音模型,不但可以降低模型大小,而且可以提高识别率。

4)音字多音词:中国有415个基本无调音节,构成7 000多个基本汉字的发音,这导致中文比英文等其他语言在语音识别方面难度更大。对容易读错的词汇,增加容错功能,并进行自动识别。

5)医学专业性:医学中有许多特殊单位、特殊符号,都会影响识别率。对各专业常见的病种、药品、诊断名称等进行归纳整理,将热词进行汇总,建立以不同专业为单位的语言模型,进一步提高语音识别准确率。

6)语音输入比模块输入慢:现行的电子病历系统,建立有许多病历模板,这样可以减少医师的工作量,模板输入时填写或删改个别字,就可以完成病历书写,这种输入方法确实比较快,但是会带来千篇一律、张冠李戴等病历质量问题。

7）语音输入仍离不开键盘：遇到换行、表格书写、特殊符号录入时还是需要应用键盘。根据医学书写和单位的特殊性，建立数据库对已输入的文字结果进行自动修改，一是标点符号预测；二是自动大小写，包括需要大写的 CT、MRI 等；三是自动转换单位，如罗马数字和专用单位的自动识别转换。

8）医师书写习惯较难改变：医师从熟悉的键盘输入改为语音输入，这需要一个过程。特别是在办公室把病历说出来，一是怕患者隐私泄露，二是医师之间相互干扰较大。通过提高识别率、加强宣传和培训，逐渐让医师认识到语音输入不但能提高病历的书写效率，而且可有效避免复制粘贴，规范病历输入，提高病历质量。个性化输入较多，使病历数据分析变得更有价值[2]。

二、智能导诊

我国现有医疗体制存在优质医疗资源有限且分配不均的弊端，过去传统的分诊导诊模式工作效率低下，大多数患者缺乏对自身疾病和就诊医院的了解，就诊时存在等待时间过长、主观感受差等问题，而智能导诊设备掌握常见病和常见症状体征、相对应的科室地点及医师信息，能够快速且准确地指导患者就诊，提高挂号准确率及专科医师接诊效率，并提高整体的时间利用率。患者可与智能导诊机器人进行对话，提前了解相关疾病，自行预先鉴别诊断，提高就诊质量。智能导诊设备的出现，既节省了医疗资源，又可提前告知疾病相对应的专家医师出诊时间，并推荐合适的科室与医师，方便患者提前预约挂号。

随着生活水平的提高，环境好、硬件好、医师技术高超及医护人员服务态度好的医院更加受到患者青睐。而智能导诊机器人在交互过程中的准确率能达到 90% 以上，可显著提升就医体验和满意度。智能导诊不仅可以向患者提供院内地点分布及相应功能的导航、院内各部门及科室工作时间的询问、根据患者的临床症状对患者进行科室挂号指导、根据患者的病情提供定制化的护理康复计划等服务，还能减轻患者在候诊时因环境陌生、程序复杂、病痛折磨产生一系列的不良情绪。而在医护人员处置完毕后，智能导诊系统还能解决患者仍继续停留在医护人员身边反复询问，以致影响医护人员与其他患者及家属交流的困扰。

智能导诊可通过对医院门诊、住院、影像检查、实验室检查、护理等数据进行分析，建立知识库，其中包含地点位置信息、功能科室及其对应的位置信息、常见疾病和症状的分诊流程。智能导诊通过原始问答、自我学习以及更新知识库，能够提供知识点维护与管理。同时后台可以对智能机器人进行状态监控，掌握机器人服务动态。并且智能机器人系统是通过统一授权、终端接入、操控应用接入、用户操作等权限进行统一维护和管理，便于对医院的行政管理、医疗服务和后勤保障等流程进行优化和再造。

因此，智能导诊机器人在减轻护士与导医人员工作压力的同时，满足了患者的就医需求，还确保了诊区及诊室接诊环境的安静有序，显著提高了导诊导医准确度、效率和用户体验满意度，值得在临床工作中应用与推广[3]。

三、智能问诊

当今信息化技术发展迅速，国外现已应用人工智能诊断技术对肿瘤进行诊疗，比如沃森（Watson）机器人对 7 种常见肿瘤的辅助诊断已达专业水准，并能用通俗易懂的语言来回答患者所提出的问题。

智能问诊作用在于采集个性化信息。随着互联网技术的不断发展和壮大，网络已经遍布全球每个角落。只要家里有一台电脑或者有一部智能手机，就可以通过智能医疗互动平台解决基本的问诊需求，缓解现存的就医难题。而建立智能医疗互动平台需要解决以下关键问题：

（一）平台数据库、知识库的建立

首先，智能问诊平台要建立一个数据库，用于记录患者基本资料，包括年龄、ID、血型、体质量、变应原、既往病史（包括输血史、手术史等）、服用的药物等信息。其次需要构建与各种疾病相关的知识库，如病例库、疾病库、症状库、体征库、指南库、文献库、影像检查库、检验库、药物库、手术库等，最终形成智能问诊的整体知识库。

知识库中不同知识单元之间存在一定的关联，一种疾病可以按不同角色、阶段、治疗手段划分为多个知识单元，一种疾病的各个检验指标、症状、诊疗指南及文献、病案之间存在关联，各种治疗手段之间也存在联系。

检验检查报告、病理报告等数据，与疾病的诊断、治疗方案存在关联，因此是知识库的核心。疾病库中的体征与症状库建立相互关联，通过链接疾病库的检验检查报告指南即可以得到检验指标知识库，通过与检验指标的比对,知识库会推荐相对应的疾病,再从疾病知识库中获取检验检查指标知识库,彼此验证结果。

患者的运动、睡眠、饮食数据等作为数据属性,与其他对象不发生直接联系,只是作为一种佐证材料。

(二)绘制医疗知识图谱

知识图谱(knowledge graph)的概念由谷歌 2012 年正式提出,旨在实现更智能、更高效的知识搜索。知识图谱本质上是一种叫作语义网络(semantic network)的知识库,知识图谱的绘制是当前各研究领域的一大热点,构建基于知识图谱的医疗知识图谱系统对于智慧医疗的发展具有重要的意义。

大量的医学文献、书籍和电子病历中的医疗信息都是非结构化的数据,将这些数据进行结构化处理。信息覆盖性别、年龄、体征、疾病、症状、发作时长、发作部位、发作频率、伴随症状、疾病诱因、病史、用药、检查和科室等多种类别,然后将得到的结构化数据用于搭建知识图谱。

(三)自然语言完成交互

对于患者来讲,医学术语的技术门槛极高,医师在接诊过程中不会直接使用医学术语与患者交流。相类似的是,智能问诊系统利用自然语言的理解和生成与患者进行交互,通过学习并积累现有医患对话来获取自然语言理解模型,达到将患者语言与医学术语转换的目的,从而生成规范的病历报告。

智能问诊平台搭建完成之后,智能问诊互动平台将一些典型临床表现录入到数据库中,患者只需选择勾取自己的症状,例如是否有头痛、胸闷、咳嗽、腹泻、呕吐等症状。由数据库进行抓取,和典型症状进行比对后,给出初步需要进行检验的项目。随后患者在平台上就近预约有该项检测设备的医院,在线付款,前去检查则不需要排队等待。检验后的数据结果不需要自取,会直接上传到平台,通过智能医疗平台进一步比对,判断疾病种类。

四、推荐用药

通过以上的智能问诊,系统将症状、体征、检验结果与知识库中的数据比对,如果典型且几个知识库相互印证,系统会给出诊断。

一方面,患者的用药需求迫切,需要医师在短时间内准确地对患者进行用药,另一方面,一些特定药物的不良反应也是不可忽视的,一旦剂量出现偏差,产生的后果难以预料。如何能够掌握到二者之间的平衡?我们可以使用人工智能技术打造一套个体化给药方案辅助工具,利用个体化参数和药代动力学公式计算预测的个体血药浓度值,使医师在用药的早期可以得到较为准确的个体血药浓度预测,及时调整用药方案,使药物在产生最大治疗效果的同时减少或避免药物不良反应的发生。

平台给出唯一的编码处方(会根据数据库基本资料自动排除过敏药物和与正在服用药物有冲突的药物,服用剂量严格按照个人体质量执行),患者可以选择平台直接支付药费,药品邮寄到家,药品由就近有库存的医院发出,尽最大努力确保第一时间能够送达,不耽误患者服用时间,或者患者凭处方编码选择就近药店或医院直接购药,平台可以推荐就近有该药品库存的医院和药店名称[4]。

(孙　立)

参 考 文 献

[1] 孔祥溢,王任直.人工智能及在医疗领域的应用.医学信息学杂志,2016,37(11):2-5.
[2] 张海波,周民伟,刘晓辉,等.智能语音识别技术在医院临床的探索与应用.中国卫生信息管理杂志,2017,14(5):660-663.
[3] 王萍,李文喆,刘月辉.医院门诊科室医患纠纷的原因与对策.解放军护理杂志,2011,28(6):62-63;68.
[4] 王静,马丽,叶启芳,等.门诊导医护士工作压力源与疲溃感调查分析.西南国防医药,2014,24(10):1160-1161.

第四节　医学人工智能在传统医学方面的应用

人工智能在传统医学方面的尝试可追溯至 20 世纪 70 年代末,由北京中医医院、北京第二医学院(现为首都医科大学)、中国科学院自动化研究所三家单位联合,成功设计出关幼波老中医的肝病诊疗程序,此为传统医学领域人工智能技术应用的起点。随后,中国中医科学院西苑医院、北京中医药大学、南京中医药大学、上海计算技术研究所等高校院所均就不同领域的专家经验,开发了各具特色的算法逻辑与软件程序,对单个疾病域专家系统进行了尝试。在当时的研究环境下,传统医学与人工智能的结合主要着眼于将中医的临床思维逻辑形式化,进而灵活运用各种算法组合进行模拟,由此提出了一套能更贴切地反映中医临床诊疗思维逻辑,可用于在全证域、全病域范围内进行辨证论治的计算机诊疗方法体系。时至今日,在人工智能深度学习的高速发展下,海量的中医大数据将为传统医学智能化提供丰富的经验和数据基础,借助智能感知、云储存、互联网等新技术,以传统医学四诊、相关决策支持系统、针灸、推拿为着力点的辅助诊疗设备日新月异,为智能中医增添了新的活力。

一、中医望、闻、问、切的智能辅助应用

传统的中医四诊望、闻、问、切主观性强,常常缺乏客观依据,现代中医诊断技术从四诊出发,逐渐改变了传统中医诊疗的主观依赖性,提升中医诊断的客观性。目前,国内高校和科研单位已在中医诊法的技术和设备研究领域进行了大量富有成效的基础性研究,通过将四诊数据客观化地标定,利用计算机智能技术(神经网络、贝叶斯网络、数学建模、图像分析等)对收集到的信息进行提取和分析,在病证诊断与疗效评价方面做了许多尝试[1]。中医诊断的智能辅助应用以舌诊仪、脉诊仪及其他智能诊断设备的研发应用为主。

(一) 智能舌诊仪

舌诊是传统医学望诊的重要组成部分,在临床观察中,由于中医师的诊断水平、患者吐舌姿态与就诊环境的差异,常常会对舌象的诊断结果产生影响,因此,具有规范化辨识作用的舌诊仪应运而生。近年来,舌诊仪硬件性能不断提升,降低了不同环境和光线对舌象辨识的影响;舌诊分析系统从患者的舌诊环境、吐舌的姿态、舌象的数据采集到储存及最终成像,制定了规范的舌诊诊断流程(图 5-4-1);舌象分析也开始从二维成像发展成三维成像,对舌形、舌质、舌苔、舌态的诸多特点都能够精确评估,进一步提升了舌诊图像的再现性[2]。

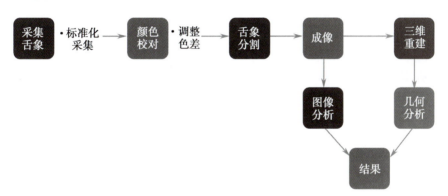

图 5-4-1　舌诊分析流程

当前,舌诊仪在疾病及相关指标、中医证候、疗效评价、健康与亚健康状态及体质的客观化辨识、中医舌诊检索技术方面均有一定的实际应用,在消化系统疾病、冠心病、恶性肿瘤、糖尿病、肾脏疾病等领域做了许多客观化的研究[3]。应用舌象数字分析诊断系统(TDAS 2.0)将舌象图像分析方法应用到亚健康状态评价与证候分类中,可以为亚健康状态客观化的诊断提供一定的依据。同时,融合人工智能技术,结合 TDA-1 型数字化舌象仪,对标准舌象图像的特征参数进行提取,建立基于支持向量机算法的糖尿病诊断模型,结果显示应用机器学习的方法也能得到较高的分类准确率,为糖尿病的诊断提供了思路。

(二) 智能脉诊仪

切脉是医师用手指切按患者的脉搏,感知脉动应指的形象,以了解病情、判断病证的一种独具特色的中医诊断方法。临床诊脉以桡动脉处的寸口脉为主,脉象的收集主要包括"位、数、形、势"四个要素的信息,与脉搏的频率、节律,显现的部位、长度、宽度,脉管的充盈度、紧张度,血流的通畅流利度,心脏脉搏的强弱等因素有关。不同中医大夫在临床诊脉过程中,指感标准尚未统一,个人灵敏程度不一,因此脉象诊断结果常常难以统一。

近二十年来,按照中医辨证思维模式,设计并研制出了多种客观、灵敏的脉诊仪。传统的二维脉波图在进行脉象分析时具有单一性与局限性,对脉搏的"位、数、形、势"等参数特征无法——量化(图 5-4-2),而结合了人工智能的四维脉象分析丰富了脉象描述的参数,可对脉象特征进行更全面客观地阐释(图 5-4-3)[2]。在

脉象采集方面,通过寒冷刺激血管收缩产生"弦脉",并以动态四维脉波图展示"弦脉"的指下脉搏特征,显示出更高的敏感性。应用 ZBOX-1 型中医脉象数字化分析仪采集冠心病患者的中医脉象图信息,基于支持向量机算法分别应用脉象信号时域特征参数和递归定量分析特征参数,结合问诊、望诊参数建立了冠心病证候诊断模型,结果显示该模型具有较高的识别准确率[4]。

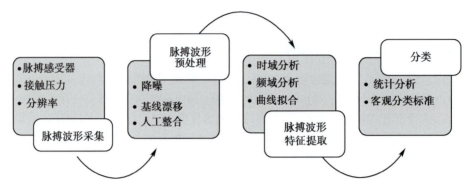

图 5-4-2　传统脉搏分析流程

(三) 其他智能诊断设备

1. 面诊的特色采集与客观识别　望诊过程中,有经验的中医师会对面色进行观察,主要分为青、赤、黄、白、黑五种面部颜色。上海中医药大学与上海大学计算机工程与科学学院团队通过比较各种人造光源,并建立面部色诊采集环境和临床面色判读量表;通过有效地采集典型面色样本,结合图像处理、模式识别、人工智能等多种信息处理方法对面部颜色信息进行识别,研制出符合中医特点的以发光二极管(LED)光源为照明光源的面部色诊采集暗箱;确定了符合中医理论的,临床专家认可的中医面部五色分类判读量表;建立了针对中医面色图像信息计算机自动识别分析的方法,初步研制了中医面色识别分析系统[5]。

2. 智能四诊辅助诊疗仪　北京中医药大学研制出的BD-SZ 便携式四诊合参辅助诊疗仪,由脉诊装置、舌诊装置、闻(声)诊装置、便携式笔记本计算机、四诊合参辅助诊疗软件系统、便携式输出部分六部分组成。通过对四诊关键

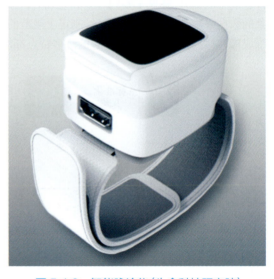

图 5-4-3　智能脉诊仪(生命科技研究院)

信息的采集,结合数据库资源,经模式识别功能综合分析,可模拟临床中医师的诊断过程,获取有意义的检查和诊断结果。通过应用该设备观察肝癌患者与健康人群之间的舌脉差异,可以判断人体的健康状态与疾病状态,进一步提升疾病诊断和中医标准化的速度和准确性[6]。

二、智能中医决策支持系统的研发

(一) 基于文献数据的中医诊疗决策智能化研究

中医文献和临床医案是中医学术思想和临床经验的重要载体,对其海量信息进行归纳和整理是近年来中医临床经验传承的重要方法[1]。中医诊疗决策智能化研究即通过对文献和医案的深度学习,为中医诊疗提供智能信息支持,利用聚类分析、决策树、无尺度网络分析、粗糙集理论等数据挖掘技术构建关联规则,从数量庞大的方药、复杂的症状信息中发现"病-证-药"之间的规律,模拟传统医学临证思维过程。

中国中医科学院中医基础理论研究所联合北京中医药大学采用中医处方智能分析系统对《伤寒论》中112 张方剂的知识点进行量化表达,分析各方剂的君、臣、佐、使,总结各方剂的气、味、归经规律及辨证处方规律,结果显示机器认识与传统《伤寒论》认识基本相符。基于临床医案进行糖尿病证候聚类分析,采用关联规则对"病-证-药"关系进行对应分析,结果也显示与专家意见具有较高的一致性。在传统医学的诊疗系

统研究方面,中国中医科学院中医药信息研究所开发了嵌入式临床智能决策支持系统与中医临床知识服务平台,将中医临床指南、专家经验等知识结合,构建了神经知识网络的数据知识模型,利用 Agent 技术将临床思维人工智能化,通过 Agent 自主能力的提升,构建出中医脾胃病相关领域的智能专家决策系统,进而服务于临床应用决策过程中[7]。

中医诊疗决策支持系统是一门结合中医诊疗技术与计算机科学、人工智能技术等为一体的新兴研究热点,一批人工智能领域的专家已经致力于该系统的研究,提出建立中医辨证认知逻辑系统、中医诊断智能系统构成技术、中医诊断知识的数据挖掘技术、中医诊断信息获取与分析技术等。

(二) 中医传承辅助平台的应用

中国中医科学院中药研究所与中国科学院自动化研究所联合开发了中医传承辅助系统,作为传承名老中医学术思想及临床经验的重要工具,获得了广泛的认可。该平台围绕着中医药继承、发展、传播和创新四个核心问题,采用人工智能、数据挖掘、网络科学等学科的方法和技术,以中医数据分析为核心,结合中医药特点,实现了名老中医学术思想与临床经验的传承。平台软件可自行构建名老中医医案数据库,采用网络可视化技术,分别构建中药 - 中药、症状 - 证候、中药 - 症状、方剂 - 证候,以及症状 - 证候 - 中药网络关系图,集成“数据录入 - 管理 - 查询 - 分析 - 网络可视化展示”于一体,实现多层次、多维度的数据关联与融合。该系统可用于总结名老中医经验,对文献医案进行整理和分析,挖掘疾病的防治规律和中药的应用规律,并进一步对新药的研发及处方的筛选提供证据支持。

三、智能针灸的辅助应用

(一) 人工智能算法在腧穴配伍规律中的应用

基于国家 973 项目“腧穴配伍方案优选及效应影响因素研究”的子课题项目,研究人员设计并开发了一套中医腧穴配伍管理体系。通过对中医腧穴配伍管理系统中的胃轻瘫与原发性失眠的数据的简单处理,为中医腧穴配伍关系图谱提供准确的数据。采用人工智能 Apriori 算法产生频繁项集、腧穴配伍的支持度与置信度,形成关联规则,进一步优化 Apriori 算法,建立中医腧穴配伍管理系统的 Apriori-GA 算法模型。针对中医腧穴配伍管理系统的实际应用情况与 Apriori-GA 算法的理论知识相结合,使用 MATLAB 软件编写软件程序包。在中医腧穴配伍管理系统中胃轻瘫与原发性失眠的数据基础上,生成关联规则,并融入 MCODE 算法的复杂网络格式,开发出中医腧穴配伍关系图谱绘制系统。最后,通过不断测试、改进,该系统可以绘制适用于不同需求的中医腧穴配伍关系图谱。

(二) 智能针灸机器人的研发

近年来,智能针灸机器人的发展速度较快,主要包括针刺机器人与艾灸机器人。结合传统中医理论,模拟针灸师的进针手法,准确定位与智能配穴,是现阶段针刺机器人研制的关键技术和难点。国内延自强团队发明了“虚拟现实针灸穴位定位方法及系统”,提出采用双目立体视觉成像的方法,对其进行视觉处理,将增强现实技术应用于穴位定位,通过安装有激光束发射探头或扳机式针灸针发射装置双选功能的机械臂,实现穴位定位的自动化控制。艾灸机器人在研制过程中,主要将穴位定位与灸法相结合,模拟艾灸操作,从而避免了在传统艾灸操作过程中存在的温度难以控制、易引起烟雾刺激、灼伤等问题。国内相关专利多集中在艾灸机器人的温度感应与控制上,市场上多以艾灸器、智能艾灸盒的形式推广。

针灸机器人的开发,需完成机器人与操作者、环境、其他机器人的自然互动,实现人机交互,确保在最大安全性的程度上进行诊疗,达到共融机器人的要求[8]。同时,应结合临床数据进行深度学习,实现针灸机器人智能化。2017 年 8 月,国医大师程莘农院士传承工作室、程氏针灸传承中心和中国中医药信息研究会智能诊疗分会已基本完成智能经络辅助诊疗系统的初级研发工作。该系统将通过对程莘农的经络辨证学术思想及临床经验进行深度学习,大数据闭环验证,结合多种设备采集患者信息,进行智能解读、多诊合参,以期实现国医大师临床经验标准化的复制。

四、智能按摩机器人的辅助应用

智能按摩机器人是中医按摩手法与现代康复医学、人工智能、智能感知及机器人技术领域相互渗透并结合的高新技术产物,可以协助或代替推拿医师进行操作,并通过其精确的力 / 位置反馈控制使按摩手法更加规范,按摩治疗效果更加稳定。目前在研发领域已经有诸多的尝试,在国家 863 计划项目的支持下,山东建筑大学机器人技术与智能系统研究院完成了按摩机器人样机的研制,可以模仿人手结构,完成指揉、指按、掌揉、掌按、掌推、捏拿、滚压、叩击、振动和颤动等按摩手法,并通过机器人视觉技术和人体穴位分布几何模型进行穴位识别和定位。除了安全可靠的机械结构,智能按摩机器人在精确的临床应用中,可开发与机器视觉伺服控制、智能感知、神经网络、模糊控制、深度学习算法、遗传算法、自适应控制或鲁棒控制等相结合的控制策略,采用人工智能方法,模拟中医按摩医师根据中医理论知识、专家经验与用户症状体征来制订按摩方案与反馈系统。当前,智能按摩机器人尚存在许多有待突破的关键技术,未来的发展方向也将着眼于它的智能化和自主化,实现其在医疗保健行业中的推广和应用[9]。

五、展望

尽管人工智能技术在中医诊疗领域已经开展了有很多卓有成效的探索工作,但不难发现既往研究主要局限于理论层面,计算机系统主要作为存储数据、融合信息和数据可视化的工具,并未真正实现深度学习与智能化决策支持[1]。中医学如何走进人工智能时代?如何实现中医 AlphaGo?相关学者提出,建立规范、准确的中医病例数据集是机器学习的必要前提。我们仍需要规范症状、体征、检测指标体系、证候分类及命名体系、信息采集软件平台,需要中医临床诊疗思维规律以及专家经验制订的思路、规则与参数,并结合人工神经网络与深度学习等技术,进一步实现人机融合[10]。

未来的中医辅助诊疗设备如四诊仪、针灸机器人、按摩机器人等,在严格标准的数据支撑下,可以实现更精确的诊断和治疗;智能中医决策支持系统可以对大量的理法方药数据进行深度学习,建立集诊断、治疗、疗效评价为一体的智能医学体系。中医智能服务也可以延展到预防、保健、治病等领域,对人们的日常生活进行健康管理,提供更便捷的健康服务。在推动中医药现代化及实现中医精准诊疗的进程中,人工智能技术将发挥不可替代的作用。

(商洪才)

参 考 文 献

[1] 崔骥,许家佗.人工智能背景下中医诊疗技术的应用与展望.第二军医大学学报,2018,39(8):846-851.

[2] 毕珊榕,吕东勇,王汉裕,等.人工智能在舌诊与脉诊中的应用探讨.广州中医药大学学报,2018,35(2):379-382.

[3] 齐真,许家佗,张志枫,等.基于数字图像处理技术的舌诊客观化临床应用进展.中华中医药杂志,2015,30(8):2849-2851.

[4] 许文杰,刘攀,燕海霞,等.528例冠心病患者中医脉象非线性动力学特征在证候诊断模型中的应用.中华中医药杂志,2014,29(5):1661-1665.

[5] 李福凤,邸丹,王忆勤,等.基于计算机技术的中医面色诊信息采集与识别研究.世界科学技术:中医药现代化,2008,10(6):71-76.

[6] CHEN T, NIU T, NIU X, et al. Application of Traditional Chinese Medicine Four-Diagnostic auxiliary apparatus in evaluation of health status and clinical treatment. J Trad Chin Med, 2018, 3 (38): 447-451.

[7] 李敬华,李宗友,王映辉,等.嵌入式临床智能决策支持系统设计与中医临床知识服务研究.中国数字医学,2015,10(7):48-51.

[8] 张竞心,卢东东,林祺,等.智能针灸机器人研发进展及关键技术分析.中国数字医学,2018,13(10):2-4.

[9] 唐仕欢,申丹,卢朋,等.中医传承辅助平台应用评述.中华中医药杂志,2015,30(2):329-331.

[10] 袁冰,范钢.中医学如何走进人工智能时代.中华中医药杂志,2018,33(2):698-703.

第五节　医学人工智能与疾病风险管理

疾病风险管理(disease risk management)是针对人群中各个疾病的风险因素,尤其是对发病率高,危害性大且医疗费用较高的一些慢性非传染性疾病进行风险评估及干预,以降低这些疾病的发病率、进展率及并发症的发生率,合理控制人群的医疗费用,将其维持在适度范围。中国疾病预防控制中心发布的《中国慢性病报告》显示,癌症、心血管疾病等慢性病已经成为我国居民的主要死因,比例高达80.9%。既往的疾病风险管理偏向于疾病发生后的管理,更关注的是"疾病"本身,例如冠心病、慢性阻塞性肺疾病、肾功能衰竭、高血压、心力衰竭、肥胖、糖尿病、哮喘、癌症、关节炎、临床抑郁症、睡眠呼吸暂停综合征、骨质疏松症和其他常见疾病，并减少相关并发症。

在近年来的发展中，此管理模式的不足逐渐凸显，一方面该模式忽视了对疾病的预防；另一方面该模式常着眼于某一类疾病，而忽视了与其他疾病的关系，因此需要从综合的角度看待其健康的管理。故近年来，疾病风险管理逐渐转变为以预测医学为手段，利用科学评估，指导个人与群体改进不良的生活方式，增强生理功能与心理素质，促进生存环境的优化，合理利用医疗资源，使人群的健康状况得到整体的提高。由于疾病风险管理是一个数据密集、知识密集、脑力劳动密集的工作，通过对获取的人群健康信息的智能分析，医学人工智能可以预测疾病的发生风险并提供降低风险的措施。

一、医学人工智能与基因测序和检测服务

现代医学逐渐证明，人类的疾病与基因存在着千丝万缕的联系。2000 年 6 月 26 日，美国前总统克林顿向全世界宣布"人类基因组工作框架已经绘就"，并称"我们正在掌握'上帝创造生命的语言'"。这足见基因测序工作的重要性及其深远影响。目前能够进行基因诊断的疾病已有数千种。现在基因测序的技术已经发展到较高水平，测序成本大幅降低，一般方法是：医疗机构从患者体内进行 DNA 采样，通过连续检测是否存在与疾病相关的典型突变，将这些突变与数据库中已知的实例进行对比，最后得出结论。但当遇到一个未知的突变时，对疾病的诊断可能会延误甚至发生错误。加拿大多伦多大学生物医学工程布伦丹弗雷教授团队，通过深度学习的方法，将人工智能测量细胞内的内容物（如某种蛋白质浓度等指标）与基因检测数据结合起来，以细胞作为一个整体，而得出最终诊断结论。同时，研究人员可以通过输入某一个 DNA 序列片段进行查询，人工智能将自动鉴别出突变，并告知这些突变可导致何种疾病。

二、医学人工智能与癌症预测

最理想的癌症预测是在癌症发生前（数年）预测癌症的发生，医师即可以对癌症进行极早期的干预，甚至阻止其发生，但目前该项技术尚不成熟。迄今为止，较为可靠的癌症预测包括以下几个方向。

（一）预测导致癌症发生的基因突变

既往检测癌症的基因突变均需要从患者体内取到癌组织或血液中找到相应的分子进行检测，耗时较长。近期，纽约大学医学院的一项研究发表在 *Nature Medicine* 上，该研究显示人工智能可以对非小细胞肺癌患者的肿瘤图像进行分析，进而对癌症类型进行分类，甚至可在无须分子检测的情况下预测导致癌症发生的基因突变，其鉴别肺鳞癌和肺腺癌的准确率达 97%。同时，该程序还能帮助预测与肺癌相关的 6 种基因突变，包括 *EGFR*、*KRAS*、*TP53*、*STK11*、*FAT1* 以及 *SETBP1*，其准确率为 73%~86%。该技术可以快速进行癌症的分型并预测基因突变，从而使医师能够较快地制订治疗方案，患者可能更快地接受准确的靶向治疗（图 5-5-1）[1]。

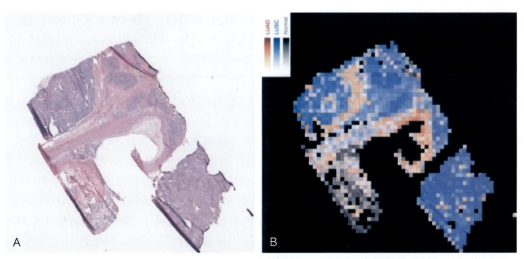

图 5-5-1　人工智能模型从癌变组织图像中识别两种肺癌类型的示意图

A. 原始图像；B. 人工智能输出的肺癌类型图谱，红色部分为肺腺癌，
蓝色部分为肺鳞状细胞癌，灰色部分为正常肺部组织。

（二）预测癌症的发展方向

癌症的特点为不断的自我复制、扩散并对治疗措施逐渐耐受，这也是其致命的原因。如能预测癌症的发展方向，就有可能提前采取治疗措施并阻止其发展。英国癌症研究所研制的 Revolver 人工智能系统通过同时分析 178 名患者 768 个肿瘤样本，包括四种类型的癌症（肠癌、肺癌、乳腺癌和肾癌），建立了一个基因的"谱系图"，帮助其团队揭秘癌症的关键演化步骤，并识别最常引发癌症的突变[2]。同时，该系统打破了此前创建癌症"谱系图"依赖单个患者的样本，从而避免重要的变异被无害的背景变异所掩盖而被研究人员漏掉。该项人工智能的发展，为医师提供了癌症的发展方向，可以提前进行干预。

（三）预测癌症治疗措施的效果

癌症对各种治疗措施可能敏感，也可能存在抵抗。既往的癌症治疗，很大程度上依靠经验性治疗，如肿瘤对某种药物不敏感，则更换药物，这样可能导致癌症在治疗过程中继续进展。如能提前预测癌症对治疗措施的敏感性，可能大幅提高患者的生存率。来自法国的一项新研究发现，人工智能可对患者使用免疫疗法效果的预测评分，从而预测免疫疗法的治疗效果，并且提高治疗的成功率[3]。这项研究发表在了 The Lancet Oncology 上，这也是人工智能首次可以通过处理医学图像来提取生物和临床信息，从而辅助免疫治疗。免疫疗法是利用人体自身免疫系统对抗癌症的疗法，是癌症治疗领域的一项重大突破。然而由于目前并没有任何标志物能够准确识别那些对抗 PD-1/PD-L1 免疫疗法产生反应的患者，目前仅有 15%~30% 的患者能够对此类疗法产生反应。因此，研究人员试图利用成像技术，来识别位于身体任何部位的肿瘤中存在的生物现象，而无须进行活检。研究人员使用了参与 MOSCATO 研究的 500 名实体瘤患者的 CT 图像，以及相关的肿瘤基因组数据作为这项研究的数据集。同时，研究人员利用机器学习技术，训练算法使用这些 CT 图像数据，来预测基因组揭示了哪些肿瘤免疫浸润的情况，尤其是关于肿瘤中是否存在细胞毒性 T 细胞（CD8），并在这些结果的基础上在图像中建立了放射标记。然后，为了测试这些放射标记在真实情况下的适用性，将其与免疫疗法的疗效相关联，研究人员将开发出的人工智能算法在参与 5 个抗 -PD-1/PD-L1 免疫疗法 1 期临床试验的患者中进行验证，在治疗开始前进行的 CT 图像对算法进行评估。结果发现，在免疫疗法分别于 3 个月和 6 个月内起效的患者中，机器学习算法给出的放射学评分较高，同时这些患者的总生存率也较好。研究人员表示，这项研究的下一步将使用更多的患者数据，并根据癌症类型进行数据分层，从而完善标记。同时，研究人员将会对 CT 图像、分子生物学及组织分析的相关数据进行整合，并采用更复杂的人工智能算法，以确定最有可能对免疫疗法产生反应的患者。

三、医学人工智能与白血病等重大疾病

人工智能在白血病预测、诊断及治疗方面的研究已经取得一定的进展。沃森（Watson）是由美国 IBM 公司研发的人工智能系统，曾于 2011 年在美国智力竞赛节目中打败人类冠军，其认知学习计算能力为世人所认可。此后，IBM 公司不断开发其在医疗方面的能力。2016 年，东京大学医学研究院应用 Watson 系统，10min 即诊断了一位女性患有罕见的白血病。该患者为一名 60 岁的女性，最初东京大学研究院根据诊断结果，诊断她患了急性髓细胞性白血病，但给予各种治疗后效果均不佳。他们利用 Watson 系统进行诊断，通过比对 2 000 万份癌症研究论文，在 10min 得出了诊断结果：患者患有一种罕见白血病，并向研究所提出了适合的治疗方案。Watson 系统在该例白血病病例上的成功，让其世界闻名。

急性髓细胞性白血病（acute myeloid leukemia，AML）的发病率随着年龄的增长而增加，65 岁后确诊病例的死亡率超过 90%。大多数早期病例没有任何明显的症状，就诊时患者通常已经出现骨髓功能衰竭。因此，早期发现或者预测 AML 高风险人群并进行严密监测，是非常重要的。2018 年 Nature 上发表了一项研究成果——由多家科研机构白血病科学家组成的研究小组使用血液检测和机器学习，以达到预测健康个体是否有患急性粒细胞白血病（acute myeloblastic leukemia，AML）的风险[4]。该研究发现这类新发 AML 病例在白血病前期即已发生造血干细胞和祖细胞（hemato poietic stem cells and progenitor cells，HSPCs）突变积累，但在没有发展成 AML 的健康人的衰老过程中，HSPCs 也会出现 AML 突变，这一现象被称为年龄相关的克隆造血（age-related cloned hematopoietic，ARCH）。他们使用深度测序来分析在 AML 中反复突变的基因，以区分有高风险发展成 AML 的个体和那些良性 ARCH 的个体。通过分析了平均在 AML 诊断前 6.3 年（AML 诊断前组）获得的 95 名患者的外周血细胞以及与之相匹配的 414 名未经选择年龄和性别的患者（对照组）的外周血细胞，AML 前组病例与对照组不同，每个样本有更多的突变，更高的变异等位基因频率，显示有更大

的克隆扩增及特定基因的突变更丰富。这些遗传参数被用来建立一个精准预测无 AML 生存的模型;该模型在一项包括 29 例 AML 前期病例和 262 例对照组的独立队列研究中得到验证。同时,他们还开发了一个基于大型电子健康记录数据库的 AML 预测模型,该数据库可识别出风险更大的个体。该研究提出一个概念,即发展为 AML 数年前,就有可能区分 AML 前期和 ARCH。这将有助于未来实现早期检测并及时给予干预。这意味着我们能够提早发现 AML 的高风险人群并进行监测,同时可以进行研发工作,寻找降低该疾病发病率的方案[5]。

四、医学人工智能与慢性病管理

高血压、糖尿病、帕金森病、阿尔茨海默病等慢性病,已逐渐成为影响国家社会发展的重大公共卫生问题。我国现拥有超过 3 亿的慢性病患者,其致死人数已占到我国因病死亡人数的 80%,疾病管理的费用已占到全国医疗总费用的 70%。由于公众医疗卫生知识的普及率低下,慢性病的管理及早期诊断进展缓慢,人工智能的应用打破了这一局面[5]。

高血压是常见的慢性病,是引发心脑血管和肾脏等病变的重要危险因素。眼底血管是较容易直接观察到的血管,它可反映全身血管的状态,通过对其观察可了解高血压的状况,对高血压及其并发症的控制有很高的参考价值。既往的观察依靠医师经验的积累,而人工智能可以在短时间内学习专家的经验并加以利用。谷歌在视网膜的研究上已有进展,其开发的人工智能通过分析人类视网膜照片,运用深度学习方法,对人的血压、年龄以及吸烟状况进行预测。结果显示,该系统可以预测心脏病的发生,并提供有效的预防措施。

国内已有公司推出的帕金森病人工智能辅助诊断技术,基于运动视频分析技术,针对帕金森病患者的运动视频自动实现国际普遍采用的帕金森氏病评分量表(universal Parkinson's disease rating scale,UPDRS)评分,在人工智能技术的辅助下,仅需透过摄像头拍摄(普通智能手机即可满足)便可实现对帕金森病患者运动功能的日常评估,医师可在 3min 内完成诊断过程,诊断速度提升 10 倍。另有关于诊断糖尿病患者管理的人工智能系统,通过以大量医师的实践经验作为经验模型,以大量的医学知识和权威文献作为知识模型,利用一系列物联网管理方式,采用人工智能化的眼底病变和尿蛋白筛查技术,在计算机深度学习基础上建立糖尿病及并发症筛查软件,实现对糖尿病患者从预防、诊断、治疗,到并发症管理的"人工智能化"。

同时,韩国的科研工作者利用世界各地的阿尔茨海默病研究人员建立的健康人群与阿尔茨海默病患者脑图像的数据库,来训练卷积神经网络,并且在此基础上识别它们的不同。软件系统识别轻度认知障碍患者转化成为阿尔茨海默病的预测准确率高达 84.2%,优于常规基于特征的人为量化方法,显示出了深度学习技术使用脑图像预测疾病预后的可行性[6]。

但目前,人工智能在慢性病管理领域还是以辅助为主,慢性病的最终确诊和治疗,还是要以医师为主导。病变测定和性质鉴定是目前人工智能在医学上的主要贡献,但是确诊后的治疗方案,不同患者的用药情况和护理措施,还是需要医师根据实际情况进行判断。人工智能目前只能辅助医师,而不是代替医师。

家庭化、日常化、移动化将是人工智能在慢性病管理领域的方向。聊天机器人公司(Next IT)开发的一款慢性病患者虚拟助理(AlmeHealthCoach)是专为特定疾病、药物和治疗设计。它可以与用户的闹钟同步,来触发例如"睡得怎么样"的问题,还可以提示用户按时服药。该人工智能主要服务于患有慢性疾病的患者,其基于可穿戴设备、智能手机、电子病历等多渠道数据的整合,综合评估患者的病情,提供个性化健康管理方案。另有美国国立卫生研究院(National Institutes of Health,NIH)投资了一款名为人工智能治愈(AiCure)的智能软件,可通过将手机摄像头和人工智能相结合,自动监控患者服药情况。

五、医学人工智能与预防医学

预防医学是以"环境 - 人群 - 健康"为模式,以人群为研究对象,以预防为主要思想指导,运用现代医学知识和方法研究环境对健康影响的规律,制定预防人类疾病发生的措施,以促进健康,预防伤残和疾病为目的的一门科学。其特点包括工作对象(包含个体和群体),工作重点是健康和无症状患者,对策与措施更具积极预防作用,更具人群健康效益,研究方法上更注重微观和宏观相结合,研究重点是环境与人群健康之间的关系。由于人群的生活方式、环境、心理状态、疾病千差万别,所以既往的疾病预防工作集中在对事中和事后的紧急处理上[7]。

　　以上呼吸道感染这一类传染病为例，该疾病是流感病毒引起的急性呼吸道感染，传染性强、传播速度快。数据表明，80% 以上老人的死亡原因与流感有关。与有限的有效治疗措施相比，积极的防控更为重要。过去一些互联网公司曾经尝试通过收集互联网数据，预测传染病的暴发趋势，但因为搜集的都是互联网数据，或应用传统的模型，稳定性、精度都较差。2017 年，国内科技公司合作开发的首个"人工智能＋大数据"智能疾病预测与筛查两大模型，在传染病预测和慢性病危险因素筛查方面已取得阶段性成果。他们提出"宏观＋微观"的疾病预测模型，宏观是指在地区层面，通过整合全国上百个城市的环境气象因子、人口信息、产业结构、经济教育发展等一系列宏观因子，对历史数据进行尝试挖掘，分析时间序列。微观指在个人层面，通过整合全方位、多维度的预测因子和信息来预测疾病发生风险。通过精准评估各类风险，从而提升预测精度。重庆监测数据显示，应用流感、手足口病预测模型，可以提前一周预测传染病发生情况，流感和手足口病预测模型的准确率均达到 86% 以上，高发季预测准确率可达到 90% 以上；应用慢性阻塞性肺疾病智能筛查模型，可大幅减少筛查成本，提高筛查效率，该模型的准确率达到 92%。

　　对于个体来说，将疾病控制在未病阶段，或者将大病控制在小病阶段，是极为理想的。人体的免疫系统强大复杂，除了能帮我们抵御致病的病毒或细菌之外，还可以作为精密灵敏的疾病"指示计"。如果在身体层面上还没有感知到任何疾病症状前，读懂免疫系统里早已出现一系列的生物信号，那就能抢在胰腺癌等重大疾病进入晚期之前及时治疗[8]。微软与一家生物科技公司合作，共同研发一种筛查工具，通过血检可以及早确诊多种重大疾病。其基本原理是通过获取大量的血液样本，提取其中的免疫蛋白，对免疫蛋白上的受体进行测序；但测序后得到的数据量太庞大，通过运用人工智能技术强大的学习能力，梳理免疫系统的测序数据里的对应关系，构建免疫系统图谱，从而用于临床诊断和及早治疗。

（牛晓辉）

参 考 文 献

[1] COUDRAY N, OCAMPO P S, Sakellaropoulos T, et al. Classification and mutation prediction from non-small cell lung cancer histopathology images using deep learning. Nat Med, 2018, 24 (10): 1559-1567.

[2] CARAVAGNA G, GIARRATAND Y, RAMAZZDTTI D, et al. Detecting repeated cancer evolution from multi-region tumor sequencing data. Nat Methods, 2018, 15 (9): 707-714.

[3] SUN R, LIMKIN E J, Vakalopoulou M, et al. A radiomics approach to assess tumour-infiltrating CD8 cells and response to anti-PD-1 or anti-PD-L1 immunotherapy: an imaging biomarker, retrospective multicohort study. Lancet Oncol, 2018, 19 (9): 1180-1191.

[4] ABELSON S, COLLORD G, NG WKS. et al. Prediction of acute myeloid leukaemia risk in healthy individuals. Nature, 2018, 559 (7714): 400-404.

[5] MADDOX T M, RUMSFELD J S, PAYNE P R O. Questions for artificial intelligence in health care. JAMA, 2019, 321 (1): 31-32.

[6] SHERBET G V, WOO W L, DLAY S. Application of artificial intelligence-based technology in cancer management: a commentary on the deployment of artificial neural networks. Anticancer Res. 2018, 38 (12): 6607-6613.

[7] BENKE K, BENKE G. Artificial Intelligence and Big Data in Public Health. Int J Environ Res Public Health, 2018, 15 (12): E2796.

[8] RODRIGUEZ F, SCHEINKER D, HARRINGTON R A. Promise and perils of big data and artificial intelligence in clinical medicine and biomedical research. Circ Res, 2018, 123 (12): 1282-1284.

第六节　医学人工智能与药物挖掘

　　药物研发速度慢、失败率高一直是全世界药物研发企业希望解决的问题，开发新药是一项耗时长、投入大且效率低的工作。数据显示，开发一款新药所需的平均研发成本高达 26 亿美元，其中 15%~20% 都耗费在新药探索阶段，并需要 3~6 年的时间，而只有不到 12% 的药物进入临床试验阶段并能上市销售。药物研发是一个不断试错的过程，由于成本太高，越来越多的厂商开始采用计算机人工智能技术，希望以此来缩小可作为潜在治疗药物的化合物范围，减少一系列后续工作，从而节约时间和经费，降低研发成本[1]。目前，越来越多的厂商研究新的算法模型，并将其应用在药物研发上。他们收集基因、蛋白质、药物、疗效和不良反应等数据,通过计算机软件进行运算,更准确地发现新药,预测不良反应,进行服药后跟踪随访,实现高效的药物挖掘[2]。如今,有希望通过人工智能大幅减少研发成本,并将药物研发过程缩短至几个月。

人工智能药物研发系统可在药物开发的不同环节应用,包括新药开发、老药新用、药物有效性预测、构建新型药物分子、筛选生物标志物、研究新型组合疗法等,减少医药研发过程中人力、时间、物力等投入,降低药品研发成本。同时基于疾病、用药等建立数据模型,该系统可预测药品研发过程中的安全性、有效性和不良反应等[3]。此外,随着人工智能和机器学习的不断整合,药物研发企业有望在新药研发过程中显著地实现"去风险",不但每年将节约 260 亿美元左右的研发成本,同时还将提高全球医疗信息领域的效率,节约的成本价值将非常可观。从该数据中不难看出,人工智能的应用将给传统药物研发领域带来非常积极的推动作用。

一、医学人工智能在新药研发中的应用

新药研发的难点主要有两个:首先是前期小分子化合物的发现,其次是有关的临床试验。如果前期工作做得不好,后面的临床试验中途夭折的概率就会增加。试验能否顺利进行,很大程度取决于前期药物发现的过程中是否选择了合适的化合物。候选化合物的发现过程对后期的临床试验起到关键作用,例如过多的化合物需要筛查、中标物的毒性测定、失效和有偏设计等。传统药物研发的具体流程见图 5-6-1。

化合物数量	100万	10万	100	1~2	1
药物研发过程	化合物库	药物筛选	中标药物评估	选择最优化合物	临床应用

图 5-6-1　传统药物研发过程

目前,通过大数据的计算来模拟药品研发过程、降低研发成本及预测药品的效果,医学人工智能可以在很大程度上避免代价高昂的临床试验失败,而受到追捧。

医学人工智能技术平台,通过建立药物筛选模型、扩大筛选对象,以期发现目标化合物,提高药物发现的概率,来辅助甚至替代传统的药物研发模式。其过程关键是通过探究人体分子和细胞自身防御组织以及发病机制,利用人工智能和大数据来推算人体分子潜在的药物化合物,从而产生更快、更多的新药创新。

以判断加强认知系统(judgment augmented cognition system,JACS)技术为例,其在运算的时候会涉及海量的相关数据,为了提高运算效率和能力,可以模拟发生在大脑皮质中的识别和学习模式,加快在不同信息源间建立新的关系,从这些散乱无章的海量信息中提取能够推动药物研发的知识,提出新的可以被验证的假设,从而加速药物研发的过程[4]。目前,医学人工智能除了发现小分子化合物之外,也可分析小分子化合物,并用人工智能系统来指导数据的收集和临床试验的进行,进而参与新药研发的整个流程。人工智能药物研发的流程见图 5-6-2。

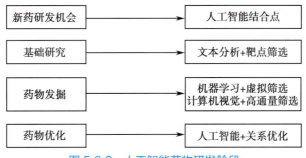

图 5-6-2　人工智能药物研发阶段

医学人工智能对于新药的研发已初见成效。twoXAR 公司与斯坦福大学的亚洲肝病中心(Asian Liver Center)合作,利用自己开发的计算机软件,分析遗传、药物、蛋白质组学和临床数据,为成年肝癌患者从 25 000 种候选药物中筛选出了 10 种可能的药物。Samuel So(Asian Liver Center 的主任)发现其中某些药物

与实验室研究人员的预测相同,于是决定测试所有的 10 种药物。结果发现,其中效果最明显的一种药物能杀死 5 种不同的肝癌细胞并不伤害健康细胞。斯坦福大学和 twoXAR 公司所研发的药物获得美国食品药品监督管理局(FDA)批准只用了 4 个月。

二、医学人工智能在老药新用中的应用

随着对药物有效性及安全性的要求不断提高,新药开发的各项成本还将持续上涨,鉴于近年来新药临床研究失败率的居高不下,寻找现有药物的新适应证成为一种极具吸引力的能够优化药企成本 / 效益的新策略。老药新用即在老药的原适应证以外开发新用途。老药其实不仅限于现有已上市药物,还应该包含曾 / 现处于临床前或临床研究中的潜在候选物。

近年来,老药新用作为药物开发的新策略越来越受到重视,老药的大量新适应证逐渐被发现;同时,研究人员的开发经验和研究策略也得到了积累。在老药新用的研究工作中,人工智能通过自然语言处理和机器学习的方法,使得计算机算法能够突破句子结构的限制并推断出药物与没有明确提及的疾病之间的联系。虽然这样的推论还不够成熟,仍然需要专家的仔细评估,但是它们已经提供了一个发掘老药新用机会的入口。关于疾病和药物机制的先验知识还可以帮助构建“智能的”筛选方式,因为这种方法可以让我们找到特异性作用于相关通路的一小部分药物[5]。除了筛选技术以外,许多新的数据分析技术也相继出现,这得益于数字时代中丰富的可用数据,这些技术都有助于推动更系统化的方法来实现药物的新用。文本挖掘方法的应用使得生物信息学家们可以通过已发表的科学文献寻找已知药物和疾病之间的联系(图 5-6-3)。

有研究者开发出了快速高效的老药新用策略,由 6 个计算模块和 2 个乳腺癌脑转移实验模块构成。计算模块包括差异分析、癌信号桥(cancer signal bridge,CSB)分析、富集分析、生存分析、网络机制分析和再定位分析,实验模块包括药效测定和靶标验证。首先,他们将收集的乳腺癌患者一系列数据列入微阵列用于计算,通过帕特克(Partek)(http://www.partek.com)和创新途径分析(Ingenuity Pathway Analysis)(http://www.ingenuity.com)进行差异和富集分析,获得转移与未转移患者之间存在差异表达的基因,然后将信号通路与癌症相关蛋白联系起来,研究蛋白 - 蛋白相互作用

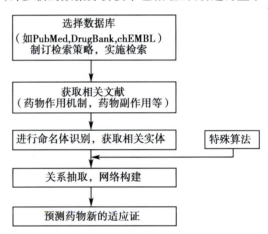

图 5-6-3　文本挖掘的基本方法

(CSB 分析)。在上述分析的基础上进行网络机制分析(network mechanism analysis)。此分析基于网络建模,获得的前网络信号涉及最大数量的信号通路,并且包括基因标签中差异最大的基因。然后,应用生存分析模块将假定的信号通路与患者的可用临床信息(例如无转移生存时间)相关联,迭代地进行路径的分层聚类和 Kaplan-Meier 生存分析,以过滤出对患者存活和肿瘤转移至关重要的高置信度蛋白途径。以蛋白质和基因为靶点的具有高置信度的药物,具有很高的干扰癌细胞中特定基因谱的潜力。研究人员运用了计算机模块确定了 15 个再定位的候选药物,其中有 10 种满足中枢神经系统药物的“类药五规则”,提示其很有可能具有穿透血脑屏障的能力。通过对舒尼替尼(批准用于治疗晚期肾细胞癌和胃肠道间质瘤)和达沙替尼(批准用于治疗慢性髓性白血病)在信号传导网络中的靶标(RET 和 KDR,舒尼替尼;FYN,达沙替尼)的研究,并采用实验模块进行验证,研究人员发现这两种药物均显示出显著降低脑转移的潜力。目前,对这两种药物的研究正处于乳腺癌脑转移 II 期临床试验阶段。

因此,系统性老药新用研究主流的方法都逐渐转变为基于人工智能计算的方法,综合运用药物分子 - 靶标相互作用、靶标 - 疾病关联、信号通路和药理网络、疾病相关基因组学、临床监察及大数据健康记录等公开数据,将能够进一步减少老药新用研发过程的投入,提高新适应证命中率。

三、医学人工智能在药物筛选中的应用

药物筛选,也称为先导物筛选。大多数情况下,药物研发工作者会利用高通量筛选的方式无限扩大筛选对象以期发现目标化合物,提高药物发现的概率。由于不断试错的成本太高,越来越多的研发企业开始引入

人工智能开发虚拟筛选技术,以增强或取代传统的高通量筛选过程,未来希望利用这种技术来缩小潜在药物分子的范围,从而节省后续测试的时间和费用。

人工智能算法可以缩小相关蛋白质、药物和临床数据的范围,以便更好地预测那些有很大潜力可以作为药物靶标的蛋白质编码基因。人工智能技术的核心是整合技术平台,此类平台可以结合临床医疗大数据、基因数据和药物的有效性及毒副作用等进行分析,同时对现有的药物和潜在的药物进行评估,进而达到快速筛选或设计出最有潜力的候选药物。对于药物筛选来说,医学人工智能技术平台的核心是可以结合基因数据、临床医疗大数据和药物的有效性及毒副作用等进行评价和分析。我们以 Atomwise 为例,在分子结构数据库中筛选治疗方法,评估出 820 万种药物研发的候选化合物,该平台基于评估出的候选药物,再应用医学人工智能算法,在不到 24d 内就成功地寻找出能控制埃博拉病毒的两种候选药物。

医学人工智能模式应用到药物发现的过程中,开发的深度学习模型在药物发现和结构优化上都有优异的表现。医学人工智能在新药筛选上成功的基础是化合物数据库。一个优秀的化合物数据库可以给科学家提供尽可能多的研究对象,从而有机会发现更多的先导化合物。蛋白质担负着生命体的各种生理功能,是生物性状的直接表达者。蛋白质与小分子化合物的相互作用是进行药物设计的基础。在分子水平上深入研究蛋白质与药物分子的结合机制,有助于为筛选及研发药效高、应用广及毒副作用小的新药提供丰富的计算依据,我们可以利用医学人工智能来构建蛋白质和小分子的亲和力模型预测,以筛选有效的药物候选分子,有效缩短现有的实验流程并降低临床失败风险。

人工智能的药物筛选通过给出三种数据:致病蛋白信息、小分子信息、蛋白和小分子间的亲和力,分别代表:疾病、药物、药物和疾病能否结合,以此来预测致病蛋白与已知的小分子的亲和力,预测用于治疗疾病的药物(图 5-6-4)。深度学习软件可以摄取、分析信息,找出关联并提出相应的候选药物,进一步筛选具有对某些特定疾病有效的分子结构。人工智能将大大加快药物研发流程,让患者得到最及时的治疗。

机器学习和大数据如何帮助化学家从庞大的化学分子库中搜索出更好的治疗药物呢? 2001 年之后的 16 年中,瑞士伯尔尼大学化学家让·路易·雷蒙德致力于使用电脑绘制出化学宇宙。目前,他已构建了世界上最大的分子数据库(包含 1 660 亿个化合物的巨大数据集,GDB-17),包括由 17 个原子组成的所有化学上可行的有机分子——雷蒙德(Reymond)的算法可以处理的规模极限。他将化合物宇宙分成多维空间,相邻化合物具有相关性质。Reymond 和他的团队通过寻找化合物之间的相似性来识别某药物异构体是否具有治疗潜力。该团队可在 3min 之内通过软件搜寻并分析数据库中的 1 660 亿个化合物,提出候选药物。例如,Reymond 通过一个已知的可以与烟碱乙酰胆碱受体结合的分子,找到了 344 种相关化合物;然后,

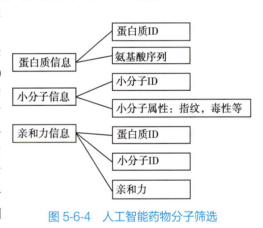

图 5-6-4　人工智能药物分子筛选

他们合成了 3 个分子,发现有两个可有效地激活烟碱乙酰胆碱受体,同时也证明了它们可用于治疗老龄化引起的肌肉萎缩。

四、医学人工智能在药物不良反应预测方面的应用

药物不良反应是在使用常规治疗剂量的药物时出现的。不良反应与治疗无关甚至对人体有害,是一种不可避免的药理学反应。所有药物都有不良反应,有些轻微,有些则较严重。既有药物的不良反应是众所周知的,但新药和组合药物的不良反应尚不可知。

来自美国斯坦福大学的维杰·潘德教授团队[6]通过深度学习领域中最新的分支——一次学习(one shot learning)尝试进行新药研发,获得了一些成果。此团队之前成功开发过只需几百个数据点的一次学习算法,但新药开发能提供的数据点更少,因此此次尝试在更少的数据点下进行算法设计。研究者先用以原子为基础的几何图形来代替药物的分子结构,将药物分子的特性变成算法可分析的信息。再让他们的算法学习不同化合物的毒性数据和已获批药物的不良反应数据。首先,算法学习 6 个化合物的毒性后预测另外 3 个化合物的毒性;其次,算法学习 21 个药物的不良反应后对另外 6 个药物的不良反应进行预测。结果显示,算法预测的准确性都比随机猜测更好。该研究成果发表在了 *ACS Central Science* 期刊上。

组合药物的不良反应预测对于科学工作者也是巨大的挑战。虽然组成复合药物的几种单一成分的不良反应是已知的,但组合使用可导致原不良反应的加强或出现生新的不良反应。目前我们已知大约5 000种药物和1 000种不良反应,这样推算的话,药物组合可能将产生近1 250亿种不良反应。我们无法对这些药物组合逐一进行系统性研究。根据美国疾病预防中心的统计数据,在每30天里,美国人使用≥1、≥3和≥5种药物的人数分别为48.9%、23.1%和11.9%。因此,发明一种较方便的方法来研究药物不良反应,特别是组合药物的不良反应十分重要。

斯坦福大学的计算机科学家齐特尼克·阿格拉瓦尔和莱斯科韦茨已成功研究出一种名为十边形(Decagon)的新系统,能利用人工智能预测组合药物的不良反应。他们描述了人体超过19 000种蛋白质如何相互作用以及药物与这些蛋白质之间的影响,同时利用药物和不良反应之间的400多万种关联,设计算法,进行智能学习和预测组合药物不良反应。他们的一些预测在临床中得到了证实[7]。例如,Decagon预测阿托伐他汀(一种胆固醇药物)和阿莫匹定(血压药物)组合使用可能会导致肌肉发炎,但单用不会,结果2017年有病例报告该药物组合导致了一种危险的肌肉炎症。

人工智能可帮助医师作出更明智的决定,决定使用哪种药物,还有可能为研究人员提供寻找新药物组合的途径,以帮助治疗复杂疾病,对于尚未进入动物实验和人体试验阶段的新药,也可以利用人工智能来检测其安全性。人工智能可以通过对既有药物的不良反应进行筛选搜索,由此选择那些产生不良反应概率最小和实际产生不良反应危害最小的药物进入动物实验和人体试验,节约时间和成本。

五、医学人工智能跟踪研究

人工智能可对疾病数据进行深度研究,可更精准挖掘目标患者,实现快速患者招募。2016年,百健公司(Biogen)使用Fitbit记录器追踪多发性硬化症患者,24h内便成功招募了248名患者,77%的患者完成了后续研究,其中有一小部分可穿戴设备使用者非常愿意通过自我量化分享他们的生理数据。使用数字健康设备招聘大量志愿者参加临床试验正成为趋势。

在药物的跟踪研究和传统的新药研发流程中,患者的健康状况和身体数据情况只能在临床中进行评估,患者需要进行定期检查,在特定时间和地点获得的数据并不能完整代表患者的健康状况,容易出现数据偏差。在这个阶段,医学人工智能通过可穿戴设备与机器学习方法来关注药物在大范围人群应用后的疗效,对不良反应进行监测[8]。

人工智能可以持续提供生物反馈。生物传感器与人工智能融合,实时监控患者的身体和行为变化及生物学参数(心率、血压、血糖浓度等)。此外,人工智能在患者服用药物的跟踪上也发挥作用,依从性可定义为受试者按照规定的药物剂量和疗程服用试验药物的程度。传统方式服药依从性主要通过人工随访来管理,如果数据量大则只能依靠患者的自觉性。在这个阶段,我们利用移动技术和面部识别技术来判断患者是否按时服药,用自动算法来识别药物和药物摄取,并且可以提醒患者按时服药,对患者的服药依从性作出精准管理,最终获得更多、更实用的数据,这些对于药物研发取得突破至关重要。在针对临床试验的不同阶段,利用人工智能技术对患者病历进行跟踪研究,监测管理临床试验过程中的患者服药依从性和数据收集过程,提高临床试验的准确性。人工智能药物跟踪研究的方法见图5-6-5。

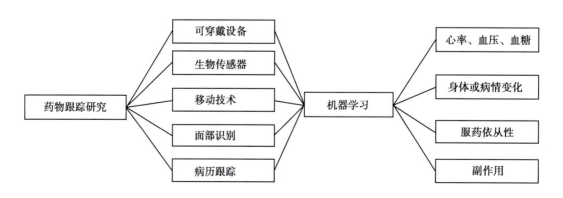

图 5-6-5　人工智能药物跟踪研究

　　本节介绍了医学人工智能与药物挖掘等发展情况,结合人们对于提升医疗技术、延长人类寿命、增强健康的强烈需求,列举了医学人工智能在药物挖掘等领域的应用实例,介绍了一种将人工智能应用到医疗领域的有效方法和步骤,从而使人们更加重视以深度学习为主的人工智能技术在医疗领域的应用,加大研发和投资力度,加速智能医疗的进展,造福人类。我们可以预见的是,未来人工智能帮助人们实现更快、更精准的疾病诊断,推出更有效、更安全的个性化治疗方案,并且能够降低医疗成本。总而言之,医学人工智能已经成为未来医疗领域发展的趋势。

(彭　昊)

参 考 文 献

［1］张星一,吕虹.人工智能在药物研发与监管领域的应用及展望.中国新药杂志,2018,27 (14): 1583-1586.

［2］刘琦.人工智能与药物研发.第二军医大学学报,2018,39 (8): 869-872.

［3］刘景陶,柳耀花.计算机分子模拟技术及人工智能在药物研发中的应用.科技创新与应用,2018 (2): 46-47.

［4］王海燕,周陆怡,鲁思博,等.基于人工神经网络数据挖掘在群体药代动力学中的知识发现.中国临床药理学杂志,2018, 34 (20): 2449-2451.

［5］ASHER M. The drug-maker's guide to the galaxy. Nature, 2017, 549 (7673): 445-447.

［6］ALTAE-TRAN H, RAMSUNDAR B, PAPPU A S, et al. Low data drug discovery with one-shot learning. ACS Cent Sci, 2017, 3 (4): 283-293.

［7］ZITNIK M, AGRAWAL M, LESKOVEC J. Modeling polypharmacy side effects with graph convolutional networks. Bioinformatics, 2018, 34 (13): i457-i466.

［8］NIC F. How artificial intelligence is changing drug discovery. Nature, 2018, 557 (7707): S55-S57.

第一节 虚拟现实的医学应用

虚拟现实(virtual reality,VR)技术是一门综合了计算机图形技术、仿真技术、传感器技术、人机接口技术和显示技术等跨学科的信息技术。其借助于特定的硬件设备,通过视觉、听觉和嗅觉等多种人体感觉通道的实时模拟与实时交互,为用户提供视、听、触等真实直观又自然的实时感知,使人们感受到虚拟的场景[1]。由于虚拟现实技术具有三个特性,分别是沉浸性、交互性以及构想性,因此在医疗领域上具有广阔的应用前景。目前虚拟现实技术主要应用在医学教学、临床诊疗以及医学研究三大方面。

一、虚拟现实技术在医学教学中的应用

医学的学习基于大量的实践和经验的积累,需要可靠的组织标本以及真实的场景,这就意味着医学教育需要耗费大量的时间与金钱。虚拟现实技术能够建立起模拟现实的环境,帮助医学教师在课堂上、临床实习中及实验室里更加真实地完成教学。因此,虚拟现实技术能够有效地弥补医学实践教学中资源的缺乏、突破现实教学上时间和空间的限制,改善传统教学模式的抽象化问题。

(一) 虚拟人体解剖

虚拟人体是指将人体解剖结构进行信息化数字化处理,然后通过计算机图像处理技术,在计算机上显示出一个完整的模拟人体,再进一步将人体的物理、化学、生物信息等功能特性转变为计算机的语言符号,通过虚拟现实技术的再现。用户在计算机界面上进行相关指令的操作,"虚拟人体"将能模拟出真实人体的各种生理病理反应,同时可以提供视、听、触等直观真实的实时感觉。

虚拟人体以 3D 形式显示人体器官组织的形态、大小、位置以及相互毗邻的空间关系。此外,还可以进一步对进行人体从微观到宏观结构地可视化、信息化处理,完整地呈现了生命体从基因、蛋白质、细胞、组织到器官的形态与功能,最终呈现出人体信息的完整精确的模拟,实现人体解剖信息资源的数据共享,为医学教学提供了新的模式与途径。目前人民卫生出版社联合四川大学已研发了一款《人卫 3D 系统解剖学》VR 版本(图6-1-1),将抽象的解剖知识具体化、形象化,既调动了学生的兴趣,也方便了教员,极大地提高了教学质量。

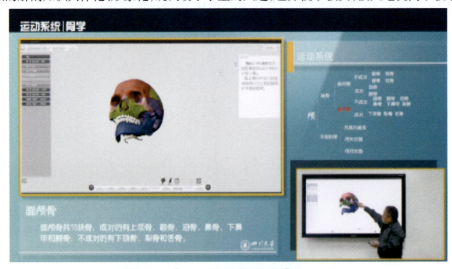

图 6-1-1 《人卫 3D 系统解剖学》VR 版本

(二) 虚拟实验室

虚拟实验室是以计算机网络为核心,将虚拟的实验仪器通过互联网连接起来,通过硬件进行信号的输入与输出,以实现实验数据采集、分析和远程操作的计算机系统。它将医学试验的相关设备、教师指导、学生思考、教学内容以及实验操作有机地结合为一体,直观地显现相应的实验环境、实验设备、实验对象和实验信息等,为学生提供虚拟实验的操作和训练机会。在虚拟实验室中,学生可以自由反复地自主设计实验、重复操作实验以及分析信息等,来充分提高学生的科学创新和实践操作能力。此外,利用虚拟实验室可以模拟条件恶劣与具有危险性的实验研究。

(三) 虚拟手术培训

外科医师在能独立主刀手术前往往需要累积上百次手术助手的经验和大量的精细的训练,虚拟手术系统则提供了理想的手术教学培训平台。其主要包括建立虚拟手术模型、人体组织器官的应力形变仿真、传感与反馈以及成像与图像处理等技术。在真实的手术中,外科医师主要依靠眼睛的视觉和手的触觉的反馈信息来实施手术操作,因此基于虚拟现实技术的手术操作系统大多是针对视觉与触觉两大方面来进行实时仿真,通过视觉反馈直观地呈现出虚拟手术的场景和对象,利用触觉反馈来感受在虚拟手术中组织受力的情况并对手术步骤作出准确的、及时的判断,使学习者的操作感觉就像在实际的手术中。此外,应用虚拟现实技术进行手术训练可以不受时间与地点限制,可以重现高风险的手术,还可以反复进行练习并及时给予学习者有效的反馈,并且不会对患者造成危害。例如现已开发出来的骨科虚拟手术训练平台。

二、虚拟现实技术在临床诊疗中的应用

随着虚拟现实技术在临床诊疗中的广泛应用,医师可以更为全面、细致地观察患者身体状况,根据虚拟三维模型呈现的患者机体数据,对患者的疾病作出准确的诊断,与患者沟通疾病的信息与认知,并且制订精准的治疗方案。目前临床上,应用虚拟现实技术比较成熟的方面包括辅助临床诊断、手术规划与术中导航、康复训练、精神心理疾病治疗以及远程医疗等。

(一) 辅助临床诊断

与传统影像学等辅助检查技术相比,利用虚拟现实技术可以对人体各个组织、器官的生理病理状态进行三维重构与展现。在计算机中显现出人体各部位的虚拟模型,不但可以直观地观摩组织器官整体的解剖结构,同时还能显示其轴位、冠状位、矢状位的解剖结构,并且可以任意旋转,从而提供组织器官在人体系统中的准确定位、三维数据和立体影像。例如,运用虚拟现实技术辅助颅脑疾病的诊断,可以克服传统影像检查不能显示出颅脑内部复杂的三维空间结构的缺点。

(二) 手术规划与术中导航

随着 X 线、CT 和 MRI 等辅助诊断设备的快速发展与广泛应用,虚拟现实技术利用这些图像进行病变部位的 3D 构建,不但可以为外科医师进行手术前的规划、手术中的导航和定位提供客观、准确、直观的手段,而且还可以使患者更好地了解手术方案和手术风险,增加医患双方的沟通与理解。同时,这也促进了微创外科手术的快速发展。

在手术中,将计算机呈现的虚拟 3D 模型与实际手术部位进行精确的匹配,使得术者看到的信息既有实际的直观图像,又有叠加的虚拟图形。例如,内镜技术就是将实时观测的图像与术前 CT 或者 MRI 中重构的虚拟模型进行定位匹配,从而引导外科医师进行手术操作。目前,基于虚拟现实技术的术中导航已经在骨科的实际运用中显示出卓越的成效。

(三) 康复训练

患病期间或术后康复中,由于肢体运动受限,或出于安全因素的考虑,患者往往不能在真实的环境中进行康复训练。而虚拟现实技术不仅能够提供高度相似的虚拟场景,也能使康复训练更加安全。此外,患者借助虚拟现实相关设备,进入模拟的现实生活场景中,其关注点转移到自身所处环境中发生的事件上,康复治疗时所产生的疼痛感觉也会极大地降低。目前虚拟现实技术在康复训练方面的应用主要集中在脑卒中患者的手指、肢体活动的康复[2]、多发性硬化患者的平衡感与步态的训练以及运动员受伤后的康复治疗等。

(四) 精神心理疾病的治疗

在精神心理治疗方面,尤其是对存在情感与认知障碍的患者的治疗过程中,虚拟现实技术有着较为成功的应用。虚拟现实暴露疗法,即利用虚拟现实技术反复重现令患者相关精神症状发作的情景,并且通过调整

计算机的相关参数来控制虚拟环境的变化，与此同时医师则使用心理学的治疗干预手段教导患者作出正确情感与行为的反应，从而实现克服各种不良精神心理状态与障碍的临床效果。据相关报道[3]，虚拟现实技术在辅助治疗恐惧症、恐高症、焦虑、创伤后应激障碍等疾病上有良好的临床疗效。

（五）远程医疗

远程医疗[4]是利用虚拟现实技术和网络通信技术，把医疗发达地区的医疗资源同偏远的中小医院等联系起来，通过远程控制操作的计算机终端将本地医院与异地医院建立起远程医疗系统，获得其先进医疗技术的实时动态。远程医疗系统不仅能有效解决由地域环境、医疗水平、医疗设备差别所造成的困难，而且也能充当一种远程医疗教育系统，为基层医院的医护人员提供一种方便而廉价的培训手段。同时对于远距离、危重和紧急的患者，还可以通过远程医疗系统提供远程手术。

在虚拟患者身上呈现真实患者的生理特征、病理参数等，医师只需对虚拟患者进行手术操作，并通过网络将其操作传递到远端的手术机器人，由机器人完成对患者的手术。机器人摄像头实时拍摄整个手术的过程并传送至远端外科医师的立体显示器，将信息数据与虚拟患者模型进行配对，远端的医师可以及时了解手术实时情况，并控制接下来的手术操作流程。

三、虚拟现实技术在医学研究中的应用

由于虚拟现实技术能够使微观的结构、分子通过虚拟元素进行可视化、形象化，并且在信息传递中有着强交互性，因此在医学研究中，相对于传统的医学实验研究，虚拟现实技术有着其独特的优势。目前其主要应用于人体病理虚拟模型的构建、药物研发与实验以及医学科研管理等方面。

（一）人体病理虚拟模型

应用虚拟现实技术可以对人体进行更加深入的研究，如通过人体病理虚拟的 3D 模型来研究微观上的病理学机制。对于人体解剖较为复杂的器官，比如大脑、心脏、肝脏等，利用虚拟现实技术将研究员传送到能实现互动体验和可视化效果的器官内部，从而了解器官细胞的功能及其相互间的作用联系。例如陆军军医大学建立了可视化 3D 虚拟肝脏系统[5]，为研究肝脏疾病提供了形态学上的参考。

（二）药物研发与实验

在药学的基础研究中，传统的分子结构模型无法展示不同分子的色彩属性，从而限制了药物的分析与研究。虚拟现实技术更易实现人与微观世界的分子互动，让研究员全方位地观察立体的药物分子结构、在虚拟空间中进行药物分子空间结构改变的操作，从而加强科研人员对药物作用机制的了解[6]。而在临床用药实验中，医师可以先将药物特征的相关数据输入计算机，再将患者的生理状态数据、疾病症状模型和临床用药方式输入"虚拟病患"之中，计算机可以立即预测出用药后的生理病理反应，从而协助医师对症下药，提高用药的准确性，减少药物引发的过敏反应及不良反应，增强药物的治疗效果。

（三）医学科研管理

当代是数字化信息化的社会，信息与知识的生产与服务必然要具有数字化特征。医学科技期刊作为传播最新最前沿的临床医学知识和科学研究的载体，如果继续只有传统的文字描述和图片展示，已经无法满足临床医师与科研人员的文献信息数字化的需求。因此，传统的医学期刊模式融合虚拟现实技术，不仅能为媒体带来了一种全新的叙事与传播方式，还可以通过虚拟平台进行临床科研的培训与研讨，使临床医师和科研人员能身临其境地学习，并在虚拟空间中自由讨论，从而提升临床医师和科研人员的学习效率与兴趣，以及临床科研的创新的效果。

四、总结与展望

从虚拟现实概念的提出至今，其历经了半个多世纪的发展，受到了国内外专家学者们的广泛关注。在医学领域的应用探索中，虚拟现实技术取得了丰硕的成果，主要集中在医学教学、临床诊疗、医学研究三大方面。但现有的虚拟现实技术存在使用不便捷、设备费用与使用成本高昂、3D 虚拟模型精度不高以及感觉反馈系统性能欠佳等问题，从而限制了其更为广泛的应用。但是随着技术的不断发展与硬件水平的不断提高，虚拟系统向软件化方向发展，虚拟现实技术将进一步渗透到医学的各个领域中。

未来，虚拟医学教学、虚拟临床医疗与虚拟医学研究将与传统的教学、医疗、研究相结合，充分发挥虚拟现实技术强大的浸润性、交互性和构想性，创造出更加便捷、高效的学习、诊疗与科研条件。此外，21 世纪是人工智能时代，未来若将人工智能与虚拟现实技术整合，可达到人体感官与人造智能融合的层次。届时，医学

将会发生前所未有的技术革命与进化。

（谭 军）

参 考 文 献

［1］LI L, YU F, SHI D Q, et al. Application of virtual reality technology in clinical medicine. Am J Transl Res, 2017, 9 (9): 3867-3880.

［2］UEKI S, NISHIMOTO Y, ABE M, et al. Development of virtual reality exercise of hand motion assist robot for rehabilitation therapy by patient self-motion control. Conf Proc IEEE Eng Med Biol Soc, 2008, 2008 (1): 4282-4285.

［3］JESSICA L, MAPLES-KELLER, BRIAN E, et al. The use of virtual reality technology in the treatment of anxiety and other psychiatric disorders. Harv Rev Psychiatry, 2017, 25 (3): 103-113.

［4］赵爱琴，张秀梅，王艳，等. 基于医学物联网技术的远程手术应用研究. 中国卫生产业，2014 (15): 195-195, 198.

［5］陈刚，张绍祥，谭立文，等. 中国人三维数字化肝脏模型系统的建立. 中华肝胆外科杂志，2010, 10 (10): 734-737.

［6］NORRBY M, GREBNER C, ERIKSSON J, et al. Molecular Rift: Virtual Reality for Drug Designers. J Chem Inf Model, 2015, 55 (11): 2475-2484.

第二节　增强现实的医学应用

增强现实（augmented reality，AR）技术是近年来在虚拟现实的基础上发展起来的新技术，旨在融合虚拟世界和现实世界并提供自然的交互方式。为了将计算机生成的虚拟信息（三维模型、视频、声音等）和使用者周围的真实世界有机地融为一体并展现给使用者，增强现实集成了多项关键技术，其中包含显示技术、交互技术、传感技术和计算机图形技术等。目前已有多个研究机构将增强现实技术应用于不同的医学领域。

一、增强现实技术在手术中的应用

北卡罗来纳大学的计算机科学系率先开展了基于增强现实的临床应用研究，结合头盔显示器（head mounted display，HMD）设计了一套用于孕期超声检查的增强现实系统，通过将腹中胎儿的三维模型叠加到医师所观察的图像上，直观地观察了胎儿的健康状况。伊斯基（Iseki）等将增强现实技术应用于内镜导航，结合内镜、光学跟踪系统和控制器，该系统将肿瘤以及肿瘤附近的组织结构的三维模型实时叠加到内镜图像上，为医师提供了隐藏结构的导航信息。帕洛克（Paloc）等搭建了一套用于肝脏诊断的增强现实系统，该系统通过在腹部粘贴反射式标志点实现虚拟三维肝脏结构和真实人体的注册配准。这些研究表明，增强现实技术在医学领域具有广阔的应用前景。

手术导航系统中的增强现实显示方法主要有两种，一种是将导航图像直接叠加到患者病灶位置以提供增强信息显示，另一种将手术器械与病灶的动态模拟结果以"画中画"的形式显示在医师视场边缘，图 6-2-1 中的椎弓根手术导航系统采用了将虚拟计算机数据准确融合到实际手术场景的可视化技术，因而医师能够同时观察手术操作区域和导航信息，避免了视野切换，改善了传统导航中难以避免的手眼协调问题，提高图像引导手术精度，逐渐成为近年的研究热点[1]。

二、基于增强现实的手术导航技术

骨科是目前增强现实导航应用最为广泛的领域，其中最具代表性的有美国某公司的一种手术导航系统——FluroNavTM，它主要包含三个模块，即 C 型臂 X 射线机、可跟踪外科手术器械和配套的导航软件，能够同时应用于神经外科和骨科的光学跟踪（optical tracking）系统。类似的还有采用 C 型臂 X 射线机的 Insta Trak 系统，以及多款基于 CT 图像的导航系统，例如 GEIT 手术导航系统、LEINGER 手术导航系统、ROSA Spine 导航系统等。由于骨科导航系统具有重要的应用价值和巨大的市场潜力，许多国家的政府和企

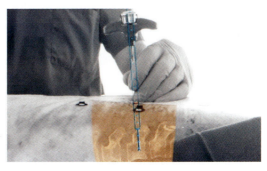

图 6-2-1　基于增强现实的椎弓根手术示意图

业都非常重视相关产品的研发或扶持,因此也促使国内外众多高校和研究机构大力推进骨科导航产品的关键技术(如三维空间定位、图像配准)研究与系统集成与临床试验。

骨科手术导航代表性的手术是椎弓根钉植入手术,其目标是在保证椎弓根钉准确植入的前提下,最大程度地提高手术效率,同时减少对患者的术中创伤。采用增强现实手术导航系统,能够高度精确和有效地将三维计算机断层扫描图像叠加在患者的手术区域,也就是将系统构建的三维模拟产物与现实环境中的物体完美结合,对现实环境中无法直观看到的信息起到辅助和增强的效果,从而在保证手术精度的情况下提高手术的效率。最近,美国某公司发布了基于增强现实技术的手术导航系统(augmented reality surgical navigation,ARSN),如图6-2-2所示。ARSN包括手术台,具有术中2D/3D成像功能的机动化的C型臂X射线机,用于增强现实导航的集成光学摄像头和无创的患者运动跟踪。基于人体解剖标本的94枚椎弓根钉置入的实验表明,ARSN的整体准确率优于徒手操作。

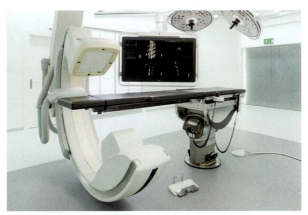

图6-2-2　飞利浦公司的基于增强现实技术的手术导航系统

为了给医师提供有效的导航信息,需要将注册后的术前规模模型叠加在患者术中真实影像或真实器官上,并结合显示技术传递给正在进行手术的医师。现有的增强现实手术导航系统主要采用三种显示方法:视频显示、透视显示和投影显示。视频显示通过监视器显示导航信息,所以也被称为监视器显示,采用同一块屏幕显示实际手术区域和虚拟三维导航影像,经常应用于内镜和机器人手术。当采用头戴式显示器,例如头盔或者增强现实眼镜进行显示时,能够让所有外科医师和助手共享视点,进而提升彼此的协作效率,但这种显示方式受限于摄像机的分辨率和视野。投影显示则是通过投影设备将术前重建的虚拟器官模型直接投射显示在患者皮肤表面,由于投射局限于二维信息,医师根据投影信息进行手术操作时,需要根据经验估计隐藏组织的三维深度,难以保证手术操作的精准度,因此存在一定的安全隐患。透视显示以立体全像裸眼3D技术为基础,利用半透半反镜将三维重建的虚拟器官覆盖在真实器官上,能够提供比视频显示更大的手术视野。虽然目前部分研究方案已经通过模型实验,但由于增强现实导航装置的局限,系统的显示精度和融合精度仍然有待提高,高精度增强影像显示算法和空间融合算法将是增强显示导航系统走向临床应用亟待突破的关键技术[2-5]。

三、增强现实技术在临床其他学科中的应用

由欧洲委员会资助,比萨大学信息工程系协作研发的视频光学透视增强现实系统(Video Optical See-Through Augmented Reality Surgical System,VOSTARS),已进行了3年多的研究。最终产品是用于在手术期间引导外科医师的混合可穿戴显示器。该设备能够将X线数据叠加到患者的身体上。它能显示完全不同的场景,是真实环境与外科医师的感觉结合的手术指南。

2013年,美国某公司使用增强现实技术为护士和患者提供帮助。根据统计,40%的静脉注射第一次都不会成功,如果患者是儿童或老年人时,情况就会更加糟糕。此公司针对不同场景开发了四种型号产品,分别应用于静脉扎针、抽血、硬化治疗、一般外科手术及整容手术,产品将血管纹路直接投射在皮肤表面,实现血管定位和导航的功能。

查默斯科技大学的奥尔蒂斯(Ortiz Catalan)博士于2014年最先提出增强现实治疗幻肢痛的方法,目前刚完成第一个非常有前景的临床试验。该团队选择14名患有慢性幻肢痛的截肢者作为试验对象,这些患者曾尝试过很多其他治疗方法,然而病情并无改善。在试验中,患者佩戴用于检测肢体肌肉信号的肌电传感器,通过跟踪和分析这些信号,并将患者与虚拟环境融为一体。在虚拟影像中,患者的四肢健全,可以身临其境地张开手或扭动手腕。

2015年,来自法国斯特拉斯堡大学的佩索(Pessaux)教授在增强现实技术辅助下,采用经胸腔镜肝切除术成功切除一例肝顶部肿瘤,表明该方法对肝后段和上段肿瘤微创切除安全有效。首先,术前对患者进行薄层CT三期扫描,同时可结合肝脏MRI,运用IRCAD 3D虚拟现实软件,重建患者特异的虚拟3D模型。视频

成像系统采用外部摄像机为体外成像，腔镜摄像机为体内成像。采集的图像通过三维虚拟模型技术叠加到现场手术图像上，再由计算机科学家在远程站点执行关键的注册过程以确保图像的精确复合，最终产生的图像会显示在手术室显示器上。患者采用双腔支气管插管麻醉，左侧卧位。首先在腔镜下确认可以较易在肝门部放置血管夹，以确保肝切时需要用肝门血流阻断法（Pringle 手法）阻断肝血流。增强现实技术首先用在右胸部和上腹部，用以放置套管针，获得对病灶部位最优的三角定位。

密歇根大学医院和健康中心附属儿科医院的医师莉亚·哈格曼（Leah Hagamen）和理疗师唐娜·汤普森（Donna Thompson）表示，增强现实游戏《口袋妖怪 GO》能够让孩子们在玩游戏的同时练习运动技能，从而可以帮助那些重病儿童加快病情恢复的速度。

四、总结

不可否认的是增强现实技术的发展还处于瓶颈期，受到软硬件的约束。在软件方面，底层的算法必须要加强，而在硬件方面，受到摄像头视角以及屏幕的制约。但是增强现实技术的发展是科技发展的必然趋势，有利于改善生活的便利性，同时也代表了人们对未来便捷生活的憧憬，未来的发展空间不可估量[6]。

（王　琼）

参 考 文 献

［1］ MAHMOUD N, GRASA G, NICOLAU S A, et al. On-patient see-through augmented reality based on visual SLAM. Int J Compt Assit Radiol Surg, 2017, 12 (1): 1-11.

［2］ CHEN X, XU L, WANG Y, et al. Development of a surgical navigation system based on augmented reality using an optical see-through head-mounted display. J Biom Inf, 2015, 55: 124-131.

［3］ WANG H, WANG F, LEONG A P Y, et al. Precision insertion of percutaneous sacroiliac screws using a novel augmented reality-based navigation system: a pilot study. Int Orthop, 2016, 40 (9): 1941-1947.

［4］ ELMI-TERANDER A, SKULASON H, SÖDERMAN M, et al. Surgical navigation technology based on augmented reality and integrated 3D intraoperative imaging: a spine cadaveric feasibility and accuracy study. Spine, 2016, 41 (21): E1303.

［5］ VOLONTÉ F, PUGIN F, BUCHER P, et al. Augmented reality and image overlay navigation with OsiriX in laparoscopic and robotic surgery: not only a matter of fashion. J Hepato-Biliary-Pancreatic Sci, 2011, 18 (4): 506-509.

［6］ LIAO H, INOMATA T, SAKUMA I, et al. 3-D augmented reality for MRI-guided surgery using integral videography autostereoscopic image overlay. IEEE Trans Biomed Eng, 2010, 57 (6): 1476-1486.

第三节　混合现实的医学应用

混合现实（MR）技术是继虚拟现实（VR）技术、增强现实（AR）技术之后，出现的全新数字全息影像技术。该技术通过在现实场景呈现虚拟场景信息，在现实世界、虚拟世界和用户之间搭起一个交互反馈的信息回路，以增强用户体验的真实感[1]。混合现实最核心的特性是打破了数字虚拟世界与物理真实世界的界限，从而将数字技术多年的量变积累突破到质变[2]。混合现实技术一出现就得到了医学界强烈的关注，哈佛大学医学院、梅奥医院等医学机构也毫不吝啬地预测，混合现实将给医学带来巨大的变革。

一、混合现实技术在医学研究中的应用

医学模型的原始数据多来自 CT 和 MRI 的 DICOM 格式数据，通过三维精准超渲染可视化技术得到的 3D 重构模型，用特殊软件与算法进行定位、渲染、物理参数调整、模型功能设定，进行高维态显示处理，再把模型载入到混合现实设备当中，实现基于混合现实技术的各项医学研究（图 6-3-1）。

由于被研究部位各组织结构分别被指定对比强烈的不同颜色渲染，整个三维重构模型不但可以从任意角度浏览、缩放、调节亮度与对比度、隐藏与透

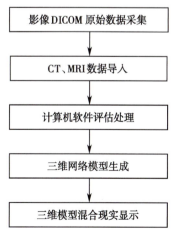

图 6-3-1　三维模型混合现实显示实现流程

明化各种组织,而且可以对病灶大小进行测量计算,从而使影像判读简单易懂(图6-3-2)。

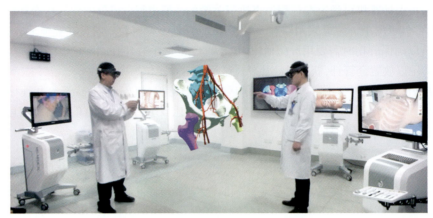

图6-3-2 混合现实技术应用于医学研究

二、混合现实技术在医学教学中的应用

目前的医学教学中,由于医疗环境和法规的限制、标本短缺、成本昂贵等问题的出现,导致教学成本居高不下,教学效果也受到影响。混合现实技术使学生对复杂人体标本的理解变得更加直观、立体、简单,从而更加有效地培训医学生的医学知识(图6-3-3)。

三、混合现实技术在手术培训中的应用

混合现实技术可以提供理想的手术操作培训平台,在逼真的三维视觉世界中,受训的医师以更自然、逼真的方式进行反复多次的交互和体验,直到能够熟练掌握操作技术。不仅生动、逼真,而且不会对患者造成伤害和危险(图6-3-4)。

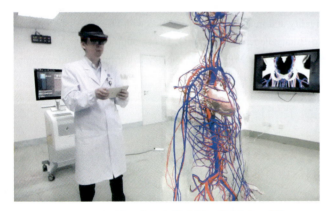

图6-3-3 通过混合现实技术学习人体循环系统

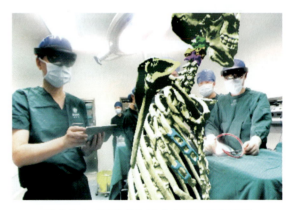

图6-3-4 混合现实技术应用于手术培训

四、混合现实技术在术前医患沟通中的应用

医患沟通不畅是造成目前医患关系紧张的主要原因之一,主要表现在两个方面:一是医师与患者的医学知识背景和医学信息不对等;二是医师与患者缺乏有效沟通。而混合现实技术可以很好地解决这两方面的问题,混合现实具有的立体、逼真、动态等特点,为手术过程的演示、向患者及其家属详细介绍病情和手术方式等创造了很好的条件,能够使患者清晰了解病情和治疗方案,提高患者依从性,减少纠纷(图6-3-5)。

五、混合现实技术应用于术前手术方案的讨论和制订

医师对患者信息的获取通常依赖X线平片、CT、磁共振等影像学检查结果,在大脑中进行再现还原。目前对于复杂的骨折和创伤,周边血管神经结构关系完整精确地还原和再现往往非常困难。手术中完全依赖

主刀医师对解剖结构和各种变异的熟知,以及术中临场应变和对紧急情况处理的能力。

术前信息获取的不完整或主刀医师理解的偏差,会影响手术方案的精准制定,手术会存在一定的安全隐患。混合现实技术可以通过对骨折信息的实时共享,让同一学科甚至不同学科的医师和医师之间的沟通变得更加便捷、直观,为最佳治疗方案的制定提供了有力工具(图6-3-6)。

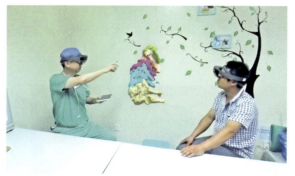

图 6-3-5　360° 全方位展示骨折病变部位,医患沟通实现"无缝对接"

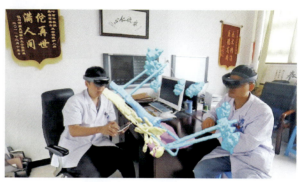

图 6-3-6　术前应用混合现实技术制订手术计划

六、基于混合现实技术的术中引导

混合现实技术可以在外科医师不充分扩大手术切口的情况下掌握患者的身体内部信息,实现精准的手术引导[3]。在术中,主刀医师和助手医师通过获取全息影像信息,使患者虚拟的 3D 数字模型与患者病变部位完全重叠在一起,使医师拥有高维度"透视"手术区域的工具,手术的精确性和安全性均得到提升(图6-3-7)。

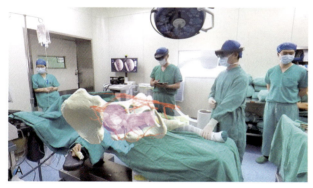

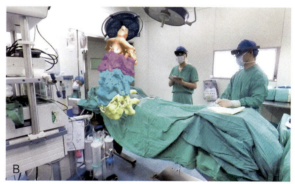

图 6-3-7　混合现实技术应用于骨科术中引导
A. 髋部骨折手术;B. 颈椎骨折手术。

七、基于混合现实技术的远程会诊

远程医疗是目前国家大力提倡和发展的方向之一,实行基于混合现实的远程医学协作,可以大幅提升协作体验与效率,把远程医师"带进"本地手术室。传统远程会诊是通过屏幕观看图片或视频沟通,还是基于一个 2D 画面。通过混合现实技术,可以将传统 2D 画面的会诊提升一个维度,实现 3D 立体会诊。会诊专家的指导意见,如识别标记重点区域、螺钉进入点、进钉方向和长度等操作指导意见,都可以通过混合现实技术,实时呈现在手术医师的手术视野内,真正将远处专家的指导意见实时带入手术现场。

2018 年 1 月 8 日,我国成功实施了基于混合现实技术的三地远程会诊手术。此次远程会诊在武汉、新疆博尔塔拉蒙古自治州、美国弗吉尼亚州三个地方展开,借助混合现实远程会诊系统,在三个地方同步顺利完成了异地远程术前讨论、医患沟通、现场手术指导(图6-3-8)。

通过混合现实远程会诊系统,本地医师将患者的影像数据及在此基础上重建的 3D 模型上传至云端,和远程医师同时佩戴混合现实眼镜观看混合现实影像,所以参与者均可对模型进行切割,标注文字,调整颜色,改变透明度,标注手术路径,测量和标注体积、长度、角度等场景编辑操作,实现简便的实时交互与共享。

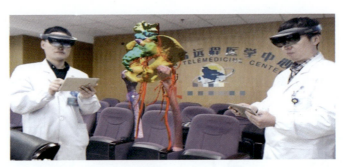

湖北武汉

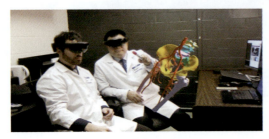

A　美国弗吉尼亚州

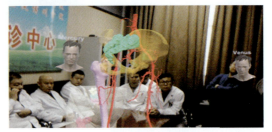

新疆博尔塔拉蒙古自治州

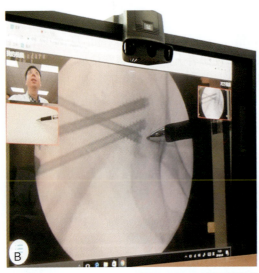

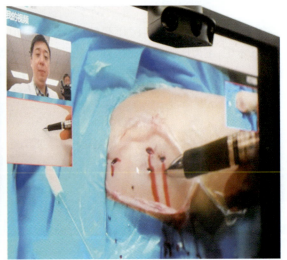

图 6-3-8　三地医师通过混合现实技术同步讨论病情
A. 通过三维图像讨论病情；B. 引导笔"隔空传递"进入会诊手术现场。

八、基于混合现实技术的手术导航

随着现代外科学的发展,手术操作的复杂性和难度均较以前有了很大增加,经常需要在狭小的空间进行操作,特别是人体某些复杂的解剖部位,比如心脏、大脑、脊椎及骨盆等,聚集了重要的血管、神经,有些疾病往往伴随着解剖学变异,稍有不慎可能导致严重后果。

经过几十年的发展,手术导航系统可以帮助医师缩短手术时间,减轻患者的手术创伤,提高手术的精确度及成功率。随着外科手术的不断智能化、微创化,术中导航有可能成为未来外科手术的重要研究方向之一。

现有的手术导航技术大多在术中为医师提供 2D 的定位信息,并不能将手术部位以立体的、直观的形式展示给手术团队。基于混合现实技术的手术导航技术不仅能发挥混合现实技术在制订个性化术前计划方面的优势,而且能为手术者提供术中实时的立体 3D 导航,使外科手术更加精准、微创、高效[4](图 6-3-9)。

九、医学混合现实云的建立

混合现实技术通过全息、立体的呈现方式,打破虚拟世界和物理世界间的界限,将虚拟 3D 模型引入和融合到使用者所看到的真实世界中。在混合现实云平台上，医师可以自由创建个人主页，通过上传医学影像资料后可以进行肿瘤标记、手术方案设计等操作，对病例进行储存或分享，从而建立海量的专业真实病例库，将晦涩难懂的医学知识以全息影像的形式呈现。

2018 年 5 月 25 日，国内首个混合现实云医学交流平台正式启动，突破了空间的限制，打开了医学交流的"任意门"，用户通过佩戴混合现实眼镜便可浏览自己的或者被分享的立体病例。自此，医师无须使用高端配置的工作站便可实现云端的影像重建，在星云的云平台上，医师可以实现全息的手术导航指导，远程的全息手术协作，未来更可以实现手术机器人的全息远程操作。通过该平台，混合现实云技术将可能使同一时间不同地区的人们实现跨越时空式的医学交流。

十、展望

混合现实系统具备三个主要特征：现实与虚拟世界结合、实时交互性和精确的匹配性。这些特征对于医学应用的各个方向均弥足珍贵，较虚拟现实、增强现实，混合现实是一种更偏实用性的技术。虚拟现实的场景完全由计算机生成，在出现虚拟与现实不一致时，医疗操作可能会出现危险。而混合现实并不关闭医师真实世界的视野，同时又打开了一个新的视野，有一个相互校正的作用，从而使手术的安全性和精确性得到很大提高；手术全程可以通过全息摄影设备进行拍摄记录（图 6-3-10）。

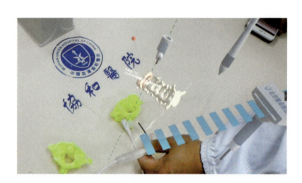

图 6-3-9　基于混合现实技术的手术导航研究

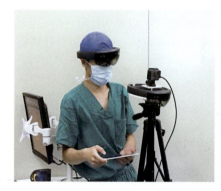

图 6-3-10　用全息摄影设备进行混合现实场景的第三方摄制，本书中大家看到的所有混合现实图片都是用这种全息摄影设备拍摄所得

和 3D 打印相比，混合现实在时效性上也具有很大的优势[5]。在获取 CT、MRI 的 DICOM 格式数据后，3D 打印模型的获得至少需要 10 多个小时，而混合现实图像仅需要 5~10min，这对于急诊和创伤治疗来说意义非凡。而且混合现实的图像可以进行各种渲染、放大、切割、选择性虚化掉影像观察的部位，对疾病的观察更加精准细致，手术方案的制订和及时有效的医患沟通也变得更加精准和高效。

目前国内外对于混合现实技术在医学上的应用刚刚起步，但已经展现出非常广阔的前景。混合现实技术的出现，可能在医学教育培训、医学研究、医学沟通和临床治疗等方面带来颠覆式的变化，极大地推进变革时代的医学创新。

（叶哲伟）

参 考 文 献

［1］叶哲伟.医学混合现实.武汉：湖北科学技术出版社，2018.

［2］张加尧，吴星火，冯晓波，等.混合现实技术在医学领域的应用.中华实验外科杂志，2019，36（1）：179-181.

［3］WU X, LIU R, YU J, et al. Mixed Reality Technology-Assisted orthopedics surgery navigation. Surg Innov, 2018, 25 (3): 304-305.

［4］KERSTEN-OERTEL M, JANNIN P, Collins DL. The state of the art of visualization in mixed reality image guided surgery. Comput Med Imaging Graph, 2013, 37 (2): 98-112.

［5］LEE S C, FUERST B, FOTOUHI J, et al. Calibration of RGBD camera and cone-beam CT for 3D intra-operative mixed reality visualization. Int J Comput Assist Radiol Surg, 2016, 11 (6): 967-975.

第七章 计算机辅助手术导航

随着计算机及图像技术的快速发展,20世纪70至80年代,计算机辅助导航系统(computer assisted navigation system,CANS)开始应用于神经外科。80年代中后期,计算机导航系统开始应用于骨科,产生了计算机辅助骨科手术(computer assisted orthopaedic surgery,CAOS),成为现代外科技术的重要组成部分。计算机辅助手术导航系统的原理是以超声X线、计算机断层摄影(CT)和磁共振成像(MRI)等医学影像为数据基础,借助于计算机、精密仪器和图像处理而发展起来的一种可视化图像引导手术的技术[1]。它是经典(框架)立体定向技术、现代影像诊断技术、计算机和人工智能技术,以及外科微创手术技术相结合的产物。通过定位装置,该技术能够将患者的术前影像学数据和术中手术部位联系起来,然后在软件界面上准确地显示患者手术部位的解剖结构,以及病灶附近的三维空间位置的细节,有助于提高病灶定位的精度,降低手术创伤,提高手术效率和成功率[2]。本章节将对计算机辅助手术导航的基本概况、关键技术及临床应用情况等进行详细介绍。

第一节 计算机辅助手术导航概述

一、手术导航技术的发展简史

1907年,霍斯利和克拉克开创了脑立体定向技术,首次提出导航的概念。1947年,斯皮加勒和怀西斯采用脑立体定向技术辅助手术,开创了导航技术在人体手术中的应用先例。1986年罗本特等研发了世界首台手术导航系统,并成功应用于临床。1992年,世界上首台使用红外线跟踪技术的影像导航系统在美国研制成功,为世界上首台光学手术导航系统。国内对手术导航技术的研究起步较晚。1999年深圳安科公司开发了第一台国产手术导航系统,2006年复旦大学数字医学研究中心研发了高精度神经外科手术导航系统并成功应用于临床研究。国内导航系统还包括中国人民解放军总医院第六医学中心(原海军总医院)和北京航空航天大学开发的机器人辅助微损伤神经外科手术系统、清华大学计算机系开发的基于虚拟现实的计算机辅助立体定向神经外科手术计划系统等。与国外相比,我国对计算机辅助手术导航的研究主要集中于医学图像处理、校准和注册方面。

二、手术导航系统的工作原理

手术导航的工作原理是将数字化扫描技术得到的患者术前影像信息,通过媒介体输入到系统的核心——一部功能强大的计算机工作站中,经过工作站高速运算处理后重建出患者的三维模型影像,手术医师即可在此影像基础上进行详细的术前计划并模拟手术进程。实际手术过程中系统红外线摄像头动态实时追踪手术器械相对患者的解剖结构,将当前位置显示在患者的二维或三维影像资料上,手术医师通过高解像度及清晰度的显示屏从各个方位(轴向、矢状位、冠状位、术野前方透视层面等)观察当前的手术入路以及各种参数(内植物的角度、深度等),从而最大限度地避开危险区,在最短的时间内到达靶点病灶,大大减少患者的失血量与手术创伤,降低并发症的发生率,完成真正意义上的微创手术[3]。

三、手术导航系统的分类

(一) 按交互方式分类

1. 主动式导航系统 主要是指手术机器人系统,机器人在实施手术的过程中完全凭借机械手进行操作,不需要手术医师的人工干预。机器人可以按照手术计划进行精确的手术操作,但必须有足够的安全保障措施来保护手术医师及患者,避免错误操作发生危险。然而,机器人在灵活性方面却往往难以满足手术的复杂性要求,因而限制了手术机器人的临床推广应用。

2. 被动式导航系统　该系统在手术过程中起辅助作用,仅通过控制手术工具的空间运动轨迹来辅助手术,最终的手术操作还要靠手术医师来完成,目前临床上应用最多。

3. 半主动式导航系统　该系统允许手术医师在机器人控制的安全范围内随意移动手术工具,既有机器人的精确性,又有人手的灵活性。目前还处于实验研究阶段,尚未在临床应用。

(二)按导航定位系统分类

导航系统的技术基础是准确的空间定位技术,根据导航定位所采用的信号系统的不同可分为 4 种:

1. 机械定位系统

2. 超声定位系统

3. 电磁定位系统

4. 光学定位系统

(三)按导航系统图像获取方式分类

1. X 线导航系统　二维 X 线导航系统和三维 X 线导航系统(图 7-1-1)。

2. CT 导航系统

3. MRI 导航系统

4. 完全开放式导航系统

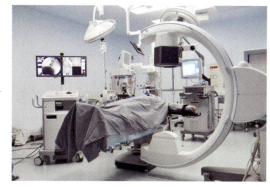

图 7-1-1　Iso C 三维影像导航

四、手术导航系统的基本配置及工作流程

手术导航系统的基本配置:①图像工作站及处理软件,负责储存影像数据、数据处理及处理后的影像资料;②位置探测装置,实质上是一个数字化坐标定位系统;③专用手术工具和手术工具适配器。

手术导航系统的工作流程(图 7-1-2):手术前通过 X 线、CT、MRI、DSA 以及 PET 等影像检查设备获取人体组织器官的各种图像信息,并根据这些设备的参照系统、人体组织器官的特性共同建立数学模型,并通过对图像进行分割、重建、融合等一系列处理,使得术中可以同时显示同一部位不同模式的图像,并能提供表面显示、体显示和任意剖面显示等多种显示方式,进而实现术中实时导航监控、制订手术方案或进行手术计划的模拟。手术中要不断获取术中数据,如多模图像数据、定位系统的定位坐标、组织器官的位置等;融合多模图像,注册手术器械相对患者的空间位置,进行三维显示;辅助外科医师执行预定的手术方案,进行手术干预。立体定位系统是医学图像、手术部位和手术器械之间的桥梁,其意义尤其重要。医学图像采集及扫描影像是将 C 型臂、CT 及 MRI 等医学影像进行数字化重建,在计算机主处理系统中进行手术前模拟。将 C 型臂的视频输出接口与手术导航系统的视频输入接口用视频电缆相连,从而使 C 型臂扫描的图像能输到手术导航系统。

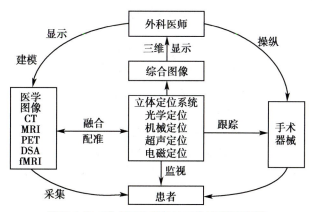

图 7-1-2　手术导航系统的工作流程示意图

(周东生)

参 考 文 献

［1］周东生. 实用骨科导航技术. 2版. 北京：人民军医出版社，2012.
［2］LIN Q, CAI K, YANG R, et al. Development and validation of a near-in-frared optical system for tracking surgical instruments. J Med Syst, 2016, 40 (4): 107.
［3］DECKER R, SHADEMAN A, OPFERMANN J D, et al. Biocompatible near-in-frared three-dimensional tracking system. IEEE Trans Biomed Eng, 2017, 64 (3): 549-556.

第二节　计算机辅助手术导航系统的关键技术

21世纪初，随着高速计算机技术和高精密机械自控化技术的不断创新和发展，医学影像成像质量的不断提高，结合了计算机软件图像处理系统、三维可视技术、医用机器人、空间定位导航系统和临床手术操作的计算机辅助外科手术（computer assisted surgery，CAS）理念被广泛应用。通过多模态数据和导航系统对外科手术进行详尽的术前规划和精准的术中引导，CAS极大提高了疾病诊疗的精准度，同时也能最大限度地降低手术风险和并发症。作为CAS中最为重要的组成部分之一，CANS是借助精确导航定位图像辅助临床医师进行手术操作，不仅能够对术者在术中视野的局限性进行补充和扩展，同时能够将手术操作精细化、微创化，该技术已推广应用于骨科、整形外科、神经外科等领域。

一、手术导航系统的要素

目前应用的手术导航系统主要由三部分组成[1]（图7-2-1）：

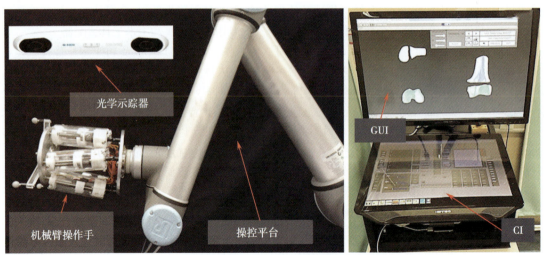

GUI—图形交互界面；CI—计算机集成处理器。

图 7-2-1　手术导航系统的基本组成

1. 手术导航工具　与常规手术器械相连接，形成有序整体，使手术工具能被探测工具实时感应。
2. 探测感知工具　通过接受手术导航工具传输的信号，对手术器械的位置进行实时反馈和监测。
3. 计算机处理中心　通过分析手术部位图像，对虚拟坐标和实际坐标进行匹配校准，在图像显示界面为术者呈现准确的手术器械及患者体内解剖学结构的相对空间位置关系。

通过手术导航系统能够将患者的医学影像数据和肉眼无法探查的体内病灶进行有效的定位连接，为进行基于患者影像学结果和AR技术的术前方案设计及手术模拟操作提供可能，同时在术中将图像直观地呈现在显示屏，有利于术者实时掌握手术器械与体内病灶的相对位置和三维空间立体结构，为病灶精准定位、微创清除、提高手术疗效创造有利条件。基本工作原理见图7-2-2。

手术导航系统最核心的指标为精准度，如何实现高精准度，需要依靠每一环节的关键技术实现，主要体现为术前的医学影像图像分析处理技术、术中空间定位追踪技术和图像配准技术。

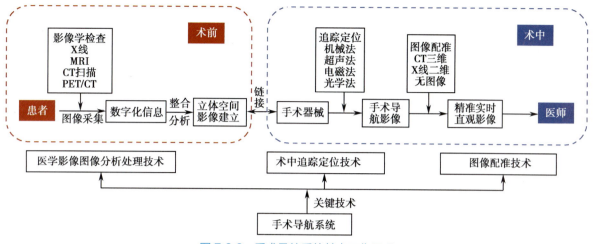

图 7-2-2　手术导航系统基本工作原理

二、医学影像图像分析处理技术

术前多种影像检查设备,如 DR、CT、MRI、PET、DSA 等可以为医师提供丰富的影像学资料,帮助医师进行疾病的诊断。然而,当术中操作需要借助图像进行参考分析时就会发现大多数图像(如术中 C 型臂 X 线机)只包含二维数据信息,手术时只能依靠医师经验将二维图像同患者体内的实际情况进行三维空间上"再构建",以此"想象"手术器械在患者体内的实时空间位置。这样的手术模式,一方面要依靠术者丰富的经验和高超的技术,另一方面也会使得手术效果因术者自身条件的不同而出现质量的差异化,增加了手术的风险和不确定性。手术导航系统通过三个关键图像处理技术能够为手术医师提供有效的术前参考。

(一)图像分割技术

图像分割技术是对具有相似特征的图像区域进行分割、识别、重排、规整,完成各种组织如骨性结构、肌肉软组织的特性提取,明确不同组织的空间构象。

(二)三维图像重建技术

三维图像重建技术通过数字化、矩阵化等信息提取、转化,将二维构象转换为三维立体结构,还原骨骼等体内重要结构的真实情况。

(三)图像配准融合技术

图像配准融合技术通过融合不同模态的医学影像图像,发挥不同影像学检查所获图像的优势,如 X 线及 CT 能清晰显示骨性结构,MRI 对软组织及神经等具有更好的分辨能力,将图像和信息综合化,提供更加全面准确的术前影像参考模板[2]。

三、空间定位追踪技术

空间定位追踪技术是通过实时获取患者与手术器械在特定空间范围内的三维立体坐标,对手术器械和患者体内情况进行准确的空间定位。作为手术导航的关键技术,空间追踪定位的精度,直接影响整个手术导航系统的精准度。按照定位系统的不同,目前主要分为机械定位、超声定位、电磁定位和光学定位等[3]。

(一)机械定位系统

机械定位是接触式测量法,最早被用于颅脑外科手术的框架定位,如瑞典的莱克赛尔(Leksell)立体定位系统。伴随着数字传导和控制系统的发展,无框架式系统逐渐通过计算机与机械臂操纵手术器械的移动和旋转,达到准确定位和追踪的目的。虽然机械臂具有持久性好,稳定性强,精度可达毫米级的特点,但依然存在机械臂系统复杂、自身笨重、安装过程烦琐复杂、无法追踪移动物体等问题。

(二)超声定位系统

超声定位属于非接触式测量法,通过分别在手术器械和探测架上固定超声波发生和接收装置,持续收集超声波发生和接收的时间间隔,计算两个装置间的距离,间接确定手术器械的空间位置。超声定位系统成本低,定位精度可达到 2~5mm,但由于超声波传播过程中不能有任何物体阻挡,并且定位精度易受空气湿度、温度、气流、发生器尺寸等因素影响,使得此定位方法成像分辨率低,目前已很少应用。

(三) 电磁定位系统

电磁定位系统利用电磁学原理,设置三个不同电磁感应线圈,探测器线圈检测通过空气或软组织的低频磁场,分析三个磁场发生器的相对位置和探测器监测的信号,计算目标的位置和方向,定位精度可以达到 2~4mm,整个系统造价成本低,不受物体遮挡限制。但由于手术室存在心电监护仪、高频电刀等设备,造成手术室复杂的电磁环境,会干扰电磁定位的精准度。

(四) 光学定位系统

光学定位是目前手术导航系统中应用最为广泛的技术,其利用双目或多目视觉原理(光学三角测量技术),通过计算机重建目标空间位置,具有使用方便、定位精度高、稳定性强、不受环境限制等特点。根据被观察目标是否发射光线,可以分为主动式、被动式和混合式。光线定位系统虽然具有定位精度高的特点,但定位光束被其他物体遮挡会造成定位信息的缺失,并且对快速移动的物体仍难以定位。

四、图像配准技术

手术导航的配准是图像配准技术在手术导航系统上的体现,贯穿于术前图像分析,术中图像、患者、手术器械空间配准的全过程。图像的配准主要是对术前不同模态(如 CT、MRI、PET 等)和不同时间点的图像进行配准,使其统一在同一坐标系,并通过图像融合技术为医师提供多维图像,准确反映身体内在的真实情况。

术中空间配准是在手术导航系统中,寻求手术空间和虚拟图像空间的重叠(解剖结构)对应关系,将手术空间和虚拟图像的信息汇聚在同一坐标系下,为手术医师术中精准定位、切除病灶、保护重要血管神经提供可视依据。

目前图像配准技术主要有以下几类。

(一) 基于 CT 图像的手术导航系统

基于 CT 图像的手术导航系统即术前通过 CT 扫描重建组织三维立体结构,通过计算机处理系统,将虚拟的电子信号转化为人体空间结构的影像。在 CT 图像参考的手术导航系统中,图像配准的目标是构建手术空间位置与虚拟人体影像的对应关系,将术前 CT 影像、术中定位器获得的患者解剖结构与手术器械位置信息集成至同一坐标系中。早期的方法是基于点特征对应性的配准方法,特征点是为图像配准而特意贴在患者身上的外部标记点,或是直接由图像中提取的内在特征点。但术中患者的特征点需医师人为选取,且患者体位变化时,特征点亦随之变化,使得配准结果带有明显的主观性和不确定性,缺乏均质性和一致性。目前广泛采用的配准技术是基于解剖结构无标记的表面配准法。术前,通过 CT 图像数据信息重建患者特定部位的组织结构(如脊柱),术中用手术探针在操作区域表面采集大量的冗余数据点,根据能量法将这些点云集与三维模型的相应区域的距离进行能量函数最小的配准坐标转换,最终计算出空间位置的配准关系。

虽然基于 CT 图像的手术导航系统在病灶精准定位、微创切除等手术领域发挥了重要作用,但仍存在空间配准失真、实时性差等问题。在采集冗余点的过程中,软组织层尤其是脂肪层较厚时,定位器械与骨的接触不稳定,常常导致定位点的偏移,而当患者严重骨质疏松时,定位器可能刺穿骨表面,造成解剖位置的改变,最终导致定位不准影响整个手术操作。

(二) 基于 X 线等二维图像的手术导航系统

传统的脊柱椎弓钉或长骨干髓内钉手术中,术中常需 C 型臂 X 线机进行透视定位,但 C 型臂 X 线机输出的透视图像往往存在较为明显的几何失真,因此需对传统的 C 型臂 X 线成像系统进行内部校准,一般是在影像增强器一侧安装一个均匀网格分布的校正模板,经过插值算法对荧光透视图像进行几何校正。相较于 CT 图像介导的手术导航系统,X 线二维图像手术导航系统省去了术前的手术计划以及较为烦琐的术前术中配准过程。在术中,通过光学定位系统以及 C 型臂 X 线成像系统,就可以实时获得 X 线图像解剖结构、手术工具、C 型臂 X 线机之间的空间位置关系;通过使用导航定位装置,医师可以预先确定 X 线的透视方位,大大降低了手术人员的 X 线辐射剂量;通过各参考坐标系之间的关系,可以预先推测手术工具在解剖结构中的行进路径。该导航系统又分为二维 X 线导航系统和三维 X 线导航系统。

1. 二维 X 线导航系统　使用普通 C 型臂 X 线机,获取的图像是二维的,没有提供立体的对位对线,术中操作时还必须参考导航仪显示的其他平面影像。该系统的优点是无须术前计划、术中注册,随时更新并储存多个影像进行同步导航。缺点是如果患者过度肥胖,可能影响透视影像的质量,而且不能调整图像的层面或角度。

2. 三维 X 线导航系统　必须使用 C 型臂三维 X 线机(也称术中 CT 系统)。该装置在机械设计上去除了中央管球与 C 型臂几何旋转轴之间的分叉,同时用步进电机在外科目标周围实现 190°的高精度轨道旋转,以获取断层影像并进行三维重建。Iso C 三维影像导航可以在术中直接获取三维影像资料,可以任意选择及调整图像的角度和层面,并在立体图像指引下更准确地放置内植物。

(三) 无图像式(完全开放式)手术导航系统

无图像式手术导航系统适用于解剖结构体表可明显触及,无须术前 CT 扫描或超声波定位,只需在术中通过对解剖点直接标记即可明确定位,最常见于全膝关节置换手术。通过分别放置于股骨和胫骨的探测器,计算出肢体的力线及旋转、翻转角度,精准确定截骨的角度和厚度,同时计算胫骨平台及股骨髁的大小,选择合适的假体型号,并综合分析内外侧软组织平衡关系,指导韧带松解或重建的手术操作[4]。

手术导航系统的出现为提高手术成功率、降低手术创伤、减少手术并发症、加速术后康复提供了重要的工具,推动外科手术精准化、微创化、标准化的发展。对于手术导航系统的关键技术,精准是核心,图像分析处理是基础,实时定位追踪是关键,图像准确配准是保障。随着计算机、电脑图像处理系统及人工智能等技术的发展,计算机辅助手术导航技术的发展必将日益高科技化,应用领域也将多样化。

(冯世庆)

参 考 文 献

［1］ DAGNINO G, GEORGILAS I, KÖHLER P, et al. Navigation system for robot-assisted intra-articular lower-limb fracture surgery. Int J Comput Assist Radiol Surg, 2016, 11 (10): 1831-1843.

［2］ MONGEN M A, WILLEMS P W A. Current accuracy of surface matching compared to adhesive markers in patient-to-image registration. Acta Neurochir (Wien), 2019, 161 (5): 865-870.

［3］ JOHNSON N. Imaging, navigation, and robotics in spine surgery. Spine, 2016, 41 (suppl 7): S32.

［4］ PICARD F, DEEP K, JENNY J Y, et al. Current state of the art in total knee arthroplasty computer navigation. Knee Surg Sports Traumatol Arthrosc, 2016, 24 (11): 3565-3574.

第三节　计算机辅助手术导航系统的临床应用

计算机辅助外科手术(computer assisted surgery,CAS)又称虚拟外科学,是一门新兴的研究领域,20 年前首次应用于临床,此后迅速发展,成为外科实践和手术室的常规设备。CAS 最初是基于三维坐标系统的外科手术干预系统,来定位脑肿瘤。自其产生以来,发展非常迅速。同时随着计算机辅助导航系统(computer assisted navigation system,CANS)的出现,CAS 的功能和应用范围目前已经扩展至骨科、神经外科、颌面外科等领域。

CAS 有作为研究或培训工具的潜力。在日常临床实践中,CAS 正辅助外科医师从传统的手术方式向微创手术及非侵入性手术方式转变。然而,要取得最佳成果,团队合作、开放的沟通以及适应和采用新技能和新流程的意愿至关重要。由于 CAS 发展的时间相对较短,长期的随访研究尚无法取得。本节旨在概述目前CAS 在临床中的应用、局限,以及其前景。

一、计算机辅助手术的类型

CAS 涉及直接参与外科手术的技术,以及不能立即参与但可协助导航或定位仪器的系统。具体来说,CAS 可以分为三个系统,每个系统都有重要但不同的功能:被动系统、半主动系统、主动系统。

被动系统不会对患者进行任何手术操作,它们主要协助外科医师进行术前规划、手术模拟和术中指导,见图 7-3-1。导航是一种被动系统,不对患者执行任何操作,仅向仍在使用传统工具进行手术的外科医师提供信息和指导。导航有三种类型:基于 CT、MRI 的导航,无图像导航和荧光导航。

基于 CT、MRI 的导航是最准确的,但 CT、MRI 图像的术前计划需要时间,这会增加成本和辐射暴露。无图像导航不使用 CT、MRI 图像,但其准确性取决于地标指向技术,并未考虑解剖结构的个体独特性。荧光导航适用于创伤和脊柱手术,其优势体现在臀部活动受限的情况,以及膝关节重建手术中。

与被动系统不同,半主动系统能够执行一些动作,如移动钻头导套或切削组织。然而,他们不直接进行外科手术。例如,半主动机器人雅典娜(Acrobot)和里约(RIO)等系统的开发是为了便于外科医师手术。机器人手臂尖端的钻头由外科医师的手移动,但它不会移动到铣削路径边界之外,铣削路径边界是根据基于三维(3D)图像的术前计划定义的。

主动系统能够执行一些术前编程的手术操作。机械医师(ROBODOC)是一个主动系统的例子,它根据术前计划为放置假体准备股骨通道。有关使用 ROBODOC 的非骨水泥型全髋关节置换术(THA)的几项报告显示,与传统的手工方法相比,在 X 线评估中肢体长度不均匀性较小,在经食管心电图上肺栓塞事件的发生率较低,双能 X 线吸收测量分析的应力屏蔽较少。另一方面,一些研究提出了主动系统的问题,包括陡峭的学习曲线、肌肉和神经损伤以及技术并发症,例如由于切割期间的骨骼运动导致手术停止并需要重新进行登记。

二、手术导航在临床的应用

(一) 手术导航在骨科的应用

事实已经被证明,CAS 特别适用于骨科手术。CAS 在骨科手术中的具体应用称为 CAOS,也称计算机辅助骨科手术。该技术已在多个部位的骨科手术中得到应用,使骨科医

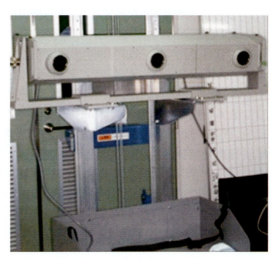

图 7-3-1　用于术中导航的光学三维位置传感器(Optotrak 3020)是被动计算机辅助外科手术(CAS)技术的一个例子

师能够更精确、更安全地开展许多传统定位手段难以完成的复杂手术,如全关节成形术、关节镜手术、脊柱手术和创伤手术。CAOS 的成功部分归功于使用 X 线平片、X 线透视、CT 扫描和 MRI 等诊断技术,进行骨骼和软组织情况的评估相对容易和准确。借助 X 线平片、CT、MRI、超声或 X 线透视,CAOS 可以让骨科医师在监视器上更准确地看到患者的解剖结构。此外,CAOS 还可以提供手术器械的实时手术视图,以及它们相对于患者解剖结构和先前存在的植入物的相对位置。CAOS 可以应用于术前、术中和 / 或术后,以改善骨科手术过程和术后结果,使骨科医师在手术过程中具有更高的精确性、控制性和灵活性,并且相对于传统方法能更好地显示手术区域。CAOS 是一门活跃的研究学科,将骨科医师与工程、计算机科学、机器人等传统技术学科结合起来。

1. 在骨盆骨折中的应用　对于骨盆而言,由于其三维几何形状复杂,因此需要更好的可视化以精确放置经皮螺钉,如骶髂关节螺钉、前柱螺钉、后柱螺钉等。因此骨盆骨折患者于术前和术后均需要行 CT 扫描。但在传统的骨盆手术中,这些 CT 图像数据不能直接使用,术中成像也受到限制[1]。而 CAS 是提高手术精确度和减少辐射暴露的有效方法。CAS 在骨盆中的应用包括骨盆环骨折中的骶髂螺钉固定、髋臼周围螺钉固定以及骨盆环骨折的矫正。

最常应用图像引导技术的是骶髂关节螺钉固定术,此方法用于微创骶骨骨折或骶髂关节中断,可通过闭合操作减少损伤。与传统的经皮技术相比,导航技术在提高手术精度的同时,也减少了辐射暴露。

导航螺钉也用于髋臼骨折。CAS 在髋臼骨折中可以更好地进行骨折分型、虚拟术前计划、术前钢板定制等,手术过程还能够用于医学教育。

定制钢板能够与骨盆骨折部位的骨表面完美匹配。通过详细术前计划,能够缩短手术时间,降低关节内螺钉固定的风险。同时应考虑开发软组织的生物力学模型,以实现更切合实际的规划。基于 CT 的导航能够使手术更加高精度化,特别是在非骨折或微小移位骨折的情况下。具体手术过程中匹配过程可能很困难,因为骨盆表面有丰富的软组织包围。可以使用基准点,也可以通过小的皮肤切口沿髂嵴定义关键点。基于三维透视的导航结合了 CT 和基于透视导航两方面的优点:轴向切割、二维和三维重构,具有 CT 一样的质量,且由于其固有的配准性,无须匹配程序,同时透视在手术中,可以进行连续更新。与二维透视相比,三维透视

图像质量更高,且术中可选择即时三维控制,因此三维透视导航是骨盆和髋臼手术可依赖的一种有效方法,甚至是开放手术中的一种附加工具。见图 7-3-2。

如今,CAS 仍然很昂贵,而且往往需要额外的工作人员。但是,它有助于减少内植物植入所引起的并发症。

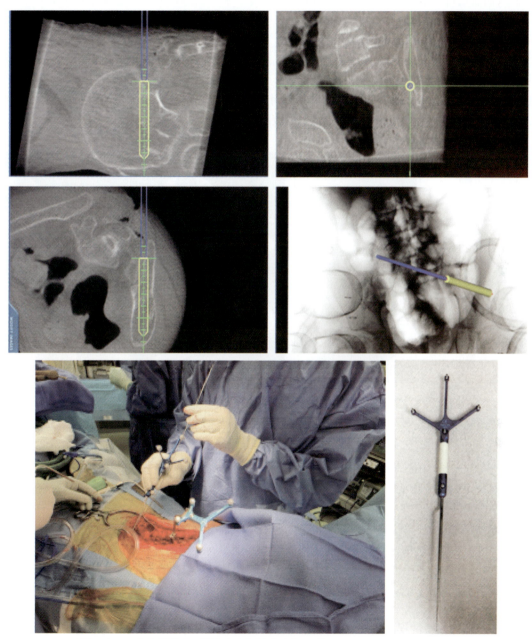

图 7-3-2　术中导航屏,描绘安全起始点和投影放置 S2-alar-iliac 技术螺钉

2. 在髋关节置换中的应用　人工髋关节置换术或 THA 涉及用人工髋关节进行外科置换。人工髋关节置换术的 CAS 技术包括手术机器人和手术导航设备、患者专用模板和其他类型的设备,这些技术可以实现更快、更有效和更安全的手术。THA 的计算机辅助对确保植入物的对位对线特别有用[2]。通过提高可视化和手术精度,CAS 辅助下的内植物良好对位对线改善了髋关节置换的功能,也被临床验证可以增强置换关节的耐久性和适应性。具体来说,THA 的一个主要定位问题是髋臼假体位置不正确,这可能导致撞击、活动范围缩小和脱位风险增加。然而,计算机辅助放置假体罩杯组件降低了定位错误的风险,并已被证明是一种可重复、准确和更好的替代传统的置换方法。

髋关节手术中 CAS 的其他功能包括测量肢体长度变化及实现髋关节手术微创。这些功能通常由基于

CT 和无图像的导航系统来实现,这些导航系统提供了外科领域的实时虚拟模型,包括解剖、仪器和植入物的放置。CAS 通过在整个手术过程中提供虚拟反馈,以及改善患者解剖的可视化,更好地让外科医师执行手术,这对于实施微创 THA 尤其有用。微创入路本质上限制了手术视野的可视化,因此,在 THA 中应用微创入路需要计算机导航来辅助部件植入。这些小切口入路是有争议的,但研究发现,CAS 的使用并没有影响部件定位的准确性,而且还可以显著提高髋关节手术的定位精度。术后肢体是否等长是衡量手术成功与否的重要指标。研究表明,下肢不等长会导致关节僵硬、疼痛和早期植入失败,是引起 THA 术后法律纠纷的主要原因。见图 7-3-3。

个体化的导航模板(PST)和仪器是另一种 CAS 形式,与成本更高、更耗时、空间受限的机器人和导航 CAS 系统相比,它们是一种资源消耗更低的替代方案。PST 和导航一样,可以用于术前三维规划和精确手术。PST 包括一个术前放置于骨表面的基本组件和一个用于术前模拟放置假体或器械的引导组件。PST 在髋关节表面置换术以及单纯臼杯置换术中显示出良好的应用前景。

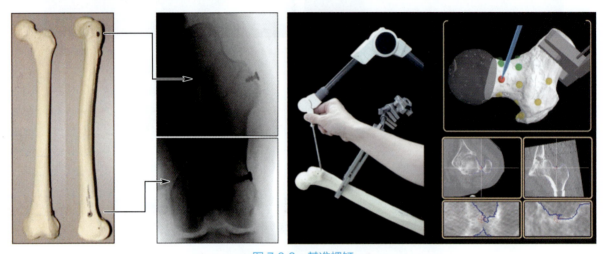

图 7-3-3　基准螺钉

在 CT 之前,将螺钉植入大转子和股骨髁。用探针对股骨表面的几个点进行数字化,测量这些点的位置。

3. 在全膝关节置换中的应用　成功的全膝关节成形术(TKA)需要假体和肢体在旋转和平移时对位良好。良好的对位可以保证膝关节的稳定性和足够的活动范围,以提高患者生活质量。虽然 CAOS 在人工膝关节置换术中应用的作用存在一定争议,但是外科医师术中还是越来越依赖 CAS。

如斯托尔博格等所述,"即使是由经验丰富的外科医师使用现代设计的机械对准系统来完成手术,至少也有 10% 的 TKA 发生 >3° 的胫骨和股骨对位误差。"很可能没有经验的外科医师会在校准中产生更多的误差,并且在假体元件放置中产生更多的误差。拉斯金发现,即使使用标准仪器,一名初级外科医师也更容易比高级外科医师出现对位和稳定性判断误差。对于高级和初级外科医师来说,虽然使用导航能减少误差,但 5%~8% 的病例仍会出现松动、不稳定、脱位、感染或骨折等并发症。在全膝关节置换术(TKR)中,CAOS 的优点是减少了假体对位的误差以及术中失血。此外,使用髓外引导的计算机辅助系统能够降低脂肪栓塞的风险,脂肪栓塞是 TKA 术后已知的主要并发症之一。

相比之下,其缺点包括手术时间延长 23%,以及感染率或血栓栓塞事件没有改善。然而,CAOS 似乎提供了更好的术后结果。有文献比较了有导航支持和没有导航支持的 TKA,结果显示 CAOS 导航组获得了更好的预后。CAOS 也能够用于 TKR 翻修手术,TKA 翻修手术往往会出现明显的骨缺损,需要进行骨移植。已有前瞻性随机对照研究比较了使用 CAOS 导航系统和不使用导航进行 TKA 的术后结果。一项研究发现,在使用或不使用导航系统,TKA 术后短期在功能和临床评分以及种植体存活率方面差异没有统计学意义。然而,其他研究表明,使用导航系统确实可以改善假体对位,从而获得更好的结果。两项研究均认为 CAOS 在假体校准方面具有更高的准确性,能改善膝关节功能和提高患者术后生活质量。虽然 CAOS 是 TKA 成功的重要因素,但关节置换的成功也取决于其他许多因素,如患者的选择、假肢的设计、软组织平衡、腿部与植入物的对位等。

典型案例见图 7-3-4。

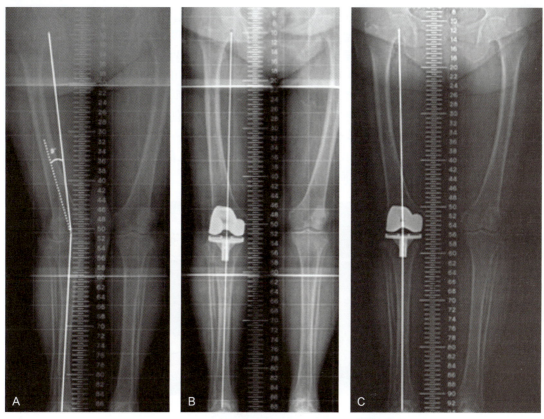

图 7-3-4　典型案例：1 例患者因 Ranawat - Ⅱ 型外翻关节炎，接受了
计算机辅助骨科手术 - 膝关节成形术（CAOS-TKA）治疗

A. 术前下肢全长站立扫描显示 Ranawat 型外翻关节炎膝关节；B. 术后 X 线平片，显示接受
CASO-TKA 手术后肢体完全恢复；C. 8 年后，肢体仍然保持良好的对位。

4. 在肩关节置换中的应用　肩关节置换术对技术的依赖程度很高。假体对位不良会导致术后不稳定、假体松动及功能不理想。关节盂假体松动的常见原因是关节盂假体的初始定位困难、肩部缺乏可靠的解剖标志、骨质缺乏（通常在疾病过程中改变）等。

因此，使用计算机或 CT 进行导航，改善术中假体定位，从而提高置换的成功率。临床经验表明，术中应用导航系统是安全的，可以通过提供畸形程度的实时反馈，提供重要的外科测量数据。在大多数情况下，计算机辅助肩关节导航非常有效，如肩关节成形术，尤其适用于正常解剖结构改变的情况，如骨折、骨折复位、关节盂磨损或发育不良。

5. 在脊柱手术中的应用　目前脊柱外科技术的复杂性促进了图像制导技术的发展。CANS 已被用于几乎所有类型的脊柱外科手术，使外科医师能够更好地识别和避免神经血管结构。CAS 最早用于脊柱外科，通过放置腰椎椎弓根螺钉实现脊柱融合。椎弓根螺钉置入导航技术避免了在透视引导下螺钉置入误差的发生。

自 1995 年以来，学者们对计算机辅助下插入椎弓根螺钉的准确性进行了研究。施伦茨卡等利用术后 CT 扫描分析了 139 枚螺钉的置入精度，其中 133 枚（95.7%）螺钉在椎弓根位置正确。自此，CAS 在脊柱外科中得到了广泛的应用，现在已被用于微创技术、减压手术和内植物植入手术等。

螺钉或内植物（如用于椎间盘置换的人工椎间盘）的放置不当是脊柱手术常见的并发症，即使是最有经验的外科医师也有可能发生。螺钉放置不当可能导致神经损伤、固定失败和需要进行翻修手术。有研究表明使用传统手术技术螺钉放置不当的发生率高达 42%，而使用 CAS 技术螺钉放置不当的发生率不到 10%。基于临床经验，绝大多数人认为计算机辅助可以提高椎弓根螺钉置入的准确性，能够可靠地用于脊柱手术。

计算机辅助脊柱外科为外科医师提供患者三维解剖图像，从而改善手术结果，减少术中并发症。通常，计算机辅助脊柱手术系统比较复杂,有几个组成部分。数码相机和电脑利用红外线信号跟踪脊柱上的仪器。该智能仪器由无线设备组成,包括一个椎弓根探针、一个开路锥,以及一个脊柱跟踪器,以确保正确的定位。最后,还需要软件和监视器来生成手术部位的三维图像并显示实时视图。腰椎手术中使用的 CAS 系统的例子是阿卡迪斯·奥巴比(Arcadis Orbic 3D)和视觉导航(NaviVision)系统,它们共同传输和显示图像。

CAS 的其他用途包括脊髓减压、肿瘤手术和微创技术,见图 7-3-5、图 7-3-6。

①脊髓减压是一种脊髓疗法,用于缓解脊髓神经受压引起的慢性背痛等症状。CAS 可提供针对该手术解剖结构的改进可视化信息,使手术获得更好的结果,降低风险,减少周围神经血管结构损伤的发生率。

② CAS 为脊柱外科微创技术的发展铺平了道路。微创脊柱手术涉及较少的组织损伤,恢复时间短,术后疼痛减轻,整体功能改善。CAS 允许更大的可视化,因而更适用于微创手术;特别是导航系统,包括三维透视辅助导航,在经皮螺钉置入和后凸成形术等手术中效果明显。

③某些复杂的盆腔和脊柱肿瘤病例受益于基于 CT 或 MRI 的导航系统的详细术前计划,该系统通过计算机图像为外科医师提供肿瘤体积的三维评估和可视化信息。

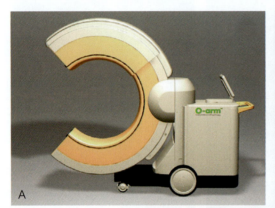
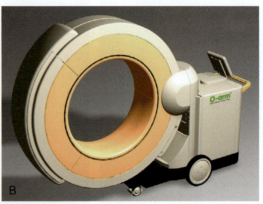
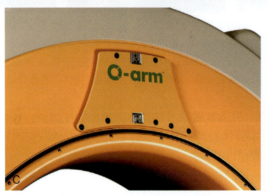

图 7-3-5　O-arm 术中成像系统

A. C 型臂允许患者在打开状态下横向进入;B. O 型臂允许 360° 图像旋转;
C.侧面的集成发光二极管跟踪器允许光学导航系统自动配准。

6. 在前交叉韧带重建术中的应用　前交叉韧带(ACL)断裂是年轻运动员最常见的运动损伤之一,据估计,美国每年约有 25 万人发生 ACL 断裂。ACL 断裂常用的治疗方法之一是手术重建,可使大多数患者恢复正常的生活。而 ACL 断裂重建术后较高翻修率往往是由于 ACL 重建中胫骨或股骨对位不良造成的。事实上,70%~80% 的并发症是由于对位不良引起的。因此,术中使用 CANS,能够提高股骨和胫骨对位的准确性,有效恢复膝关节功能。

对于 CAS 在 ACL 手术中的应用,目前的观点存在分歧。导航系统的支持者认为:CAS 改善了移植物的定位,避免了移植物的失败,从而获得更好的临床效果。而反对者则强调:①导航系统会造成手术时间延长,这可能导致更高的费用;②导航仍然是一个侵入性的过程,伴随着相应的风险;③与传统技术相比,虽然导航系统在隧道的定位方面有改进,但在功能结果方面没有改进。Andersson 等对 ACL 重建患者随访 2 年发现,计算机辅助 ACL 重建与传统 ACL 重建在隧道定位及临床结果方面差异无统计学意义。虽然计算机导航系统从短期随访来看提高了隧道定位的准确性,但是无法证明 CAS 在膝关节交叉韧带重建手术应用比传统重建有优势,因而需要进行进一步的研究。

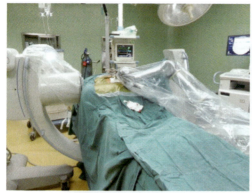
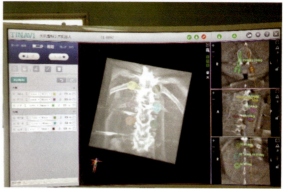
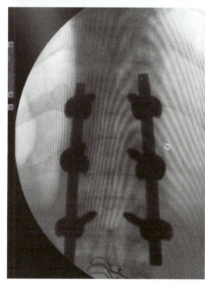
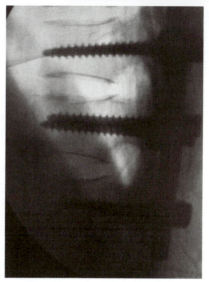

图 7-3-6　骨科机器人辅助脊柱骨折精准定位微创手术(南方医科大学)

7. 在创伤手术中的应用　目前导航技术在创伤手术中的临床应用包括经皮髂骶螺钉置入、髋关节骨折经皮固定、长骨定位固定、脊柱骨折。所有这些应用都需要精确地植入位置,这可以通过透视或基于 CT 的导航来实现。CANS 在骨折治疗中具有重要作用,尤其是微创技术方面,如空心螺钉经皮固定股骨头骨折、髋臼骨折、骶髂关节骨折、胫骨平台骨折、肱骨近端四部分骨折等。

由于创伤骨折的复杂性较大,需要计算机辅助技术对提供术前模拟复位固定,降低手术风险,缩短患者康复时间。根据 Adnan Kara 的一项研究表明,计算机辅助外固定系统可用于治疗开放性骨折。精准测量的术前计划和辅助装置可以缩短手术时间和减少术中透视的频度。

导航系统是辅助术中肢体对位的高度精确的工具,与依赖于"外科医师的眼睛"的标准外科手术相比,准确度更高。在确定长骨畸形中,导航系统具有高精度,使其成为下肢骨折精确复位和固定的重要工具。在足踝外伤手术中,通过 CAS 引导来矫正足部和踝部的畸形,外科医师可以通过快速校正实现高精度,进而改善临床结果。见图 7-3-7。

(二)手术导航在神经外科的应用

手术导航在神经外科中导航的应用包括取异物、脑部病变活检、脑血肿清除及脑部肿瘤切除等。颅内手术伴随高危险,开颅的同时需要避开颅内神经和血管。手术导航系统能够有效实现术前确定手术入路;实现术中实时监测,以防神经、血管意外损伤。

1. 脑部肿瘤　在神经外科肿瘤切除术中,将弥散张量成像(DTI)融入导航系统,能够有效避免功能区纤维束的损伤,不仅可以实现最大限度切除肿瘤,同时可以降低致残率。DTI 与 BOLD-fMRI 的结合应用有助于评估功能皮质、白质纤维束与肿瘤的解剖关系;DTI、BOLD-fMRI 与术中电生理技术的联合应用可进一步提高脑部肿瘤手术安全性;术中超声、MRI能够显示肿瘤边界的优越性。术中导航与上述影像学方法联合应用,能实现优势互补,更准确客观地定位瘤体和功能区。

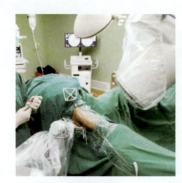
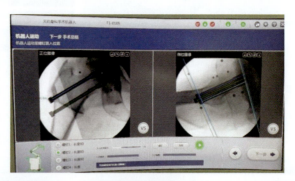
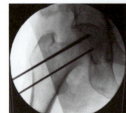
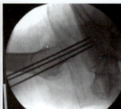
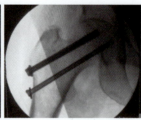
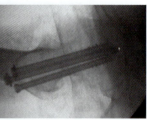

图 7-3-7　骨科机器人辅助股骨颈骨折精准定位微创手术(南方医科大学)

因神经导航技术不易发生明显漂移,颅底病变(颈静脉孔区病变和岩斜区肿瘤)手术是其较理想的应用领域。颈静脉孔区病变,因位置深在,常需广泛磨除颈静脉结节、岩骨乳突等骨质,应用导航系统可辅助确定手术边界,以避免伤及乙状窦、面神经及后组脑神经。对于脑干内肿瘤,DTI导航的应用能够在术中有效避开重要纤维束,并可严格实现在病变边界终止,使手术更安全高效。

2. 脑出血　脑出血是指非外伤性、原发于脑实质内的出血。多数情况下是高血压伴发颅内小动脉病变,在某种诱因下小血管破裂所致,也被称为高血压脑出血。对于颅内血肿清除术,更多的医疗中心开始倾向于使用神经内镜的微创方法。但是其也有一定局限性,即术中很难确定内镜在血肿中的位置及难以测量残留血肿量。因此,内镜联合术中超声及MRI能够提高手术的精度和切除率。

3. 癫痫外科　MRI、视频脑电图、功能影像、颅内电极等能够辅助定位癫痫病灶。颞叶癫痫的选择性海马杏仁核切除手术是导航应用的最佳适应证。此外,在继发性癫痫病灶切除、脑皮质局部发育不良性致痫灶的切除、大脑半球切除及胼胝体切开等手术中,导航技术也逐渐被应用。

计算机辅助导航技术的实时显像和准确定位,可减少手术并发症并提高难治性癫痫的手术治愈率。虽然在癫痫外科治疗中,神经导航技术本身并没有缩短手术时间,也没有显著提高癫痫手术的疗效,但精确的定位可以缩小手术过程中对于正常脑组织切除范围,降低术后并发症。

(三) 计算机辅助导航在颌面外科的应用

颌面部解剖结构的复杂性及重要血管神经走行的不完全确定性,增加了颌面部手术的风险,同时也使颌面外科手术成为目前最具挑战性的手术之一。借助实时显像和精准定位的优势,计算机辅助导航针对颌面部手术的诸多问题提供了可行的解决方案,对颌面外科的发展有着深远的意义。

1. 颌面畸形　口腔形态学畸形中最为常见的畸形是牙齿咬合畸形。针对这一畸形,常用的矫形方式包括Le Fort Ⅰ截骨术、双侧下颌升支矢状截骨术等。术中明确指出下颌骨髁突的相对位置对于手术成功的关键因素。手术导航能够避免术前因定制磨具的误差,或传统手术的经验性操作带来的手术不准确性,进而提高手术安全性和成功率。

2. 颌面肿瘤　传统的颌面部肿瘤手术,手术医师难以明确肿瘤侵犯的深度及边缘界限,特别是颌面部较小的肿瘤。手术导航能够明确肿瘤切除范围的大致轮廓,同时能在图像上进行标记点标识,清楚显示手术边界及切除范围。手术导航对口底深部及舌部肿瘤的治疗具有明显优势,能高精度定位肿瘤并高精度控制肿瘤的切缘。此外,手术导航能够实现对术中切除的标本进行图像重叠,以明确实施的手术是否与术前计划相一致。

三、局限性及未来发展方向

(一) 局限性

现代计算机技术的发展迅速,而手术室设置和操作技术并没有同步发展。在过去五十年中,骨科手术的主要进展是术中透视成像的引入,而手术技术基本保持不变。计算机辅助手术从 20 世纪 90 年代的第一代系统发展到现在的第三代系统,使外科医师能够高精度地植入膝关节或髋关节假体。然而,大多数骨科医师都避免使用计算机导航手术技术。在美国,只有 3% 的膝关节置换手术是在计算机辅助手术的帮助下完成的,这一数字低于其他国家,在德国接受这项技术的比例为 30%~40%。所有这些数据表明大多数骨科医师避免使用计算机导航手术技术。为什么计算机辅助手术技术的实施会遇到如此多的障碍? 原因可以分为三类:人力、技术和财力。

在人力方面,大多数骨科医师接受过传统的培训,很少或根本没有接触过计算机技术。对自己的手术技术和结果充满信心的资深骨科医师在接受一项新技术以取代先前成功的技术时往往会更加犹豫。此外,一位资深的外科医师对自己的能力有自信,不会轻易接受电脑的帮助。而有研究表明,在计算机辅助手术时,手术结果与目标的差异减小,这对经验较少的外科医师手术结果影响更明显。

在技术方面,新技术的实现所固有的是学习曲线。在计算机辅助手术中,学习曲线影响到手术团队的所有成员。它影响着实施手术的外科医师、需要应付新工具的护士、需要根据预期手术时间调整麻醉时间的麻醉师以及需要操作基于透视的导航系统的放射技师。整个团队都应该意识到手术室里有一个新的合作伙伴,有时电脑技术员也需要成为团队的一员。学习曲线应该被接受为集成的一部分,而不是延迟实现的借口。

就像几十年前的透视法一样,计算机辅助手术有可能彻底改变骨科手术。然而,一方面由于缺乏足够的临床数据,另一方面由于不愿使用这项技术从而收集和分享数据,它的广泛使用受到了阻碍。购买 CAS 系统的成本,使用 CAS 系统所需的时间,无论是准备还是术中使用,这些技术所存在的准确性问题,均限制了CAS 的好评。此外,在掌握 CAS 之前,外科医师的专业知识和实践是必需的,而上述问题在过渡的早期阶段可能会恶化。目前 CAS 技术还处于临床应用的早期阶段,需要更多的临床研究来进一步评价其近期和远期的疗效和安全性。

在财力方面,购买一套完整的导航系统可能会使医院投入大量资金,还必须考虑到正在进行的维修和升级。资助这项技术有三个主要的资金来源:研究资助、医院预算和患者支付。研究资助,无论是学术的还是来自工业研究和发展投资,通常用于计算机辅助手术整合的初始阶段。然而,仅靠研究资助不可能实现广泛和持续的一体化和实施。因此,资助这项新技术的负担将由卫生系统、患者自身或两者结合承担。

到目前为止,CAS 已经被证明比传统的腹腔镜或开腹手术更昂贵。增加的成本主要是由于高昂的手术供应成本和荧光成像、双控制台、仿真和额外升级的使用。尽管 CAS 价格昂贵,但随着患者需求的增加,这些新技术必然会被采用,因此需要更全面的医疗系统研究设计。

(二) 发展方向

在不久的将来,随着医疗行业的变化,CAS 将面临和需要克服许多障碍。例如,诸如医疗事故责任、认证、培训要求、健康保险和远程教育许可等问题可能会引起争议。然而,CAS 所提供的众多优势保证了它的持续发展和扩张。CAS 为外科医师提供了更好的位置可视化和靶向性,提高了诊断能力,提高了现有临床程序的有效性、安全性和成本效益。此外,它减少了外科医师的冗余工作和手术失误。

扩展的一些可能性在于改进控制系统的灵活性,该改进将进一步提高移动性,同时不损害视野,使微吻合成为可能。未来另一种改进的可能性是远程会诊或指导的复杂性,这可能通过指导和模拟为新外科医师的教学和评估提供新的机会。

关注 CAS 的高成本以及容纳或减少这些成本的方法也应该是未来的优先事项。毫无疑问,高成本是CAS 未来发展进步的主要限制之一。另一个需要在未来几年考虑的话题是外科训练问题,以便为 CAS 的持续发展提供帮助。增加学生资源和学习这些技术的需要比以往任何时候都更加迫切。缺乏训练时间是未来外科医师在机器人等新技术方面面临的重大挑战。可以通过计算机模拟体验或动物模型来提供与真实患者相比较的模拟体验。

外科医师对机器人或辅助技术的主要意见之一是触觉反馈有限。因此,目前正在进行许多研究以克服这一障碍。2006年,触觉传感器系统被成功地集成到腹腔镜手术钳中,用于微创手术的触诊。随后,将触觉数据直观地展示给外科医师。Fischer和Trapp设计了一个系统,将触觉数据作为振动输入到"外科医师50"的指尖。虽然最初的研究成果看起来很有希望,但是CAS仍然很复杂,并且对由于软件缺陷而导致的失败很敏感。因此,在外科创新这一领域,未来仍有很大的发展空间。

在未来,需要开发新的方法,在不使用任何模板的情况下,在所有类型的骨骼和骨折中重新定位所有的碎片。骨折的虚拟稳定几乎是一个未开发的研究领域。新系统建议使用固定装置及其位置,将有助于复杂骨折的术前规划。最后,必须开发更好的图像采集技术,以测试虚拟骨折复位过程所得结果的适用性。所有这些进步都将使这一过程自动化,就像在其他医学学科中所发生的那样,以及更先进的商业模拟器的开发。理想情况下,这种自动化可以促进计算机引导手术系统的发展。

尽管CAOS在骨科手术方面取得了迅速的成功,但在未来仍面临许多问题。目前认为在创伤基本手术中,CAOS可能比较耗时和昂贵。但一旦骨科创伤手术逐渐从基于三维感觉和经验的手术技能发展到基于辅助规划和实施的干预措施,这些系统将变得容易学习和使用。

(余　斌)

参 考 文 献

[1] NOBUHIKO S. Computer-assisted orthopaedic surgery and robotic surgery in total hip arthroplasty. Clin Orthop Surg, 2013, 5 (1): 1-9.

[2] HUANG T W, CHUANG P Y, LEE C Y, et al. Total knee arthroplasty in patients with Ranawat type-Ⅱ valgus arthritic knee with a marked coronal femoral bowing deformity: comparison between computer-assisted surgery and intra-articular resection. J Orthop Surg Res, 2016, 11 (1): 88.

第四节　常见计算机辅助手术导航系统简介

一、计算机辅助手术导航系统的组成

计算机辅助手术导航系统的特色包括:采用了标记点定位,抛弃了框架;机械臂导航和手术支持;基于虚拟现实的手术培训和教学,一般包括扫描数据处理、三维数据可视化、手术规划及导航、手术支持、虚拟现实五大部分功能。

主要的组成包括可移动的计算机图形工作站、智能机械臂以及与之相连的手术显微镜和安装在机械臂底座、手术头架和显微镜上的红外线发射与接收系统。与此类似,随着计算机信息技术、微创外科手术理念的出现,骨科计算机辅助手术导航系统也出现了蓬勃的发展。目前在人工关节、脊柱外科、运动医学、创伤骨科等诸多骨科学科中,计算机辅助手术导航都取得了巨大的进步。

二、国内外常见的计算机辅助手术导航系统

计算机辅助手术导航技术是一种以影像学资料为基础,应用虚拟成像和实时技术显示手术器械与术野解剖结构的关系,引导和帮助术者高质量地完成手术规划和手术操作的系统。目前在国内与国外的发展都很迅速,国外具有代表性的是:美国应用于髋、膝关节手术的蛇牌术中主动红外导航系统,德国博医来开源软件光学导航系统,瑞士基于荧光透镜的导航医学科室(Medvision)系统,法国骨变形(BoneMorphing)骨重建技术,超小移动工作站以及日本的IOT系统应用于神经外科手术。国内研究的区域主要集中在高等院校中,如清华大学研究了基于虚拟现实的计算机辅助定向神经外科手术计划系统,北京航空航天大学和中国人民解放军总医院第六医学中心(原海军总医院)联合开发的机器人辅助损伤神经外科手术系统,北京理工大学和哈尔滨工业大学开展了医疗机器人的研究,北京中西集团研发了BJ38-ASA-620立体定向手术计划系统,安科公司ASA-610手术导航系统。

三、计算机辅助手术导航系统的分类

计算机辅助手术导航系统有不同的分类方法,如按照与人的交互性和自动化程度,可以分为被动导航、交互式导航、全自动导航。按照医学图像成像方法的不同,更容易理解和被普遍接受,主要有 CT 导航、X 线透视导航(2D、3D 导航)、无图像导航、超声导航、激光导航等。

(一) 基于 CT 的导航

CT 导航最早应用于神经外科,目前在骨科应用比较广泛。基于 CT 的骨科导航手术最早出现于 20 世纪 90 年代初期,主要得益于早期的立体定位手术的发展。早期的导航需要术前进行手术部位的 CT 扫描,与患者术中的解剖标志进行配准,以进行复杂的二维、三维手术规划。为了将术中手术器械的运动进行可视化,需要建立手术目标和术前 CT 数据的转换矩阵以进行配准。

早期的配准方法依赖于骨表面结构和图像空间中对应特征区域的识别技术。最常用的为点对点的表面配准,其中点对点可基于解剖标志或基于外部标记点。因此,需要进行必要的术前规划,如图像交互标记点的确定、分割、距离计算等。另外,目前基于 CT 导航的商业化系统,有一基本的技术前提,即假设手术对象和虚拟图像目标均为刚体。这就需要对每一个刚体分别进行配准,例如每一个腰椎节段的椎体。为了补偿运动假象,在配准和手术过程中,必须对每一个手术对象给予参照物。因此在术中,动态参考物必须牢固地固定于手术对象上。目前,很多研究致力于使用术中成像设备,例如利用 C 型臂、超声来提取解剖特征与术前断层图像进行图像融合,从而不需要直接接触手术解剖部位,为微创手术提供了极大的便利。

CT 导航可以用来辅助脊柱、关节置换、创伤以及畸形矫正等多种手术。复杂部位诸如骨盆骨折的手术治疗也取得了良好的效果。CT 导航的最主要代表为术前 CT 导航、美国卡耐基梅隆大学迪乔亚等开发的髋关节导航系统、郎洛兹开发的脊柱导航系统、O 型臂或隐形(Stealth)导航系统,其中 O 型臂是最新研发 CT 导航系统,具有高分辨率、三维成像以及多平面成像特点,并以极高的效率与系统实现自动注册[1]。

与传统 CT 导航相比,O 型臂有很多自身的优势,首先无须使用术前 CT 数据,因体位的不同术前数据可能会与术中数据存在误差,而该导航可以获得术中实施更新的数据,故可以明显避免数据误差造成的严重后果;该导航获得的图像质量可以与目前最为先进的多探测器螺旋 CT 相媲美。其次,它无须点对点配对,故大大节省了手术时间。第三,系统识别的时间很短,只需要 14min,这有利于应用最少的时间来进行最精确的手术操作。初步研究证实 O 型臂导航可以提高术中的可视化程度。

当然其也有自身的缺点:①设备价格高昂、占地面积较大;②扫描面积局限在 30cm 以内;③对患者的辐射剂量也是另外一个需要注意的问题。有报道称两次 O 型臂扫描的辐射剂量可以达到 40mGy,一次放射的辐射剂量相当于同区域 64 排 CT 扫描辐射剂量的一半。故选择适当的手术患者以及更好的术前规划是实现其价值的必要保证。

(二) 基于 X 线的导航

X 线导航技术应用各种标记置于特征性解剖学结构上,通过 X 线平片捕获,随后通过计算机软件将图像与手术区域进行空间融合,并确认内固定应该放置的位置。该系统的优势在于透视本身,使得术者能够在术中合理、随意透视以选择最佳的植入位置,而不受患者术中体位改变的影响。

影像学导航技术的革命最主要体现在 3D 导航系统的出现,它不仅具有虚拟 X 线的优势,并且允许获得可靠的轴位图像(三维 C 型臂 X 线机可进行连续多平面术中扫描),故可以像一台术中 CT 一样起作用。通过计算机软件,将 2D 图像进行冠状位、矢状位以及轴位的重建,使其效果类似于 CT。与传统的透视方法相比,2D、3D 透视可减少的透视次数,有效降低了患者和术者的辐射剂量。

1. 2D 透视导航　移动式 C 型臂 X 线机的出现,为 2D 透视导航提供了最重要的基础。目前,移动式 C 型臂 X 线机几乎成为骨科手术室的标准装备。随着对术前 CT 图像和术中透视图像两者配准的深入研究,人们开始摆脱 CT 的限制,直接将 2D 透视图像用于导航过程。2D 透视导航的目的是获得 2D 透视图像和手术对象之间坐标关系的转换矩阵。其优势在于同时获得两个平面的图像,在获得影像资料前可以实现骨折的复位,患者与影像学资料自动配对,但是其缺点在于 2D 图像本身,需要术中进行规划。常见的 2D 导航设备有脑白质损伤 2.6(菲尔德基兴,德国)。

2. 3D 透视导航　世界上第一台可进行术中 3D 重建的 C 型臂 X 线机是西门子公司 1999 年推出的移

动 X 线电视（SIREMOBIL Iso-C 3D），后改进为阿卡迪斯·奥巴比 - 三维（Arcadis Orbic 3D）。其外观与传统 C 型臂 X 线机类似，但中央 X 线束与 C 型臂 X 线机旋转中心之间没有传统 C 型臂 X 线机的固有偏差，故为等中心透视，它除了有 2D 导航的优势外，还能在术中评估骨折复位情况以及螺钉的位置，完全自动配准，精度较高，不必安装人体标记，是计算机导航发展的方向。其缺点同样是需要术中进行规划。常见的 3D 导航有德国 BrainLAB 公司的 Spine & Trauma Fluoro 3D 系统及 Ziehm 公司的 Vision FD Vario 3D 系统。Vision FD Vario 3D 系统更简单，体积更小，但成像速度较慢，因此 Iso-C 3D 更适合大型手术室，Vision FD Vario 3D 系统更适合在常规手术室应用。相对于 2D 导航，3D 导航更适应于那些骨质疏松的患者。能够提供较高分辨率的术中图像，其质量已经非常接近 CT 图像。其基本操作过程包括手术准备、术中数据采集、手术规划、实时定位。

（三）无图像导航

无图像导航也有被称为基于医师所定义解剖结构的计算机辅助导航，因为没有具体图像，而是通过示踪系统作用于不同的骨性结构和参照标记建立起来的，最早用于前交叉韧带的重建（1995 年德森纳用于交叉韧带的重建）。无图像导航由计算机平台、跟踪系统（通常是可视化相机）和众多红外线标记组成。国内的北京积水潭医院田伟团队的天玑骨科机器人就是属于此类型。它是一种机器人辅助脊柱外科手术设备，由移动式 6 自由度机械臂系统、光学跟踪系统、手术规划及导航系统构成。

此外，德国布劳恩·埃斯库拉普（B.Braun Aesculap）的蛇牌主动红外系统（Orthopilot）、萤火虫（FireFly）系统、美国里约（RIO）交互式机械臂手术系统（MAKO）均是属于此种类型。无图像导航系统依赖于完善的术前计划，将预先设置好的标记置于特殊的解剖学位置，采用的方法是应用三角测量法放置探测器指针。如果需要，可以应用动力学方法来确定关节的旋转中心。应用计算机软件来处理定位信息，软件中使用大量保存的 CT 信息来构建一个符合注册表面的模型。

无图像导航的优势在于患者、术者完全避免了辐射的危险，而缺点在于放置探测器指针时，主要依赖于术者的准确性、经验、能力以及学习曲线来标记恰当的解剖学位置；必须建立骨骼解剖模型数据库，需要大量的高分解的容积图像、数据参数和表面形态，以及尸体模型。故该类导航技术主要应用于手术部位可以充分暴露，术前、术中解剖结构基本保持一致的患者，典型的手术包括前交叉韧带重建术、全膝关节置换术、全髋关节置换术等[2]。由于无图像导航技术的微创性，使其可以与传统的 2D、3D、CT 导航混合使用，大量实验也证明了其精度的可靠性。

（四）其他类型导航

其他导航类型，如电磁导航、超声导航等也获得了深入研究。此外，还有瑞士 Medvision 基于荧光透镜导航系统。

电磁导航技术的应用相比传统光学导航，弥补了许多传统导航设备的缺点，能够完全不受视野限制，尤其适用于微创、经皮植入骨科手术。其参考架和探头不需要通过额外的光学仪器进行解剖结构位置关系的模拟，这样就使得手术部位可以进行移动而不会影响到注册的精度。尽管这项技术的初步应用还局限于头颅部手术，但是其在脊柱手术方面也有很多结合的可能性。但其缺点也很明显，会受到附近电磁场、含铁材料的干扰而降低导航精度，尤其是在手术室内存在众多金属、电子设备的情况下。

超声导航具有无创、无辐射、实时跟踪的优势，通过超声自身回波测距原理得到骨表面电晕轮廓，通过光学示踪器实时捕获超声探头自身位置，再通过数字算法、配准技术获得骨的点云轮廓与术前图像（X 线、CT、MRI）的实时配对。但由于受到超声自身特性，如声速、传播距离、软组织变形因素的影响，目前尚未在临床得到推广。

四、小结

计算机辅助手术导航系统和微创手术技术的融合是为了在获得更好手术精度的同时降低放射线辐射剂量，然而为了更好地评估这些技术的有效性和效价比，需要更多的研究来论证。它有着比普通透视辅助手术更卓越的性能，造福了外科医师和患者。然而，该系统只能作为外科医师自身临床经验和术中判断的良好辅助，不能完全代替其思维和操作技能，但是通过学习熟练掌握操作方法后，会对临床手术产生深远影响，计算机辅助手术导航必然会随着人类科技的进步走向辉煌。

（侯志勇）

参 考 文 献

［1］ SEMBRANO J N, SANTOS E R G, POLLY D W. New generation intraoperative three-dimensional imaging (O-arm) in 100 spine surgeries: does it change the surgical procedure？ J Clin Neur, 2014, 21 (2): 225-231.

［2］ ZAFFAGNINI S, KLOS T V, BIGNOZZI S. Computer-assisted anterior cruciate ligament reconstruction: an evidence-based approach of the first 15 years. Arthroscopy, 2010, 26 (4): 546-554.

第八章　3D 打印技术的医学应用

近年来，随着 3D 打印技术的发展和精准化、个性化医疗需求的增长，3D 打印技术在医疗行业应用的广度和深度方面都得到了显著发展。在应用的广度方面，从最初的医疗模型快速制造，逐渐发展到 3D 打印直接制造助听器外壳、植入物、复杂手术器械和 3D 打印药品。在深度方面，由 3D 打印没有生命的医疗器械向打印具有生物活性的人工组织、器官的方向发展。本章将围绕 3D 打印模型、个体化植入物、手术导板等进行详细介绍。

第一节　医学 3D 打印技术概述

3D 打印技术（three-dimensional printing，3DP），也被称为快速增材制造技术（additive manufacturing，AM），是一种起源于 20 世纪 80 年代的新技术。3D 打印以计算机辅助设计（computer aided design，CAD）数字模型文件（CAD/STL 等格式）为基础，在计算机的控制下，将塑料、树脂、凝胶、金属、陶瓷等材料逐层堆叠，快速制造具有复杂三维结构的立体实物。3D 打印技术种类繁多，其过程大致为：① 3D 打印机在设计文件和计算机的控制下，打印机喷头发射高功率激光定点融化下层材料，或挤出液态材料；②材料通过冷却或光照固化，形成平面固体薄层；③打印机喷头返回原始位置，升降台移动至下一层厚；④在第一层之上重复上述步骤，层层堆叠形成产品（图 8-1-1）。

一、3D 打印技术的特点

传统减材制造方式需要通过浇铸、冲压、扎制、切削等工序来获得所需产品，而 3D 打印技术的优势是增材制造模式，在不用模具和工具的条件下生成几乎任何复杂的零部件。

（一）节约复杂产品的制作成本

对于传统制造业而言，产品形状结构越复杂，所需加工工艺越多，制造成本越高。但 3D 打印制造复杂结构产品，仅需选择合适的 3D 打印机与打印材料，导入设计的三维建模数字文件，即可形成所需的产品（图 8-1-2）。

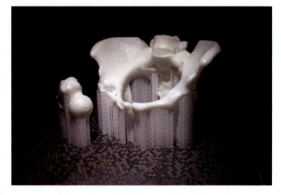

图 8-1-1　材料层层堆叠形成产品

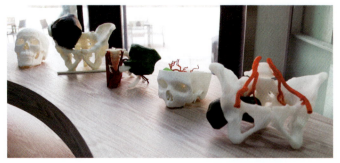

图 8-1-2　同一台打印机打印的不同形状模型

（二）应用范围广

3D 打印技术在医疗领域，可以根据需求，定制个性化设计的病变模型、手术辅助导板、内植入器械等。

以骨盆肿瘤保肢重建为例，骨盆肿瘤形态各异，个体差异大，盆区结构复杂，邻近有消化器官、泌尿生殖器官、髂动脉、髂静脉、坐骨神经、股神经等重要结构。骨盆肿瘤的切除与术后重建，从手术方案到手术辅助导板及重建假体的设计，都面临着诸多困难。

1. 术前规划和制作模型　临床上常用的 X 线、CT、MRI 都是平面二维图像。对于复杂骨盆肿瘤，如果医师缺乏经验或较好的立体感，就难以对其有清晰的认识。3D 打印技术制备个性化骨盆肿瘤模型，完成了从二维影像到三维立体实物的转变（图 8-1-3）。3D 打印个性化骨盆肿瘤模型有助于医师更直观地了解骨盆肿瘤与相邻组织器官的结构关系，讨论并确定肿瘤切除的安全边界，便于医患交流病情；同时，手术医师可以在 3D 打印个性化骨盆肿瘤模型上模拟手术，设计最优的个性化手术方案（图 8-1-4、图 8-1-5）。

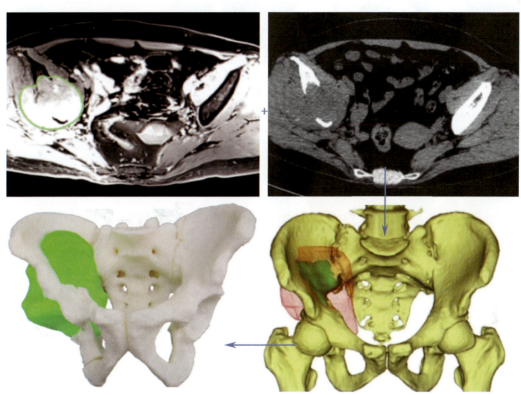

图 8-1-3　二维影像、三维影像与 3D 打印实物模型

2. 3D 打印个性化截骨导板　确定骨盆肿瘤的切除边界后，能否按手术方案精准切除肿瘤是关键。仅凭手术医师经验难以准确截骨。

若按手术方案，应用 3D 打印个性化截骨导板，按设计解剖位置安放，即可沿着截骨导板实施精准的肿瘤截除。

3. 个性化定制的假体　骨盆肿瘤切除后形成的骨缺损各不相同，传统的标准件假体难以达到最优重建。根据患者术前 CT、MRI 数据，可以设计、打印出满足患者骨缺损解剖形态、力学适配的个性化骨盆假体，见图 8-1-6。

假体与骨的接触面可以设计成多孔结构，骨长入后增强了假体与骨的稳定性，达到生物学适配，见图 8-1-7。

（三）精度高

3D 打印的精度与打印装备的精密度、设计软件、打印用粉体材料参数等有关。目前，工业级别的 3D 打印机精度可达 700dpi 以上，可以打印出微米级别的网孔结构。

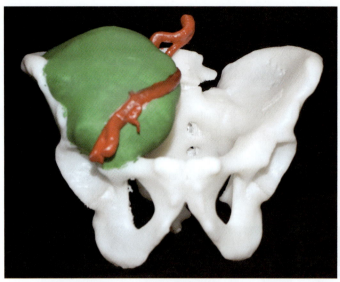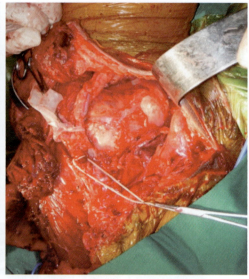

图 8-1-4 3D 打印骨盆肿瘤模型与术中实际视野

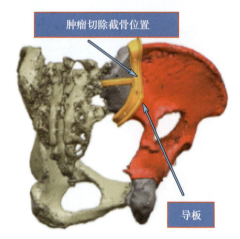

肿瘤切除截骨位置

导板

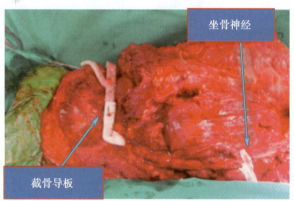

坐骨神经

截骨导板

图 8-1-5 利用截骨导板进行截骨

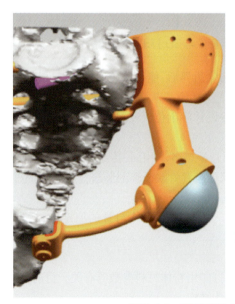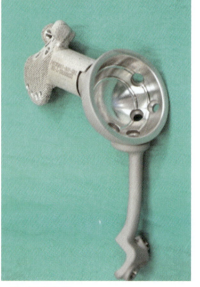

图 8-1-6 设计假体与 3D 打印实物

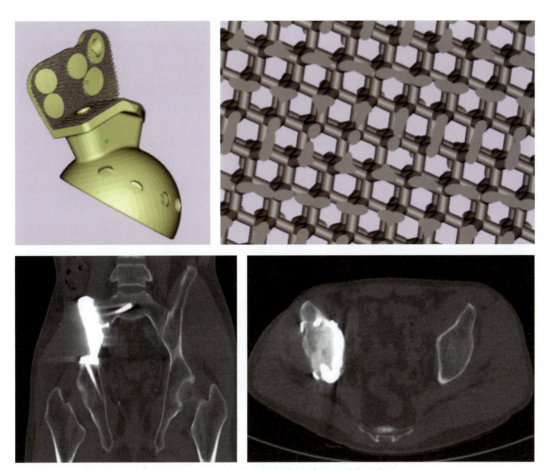

图 8-1-7　3D 打印内植物多孔结构设计与骨长入

(四) 可个性化定制

传统工业制造通常为流水线、大批量生产的模式,其优点是可以降低单个产品的生产成本,保证产品品质相同,但缺乏个性化。3D 打印技术的出现,一方面,可在短时间内制作出为患者个性化定制的模型、手术导板和内植物等;另一方面,也可实现个性化产品的大规模定制。

二、医学 3D 打印的发展历史

(一) 3D 打印技术的发展

1983 年,美国的查克·赫尔发明了液态树脂固化 / 立体光固化(stereolithography,SLA)3D 打印技术,其原理是运用激光照射液态光敏树脂,产生聚合反应,快速固化,打印好一层后,升降台移动一个层厚,激光照射固化下一层光敏树脂,循环往复直到完成产品。

1988 年,斯科特·克鲁普发明了第一台熔融沉积成型(fused deposition modeling,FDM)打印机。FDM 的打印材料一般是聚乳酸(PLA)、丙烯腈 - 丁二烯 - 苯乙烯树脂(ABS)、尼龙等。FDM 打印机以丝状供料,材料在喷头内被加热熔化。喷头将材料挤出至升降台或下一层材料上,材料迅速凝固。

选择性激光烧结成型技术(selective laser sintering,SLS)由德哈德于 1989 年研制成功。其技术原理为:打印时供粉仓升降台升起,铺粉滚筒将粉末铺在升降台上形成薄层,此时激光束选择性扫描粉层,被扫到的部分因高温烧结黏合在一起,一层打印完后,升降台下降一个层厚,重新铺粉打印下一层。SLS 技术在加工过程中,熔点低的材料如高分子聚合物熔化,但是高熔点金属粉末不融化,利用熔化的低熔点材料作为黏合剂黏合金属粉末。

1995 年,德国弗劳恩霍夫研究所提出金属选择性激光熔化(selective laser meltring,SLM)技术,该技术属于金属快速成型技术,相比 SLS 技术,SLM 制造过程中金属粉体完全熔化,不需要黏合剂,成型精度与力学性能更佳。

1997 年瑞典公司阿卡姆（Arcam）开发出了电子束熔融技术（electron beam melting，EBM），该技术使用电子束将金属粉末层层熔化制造零件。电子通过被加热到 >2 500℃的丝极释放，到达阳极加速到一半光速，并由磁场控制电子束偏转，轰击金属粉末，使之熔化成型。该技术精度较高，具有直接加工复杂几何形状的能力。

（二）医学 3D 打印发展的四个层次

1. 第一层次——无生物相容性材料的 3D 打印　主要应用于手术设计的 3D 打印模型、手术导板等医疗模型和体外医疗器械。1998 年，德国亚琛大学的雷德曼彻教授最早将 3D 打印手术导板用于腰椎椎弓根置钉研究，临床研究发现，运用 3D 打印腰椎椎弓根置钉导板，相较于未采用 3D 打印导板，手术时间平均缩短了 40~50min，减少了患者术中出血量，降低了手术风险。2000 年，日本平山教授等报道了根据 CT 数据 3D 打印的颅骨模型，具有较高的精度。

2. 第二层次——具有生物相容性但非降解材料的 3D 打印　主要应用于永久植入物，不降解的骨、关节、血管支架等内植物。2001 年，莫拉·梅利肯等报道了在家犬体内使用的金属内植物假体，这一阶段 3D 打印技术主要用于非降解的永久植入物，如钛合金假体、血管支架、硅胶假体等。学者们对非降解材料的合成配比也进行了探索，以获得较好的生物相容性或抗菌性能，但受限于打印技术的进展，这一时期打印材料进展较慢，典型的代表有 Ti-5Ag（wt%）合金。

3. 第三层次——具有生物相容性且可降解材料的 3D 打印　主要应用于组织工程支架，如皮肤组织工程支架。得益于 3D 打印技术的发展，这一时期该技术越来越多地被用于组织工程支架的研究。组织工程（tissue engineering），是一种将种子细胞离体培养，再接种在可降解的、生物相容性良好的支架材料上，将该支架 - 细胞复合物植入体内缺损组织，支架材料逐渐降解，种子细胞增殖、分化、成熟，最终填补组织缺损的技术。该技术使用自体细胞培养组织并修复自身组织缺损成为可能，该技术的成熟将解决异体移植排异反应以及自体移植组织来源不足的问题。支架材料需要提供大量细胞生长所需的表面积，内部为镂空的多孔网状结构，这样的结构既能保证足够数量的细胞黏附，又能保证一定的强度。3D 打印技术的发展使组织工程支架的设计与制造越来越便捷可靠。另外，具有生物活性、可降解的羟基磷灰石支架、血管支架等也被用于骨缺损修复、血管重建的实验研究。

4. 第四层次——活性细胞等的生物 3D 打印　包括体外仿生三维生物结构体、细胞模型、类肝组织模型、类肿瘤组织模型等。生物 3D 打印同时打印组织工程支架，并使用"生物墨水"——水凝胶，混合细胞一同打印在支架上。该技术的目的在于直接打印出组织器官，用于科学研究与临床研究。目前，生物打印尚不能打印可直接用于临床器官移植的具有完整功能的复杂器官，如肝脏、肾脏，但已经有生物打印的肝单元、皮肤、血管、肿瘤模型等用于毒理学研究和临床药物研究的相关报道，并有打印正常功能耳软骨的案例。生物打印现阶段所打印的组织器官大部分还只有单一功能，离真正大规模应用于临床还有一段距离。

三、医学 3D 打印现状与展望

（一）医学 3D 打印发展存在的问题

1. "打印材料"的研发是发展的难点和核心，现在常用的金属打印材料为钛合金粉末，其他的金属材料如钽等，以及具有功能活性的打印材料，仍处在研究阶段。

2. 在组织工程支架应用方面，3D 打印出骨组织工程支架的最适降解速度、力学性能、孔隙率及孔径尚无定论。同时，支架上载药物微球后，支架的降解同成骨性能及药物释放性能的完全匹配现在还处于研究当中。当前 3D 打印机分辨率是微米水平，而骨骼的超微结构是纳米水平，故还需要提高 3D 打印机的分辨率来提高支架功能。

3. 在打印器官方面，目前只能利用单一的活性细胞打印组织器官，利用这种方式再生出的器官组织都是小规模且相对较简单，常常无血管、神经、淋巴等组织，需要主体血管提供营养。打印复杂的器官组织，需要构建带血管网的精确多细胞结构，至今未能达成，尚不能实现人体组织器官的复杂性功能。

4. 价格贵，门槛高。尽管近几年 3D 打印机的售价呈下降趋势，但优质的 3D 打印机仍价格不菲，加上相关配套的 CT、MRI 设备，建模和逆向工程、CAD 等软件，投入较高，且设备和软件的使用需要专门的技术培训或多学科多领域的专业技术人员分工合作。

5. 普及和推广应用,需要国家相关法律、法规和标准的出台。

6. 只有临床医师与工程师结合(医工结合),才能科学地设计出 3D 手术方案,真正制造出精准的 3D 打印个性化病变模型、手术辅助工具、植入医疗器械等,才能真正体现出 3D 打印技术在医学领域的应用价值,更好地惠及患者。

(二) 医学 3D 打印的展望

1. 打印机精度有待进一步提高　　目前的 3D 打印精度已能基本满足制备个性化医学模型的需求,而术中所用手术辅助导板、内植物的打印精度仍需进一步提升。手术辅助导板和内植物的打印精度不足可能影响与骨表面的契合程度,导致截骨位置不准、置钉偏移、内植物安装效果欠佳等。手术辅助导板和内植物的打印精度与 CT、MRI 扫描精度、设计配套软件等关系密切,需要进一步的完善和研发。

2. 打印材料优化　　根据临床需求的不同,医学 3D 打印需要不同性能的材料。

3. 3D 生物打印　　3D 生物打印以组织工程技术为基础。组织工程的概念由华人学者冯元桢首次提出,组织工程技术利用材料学、工程学、生物学方法在体外培育种子细胞,并将种子细胞移植于组织工程支架上,细胞在支架上进一步扩增、分化成熟,然后将支架连同细胞移植到体内缺损部位,最终修复、替代缺损或损伤的对应组织器官功能。组织工程学"复制"组织器官的思想,标志着"再生医学"时代的到来,将人类医学发展推向了一个全新的高度。组织工程早期将支架与种子细胞共培养使细胞爬行至支架表面,并加入诱导因子使种子细胞进一步分化成为有一定功能的细胞,3D 生物打印的出现,在技术层面上将组织工程推向了一个更高的台阶。3D 生物打印技术可以同时将种子细胞和支架材料按照既定设计形状打印出来,且支架材料或"生物墨水"中含有细胞诱导因子,打印速度快,灵活度高,可根据临床具体需要个性化制备。

3D 打印在医学领域应用的最终目标,是利用该技术和组织工程学原理打印出具有完整功能的组织器官。一方面,打印出完整功能的器官,或者器官生物芯片,可以加快临床药物疗效验证,快速筛选具有疗效的新药,同时评估药物的毒性作用。另一方面,利用患者自体细胞培养并打印出具有完整功能的组织脏器,如皮肤、骨与软骨、血管等,可以大幅减少器官移植等待时间。目前,全世界的器官捐献数量远小于器官需求量,该技术利用患者自体体外培养细胞进行打印、诱导分化,有效解决器官移植供应不足以及排异的问题,且相较于克隆技术伦理学问题少。

根据工作原理,可将生物 3D 打印技术分为五种类型:喷墨式生物打印、挤出式生物打印、激光辅助生物打印、光固化成型生物打印和基于微阀的生物打印。其中,挤出式生物打印技术已被广泛用于构建载有细胞的 3D 组织和器官。

现阶段生物打印的生物墨水性能、组织器官微观结构构架、打印后的细胞诱导分化方面都有很大的提升空间。不同的支架材料与支架结构、细胞在材料上的组合与分布、生物墨水成分,都对细胞在支架材料上的分化成熟有影响。现在,研究人员又已经开始向 4D 打印(3D + 时间)方向发展。4D 打印的物体可自动随时间变形,将能够创造出有应变能力的新事物,将具有更大的发展前景。Gillaspie 等将 CT 和 PET 数据结合起来共同构建打印模型,在 3D 的基础上加入了时间和生理活动两个维度,对胸部复杂肿瘤的术前规划和切除范围的确定更加有益。

4. 医学 3D 打印的发展趋势　　中国在 3D 打印技术方面的研究起步早,发展迅速。截至 2017 年,3D 打印全球申请发明专利数量排名前三的国家分别是中国、美国、日本。中国 3D 打印技术在医学领域的应用占全部领域的 13.1%,有较广阔的研究前景与市场潜力。此外,3D 打印技术作为一种具有巨大潜力的新兴技术,得到了国家的有力支持。在国务院发布的《中国制造 2025》中,3D 打印与移动互联网、大数据等新兴技术的发展被放到了国家战略层面,更提出了要实现生物 3D 打印技术突破。

医学 3D 打印的发展趋势主要有三个具体方面。其一,利用 3D 打印技术,制造个性化定制金属内植物已经比较成熟,但目前的运用范围仍有限,仅在部分医院开展,应用潜力很大。其二,生物 3D 打印技术较新,未来政府、公司、研究机构若加大在该领域研究与投资,中国有望在生物 3D 打印领域抢占世界领先地位。其三,3D 打印技术与互联网技术、人工智能技术(artificial intelligence, AI)的结合潜力好。技术间的有机结合、优势互补,为各种技术的发展与应用提供了广阔的发展平台。例如在医学领域,医师将患者影像数据、关键手术参数输入计算机,AI 为患者计算并设计出较佳的模型、手术导板、截骨导板、内植物甚至生物打印的组织脏器,医师确认打印方案后,AI 通过互联网组网的不同 3D 打印机进行快速生产,将极大地缩短手术等待时间,降低手术风险。

3D打印技术仍处于高速发展时期。未来抓住3D打印技术的发展机遇,需要行业与政府制订完善的行业准则与市场规则,在此基础上企业、高校、研究机构高效运用市场投资与政府拨款,开发新材料、新技术,将新产品投放市场,回馈投资,回报社会,形成"滚雪球"的良性循环。

(郝永强)

第二节 3D打印个性化植入物

一、3D打印个性化植入物定义

按照我国的卫生行业标准,植入物(implantable medical devices)是放置于外科操作造成的或者生理存在的体腔中,留存时间大于30d的可植入型物品。植入物设计的目的是替代人体原有的病损部位,恢复其原有的形态及功能。临床常见的植入物包括骨科使用的各种人工关节假体、接骨板、螺钉,脑外科使用的钛网、颅骨补片,心胸外科使用的心脏瓣膜、人造血管等。

目前,个性化植入物尚没有确切的定义,可以通俗地理解为是根据医师提出的要求,依据患者特殊解剖结构或特殊需求,为适应特定个体而设计、制备的植入物,不同于普通标准化的植入物。

定制式医疗器械中的植入物属于典型的个性化植入物。定制式医疗器械是指为满足指定患者的罕见或特殊病损情况,在已上市产品无法满足临床需求的情况下,由医疗器械生产企业基于医疗机构特殊临床需求而设计和生产,用于指定患者的、预期能提高诊疗效果的个性化医疗器械。

除了定制式植入物,患者匹配医疗器械类的植入物也属于个性化植入物。患者匹配医疗器械是指医疗器械生产企业在标准化医疗器械产品生产制造基础上,基于临床需求,按照验证确认的工艺设计和制造的、用于指定患者的个性化医疗器械。

3D打印个性化植入物则是指使用3D打印技术制备的,或主要部件使用3D打印技术制备的个性化植入物。

二、3D打印推动个性化植入物进入实用阶段

个性化植入物并不是一个新事物。由于人体解剖形态和病损区域具有个体差异,尤其是面对严重畸形、肿瘤和手术翻修的患者,临床医师希望获得的理想假体应该是适应患者个体的解剖结构及力学要求的植入物。对于有个性化植入物需求的患者,标准的植入物难以满足其治疗的需求。然而,过去受到制造技术水平的限制,对于个性化植入物的这种需求很难得到满足[1]。

在3D打印尚不成熟的时候,通常使用机械加工或铸造等方式来制备个性化的植入物。个性化植入物通常包含不规则的外形或附属结构,使用常规的减材制造工艺生产此类产品技术难度大。对于企业来说,小批量、单件定制产品的设计及制造成本高,并且制备速度慢,临床医师和患者需要等待的时间长。这就极大地限制了个性化植入物的应用。

在植入物制造中,产品的标准化和个性化是一对矛盾,前者满足大规模、经济化生产的要求,后者能更好地满足患者治疗的需求。目前,随着先进的CAD及增材制造(3D打印)技术的成熟,尤其是金属3D打印技术成熟后,已经实现了个性化植入物的快速低成本生产,解决了之前的难题。利用3D打印技术制备的个性化植入物,缩短了设计周期,最大程度地降低了成本,又能满足患者的个性化要求。

可以说,3D打印技术推动个性化植入物进入了临床实用阶段。在3D打印技术成熟之前,个性化植入物是医师希望使用,但却难以实现的一种美好愿望,但在强调产品个性化的数字制造时代则完全可以实现,并日益成为常见的产品模式。

在3D打印技术的支撑下,个性化植入物的临床手术量迅速上升,临床应用范围也得到了极大拓展。例如,在骨科应用的定制化锁骨、肩胛骨(图8-2-1)和髋关节植入物,口腔科应用的定制化下颌骨(图8-2-2),以及胸外科应用的聚醚醚酮(PEEK)材料的定制胸骨和肋骨(图8-2-3)。目前,3D打印个性化植入物在硬组织外科修复重建领域应用得最为广泛和成熟,尤其是骨科,因此本节将以骨科个性化植入物为例,来说明其在临床上应用的情况。

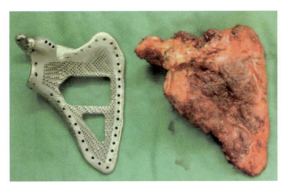
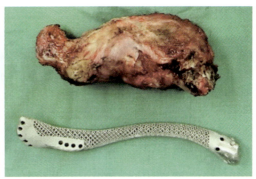

图 8-2-1 3D 打印个性化钛合金锁骨及肩胛骨

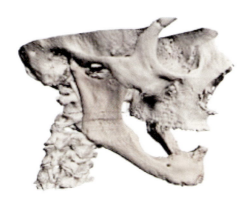
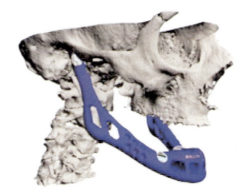

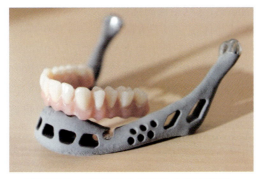

图 8-2-2 3D 打印个性化钛合金下颌骨

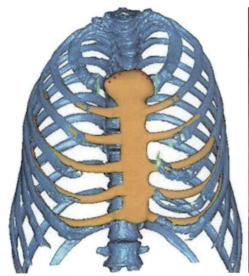
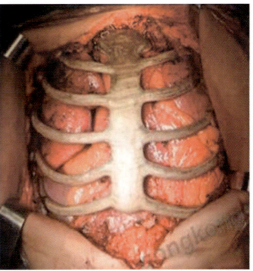

图 8-2-3 3D 打印个性化聚醚醚酮材料胸骨和肋骨

三、3D 打印个性化植入物的临床需求

精准化、个体化、微创化、远程化是 21 世纪外科医学发展的四大方向。尽管目前临床大量使用标准系列的植入物,但由于人体存在个体差异,最佳的植入物应该是"量体裁衣,度身定做"的,个性化植入物符合了医学发展的方向。

个性化骨科植入物的临床需求表现在三个方面:①对于肿瘤、畸形、翻修等患者,市场上通用的标准系列骨修复替代材料、人工关节等产品通常不能很好地满足需求;②骨缺损具有随机性,其修复骨缺损的植入物只能是个性化的;③对于复杂骨折患者,个性化接骨板通常是最佳选择。

人体的骨骼结构存在着很大的差异,标准化的假体不能适用于所有的患者。在不能获得个性化植入物时,临床医师进行手术时就不得不迁就植入物/假体,手术切除的范围或重建的区域要适应植入物/假体,显然这不是理想的手术方式。理想手术方式应以患者的获益最大化为前提,这就需要个性化的植入物。个性化植入物的主要目标是实现与人体病损部位的个性化匹配,包括解剖形态匹配、生物力学匹配或解剖形态和生物力学的综合匹配。通过良好的匹配,实现解剖形态与力学功能的最大修复。

在数字制造时代,临床医师要具有这样的思维:对于标准化植入物无法满足治疗需求的特殊患者,医师可以提出并选择个性化的植入物作为治疗手段,这在目前 3D 打印技术条件成熟的情况下是可以实现的。

四、3D 打印个性化植入物的技术优势

个性化植入物的特点就是"度身定做"。3D 打印技术是个性化植入物临床应用的强大推力,其最大的优势是将计算机中的设计直接转化为由医用钛合金、PEEK 等材料制成的植入物,不需要中间繁复的工艺过程和装备,可以回避传统制造工艺的限制,实现结构的优化。

3D 打印个性化植入物的技术优势体现在以下方面:

(1)个性化:定制的假体/植入物更适合于每个患者的骨骼结构和力学要求,最佳贴合的尺寸也使手术操作难度减小,减少外科医师的压力,并可以缩短患者的痛苦和紧张的适应时间。

(2)复杂的几何形状:个性化植入物大多数具有复杂的曲面特征,并且一些仿生原理的复杂结构无法通过传统的制造方法(铣削、车削或铸造等)制造出来,这些复杂的几何形状及仿生结构只能通过 3D 打印制造方式来实现。

(3)功能集成:3D 打印个性化植入物能够满足多种功能植入物的制造并减少制作步骤,可以具有多孔结构和粗糙的表面,以改善骨整合。

(4)减轻患者经济负担:更快的植入物生产速度,更贴合的尺寸缩短手术和恢复期,更好的人体环境相容性降低后续治疗需求,这些都使患者获益,降低住院和后续治疗的费用。

(5)降低了医疗器械生产企业的技术难度并减轻经济负担:可以实现小批量或单件产品的快速制造。

五、3D 打印个性化植入物成熟应用的条件

个性化植入物能够走向成熟应用,有两个必备的技术条件:第一是设计,第二是制备。

设计的起点是数据采集。仅仅依靠二维影像数据很难实现量体裁衣,成为个性化植入物技术实现的瓶颈。得益于 CT、MRI 及数字化测量等数据采集技术的进步,可以获得患者病变部位的三维数据。设计人员可以利用逆向工程的方法重建患者的三维模型,进而利用正向或逆向的方式,结合医师的要求,设计出个性化植入物。

制备最大的获益来自 3D 打印技术的成熟。3D 打印技术弥补了原有减材制造技术的缺陷。个性化设计的植入物模型,通常是基于三角形网格模型,而不是参数化曲面模型,而且个性化植入物模型常会包含多孔结构或是复杂的曲面。对这样的三角形网格模型,难以采用数控机械加工的方式来完成,或者虽然可以加工,但是技术难度高、周期长、成本大。3D 打印技术则可以直接利用网格模型,为个性化植入物的快速制造提供了技术支持,缩短了个性化植入物的设计周期,提高生产效率并降低了成本。因此,3D 打印技术开辟了个性化植入物设计制造的新纪元。

六、3D 打印个性化植入物的设计制备流程

个性化骨科植入物的设计和制造具有如下的特殊性：患者病损状态的随机性、临床需求的急迫性、生产过程的特殊性和制造信息的离散性。为了满足上述特点，必须依托一个能对临床需求作出快速反应的个性化植入物数字制造系统，该系统是 CAD/ 计算机辅助工程（CAE）技术、3D 打印、逆向工程、数控加工与计算机辅助制造（CAM）技术，以及网络制造技术的集成，并和医院的信息系统联网，构成一个严密的个性化骨科植入物临床工程系统。

这个系统通常由以下几个部分组成：①远程设计系统；②数字制造系统；③医工交互设计团队（综合人才系统）；④快速物流系统。在接到医疗机构有关个性化植入物的需求信息后，上述临床工程系统工作流程见图 8-2-4。

这里需要特别强调，植入物的个性化设计必须符合人体局部的解剖形态、人体工程学、生物力学要求，同时要解决植入物体内定位的问题。植入物的个性化设计往往需要临床经验丰富的医师和工程师合作完成。

七、3D 打印个性化植入物的临床应用

从最初临床需求的提出，到植入物在手术中实际使用，个性化植入物的临床应用始终是由医师主导的。这充分体现了医师的重要作用，要求医师对个性化植入物的设计制备有清楚的认识，对患者是否需要使用个性化植入物有明确的评估[2]。

同时，在临床上使用个性化植入物，对医师也有相应的要求。理想的情况是，提出个性化植入物的医师就是最终进行临床手术的医师，这样可以很好地衔接，避免出现失误。医师还要对植入物的加工时限、具体术式、植入物的固定方式及术中可以借助的精确定位工具有合理的统筹安排。由于个性化植入物的外形或者与宿主的接触界面多是不规则形状，因此医师要借助于术中导航、定位导板等技术手段，辅助实现手术中的精准定位，从而获得个性化植入物安装后与宿主骨截面的精确匹配，同时满足解剖形态与力学性能的需求。

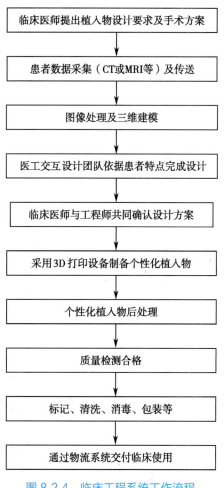

临床医师提出植入物设计要求及手术方案

患者数据采集（CT或MRI等）及传送

图像处理及三维建模

医工交互设计团队依据患者特点完成设计

临床医师与工程师共同确认设计方案

采用3D打印设备制备个性化植入物

个性化植入物后处理

质量检测合格

标记、清洗、消毒、包装等

通过物流系统交付临床使用

图 8-2-4　临床工程系统工作流程

八、3D 打印个性化植入物的临床案例

案例一：世界首例 3D 打印个性化全锁骨置换（图 8-2-5）。

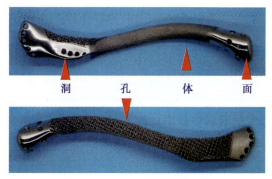

洞　　孔　　体　　面

图 8-2-5　3D 打印个性化锁骨

临床资料：患者，女，20 岁，因"右锁骨病变 1 年余"入院。2 年前有右锁骨外伤骨折病史。查体示右侧锁骨上可见一大小约 5cm × 5cm × 6cm 包块，质硬，活动度差，无红肿，无明显按压痛，双侧桡动脉搏动正常，

手指感觉、血运、活动正常。影像学检查提示右锁骨肿瘤(图 8-2-6)。活检病理示原始神经外胚层肿瘤。诊断为右锁骨原始神经外胚层肿瘤。行手术治疗,全切病变锁骨后,利用 3D 打印的定制钛合金锁骨予以重建。术后随访,患者右肩功能恢复良好,右锁骨假体在位良好(图 8-2-7)。

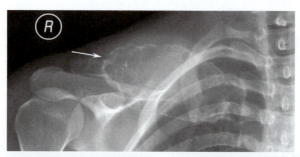

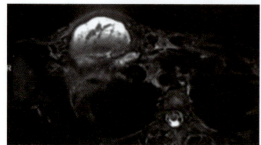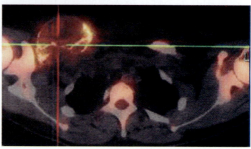

图 8-2-6　X 线、MRI 及核素扫描影像学检查均提示右锁骨肿瘤

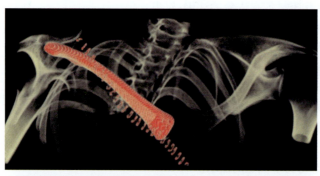

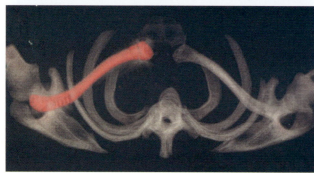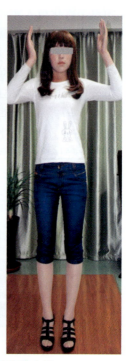

图 8-2-7　患者术后右肩功能恢复良好,右锁骨假体在位良好

　　案例二:世界首例 3D 打印个性化全肩胛骨置换。

　　临床资料:患者,女,34 岁,因"无明显诱因出现右肩部疼痛 5 个月,发现右肩部包块 1 个月"入院。查体示右肩胛背部约 14cm×12cm×3cm 大小包块,皮肤表面可见手术瘢痕,无色素沉着,皮温稍高。触之质硬,压痛(+),边界不清,无移动度,未闻及血管杂音。右肩关节活动障碍,右上肢感觉及血运正常,右桡动脉搏动良好。术前影像学检查提示右肩部肿瘤(图 8-2-8)。活检病理示右肩部小圆细胞恶性肿瘤,形态和免疫表型均符合原始神经外胚层肿瘤（PNET）/尤因肉瘤。诊断为右肩胛骨尤因肉瘤。行手术治疗。该例个性化植入物的设计思路及制备流程与案例一相似,制备出的植入物如图 8-2-9。全切病变肩胛骨后,利用 3D 打印的定制钛合金肩胛骨予以重建。术后随访患者右肩功能恢复可,右肩胛骨假体在位良好(图 8-2-10)。

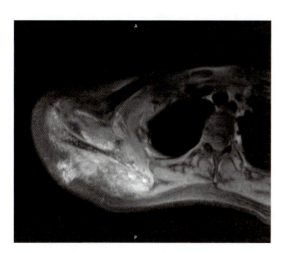

图 8-2-8　磁共振检查提示右肩部肿瘤

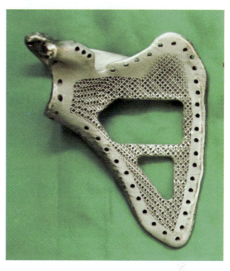

图 8-2-9　3D 打印个性化肩胛骨

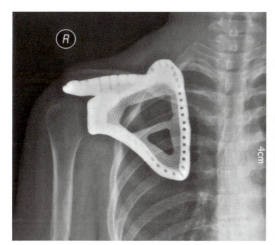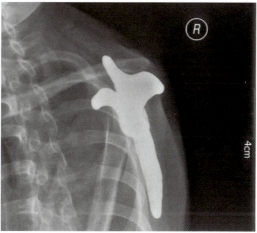

图 8-2-10　术后随访示右肩胛骨假体在位良好

采用金属 3D 打印技术制备出与患者锁骨和肩胛骨完全一致的钛合金假体,并成功植入骨肿瘤患者体内,成为肩胛带不规则骨重建的世界首次应用,由空军军医大学西京医院于 2014 年完成。

锁骨和肩胛骨属于肩胛带部位的不规则骨,罹患恶性骨肿瘤时常常需要完整切除,传统的骨重建技术难以获得满意的外观和功能,但是临床上没有锁骨和肩胛骨假体产品可供选择,而利用 3D 打印可以制备出患者原有正常形态的金属骨骼,从而替代切除的肿瘤骨骼,恢复肢体的完整性和功能。

与传统个性化假体比较,锁骨、肩胛骨等不规则骨的 3D 打印个性化钛合金假体具有以下优势:

(1)形状、结构等空间信息与肿瘤切除后骨缺损的解剖匹配完全一致。

(2)表面多孔设计使肌肉、肌腱等软组织贴附和骨长入率大幅提高,躯体外观及功能良好。

(3)镜像建模联合多孔仿生技术,使假体既具有解剖重建的三维空间精确性,同时又具有内部结构的可调仿生多样性,在保证强度不变的前提下,弹性模量明显降低,减少应力遮挡造成的并发症。

(4)采用选择性 SLM 或 EBM 技术,使假体制备更加精确,产品质量稳定。

(5)大大缩短假体制备周期(一周内可完成术前设计、3D 打印、产品修整、清洁消毒、临床应用的整个流程),减少患者等待时间。

(6)降低假体制作成本,减少原材料损耗。

(7)联合计算机辅助导航手术,可以实现骨肿瘤的精确切除和骨缺损的精准重建,实现复杂结构假体术前设计、制备与植入的完美统一。

九、3D 打印个性化植入物的展望

个性化植入物顺应了外科学发展的技术潮流。3D 打印技术凭借不受限制的几何自由度,尤其适合进行生产个性化植入物。由于 3D 打印技术将个性化植入物的制造提升到了一个全新的技术层面,可以根据医师的治疗需求和设计,快速打印出植入物以提供临床使用,可以设想这在未来将成为临床常见的治疗方式。而且,随着 3D 打印技术的更迭,尤其是新打印材料的研发,以后会减少人工材料的占比,逐步实现可降解材料的个性化植入物,直至理想的生物打印(组织工程与 3D 打印相结合),完美的实现人工组织器官的替代。

(郭　征)

参 考 文 献

［1］ 王诚泰,葛世荣,靳忠民,等.骨科植入物工程学.上海:上海交通大学出版社,2016.
［2］ 栾杰,庄洪兴,归来,等.三维重构和快速成形技术制备个性化人工整形植入物的研究.中华整形外科杂志,2002 (S1): 8-10.

第三节　3D 打印模型在医学领域的应用

一、模型、实体模型与虚拟模型

所谓模型就是通过主观意识借助实体或者虚拟表现构成客观阐述形态结构的一种表达目的的物件,这个物件并不一定是物体,也不局限于实体与虚拟。

按照构成形式,模型又可以分为实体模型和虚拟模型。所谓实体模型是拥有体积及重量的物理形态概念的实体物件;而虚拟模型是用电子数据通过数字表现形式构成的形体以及其他实效性表现的模型。

二、医学 3D 虚拟模型与 3D 打印实体模型

医学 3D 模型可以分为计算机辅助三维重建的电脑模型和 3D 打印制作的解剖实物模型。其中计算机辅助三维重建电脑模型属于虚拟模型,而 3D 打印制作的解剖实物模型属于实体模型。两种模型在医学临床上具有非常重要的作用。

临床应用早期以 3D 打印实体模型为主。3D 打印实体模型的重要意义在于,借助先进制造技术,将以往体内看不见、摸不着的解剖结构做成实物模型。这种实体模型可以直接供人触摸感知,比 3D 虚拟模型更加直观。

随着临床应用和基础研究的深入,大家共同认识到,未来虚拟计算机模型将会有更加重要的作用。虚拟模型是非常有用的工具,是进行手术三维设计、定制式手术模板、定制式植入修复体三维设计和过渡到人工智能医用机器人研究的基础。现在随着虚拟现实(VR)/ 增强现实(AR)/ 混合现实(MR)的应用,虚拟模型三维渲染显示效果大大加强。

三、医学 3D 虚拟模型在临床中的应用

(一) 医学 3D 虚拟模型辅助人体解剖与临床教学

医学 3D 虚拟模型用于人体解剖教学,可以直观、动态地显示解剖结构的三维形状和形态特征,解剖模型三维渲染显示比二维图像直观。借助 3D 虚拟模型三维渲染显示方法将解剖学教材课本里一幅幅单调的解剖平面图谱变成具有三维空间形状的虚拟模型,观察者可以选择感兴趣区域了解细节情况(图 8-3-1、图 8-3-2),随意移动、旋转、放大、缩小等,这样更加容易理解和记忆。而且医学 3D 虚拟模型可以通过电脑、手机、平板电脑等随时随地显示,学习、存储和携带均非常方便;与尸体模型相比更加干净卫生和环保;可以

用于临床教学,如进行各种临床操作演练、流程熟悉甚至特定外科手术设计方案演示和培训。

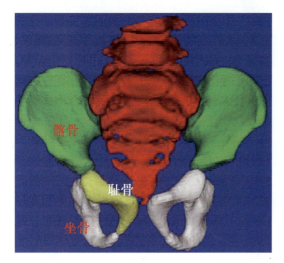

图 8-3-1　正常骨盆模型显示

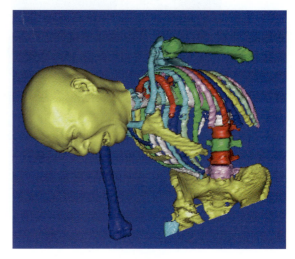

图 8-3-2　脊柱畸形模型三维渲染显示

(二) 医学 3D 虚拟模型的三维动态显示

临床医师观察 CT、MRI 断层二维图像时就会在潜意识下进行"三位重建",在头脑中将断层图像叠加,构思相应解剖结构的形状和病变特征,如观察胫骨平台骨折 CT 图像,在脑海中想象出整个胫骨平台的外形、骨折线走行、骨折块数量、关节面塌陷程度和骨折移位等情况。计算机三维重建软件辅助将这个过程快速、精确完成,并且生成数字化的 3D 虚拟模型。医学 3D 虚拟模型与二维断层图像相比具有形态直观、容易理解及判读病变状况等。从 CT、MRI 扫描成百上千张断层二维图像中看出相应的解剖结构形态特征,需要多年专业学习和临床经验积累,而医学 3D 虚拟模型使判读、理解更容易。

医学 3D 虚拟模型可以直观、动态三维渲染显示解剖结构和病变状况,利于医务人员和医患之间的信息沟通,提高医务人员之间相互合作和手术默契配合能力,增强患者对疾病状况、治疗与手术方案的理解,恢复康复信心和提高患者配合治疗与手术的依从性。

但是,医学 3D 虚拟模型必须结合 CT、MRI 等影像检查断层二维图像观察。三维重建过程中,将骨折两端作为一个整体重建出来,其细小的骨折裂缝可能会被忽略。例如:枢椎齿状突陈旧性骨折患者,在颈椎 CT 二维断面图像上齿状突基底部可见明显横行骨折线(图 8-3-3),三维重建后整个椎体完整,3D 虚拟模型中骨折的相关信息被丢失(图 8-3-4)。

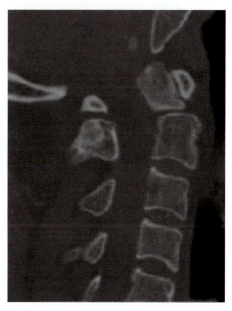

图 8-3-3　颈椎计算机体层成像

(三) 医学数字化影像传播

现代社会已经进入信息化社会,医学影像检查的海量数据必须具有新的数据储存和数据处理方式。以往的实物形式储存,如 X 线胶片,已经完全无法满足要求。因此必须借助人工智能(AI)技术来进行大数据储存和处理。

医学影像数字信息、医学 3D 虚拟模型可以借助现代传播媒介、有线和无线网络系统快速传输,显示媒介非常广泛,可以随时随地在电脑(图 8-3-5)、手机、平板电脑(图 8-3-6),甚至借助虚拟现实(VR)/增强现实(AR)/混合现实(MR)进行三维动态渲染显示。现有的 4G 通信网络系统已经能够满足要求,而未来 5G 通信网络传输速度将比现在的 4G 通信快数百倍,无疑会更加通畅。这些特征和优点将使医学 3D 虚拟模型能够快速传输和即时信息反馈,有利于院内会诊、远程会诊、远程治疗与远程手术指导等。

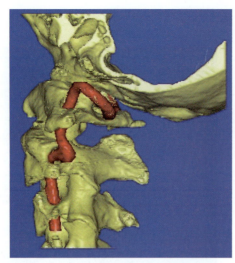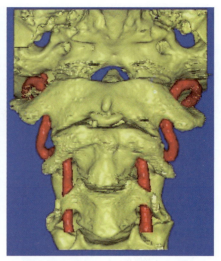

图 8-3-4　颈椎 1、2、3 椎体 3D 虚拟模型

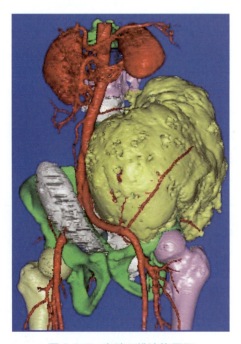

图 8-3-5　电脑三维渲染显示

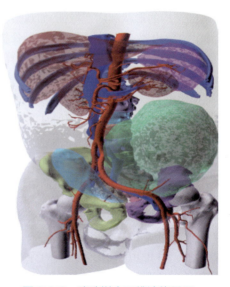

图 8-3-6　移动媒介三维渲染显示

（四）医学 3D 虚拟模型的解剖参数三维测量

进行解剖参数测量对疾病的诊断、治疗、预后判断、康复有极其重要的意义,特别是在脊柱四肢矫形手术中,如肢体延长术、关节畸形矫正、骨盆四肢肿瘤切除后精确重建手术和关节置换手术中具有非常重要的作用。

以往解剖参数采用肉眼观察、标本测量和 X 线平片测量等方法进行,这些常规测量方法属于二维测量范畴,存在以下明显缺陷:①骨性标志定位困难;②量尺手工测量主观性大,准确性差。X 线平片、X 线平片拼接法、双下肢全长 X 线平片等同样存在以下缺点:①曝光条件不一致,图像灰度不均;②胶片有衔接痕迹,拼接误差大;③易受肢体位置、影像重叠、操作者主观因素等影响造成测量误差;④脊柱、四肢为三维物体,具有立体空间性质,而 X 线平片只能从单平面反映和测量有关解剖参数,因此二维测量与三维测量相比,准确性差。

利用医学 3D 虚拟模型进行解剖参数三维测量方法完全克服二维测量方法的缺点,其优点非常显著:①从三维空间上测量下肢力线参数,测量数据精确,不受影像重叠和体位等影像;②测量过程由计算机选点、构线和构面,有效避免测量者主观因素干扰,而且计算机辅助测量所获得的数据精确性高、测量过程方便、可重复性强;③满足了现代智能与数字化精准外科手术的需要。

(五) 医学 3D 虚拟模型在疾病诊断、治疗的应用

医学 3D 虚拟模型观察、解剖参数三维测量方法、正常参考值获取、异常解剖模型观察并与正常模型比较能让我们从三维空间的新角度观察和理解病变情况,对特定疾病在病因、病理、分类、诊断等方面产生崭新认识,从而在治疗与手术方法方面同样产生重要创新。

案例:患者,女,大致观察双下肢外观、全长 X 线平片显示为简单的膝外翻畸形(图 8-3-7)。CT 扫描、三维重建和解剖参数三维测量后发现下肢畸形比 X 线平片显示得更为复杂(图 8-3-8~ 图 8-3-10);冠状位上存在双膝外翻畸形,矢状位上股骨远端关节面后倾 20°,轴位上股骨前倾角减少为 3.92°。以往常规采用膝内、外翻畸形是基于二维图像的诊断模式,已经不能全面和精确地反映膝部畸形的情况。因此,在解剖参数三维测量基础上建立了以畸形部位 + 畸形方式与程度进行数字化、量化表示的诊断方法。以该患者为例,三维数字化定量诊断为:

(1)左股骨远端原发畸形:①左股骨远端外翻 10°(冠状位畸形);②左股骨扭转角减少为 3.92°(轴位畸形);③左股骨远端关节面后倾 20°(矢状位畸形);④双侧股骨长度均衡。

(2)胫骨近端继发畸形:无。

通过对患者 3D 模型的观察和解剖参数三维测量结果,采用计算机辅助三维设计了以下个性化精准截骨矫形手术方案:①左股骨中段截骨后方张开 18°,纠正矢状位上存在的股骨远端关节面后倾畸形(图 8-3-11);②股骨髁上截骨外侧张开 10°,矫正冠状位上存在的膝外翻畸形(图 8-3-12);③股骨截骨远端外旋 8°,矫正左股骨前倾角(图 8-3-13)。在数字化、3D 打印等创新技术辅助下,该患者各个基准面存在的所有畸形得到了全方位的三维精准矫正,手术取得了预想的效果。

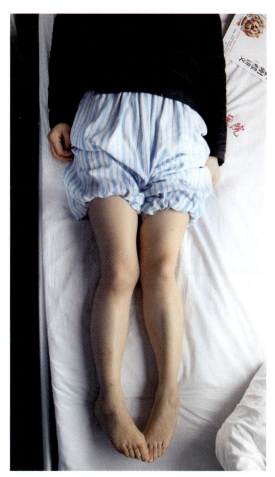
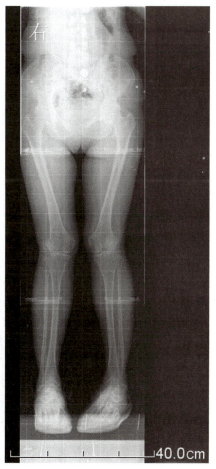

图 8-3-7　双下肢外观、全长 X 线平片

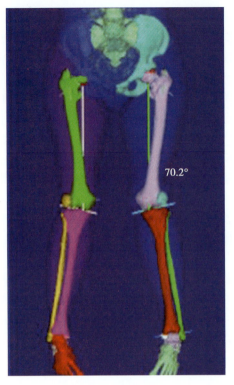

图 8-3-8　冠状位畸形

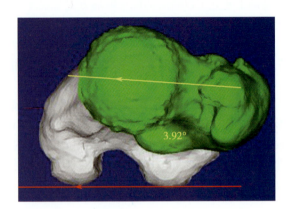

图 8-3-9　轴位畸形

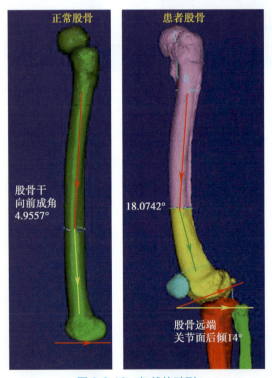

图 8-3-10　矢状位畸形

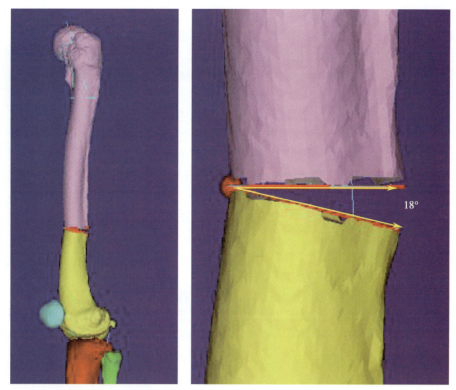

图 8-3-11　股骨干截骨

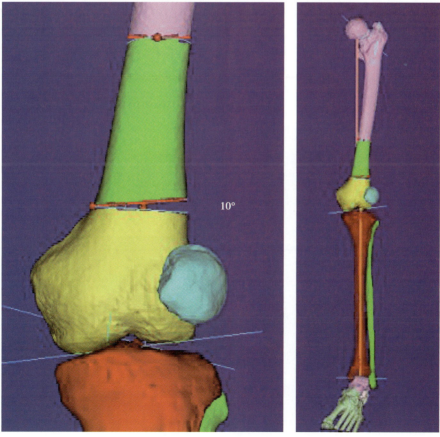

图 8-3-12　股骨髁上截骨

(六) 利用医学 3D 虚拟模型建立计算机辅助手术三维设计新方法

1. 常规外科手术设计方法及其缺点　长期以来,外科手术设计局限于二维设计阶段,现在依然也还是以二维设计为主。在临床上常规外科手术过程是:医师接诊患者时问诊、查体和阅读患者影像资料,建立疾病诊断,构思手术方案,然后进行手术。这个过程存在以下几点明显的缺陷:①术者个人脑海中形成的手术方案高度依赖个人经验,主观性强,缺少客观性;②术前没有细致的三维设计方案,未做方案优化和改良,缺少科学验证;③手术操作高度依赖术者的感觉和手术技巧,随意性大,精确性欠佳,可重复性差。具体表现为:不同术者间或同一术者在不同时间节点所做同类手术均有很大差别。从生产角度来讲,差异的存在或手术结果可重复性欠佳等问题,都属于产品质量控制方面的问题。这些问题完全可以通过外科手术三维设计、外科手术数字化质量控制和外科手术流程工程化系统管理的方法加以解决。

2. 利用 3D 虚拟模型进行个性化手术三维设计和仿真模拟　术前进行外科手术方案三维设计的最大优点是可以发现手术方案可能存在的不足,可以不断优化和完善手术方案,甚至在手术方案存在较大问题时完全可以重新设计。这一优点是实际手术过程无法相比的。

下面这个案例可以很好地说明外科手术术前三维设计的优点。

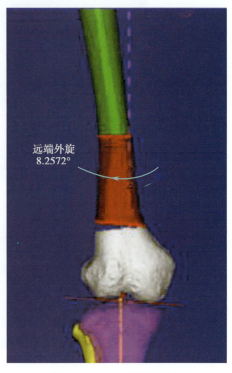

图 8-3-13　股骨扭转角矫正

患儿,女,4 岁。1 年前开始右髋部酸痛、活动障碍。在当地医院 X 线平片提示:右股骨粗隆部囊肿并病理性骨折,右股骨头坏死。双髋外展内旋支架固定 6 个月后,患处骨折愈合,囊肿范围缩小,但遗留右髋内翻畸形。查体:右下肢短缩,大粗隆上移,右髋外展受限。X 线平片:右髋内翻畸形,右股骨粗隆部骨囊肿,右股骨头坏死(花斑期)(图 8-3-14)。磁共振(MRI)检查:右股骨粗隆部囊肿(图 8-3-15)。初步诊断为:①右股骨粗隆部骨囊肿;②右髋内翻畸形;③右股骨头坏死;④右下肢短缩畸形。

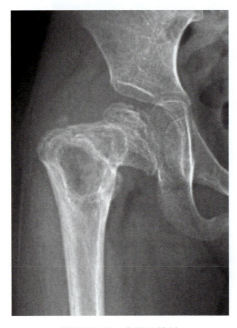

图 8-3-14　右髋正位片

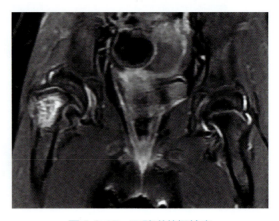

图 8-3-15　双髋磁共振检查

根据患儿这种复杂病情,进行了 4 种不同的手术方案设计:

(1)方案一:横行截骨,内侧张开(图 8-3-16),可以纠正力线,但术后依然存在下肢短缩。

(2)方案二:前后"Z"形截骨矫形(图 8-3-17),下肢可以恢复等长,截骨方向与切口成 90° 相交,手术操作不便。

(3)方案三:内外"Z"形截骨(图 8-3-18)。

(4)方案四:"Z"形截骨矫形、患肢延长 5mm,以弥补以后继发短缩(图 8-3-19)。

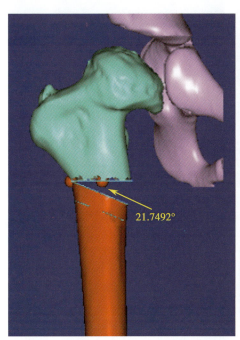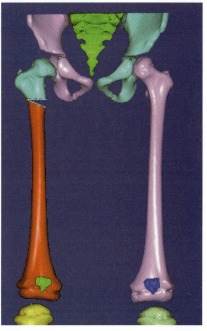

图 8-3-16　方案一

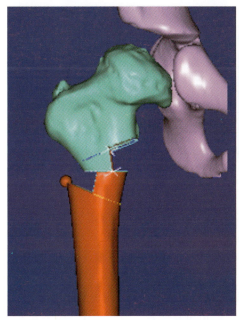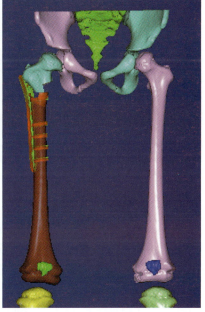

图 8-3-17　方案二

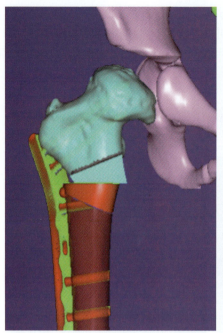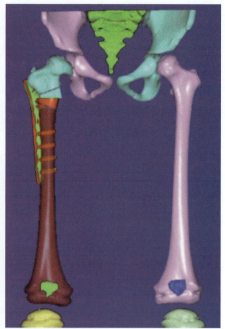

图 8-3-18　方案三

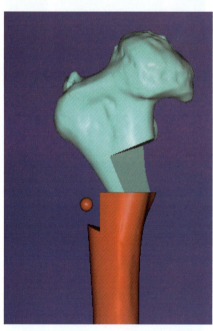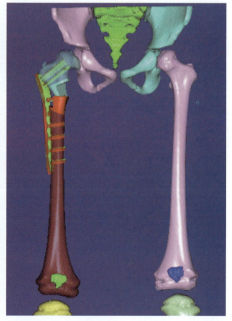

图 8-3-19　方案四

　　最终根据患儿实际情况确定方案四为最佳手术方案,并进行手术治疗,取得了理想的手术效果。患儿术前右下肢短缩(图 8-3-20),术后右下肢稍延长 10mm(图 8-3-21)。术后随访 2 年,截骨愈合、颈干角正常、骨囊肿消失、股骨头坏死再生(图 8-3-22)。此案例充分体现了术前外科手术三维设计的最大优点:可以不断完善、不断优化、通过术前科学验证获得最佳手术方案。

　　3. 利用 3D 虚拟模型进行手术三维设计可以明显提高外科手术质量　常规外科手术方法高度凭借经验和手工技巧,由于手工操作随意性大,故手术精准性欠佳、可重复性差。因此常规外科手术方法误差较大(图 8-3-23)。而手术三维设计过程就是在 3D 虚拟模型上进行手术过程和操作的仿真模拟,能够让手术组人员进一步了解和熟悉手术过程,提高彼此间操作默契配合能力,并且借助定制化数字化辅助手术模板、导航和人工智能机器人等技术辅助外科手术的精准实施,最终可以使实际手术效果和术前三维设计一致(图 8-3-24)。

四、医学 3D 打印实体模型在临床中的应用

人体组织器官和解剖结构表面凹凸不平、三维形状极不规则,常规制造方法如数控加工或者减材制造工艺难以加工制作。另外,完整人体和有生命个体的组织器官位于人体深部,看不见也摸不着。按照逆向工程的方法和原理,借助 CT、MRI 扫描等获取其断层二维图像原始数据,结合三维重建方法可以建立人体组织器官等解剖结构的 3D 虚拟模型。虽然医学 3D 虚拟模型可以比二维图像提供更多信息,但毕竟也仅仅只是一个虚拟模型,不能直接触摸感知,不能进行实物操作演练。因此,目前 3D 虚拟模型大多只能用来熟悉操作流程,难以形成实际操作手感。然而,以上缺陷可以通过 3D 打印实体模型加以解决。随着 3D 打印技术的完善,医学 3D 打印实体模型在颜色、质地、弹性、软硬度等物理性能方面,与人体组织越来越接近,使模拟人体手术操作的效果更好。

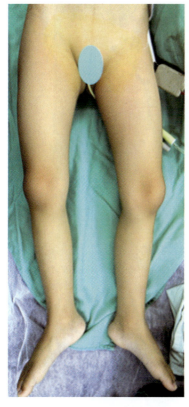

图 8-3-20　患儿术前右下肢短缩

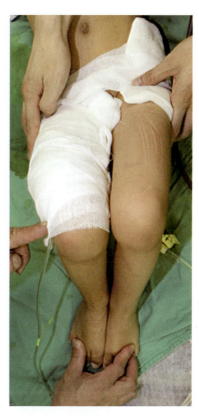

图 8-3-21　患儿术后右下肢稍延长

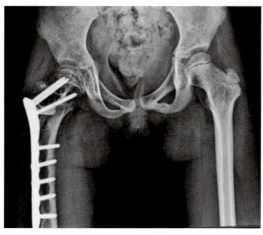

图 8-3-22　术后 2 年骨盆正位片

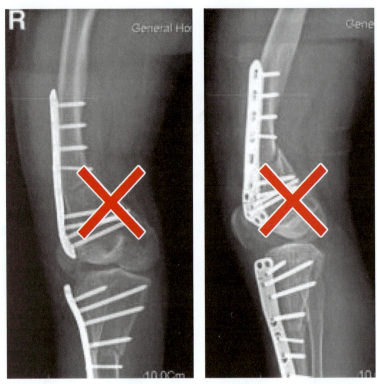

图 8-3-23　常规手术误差大

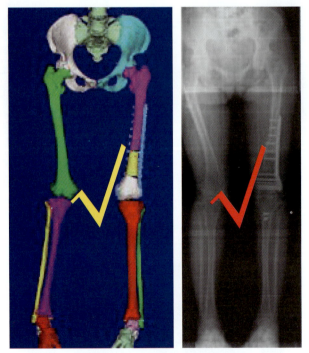

图 8-3-24　实际手术效果与三维设计比较

（一）常用的 3D 打印工艺和 3D 打印材料

目前已经开发了许多不同的 3D 打印方法和 3D 打印材料，可以根据临床需要选择合适的 3D 打印材料和方法。

常用的 3D 打印材料有：丙烯腈 - 丁二烯 - 苯乙烯共聚物（acrylonitrile butadiene styrene copolymers，ABS）、聚乳酸（polylactic acid，PLA）、光敏树脂、石膏、尼龙、PEEK、金属、无机钙磷盐（如磷酸三钙）、羟基磷灰石粉末等。其中,石膏、PLA、ABS 材料价格相对便宜,制造成本较低;而光敏树脂、尼龙、金属和无机钙磷盐粉末等材料较贵,成本较高。

常用的 3D 打印工艺有选择性激光烧结成型技术(SLS)、立体光固化(SLA)、熔融沉积成型(FDM)、直接金属激光烧结(direct metal laser-sintering,DMLS)和喷墨 3D 印刷技术等。其基本原理是采用液态材料逐层固化或者粉末材料逐层堆积方法,形成预先设计的 3D 形状。不同 3D 打印方法及其所采用的 3D 打印材料在成型精度、表面光滑度、脆性、力学强度、打印模型大小、机器和材料成本等方面存在差异。目前 FDM 工艺成型腔室大,成本相对也低,可以制作体积较大的解剖模型(图 8-3-25)。SLA 成型精度最高,表面光滑,力学强度中等,但成本稍高,可以用来制作体积小、精度要求高的解剖模型(图 8-3-26)。3D Systems 公司的 Projet 3D 打印机在打印解剖模型方面较佳,可以根据解剖结构选择不同颜色和透明度进行打印(图 8-3-27)。而 PEEK、医用不锈钢、钛金属、无机钙磷盐粉末等生物相容性好,但价格昂贵,一般用于定制化植入体的 3D 打印制作(图 8-3-28)。石膏粉末胶粘法制作骨模型力学强度低、容易碎裂、掉渣,不推荐用于手术辅助模型,但可以用于教学模型 3D 打印。对于教学演示模型,必要时可以选择色彩丰富的石膏或光敏树脂材料多喷头打印方法。无论手术辅助 3D 模型还是教学辅助 3D 模型,模型使用过程中均与皮肤接触,应该安全、无刺激、无致敏、无毒副作用等。

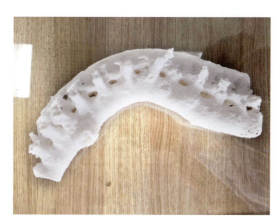

图 8-3-25　熔融沉积成型(FDM)打印大尺寸模型

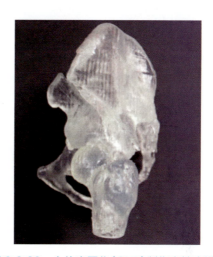

图 8-3-26　立体光固化(SLA)制作高精度模型

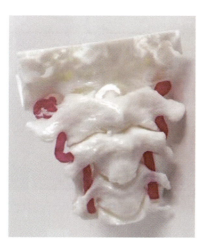

图 8-3-27　Projet 彩色模型打印

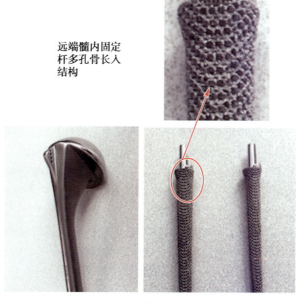

远端髓内固定杆多孔骨长入结构

图 8-3-28　金属植入体 3D 打印

（二）医学 3D 打印实体模型能比医学 3D 虚拟模型更好地反映解剖形态和病变情况

医学 3D 打印模型是在医学 3D 虚拟模型建立基础上借助 3D 打印工艺制作的实体模型,在外形上完全是组织器官的复制品。解剖结构三维外形和病变组织形态特征,如骨发育情况(图 8-3-29)、骨折碎裂与移位情况、骨关节畸形(图 8-3-30)、肿瘤浸润范围(图 8-3-31)等方面,可以在实体模型上得到精确的体现。3D 打印实体模型视觉效果优于 3D 虚拟模型,并且可以直接触摸感知,故在解剖模型大小、病变位置、纵深感以及进行实物比对等方面更具优点。利用 3D 打印技术制备脊柱、四肢骨关节实体模型是应用最早和最广泛开展的技术之一,目前也已经陆续实现了软组织模型如肝脏、心脏等实质性脏器的 3D 打印。

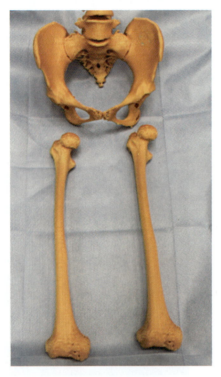

图 8-3-29　骨盆与股骨打印

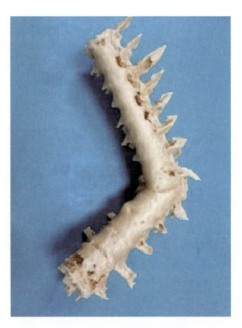

图 8-3-30　脊柱畸形打印

（三）医学 3D 打印实体模型辅助外科手术

手术辅助模型是依照人体结构打印出的实体模型,一般情况下采用等比例打印制作。3D 打印实体模型将用于术前手术规划、术中辅助和引导手术,因此模型的精度、材质、强度等根据需要和用途有特定要求。医学 3D 打印实体模型在辅助手术过程中的作用有:① 3D 打印个体化实体模型反映的解剖结构和病变组织更加具体、直观,医师可以手捧 3D 打印个体化实体模型观察、思考和设计最佳手术方案;②在 3D 打印实体模型上演练手术操作,可以发现手术方案中可能存在的不足,熟练手术操作过程;③根据需要还可以将模型消毒,应用于手术台上进行观摩和实物比对,确定解剖标志,用于术中辅助定位和引导手术操作;④ 3D 打印实体模型可以用于术前辅助诊断;⑤利用 3D 打印实体模型可以在术前做好内植物预调整,如术前预弯钢板形状可以方便术中植入,节省手术时间,甚至其特定的与解剖结构外形匹配的形状具有引导骨折复位作用;⑥通过 3D 打印实体模型可以辅助选择合适的内植物种类、型号、大小规格等;⑦采用 3D 打印实体模型进行操作演练,做好手术方案验证。

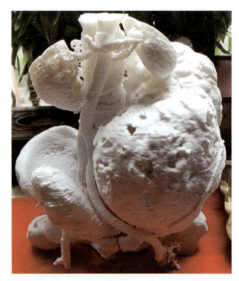

图 8-3-31　腹腔与盆腔巨大肿瘤打印

以下跟骨陈旧性骨折案例可以完整体现医学 3D 虚拟模型和 3D 打印实体模型辅助外科手术过程:患

者,老年男性,因滑倒致腰背部和左足踝部受伤,因胸腰段骨折处理而疏忽了足跟部外伤,伤后 8 周才发现跟骨骨折(图 8-3-32)。针对该陈旧性跟骨骨折患者,首先进行 CT 扫描和三维重建(图 8-3-33),在三维建模基础上进行了 3D 虚拟模型观察、镜像比较、点云分析和三维测量等(图 8-3-34),采用 3D 打印技术将体内看不见、摸不着的跟骨、距骨虚拟模型打印制作出模型,更好、更直观、更准确地反映跟骨碎裂、移位等病变状况(图 8-3-35)。然后在计算机上仿真模拟了左跟骨骨折畸形愈合截骨矫形手术过程,确定了最佳手术方案(图 8-3-36),并且在 3D 打印的跟骨实体模型上进行了手术操作、演练,进行手术方案验证(图 8-3-37)。

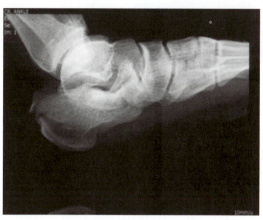

图 8-3-32　左跟骨 X 线平片

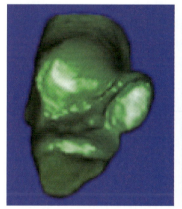 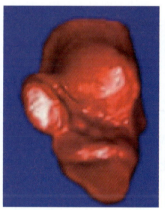 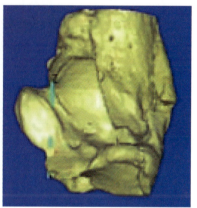

图 8-3-33　跟骨 3D 虚拟模型建立

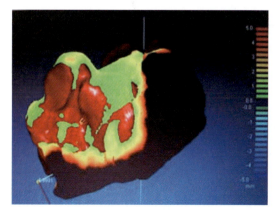 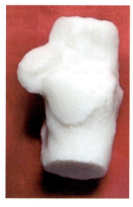 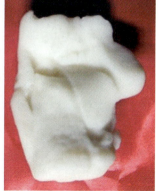

图 8-3-34　计算机辅助分析　　　　图 8-3-35　3D 打印制作实体模型

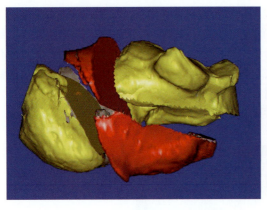

图 8-3-36　计算机辅助手术三维设计

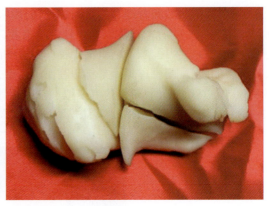

图 8-3-37　跟骨实体原型

医学 3D 打印实体模型可以辅助进行病变观察、测量,辅助外科手术规划,进行外科手术实物演练、优化、完善和筛选出最佳手术方案,最终提高外科手术质量、保障外科手术安全。

(四) 医学 3D 打印实体模型辅助临床教学

教学演示模型主要应用于非手术环境,以展示解剖结构的实体形态为主。教学演示模型主要用于视觉观察,作为人体解剖结构样品进行立体实物展示,可立体地、详尽地、高对比度地显示复杂的解剖结构、伤情和病变形态等,并且直观显示病变与邻近解剖结构的比邻关系,可以为临床医师、医学生提供其所熟悉或需要的观察角度和视野。

医学 3D 打印实体模型能以实物的方式直观显示解剖结构和病变状况,这对缺少医学知识的患者和家属来讲更为重要。实体模型在解释和说明病情方面更为有用。所谓"百闻不如一见",也就是说病变部位解剖模型 3D 打印和实体展示胜过医师进行病情解释的千言万语。加强患者对自己所患疾病状况的认知程度以及对治疗与手术方法的理解,可以提高患者的康复信心,提高其对治疗与手术的依从性。

(丁焕文)

第四节　个体化 3D 打印手术导板在临床中的应用

随着数字化技术与医学的结合日益紧密,传统的临床医学模式也随之发生了深刻变革,逐渐从经验化、概括化、轮廓化向标准化、精确化、个体化及数字化的方向融入现代医学领域的发展过程中。数字化技术辅助下个体化 3D 打印手术导板技术的出现,为现代外科学提供了一种个体化、精准化治疗的新方法。

个体化 3D 打印手术导板是一种个体化精确定位骨或体表接触的 3D 打印辅助手术器械。根据手术需要,通过对术前获取的影像学数据进行三维重建,采用 CAD 技术,虚拟仿真手术规划方案可以集中到导板上,精准引导术者顺利按照术前规划好的定位点、方向及深度进行手术操作,辅助术中精确建立孔道、截面、空间距离、相互成角关系及其他复杂空间结构等[1]。

个体化 3D 打印手术导板操作简单,不增加手术步骤,不受体位影响,术中指示解剖位置与精准导航,可对术者进行规范化教学,缩短学习曲线,便于新技术的开展和加快中青年医师成长。该技术的临床普及应用使手术操作的精准性和安全性大大提高,手术时间缩短,术中出血和损伤减少,C 型臂、术中 CT 等设备的使用频次降低,手术室的辐射污染减轻,降低手术相关并发症的发生,将极大地改善和提高临床救治水平。

一、个体化 3D 打印手术导板的设计和制备

个体化 3D 打印手术导板的信息主要来源于患者医学影像资料,如 CT、MRI 扫描结果。在采集相应的断面数据后,根据临床需求,通过数字化软件分割兴趣区域、完成模型三维重建。然后根据具体临床需求、手术入路、显露范围相关的参数进行处理,并据此设计出具有导向作用的圆管或横槽用作术中导航装置。在此基础上建立起三维逆向导板与导向装置相拟合,对所得的导板数据转换处理为可打印的格式,基于临床要求进行处理而确定出合适的 3D 打印方式、材料,最后根据采集的截面信息进行一定堆积后建立起相应的实体导板。具体技术操作流程见图 8-4-1。

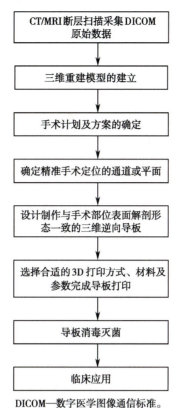

CT/MRI 断层扫描采集 DICOM
原始数据

↓

三维重建模型的建立

↓

手术计划及方案的确定

↓

确定精准手术定位的通道或平面

↓

设计制作与手术部位表面解剖形
态一致的三维逆向导板

↓

选择合适的 3D 打印方式、材料及
参数完成导板打印

↓

导板消毒灭菌

↓

临床应用

DICOM—数字医学图像通信标准。

图 8-4-1　个体化 3D 打印手术导板的打印

个体化 3D 打印手术导板在手术应用前需仔细验证导板是否存在设计偏差、尺寸偏差、材料偏差；此外还应该明确合适的导板使用方法，准备与之配套的工具，主要包括钻头、穿刺针、磨钻等。在实际的手术过程中，需要安排一个具备一定临床手术操作经验的医师进行，如果在术中产生进针点偏移、导板断裂等导致虚拟植入位置偏差，应该对位置进行适当的调整；如果发现导板严重不匹配，应该放弃导板使用。为了有效杜绝污染与感染，术中应用的导板需要依据导板材料属性选择合适的消毒方式进行处理[2]（图 8-4-2）。

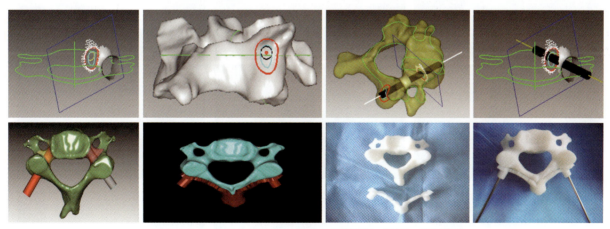

图 8-4-2　3D 打印脊柱椎弓根手术导板设计、制备与术前模拟

二、个体化 3D 打印手术导板在临床中的应用

个体化 3D 打印手术导板技术具有以下几点优势：①操作简单，不增加手术步骤，不受体位影响，在设计时就将所有的手术信息集中在了导板上，术中可以明确指示解剖位置并实现精准导航。②避免了对导航设备的依赖，在保证医疗质量的前提下，可大大节省医疗设备投资成本。③导板以其高精度和低成本的优势，可以为医师提供标准化和可触化的临床教学指导，缩短学习曲线；手术导板体积小、重量轻，材料成本较低。

④最大的特色就是实现了个性化精准治疗。目前个体化 3D 打印手术导板已广泛应用于骨科、颌面外科、神经外科等亚专科中,以下将介绍其在各自领域中的部分运用。

(一) 个体化 3D 打印手术导板在骨科中的应用

骨骼作为刚体给个体化导板发展和使用提供了一个广阔的舞台。

1. 脊柱外科　脊柱椎弓根毗邻脊髓、神经、椎动脉,因而在植入过程中应该确保定位精度高,如螺钉置入位置、角度产生明显的偏差,则会导致固定强度明显的降低,也会对相邻的脊髓、神经产生影响,严重情况下还会导致椎动脉损伤。患者同时存在脊柱畸形的情况下,精确地进行椎弓根置钉的难度进一步增加。国内一批学者已经建立用于脊柱椎弓根螺钉置钉、椎板螺钉置钉、经 S_2 骶髂螺钉置钉、脊柱后凸畸形截骨矫正等相关的一系列导板。这些导板可对置钉的位置、方向进行精准的定位,降低了手术的难度,且在术前可测定螺钉参数,这对精确地置钉提供了可靠的支持。在治疗中脊柱后路减压、开窗等手术时都必须截骨,一般通过影像学数据和计算机技术来计算出相应的截骨区域(图 8-4-3)。

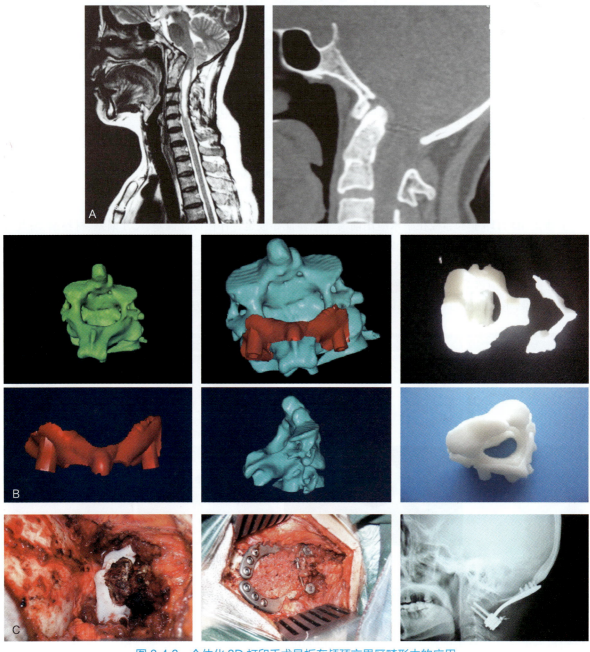

图 8-4-3　个体化 3D 打印手术导板在颅颈交界区畸形中的应用

A. 女,38 岁,颅底凹陷症,CT、MRI 示寰椎与枕骨融合,C_2、C_3 椎体融合,脊髓压迫;

B. C_2 椎弓根螺钉通道的设计和导板制作;C. 术中导板引导下完成椎弓根螺钉置入。

由于脊柱本身解剖结构复杂，不同患者的也存在个体差异性，而脊柱畸形的产生原因很复杂，可能存在椎弓根缺如、椎体旋转、椎体分节异常等畸形。脊柱又毗邻脊髓神经，因而在矫形过程中可能造成这些神经损伤。运用传统的术前规划技术进行处理，术者很难获取直观而精准的三维解剖信息，存在明显的局限性。尤其在截骨线规划过程中，应该综合考虑脊柱矢状位和冠状位的平衡、脊髓神经有无过度牵拉、心肺功能状态和椎前血管顺应性等因素，此外还需要明确肌肉的牵拉程度，才可以确定出合适的截骨区域。截骨减压范围小，则无法有效地改善外观畸形、充分减压和实现脊柱平衡；相反，如果对应的截骨范围过大，则脊柱结构稳定性受到影响，且容易造成神经功能的损伤。因此，为了有效地提高手术效果，很有必要对截骨范围进行精确的术前规划与设计。基于患者个体化设计的 3D 打印脊柱截骨导板可以对手术进行精确导引，从而显著提高手术效果，使得脊柱截骨摆脱经验的制约，而转向数字化阶段，同时也简化了手术步骤（图 8-4-4）。

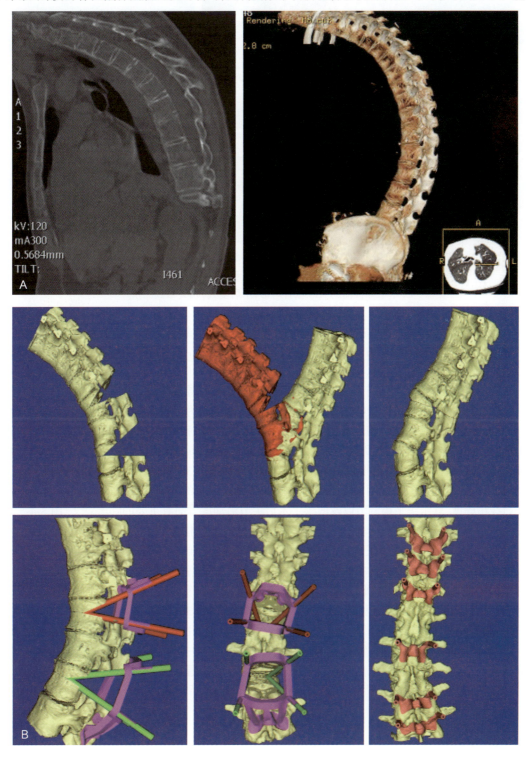

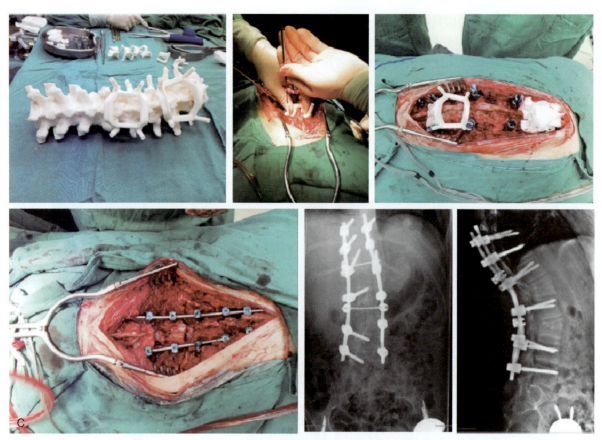

图 8-4-4　个体化 3D 打印手术导板在脊柱畸形截骨矫形中的应用
A. 男,24 岁,强直性脊柱炎,脊柱后凸畸形;B. 术前仿真模拟矫形,导板设计制作;
C. 术中导板辅助 AIS 截骨矫形,术后复查,相关参数测量。

2. 关节外科　传统的关节置换术中医师在确定截骨量和范围时,主要是根据术前影像资料和术中截骨导向器等进行,在手术实施过程中由于缺乏客观且量化的术前定位,因而给术中精确定位截骨造成了困难,对手术效果也产生了很不利的影响,根据统计结果表明超过半数的初次关节置换和二期翻修失败病例都是因为术中截骨不合理引发的。而在个体化 3D 打印膝关节定制截骨导板被设计出后,术者可在术前进行精确的规划,显著地降低术中截骨操作难度,缩短反复截骨时间,减少人为因素影响,力线定位出错的可能性也显著减小,由此而导致的手术风险也相应降低。因此,个体化 3D 打印膝关节定制截骨导板具有极高的临床和科研应用价值。个体化 3D 打印导板无须传统批量化制造截骨器械,转而利用数字化软件方法处理影像数据,从而个体化地确定出假体型号和患膝截骨平面,在逆向处理基础上 3D 打印出患者的截骨导板,实现精准解剖截骨的目的。3D 打印导板的应用显著提高了全膝关节置换手术的准确性和可重复性,在改善手术效果、提高下肢力线精确度、软组织平衡调节以及改善手术后关节活动度方面有重要的临床意义(图 8-4-5)。

3. 下肢畸形　下肢畸形是指骨骼在三维空间中发生的几何结构的非正常化,它是多方向、多平面的畸形,除了发生在二维平面上偏离了正常解剖轴线的成角畸形,在三维空间还表现为旋转畸形,这也是矫形手术的极大挑战。由于骨骼畸形发生的空间特点及无规律性,传统的截骨角度是根据 X 线平片或 CT 测量决定,对于旋转畸形一般通过对比双侧外形而确定出截骨角度,无法真正实现在三维空间对畸形骨骼力线的解剖重建。随着计算机辅助外科技术的发展,通过逆向工程技术制作的 3D 打印手术导板,为下肢畸形截骨矫形术的术前规划和术中实施提供了有效的辅助手段。通过计算机辅助准确计算出下肢畸形截骨平面及截骨角度,据其建立与畸形骨骼解剖形态一致的 3D 打印手术导板辅助术中操作,不仅能在截骨位置、角度与方向等方面精准把控,而且能在设计截骨角度和截骨方向过程中综合分析冠状位和矢状位畸形相关的参数,更好地满足截骨精度要求,也更好地矫正了术后畸形,改善其力线以达到矫正畸形、确保膝关节稳定性对解除膝关节疼痛有重要的意义(图 8-4-6)。

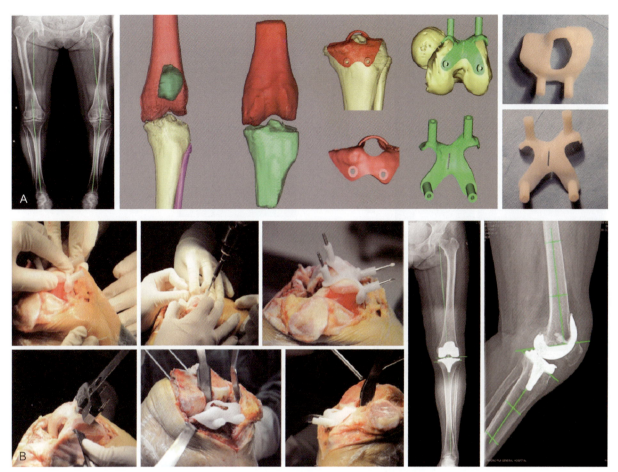

图 8-4-5　个体化 3D 打印手术导板在膝关节置换中的应用

A. 女,63 岁,膝关节骨性关节炎,术前下肢力线测量、逆向技术提取贴合面;

B. 术中使用导板辅助全膝关节置换术中截骨,术后下肢机械轴的测量。

(二) 个体化 3D 打印手术导板在颌面外科中的应用

20 世纪 80 年代,口腔种植技术成熟度不高,在种植过程中,需要在术中翻开骨膜后,具体分析局部骨组织状况,从而确定出合适的种植体植入参数,这种情况下手术出现植入位置不正等不良结果的可能性大,对手术结果产生了不利影响。为有效地规避这些问题,口腔医师提出了术前对修复体的位置进行精确的设计与预判,然后通过术前规划的结果对种植操作进行指导,从而提高种植精度,恢复良好的外观和功能性。运用 3D 打印技术可以在术前对种植区精确的分析,制作相应的个体化导板为种植提供技术支持。首先,借助专业种植软件对种植区骨量进行精确的评价分析,确定出种植体与上颌窦和下牙槽神经管结构的距离等相关数据,在特殊情况下甚至可以根据具体要求而提前确定和测量出种植体种类、尺寸位置相关的参数。然后,在这些数据基础上,通过 3D 打印技术制造出个体化种植导板。个体化 3D 打印口腔种植导板适用于需要避免重要解剖结构受影响、植入体数量超过一个且对种植精度要求高、骨量不足而没有进行植骨的患者。

当前,无托槽隐形矫治技术处于快速发展阶段,3D 打印个体化导板扮演了重要的角色。它的核心技术包括:根据不同三维重建的牙颌数字模型,利用计算机辅助模拟牙齿移动,确定方案后采用 3D 打印技术打印出适合不同节段牙颌模型移动的隐形矫治器。3D 打印导板能够制作出个性化的精确牙颌模型,同时降低生产成本,对隐形矫治技术的推广具有明显促进作用。

此外,颌面部的创伤常导致颧骨骨折,造成颧面部塌陷畸形,患侧面部增宽,双侧面部存在一定差异性,同时伴随面部畸形,而对外观产生明显影响。这类患者在治疗过程中应该恢复颧骨的突度。颧骨骨折一般没有明确的参考标志,对于新鲜骨折,颧骨的骨折复位存在一定困难;对于陈旧性骨折,由于骨折断端失去复位的标准,这对解剖复位的精确性产生影响,术中复位完全基于术者经验。针对以上问题,有学者在单侧颧骨骨折治疗中,将三维重建图像中的上颌骨及头颅分割出来,选取镜像平面,进行适当的翻转后,将患侧骨折块分离并复位,在此基础上建立起数字化定位导板,在进行骨折块复位时根据这种导板进行引导,这样处理后颧骨恢复的效果更好。

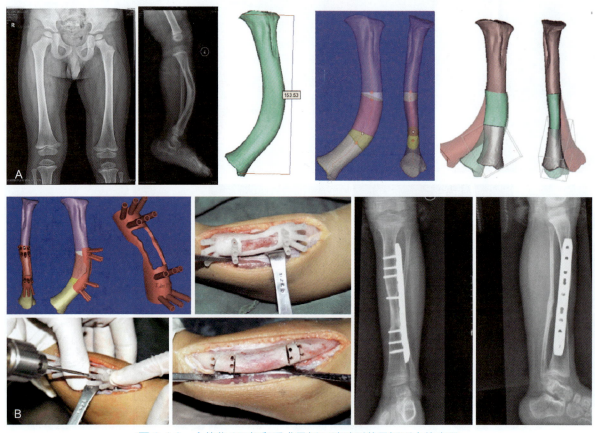

图 8-4-6 个体化 3D 打印手术导板下肢畸形截骨矫形中的应用
A. 男,3 岁,左下肢畸形,胫骨中心线上上曲率最小的区域确定截骨平面、截骨导板制作;
B. 术中导板辅助下行胫骨截骨及术后影像。

(三) 其他亚专科领域中的应用

目前,头颈部恶性肿瘤最常用的治疗方法为手术疗法,不过很多患者由于高龄、局部晚期(如头颈部鳞状细胞癌患者)等因素而无法进行手术治疗,这种情况下一般需要进行放疗。但是单纯放疗并不能取得较好的效果,且在治疗后患者容易产生口腔黏膜溃疡以及颌骨骨髓炎相关的不良反应,对生活质量产生了很不利的影响。相关研究结果表明同期放化疗患者出现 3、4 级急性黏膜炎的比例大于 71%,因而放疗方式对此类患者有明显的局限性。针对这些问题,王兴等[3]在常规疗法基础上建立了个体化 125I 放射性粒子植入导板,放疗后的近期疗效得到明显的提高,且治疗过程中产生的不良反应也显著减少,对此类肿瘤的治疗有很高的参考价值。丁向前等[4]则将个体化导板用于高血压脑出血的穿刺,比传统的微创穿刺清除术更为精准、简单。

三、展望

采用逆向工程、3D 打印技术、现代影像学与临床解剖学相结合设计出的个体化 3D 打印手术导板,通过跨学科、多学科交叉研究方式能够针对不同类别临床手术的特点和难点,根据 CT 三维重建数据,可以清晰直观地深入观察手术部位的结构,并可以提前进行定量化、精确的数字化分析与测量等术前规划,有助于医师制订出最适宜且最安全的个性化手术方案。3D 打印手术导板的应用,手术区域定位更精确,提高了手术的成功率,在虚拟和现实之间搭起一座桥梁。

(陆 声)

参 考 文 献

[1] 中华医学会医学工程学分会数字骨科学组,国际矫形与创伤外科学会(SICOT)中国部数字骨科学组.3D 打印骨科

手术导板技术标准专家共识 . 中华创伤骨科杂志,2019,21(1):6-9.

[2] 付军,王臻,郭征,等 . 数字化结合 3D 打印个体化导板的设计加工及其在骨肿瘤手术中的应用 . 中华创伤骨科杂志,
2015,17(1):50-54.

[3] 王兴,孟箭,李志萍,等 . 外放疗联合个体化导板辅助 [125]I 放射性粒子植入治疗晚期头颈部鳞癌 . 中华介入放射学电
子杂志,2016,4(3):132-135.

[4] 丁向前,杨璐瑶,李珍珠,等 . 三维打印个体化导板定位下微创穿刺 HCH 的疗效探讨 . 中华神经创伤外科电子杂志,
2017,3(05):260-263.

第五节　3D 打印二级导板的研究与临床应用

随着医疗技术的发展,精准医疗的理念逐渐为大家所接受并应用。传统骨科手术往往依赖于手术者的经验,一位熟练的术者往往需要成百上千台同类型手术经验的积累和相对较长的学习曲线,但仍存在手术损伤大、辐射剂量高、操作不精确的状况。由于人眼无法透视骨骼内部结构,需要依赖术中透视评估复位及置钉情况,而徒手操作过程中稳定性和操作准确率的不恒定也容易让内植物(如螺钉、假体等)的植入与术前的规划设计产生偏差,为手术效果和患者的预后带来不确定性。为了实现骨科手术的微创精准化,研究人员将导航技术运用到骨科手术中,术中导航系统的研发及应用实现了骨科手术的微创精准化,而手术机器人的研发和应用更是将骨科手术赋予了智能化的特点。1985 年,美国加利福尼亚州长滩纪念医疗中心的研究人员借助彪马 560(PUMA560)工业机器人完成了机器人辅助定位的神经外科活检手术。这是机器人技术在医疗外科手术中的首次应用,标志着医疗机器人发展的开端。科技的不断进步促进了专科医疗机器人的发展,赋予手术机器人精准、微创、智能的特点。然而,术中导航系统设备和手术机器人的购置和后期维护成本均较高,也存在一定的学习曲线,无法在广大基层医院进行推广和应用。

3D 打印技术的发展为骨科的发展开辟了另一条道路。随着打印工艺、材料学以及相关软件技术的发展,3D 打印技术在骨科的应用已从单纯的 3D 打印解剖模型阶段发展到 3D 打印手术导板、3D 打印植入物阶段,为骨科疾病的治疗带来了个性化、精准化的解决方案。而 3D 打印手术导板作为一种个性化的手术工具,因其精准、微创的设计理念,逐步为广大临床医师所接受和应用,并根据临床需要的发展而不断更新改进,由初始的一级导板(打印模型,主要用于术前规则)逐步发展到现在的二级导板(打印导板,辅助进行精准手术和外科操作),并逐步应用于脊柱及关节外科的复杂手术当中。

一、脊柱二级导板

(一)脊柱二级导板在脊柱外科中的临床应用

在脊柱外科,3D 打印导板技术主要应用于颈椎、胸椎及脊柱侧凸畸形等复杂病种的置钉步骤。相比腰椎,颈椎、胸椎椎弓根直径明显减小,椎弓根螺钉技术的操作难度较大,可允许的操作误差范围小,准确植入的难度大。而对于脊柱侧凸畸形等疾病,由于发育畸形导致椎体的解剖结构发生变异,在椎弓根螺钉技术的操作过程中,同样面临如何准确置钉的问题。3D 打印技术在椎弓根钉置入中作用的研究始于 1998年,随着影像学技术、打印技术、材料学等学科和技术的发展,越来越多的学者认识到 3D 打印技术在脊柱外科中的临床应用价值,开展了一系列的研究工作。依托影像学技术及数据处理软件的发展,工程师设计出具备引导椎弓根置钉功能的导板,采用 3D 打印技术将其实物化,通过导板的应用让术中椎弓根螺钉的置入过程实现个体化、精准化。早期的导板即一级导板仅具有定位钻孔的功能,在临床应用的置钉步骤中仍存在因人为因素导致准确性、安全性降低的风险;而二级导板在整合一级导板功能的同时,通过置钉通道模块降低了手动置钉过程中摆动造成的误置率,进一步提升了导板应用的安全性和准确性。

(二)脊柱二级导板的设计背景

目前,脊柱螺钉置入技术已广泛应用于脊柱外科手术,其中应用最为广泛的是徒手置钉。虽然,学者们研究并提出了很多提高徒手置钉精度的方法,但在椎弓根相对狭窄的颈椎、胸椎以及脊柱畸形手术中,螺钉的误置以及误置所带来的并发症仍是摆在广大脊柱外科医师,尤其是年轻医师面前亟待解决的问题。这些问题制约了相关手术的开展。随着影像学及相关软件技术的发展,以 CT 导航为代表的术中导航系统虽然可以给置钉带来较大的帮助,但因其设备昂贵,所以无法在广大基层医院得到推广和应用。同时,影像学检查过程中的辐射损伤也是我们需要慎重考虑的问题。

近年来,快速发展的 3D 打印技术为螺钉置入相关问题提供了新的临床解决方案。临床研究表明,3D 打印导航模板能够有效提高置钉的准确性和安全性,技术门槛相对较低,学习曲线较短,便于在广大基层医院进行推广,也为相关手术在基层的开展提供了技术保障。目前临床研究及使用最为普遍的是上节内容中所提到的一级导板。根据导板的功能,一级导板可分为定位导板、钻孔导板和置钉导板。应用最多的是钻孔导板,通过该导板建立骨道后将螺钉徒手置入。通过导板技术能够将徒手置钉过程中的误置率有效降低,但受骨质情况、操作者经验及熟练程度的影响,在徒手置钉过程中仍存螺钉偏离骨道的情况,尤其是在椎弓根通道狭窄的情况下,为了避免突破椎弓根内侧骨皮质,术前钉道设计会向外侧稍有偏离,置入螺钉过程中人为的晃动会让螺钉偏离原有轨道或使误置的可能性增加,如何降低螺钉偏离术前设计钉道的概率,如何减少手动置钉操作步骤中人为因素的影响,已成为导板使用过程中不可回避的问题。

钢板螺钉钻孔过程中钻孔套筒、髓内钉锁钉置入过程中使用的套筒,均通过骨外工作通道来维持钻孔或置钉方向的一致性。一级导板中的钻孔通道也是该理念的体现。那么通过在骨面外增加一个置钉导向装置,可以理解为将置钉通道外延,置钉通道的轴心和钻孔通道的轴心是一致的。徒手置钉过程中,由于螺钉在骨外工作通道的限制下只能沿术前设计方向进入,使螺钉偏离设计轨道或误置的发生得到有效控制。二级导板便是该构思的体现,一级和二级导板组合提供定位钻孔功能,二级导板提供置钉功能,通过导板的组合拆分为完成置钉步骤的安全性和准确性提供有效保障。而数字骨科技术的发展则为该类型导板的精准设计和快速制作提供了有力的技术支持。

(三) 脊柱二级导板的结构组成

由一级定位钻孔导板、二级置钉导板和环形扣三部分组成。一级导板负责置钉前的进钉点定位、钉道定向及初始钉道建立工作。二级置钉导板负责维持置钉过程中椎弓根钉沿一级导板建立的初始钉道进钉,降低徒手置钉过程中人为因素的干扰,最大程度确保椎弓根钉按照术前计划的钉道通过椎弓根而不突破内侧骨皮质,降低手术风险,提高安全系数。环形扣负责维持一、二级导板组合后的整体性和稳定性。其中一级导板需与二级导板结合后方能实现定位钻孔功能,二级导板可以单独实现置钉功能。

(四) 脊柱二级导板的设计及制作

术前采集手术椎板的影像学数据,分析其解剖学特点,借助软件在电脑上选择最佳置钉点及置钉方向,达到确定最佳置钉通道的目的,提取椎板、棘突及关节突后面的表面解剖形态,建立与其解剖形态一致的反向模板。以置钉通道为轴心,依据术中使用的克氏针直径及椎弓根钉直径,设计同心轴的钻孔通道和置钉通道,然后依据置钉通道的直径设计包含钻孔通道的圆柱状模板,将钻孔通道与圆柱状模板拟合成一体即形成带有导向孔的一级导板,将置钉通道与反向模板拟合成一体,即形成带有置钉通道的二级导板,然后依据二级导板圆柱状模板的直径设计环形扣,以 STL 格式保存(图 8-5-1)。最后导入 3D 打印机,打印出椎体模型、一级定位钻孔导板、二级置钉导板和环形扣(图 8-5-2)。

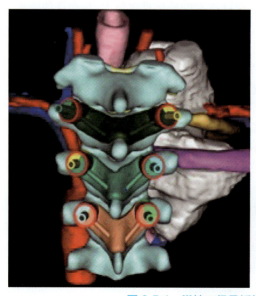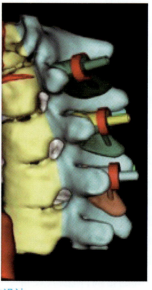

图 8-5-1　脊柱二级导板的设计

（五）脊柱二级导板的优点

二级导板通过导板间的拆分组合分别实现椎弓根钉的定点、定位及准确置钉。相比一级导板，二级导板整合了一级导板的功能，同时具有辅助置钉的功能，其不仅仅是建立准确的置钉通道，还兼有协助椎弓根钉按照置钉通道准确置入的作用。脊柱二级导板不仅可有效提高置入椎弓根螺钉的准确性和安全性，缩短手术时间，而且术中无须反复多次进行透视操作，可大幅减少射线的暴露强度。

二级导板也具有简单易用、学习曲线短的特点，对于手术者的操作要求不高。术中将导板贴附面所对应的骨性结构表面软组织进行仔细剥离显露，将导板安放匹配后，术者便可按照标准操作步骤顺利地完成椎弓根钉的置入。

（六）脊柱二级导板的使用

依据术前设计，在手术中将置钉椎体的椎板、棘突及关节突后面的软组织进行仔细充分的锐性剥离，然后将组合后的导板放置，通过嵌合椎板、关节突及棘突获得稳定性，使用比椎弓根钉稍小的克氏针经一级钻孔导板导向孔钻入建立略小于螺钉直径的骨道，透视确认克氏针位置合适后，取出环形扣及一级钻孔导板，二级置钉导板继续紧贴于手术椎体，使用探针明确针道四壁均为骨性，然后将螺钉经置钉导板沿之前建立骨道，徒手置入至钉尾"U"形槽部分接近导板后，即可将导板完全撤除，最后继续徒手旋转螺钉完成置钉步骤，透视正侧位完成置钉评估（图 8-5-3）。

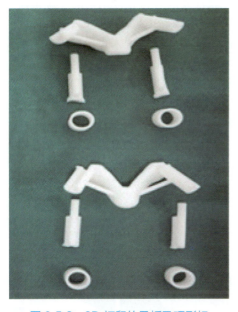

图 8-5-2　3D 打印的导板及环形扣

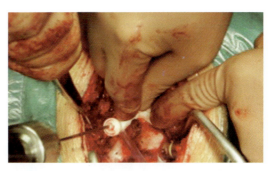

图 8-5-3　3D 打印导板及环形扣的术中应用

二、关节置换二级导板

（一）二级导板在关节外科的临床应用

目前，3D 打印技术在关节外科领域已逐步得到应用。在关节置换术前策划、3D 导航模板、个性化植入物的制造等方面，展现了其精准定位、安全有效的个体化治疗优势。按照患者自身的关节解剖特点，采用 3D 打印技术制造的个体化关节置换截骨导航模板，相比传统手术的预设角度截骨，能够有效实现个体化、精准化截骨，达到减少扩髓操作的目的，避免反复截骨，缩短手术时间，避免脂肪栓塞并发症的形成，也能降低由截骨不当所带来的手术风险和术后效果不佳的发生率，提高患者满意度。该类型导板归类为一级导板，为截骨操作提供导航功能，已广泛应用于膝关节置换手术。目前，针对关节外科的二级导板主要应用在发育性髋关节发育不良（DDH）的关节置换手术中。

（二）关节置换二级导板设计背景

DDH 是导致继发性髋关节炎的常见原因，终末期患者往往需要通过接受全髋关节置换术（THA）以解决患肢疼痛，提高生活质量。虽然 THA 治疗不同程度的 DDH 均可达到令人满意的临床结果，但由于 DDH 患者往往存在不同程度的异常解剖形态,相比常规 THA,DDH 患者的手术难度更高,术后并发症的发生率也更高。该类型 THA 的重点和难度在于对髋臼的重建,其目的是恢复正常的髋臼旋转中心并获得臼杯的充分骨性包容。目前多数学者推崇将髋臼假体放在真臼位置,恢复髋关节的旋转中心,恢复股骨偏心距,减少髋关节应力,减少了臼杯松动率和聚乙烯的磨损,获得远期稳定性。而 DDH 在长期异常生物力学环境影响下,髋关节中心位置外移、上移导致形成假臼,同时真臼由于缺乏正常力学刺激,发育欠佳导致髋臼侧解剖标志模糊。因此,术前及术中如何确定真臼位置并获得正确的髋臼旋转中心,成为骨科医师需要考虑和解决的重点。

虽然目前 X 线二维模板及健侧镜像投射测量在临床中运用较为广泛,但在实际操作较为困难,对术者的经验要求高,进而无法实现有效、快速寻找髋关节旋转中心的目的,可造成髋臼假体放置不当,不利于髋关节周围软组织应力平衡恢复及髋关节稳定性的保障。3D 打印技术的发展为 DDH 的 THA 的个体化、精准化创造了条件。依托影像学数据、设计软件,二级导板的出现及应用为术中如何确定真臼位置并获得正确的髋臼旋转中心的问题提供了解决方案。

(三)二级导板的结构组成

DDH 的二级导板同样由两部分组成。一级导板提供髋臼真臼位置定位功能,二级导板提供髋臼打磨方向、深度、角度的评估及校正功能。二级导板需要与一级导板进行组合方能提供上述功能。

(四)二级导板的设计及制作

获取骨盆的 CT 资料(图 8-5-4),使用"模仿"(MIMICS)软件完成骨盆骨性结构的三维重建,使用逆向功能软件根据健侧髋臼完成患侧髋臼的镜像体,依据镜像体的髋臼确定患侧的真臼位置,通过 CAD 设计与患侧真臼部位骨质互补的手术导航模板,导板设计有定位杆,用于术中置入克氏针维持导板位置,同时该定位杆的方向及角度即为髋臼打磨的方向和角度,该导板为一级导板;然后根据患侧髋臼的镜像体设计二级导板,该导板通过与一级导板定位杆的嵌合来评估、调整术中髋臼打磨的方向、角度及深度,二级导板的轴向方向与一级导板定位杆方向一致(图 8-5-5)。将 CAD 设计的模板数据导入快速成型数据处理软件,完成快速成型制造前的数据准备,导入 3D 打印机即可制作 DDH 髋臼重建手术导板(图 8-5-6)。

(五)二级导板的使用

术中完全清晰显露髋臼,切除残余关节囊及臼周纤维样挛缩组织,显露出髋臼侧包含骨赘在内的骨性结构。将一级导板安放于术前预定的髋臼侧骨质确定真臼的位置,经导板定位杆置入克氏针,使用髋臼锉从小到大平行于定位克氏针方向打磨髋臼,术中将二级导板沿定位克氏针安放评估髋臼打磨深度、方向及角度是否符合术前设计,打磨完毕后即可选取术前已确定大小的髋臼按术前设计方向安置于打磨好的髋臼中。DDH 髋臼重建手术导板的术中应用如图 8-5-7 所示。

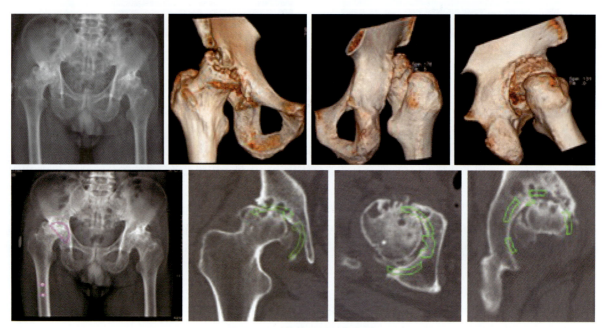

图 8-5-4　术前 CT 影像资料

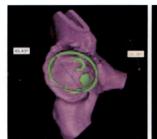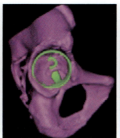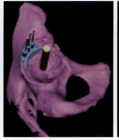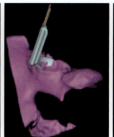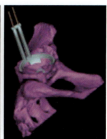

图 8-5-5　术前个性化手术方案设计

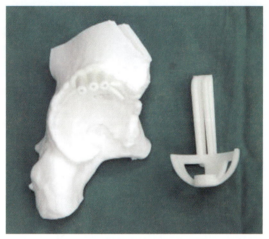

图 8-5-6　3D 打印发育性髋关节发育不良髋臼重建手术导板

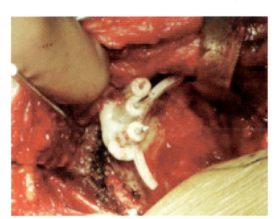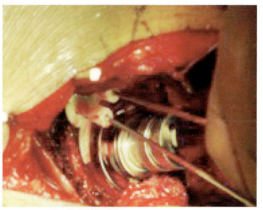

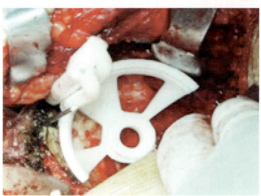

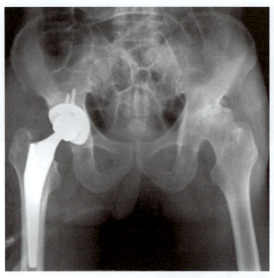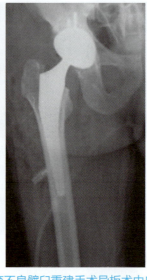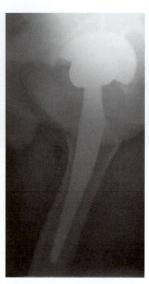

图 8-5-7　发育性髋关节发育不良髋臼重建手术导板术中应用

（雷　青）

第六节　3D 打印技术的前景与展望

3D 打印模型、导板、假体与内固定物在临床中应用虽然仅数年，但已出现了许多惊人的应用成果，展现了巨大的应用前景。随着医学界对新兴的 3D 打印技术了解的广度和深度不断增加，以及其技术、设备、材料的不断进步，3D 打印技术必将开拓出更加广阔的应用前景，各式各样的 3D 打印导板、个体化假体和内固定物必将大量涌现，挑战现有技术难以逾越的障碍，甚至有可能成为临床应用的常态。

然而，从技术开始应用的时间和难易程度、准入要求等来看，上述模型、导板、假体与内固定物的临床应用仅仅是 3D 打印医学应用的初级阶段，有活性的生物材料、组织、器官等的生物 3D 打印，才是更有前景与应用价值的高级阶段。

一、3D 打印医学应用的现状

（一）3D 打印医学应用的层级

简单来说，3D 打印临床医学应用的层级类似金字塔。最底层的、应用最广泛的、技术含量最低的是打印模型，主要用于术前规则；第二层级是打印导板，辅助进行精准手术和外科操作；第三层级是打印永久性植入物，用于重建人体的结构与功能；金字塔尖则是打印生物组织甚至器官，用以替代人体结构与功能。

随着科技的不断发展，4D 打印又应运而生。在 3D 打印技术中再加入"时间"变量，打印出的物体不仅包含其长、宽和高 3 个维度，更增加了一个时间维度，使打印出的物体可以随着时间推移在形态结构上进行自我智慧调整，最终自动达到预先设计要求。4D 打印所用材料具有相应的生物相容性，能根据体内或外部的温度、水、磁场等刺激而转变功能，重塑形态。目前已有利用 4D 打印人体各部位支架治疗气管软化症、乳腺癌等疾病的成功案例。

常规的 3D 打印只能满足气管外支架的外形、韧度、强度、弹性等性能要求，无法满足生物兼容性和可降解性等特殊要求。而用生物 3D 打印机，以可降解的生物墨水打印出来的气管外支架可通过调控生物材料的种类和分子量，使这个支架在植入体内 2~3 年时间逐渐降解被人体吸收。具体做法是根据患者支气管病灶范围，应用 4D 打印技术制作气管外支架，术中在病灶气管外周以悬吊方式固定外支架用来扩张软化塌陷的气管，并在气管外支架外表面包裹一层人工胸膜。2~3 年后，植入的气管外支架逐渐代谢，而此时软化塌陷的气管已固定在人工胸膜壁上。

在乳腺癌切除乳房重建方面，利用 4D 打印技术依照术前对切除范围的规划打印出的可降解填充支架植入缺损部位后，能在 1.5~2 年时间内塑型、降解，为自体纤维组织替代，不仅能恢复外观，甚至具有泌乳等生理功能[1]（图 8-6-1）。

4D 打印在肿瘤治疗中也将发挥独特的作用。科学家设想，可通过 4D 打印技术打印出能植入体内的抗癌装置或药物。当其在体内遇到癌症细胞的时候，会自动触发植入装置的形变功能，直接将癌症细胞吞噬或释放所携带药物将其消灭，随人体代谢排出体外。还可利用记忆聚合物等具有生物相容性的生物墨水，通过 4D 打印技术打印出治疗膀胱肿瘤的药物留置装置，经尿道植入膀胱内。在体温及尿液的诱导下，装置发生形变，释放出抗肿瘤药物。而该装置在膀胱中保留一段时间后，会被侵蚀或溶解，随尿液排出体外。

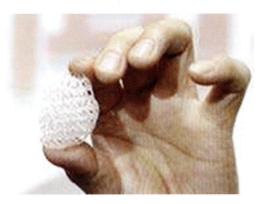

图 8-6-1 利用 4D 打印技术制作的乳房填充物

（二）生物 3D 打印的基础知识

生物 3D 打印（3D bio-printing）是 3D 打印的一个分支，是用特定的打印机加工活性材料，包括细胞、生长因子等具有生物属性的材料和具有生物相容性的无生物属性材料，来构建人体组织、器官的跨学科和领域的新型再生医学工程技术。

生物 3D 打印也是计算机辅助的增材制造过程，可将用于打印的生物材料和活细胞以特定的结构沉积下来，从而产生一个具有生物特性的三维结构。生物 3D 打印一般包括三个主要过程：①获取待加工组织的三维计算机设计模型；②通过自动沉积具有活性的细胞或生物材料进行培养等后处理；③对培养成熟的细胞赋以组织结构形态。

目前用于生物 3D 打印的材料主要有以海藻酸盐、明胶、胶原蛋白、纤维蛋白、透明质酸、壳聚糖和琼脂糖等天然生物聚合物为基础的高分子水凝胶，以及聚乙二醇、Pluronic 等许多合成聚合物和被囊化的细胞[2]。这些材料已经被证明可以满足作为生物喷涂材料的一些基本要求，不但可以作为构建支架的基础，还可以维持并促进生物打印活细胞的活性。

二、生物 3D 打印在再生医学中的前景

再生医学（regenerative medicine）是指利用生物学及工程学的理论方法创造丢失或功能损害的组织和器官，使其具备正常组织和器官的结构和功能。广义上讲，再生医学原先指体内组织再生的理论、技术和外科操作，也可以认为是一门研究如何促进创伤与组织器官缺损生理性修复，以及如何进行组织器官再生与功能重建的学科，通过研究机体的正常组织特征与功能、创伤修复与再生机制及干细胞分化机理，寻找有效的生物治疗方法，促进机体自我修复与再生，或构建新的组织与器官以维持、修复、再生或改善损伤组织和器官功能。狭义上讲，再生医学是应用生命科学、材料科学、临床医学、计算机科学和工程学等学科的原理和方法，研究和开发用于替代、修复、重建或再生人体各种组织器官的理论和技术的新型学科和前沿交叉领域。

生物 3D 打印可广泛应用于医学基础研究、临床应用研究和药物开发研究等生物工程领域，推动再生医学的快速发展。

传统再生医学中，要实现对复杂组织和器官三维结构的复制非常难，而生物 3D 打印几乎可以完全复制生物组织的微观与宏观结构，达到功能的再生。通过合理调节生物打印的参数，例如打印形式、生物墨水、细胞选择等，生物 3D 打印可以打印出具有生物活性的支架，通过与组织再生工程的结合，就有可能制造出不同的人造组织甚至器官。

（一）生物 3D 打印在组织修复与再生中的应用前景

1. 神经修复与再生 硬脑膜是环绕大脑和脊髓的三层脑膜中的最外层，因外伤、手术、肿瘤等原因造成的缺损需要妥善修补，以防止脑脊液漏、感染等手术并发症的发生。传统硬脑膜补片、异体硬脑膜等修补材料存在着免疫反应、病毒传播等诸多风险。以聚乳酸为原材料，利用生物 3D 打印技术数控成型逐层增叠制作而成的人工硬脑膜则具有高度的三维仿生结构，柔软、可降解，有利于新生脑膜的修复生长，不仅能对缺损部位起到隔离封闭和加固作用，有效防止头皮下组织与脑组织的粘连，防止脑脊液渗漏，还可促进自体硬脑膜的再生与修复。目前，这种产品已获得国家食品药品监督管理局的医疗器械注册证，成为国内首个获准临床应用的生物 3D 打印软组织修复产品（图 8-6-2）。

在神经修复中，利用生物 3D 打印技术打印出具有微孔多通道结构的神经导管，并在早期进行神经生长

因子灌注,有望提高其所桥接的神经组织再生能力。国外学者正在利用生物 3D 打印技术创造一个模拟中枢神经系统结构的支架,支架中包括了脊髓中纤细的、捆绑的轴突阵列,帮助组织再生轴突来复制受伤前脊髓的解剖结构。将这类装有神经干细胞的支架植入大鼠严重脊髓损伤部位,发现在大鼠体内,支架能够支持组织再生、干细胞存活和神经干细胞轴突从支架向宿主脊髓的扩展。因此将来很有可能利用生物 3D 打印技术实现脊髓再生和功能重建。

2. 血管修复与再生　随着人口老龄化的加速,血管移植患者数量骤增,但现有的以不同聚合物制造的人造血管仅能制成管腔直径较大的血管,且或保型性差、强度低,或易老化降解和钙化,远期效果均不理想。目前生物 3D 打印人工血管的研究已取得较大的突破,既有直接以活细胞为原料,通过喷墨成型或其他合适的 3D 打印技术叠加成型,而获得完整管状血管的一步成形法;也有先以胶原或其他生物聚合材料为原料打印出血管网状结构支架,而后再利用细胞培养技术,让细胞以此为支架,最后生长完整的管状血管的二步成形法。我国学者已成功将生物 3D 打印的大血管移植到恒河猴身体内,并获良好的近期疗效(图 8-6-3)。

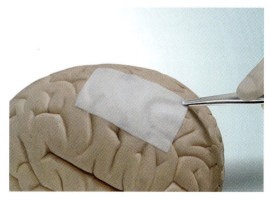

图 8-6-2　利用生物 3D 打印制造的仿生硬脑膜修补材料

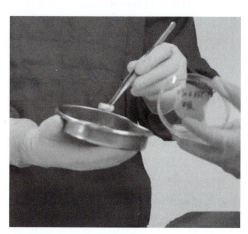

图 8-6-3　植入恒河猴的生物 3D 打印血管

3. 内脏器官修复与再生　生物 3D 打印技术可为内脏器官的修复再生提供有效的技术支持,例如可以利用具有生物相容性的海藻酸/明胶水凝胶包裹心肌或瓣膜细胞制成生物墨水,依据事前扫描的 3D 模型,打印出具备心脏组织功能的仿生物,在进行体外培养并验证细胞存活率后植入体内,从而替代病变的心脏组织或生成具有功能的心脏组织。

2019 年 4 月,以色列科学家公布了一种血管化的具有生物活性的仿生心脏。制备过程:先将患者脂肪组织中分离出的细胞等物质转化为胚胎干细胞,再将胚胎干细胞分化为心肌或内皮细胞等细胞类型;然后通过生物 3D 打印技术制作出心脏形状的支架(图 8-6-4),将分化好的细胞植入支架的相应部位,最终形成一个具有细胞、血管、心室的仿生心脏。这颗仿生心脏符合人类的免疫、细胞、生化和解剖学特性,为制造出能避免植入人体后发生排斥的仿生心脏提供了一种新的技术方式。

已有研究者使用培养出来的肾脏细胞作为打印材料,采用细胞与固定细胞的水凝胶分层交替打印方式,将细胞一层层反复地打印在提前设计好的虚拟模型上。研究者观察到这个初期肾脏模型产生了尿样物质,表示已经有了部分肾脏功能(图 8-6-5)。通过生物 3D 打印技术实现肾单位的再生重建,为制造仿生肾脏带来了曙光,一旦实现,将彻底解决肾脏移植供体匮乏的现状,为广大终末期肾病患者带来生的希望。

4. 骨组织修复与再生

(1)软骨组织修复与再生:软骨或软骨组织是广泛存在于体内的结缔组织,与许多其他组织相比,其细胞密度相对较低、无血管和无硬膜结构的特点,限制了软骨自发修复缺损的能力,软骨损坏目前只能通过软骨移植手术修复。但这种相对简单的结构恰恰适合应用生物 3D 打印技术来构建仿真软骨,并成为生物 3D 打印技术取得临床应用的突破口之一。生物 3D 打印可采用各种生物墨水的设计,打印出形状和内部结构仿真的包裹有软骨细胞的受体软骨,并通过组织工程技术促进植入细胞的软骨再生。我国已率先成功将生物 3D 打印的人工耳植入人体,且近期疗效满意(图 8-6-6)。

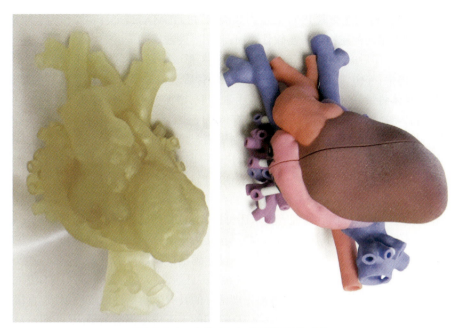

图 8-6-4　生物 3D 打印出的仿生心脏

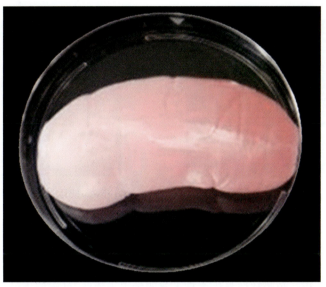

图 8-6-5　人体肾脏仿生物

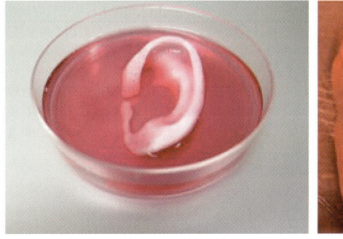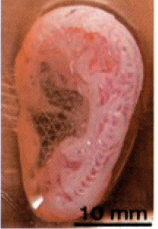

图 8-6-6　应用生物 3D 打印机打印出仿生耳

目前，已有研究者通过应用光交联 PEG 二甲丙烯酸酯（PEGDMA）或 Gel MA 作为生物墨水，直接打印人软骨细胞或富含软骨细胞的构建物来修复软骨缺损；利用凝胶或透明质酸（HA）等其他复合材料作为生物墨水来打印软骨结构，将打印后的结构与钙离子进一步交联，形成半月板、气管等软骨器官[3]。

（2）骨组织修复与再生：外伤、肿瘤、感染等原因造成的骨质缺损常须植骨，植骨材料主要有自体骨、异体或异种骨和人工骨。自体骨最好，但来源有限，还需手术切取，增加损伤；异体骨和异种骨经过微生物灭活处理使其免疫原性及骨传导、骨诱导能力降低，且仍具有传播感染性疾病的风险；传统工艺制备的人工骨在孔隙结构、生物力学特性和生物性能上均难以仿真，不利于细胞繁殖和血管神经的长入[3]。3D 打印技术可采用聚合物材料、生物陶瓷或天然材料等生物活性材料快速打印出具有骨硬度、多孔、利于细胞生长的结构支架，实现复杂超微结构的仿生构建（图 8-6-7）。海藻酸钠与羟基磷灰石等多种物质作为制作骨支架的常用生物墨水，目前已被广泛应用于骨组织工程的研究中。骨组织生长细胞可黏附于支架上，从而促进骨组织生长及血管新生。结合 3D 打印纳米沉积后处理等技术还可提升 3D 打印骨支架的力学性能。实验显示，将明胶海绵等柔软的物质经过纳米沉积后，其压缩强度可提高至接近皮质骨的水平，材料刚度也可获较大提升。

5. 皮肤与结缔组织修复与再生 生物 3D 打印不仅能满足打印部位的外形、韧度、强度、弹性等性能要求，还能满足生物相容性和可降解性等特殊要求（图 8-6-8）。目前，以人体皮肤创面为打印床的生物 3D 打印机样机已经研究成功[4]，利用生物 3D 打印机将预先准备好的具有生物活性的皮肤组织，直接打印在人体创面，实现创面快速修复的设想已近在咫尺。但生物 3D 打印的人工皮肤仍有其局限性，即在对不包括血管组织的皮肤表层（表皮和真皮，不超过 200μm）进行再造只是处于实验阶段，未真正应用于临床。

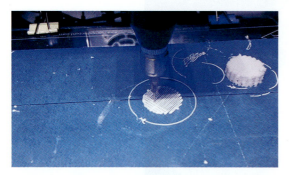

图 8-6-7 应用生物 3D 打印机打印骨组织修补材料

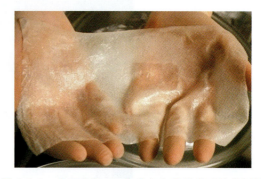

图 8-6-8 应用生物 3D 打印机打印的皮肤修补材料

将来，也可以通过将患者皮肤中的细胞与生物材料混合，利用生物 3D 打印装置结合组织工程技术直接打印带血管蒂和血管网络的自体游离皮瓣，再使人工皮瓣具备活性功能，即可用于游离皮瓣移植手术，以往"拆东墙补西墙"式的皮瓣转移手术恐将成为历史。

6. 感觉器官修复与再生 角膜移植是许多盲人复明的必由之路，然而巨大的供体缺口扼杀了多数盲人的希望。生物 3D 打印技术的诞生又使人们重新燃起了希望。目前已可利用生物 3D 打印机打印出人角膜上皮细胞 - 胶原蛋白 - 明胶 - 海藻酸盐水凝胶聚合物，且此类复合物中人角膜上皮细胞具有较高的细胞繁殖速率和较高的细胞角蛋白表达。利用此类聚合物，打印出具有生物活性的人工角膜用于角膜移植指日可待。也有学者通过 4D 打印技术，将含有角膜细胞的胶原蛋白凝胶打印于培养基或人体眼部，暴露于特定的外部环境中，刺激其发生形变，来实现角膜组织的再生[5]。

更加复杂的视网膜修复研究也已取得了部分进展。按照预先设计的细胞排列方式，结合神经细胞电生理研究，利用生物 3D 打印技术打印出视网膜神经节细胞和神经胶质细胞团，随后置于含有神经营养因子的培养液中培养，可使视网膜神经节细胞持续生长，并具有正常的电生理功能[6]。这项研究为最终实现视网膜的仿生打下了基础。

（二）生物 3D 打印在再生医学中的问题与瓶颈

目前，生物打印进入临床使用尚有一些关键问题亟待解决。例如，打印中所产生的各种温度变化、剪切力等因素，均会导致细胞存活率降低。如何改进打印设备使其更加精细化，降低打印过程中的各种不良刺激，提高打印组织的存活率和使用率，是仍需解决的问题。生物墨水中的各种添加材料，如金纳米颗粒，也需要进一步进行表面修饰，才能在提高生物相容性的同时不影响细胞活性。而且，仿生器官的功能尚无法达到原始器官功能的标准。

以心脏瓣膜为例,常规打印出的个性化心脏瓣膜常不具备生物功能,排异、感染等并发症的发生率较高。如果没有心脏其他部分的存在,生物打印的心脏瓣膜无法自行打开或关闭。因此,如何利用体外细胞培养系统,通过生理压力和血流刺激心脏瓣膜并在心肌植入前提高心脏瓣膜的强度,使打印出的心脏瓣膜具有一定的生物功能,是亟待解决的问题之一。

在肝脏打印中也有两个至关重要的瓶颈问题,一个是如何构建内部复杂的分支血管系统,另一个是如何在三维结构内分布三种以上高密度功能细胞并使其形成组织。作为肝脏结构的主要功能单位——肝小叶,该如何配置水凝胶等生物墨水对肝小叶进行生物打印,最终实现具有高细胞活性和可靠分带的三维血管化肝脏构建? 可使用何种物质来替代单个肝细胞? 如何保证通过生物 3D 打印技术打印出的仿生类肝组织具有长期的功能? 如果解决了这些问题,相信在不久的将来,利用生物 3D 打印重构出具有或类似肝细胞活性的细胞外基质组织,构建体外的真实肝脏模型,替代终末期肝病患者的肝组织,长期维持肝脏功能的正常运作将成为可能。

三、3D 打印在生物医学研究中的应用前景

(一) 3D 打印在医学实验模型构建中的前景

以往常规技术制作肿瘤模型耗时长、成本高,且肿瘤模型成瘤率低,动物实验失败率高。生物 3D 打印在器官、肿瘤模型研究方面有着很大的优势。以胶质瘤模型为例,通过格栅形状的打印可以定量化地制作材料和细胞,利用其通透性高的优势,营养物质可以非常容易地穿透进去。而且在相同时长培养下,在 3D 环境下的细胞较 2D 平板条件生长的细胞更为活跃,且在细胞干性、基因水平和对药物反应等方面更具优越性,该模型可以广泛应用于肿瘤药物实验模型建立等方面,在缩短动物模型制作时间的同时,降低实验成本。

(二) 3D 打印在生物治疗中的前景

1. 生物 3D 打印在干细胞治疗中的前景 神经干细胞的再生一直是亟待解决的难题,生物 3D 打印技术可为该难题提供强有力的解决方案。采用同轴打印加纳米膜制造神经纤维束的方法,将神经干细胞做成像丝线一样的细胞线,线的中心打印神经干细胞,周围打印神经的支撑细胞以环绕,细胞线呈条索状,产生神经营养因子,推动纤维束细胞的存活率,同时释放神经生长因子,可以使得生物打印的成果更加贴近于真实的神经干细胞。而且研究已经证明在这种状态下,再生后的神经干细胞生存率可得到极大提高。

在脑瘫或颅脑损伤的患者脑部干细胞再生中,可使用以胶原、明胶等细胞外基质材料打印出格栅或微球形状的仿生干细胞再生格栅单元,植入脑组织中,并在其内灌注一些神经生长因子和造血因子,既可以使注入的干细胞固定其内,防止有效干细胞不足,还可以改善微环境,防止干细胞凋亡,从而促进其在 3D 环境下持续生长扩增,并改善分化细胞的性能,最终实现脑部干细胞再生,改善患者脑部功能,提升患者生存质量。

生物 3D 打印毛发生长类干细胞还能促进毛囊再生。研究者通过提取小鼠毛发中的生长干细胞,结合生物材料进行体外培养,将生物 3D 打印的"毛发"植入实验小鼠体内,实验小鼠比其他正常剃毛后的小鼠毛发生长更为旺盛。

2. 生物 3D 打印在人工转基因技术中的前景 人工转基因技术是指将人工分离和修饰过的基因导入到生物体基因组中,导入基因的表达可引起生物体性状的可遗传的修饰。现有的转基因方法主要有生物方法(病毒转录)、物理和机械方法(微注射、电穿孔)。病毒直接转录具有一定的毒性,微注射的效率较低,电穿孔也具有高死亡率和影响细胞功能等缺点。细胞喷墨转基因方法为代表的生物 3D 打印技术则提供了一种安全高效的转基因方式,该技术通过较小的喷头直径提高了基因转染的准确性,缩短了因偏差而矫正所耽搁的时间,提高了基因转染效率,细胞转基因后的成活率也远高于传统技术。

四、3D 打印在药物研发中的应用前景

(一) 3D 打印在药物开发早期阶段的应用前景

在药物开发的早期阶段,药物释放剂量的灵活性是验证药物药理作用与毒理作用范围的一个关键要求。传统制药工艺药物剂量统一,批量生产不同剂量的药物耗时长、成本高、浪费大。而生物 3D 打印技术可以满足灵活剂量和具有足够生物药效的制剂小批量、快捷生产的需求,以加速临床前研究进程和首次人体试验的安全有效性。生物 3D 打印技术打印出的代谢器官的功能单元等受体模型,可用于模拟药物代谢

过程,以减少在动物实验及人体试验过程中耗费的时间和成本,提高实验的均质化和可重复性。以药物在体内的代谢时间、程度等作为参考依据,改变药物释放速率和释放量,还可为单个患者设计理想化的治疗方案。

(二) 3D 打印在药物制造中的应用前景

1. 增产提效降耗　为降低成本,药物通常是批量化生产的,药物剂量主要依据大多数人群所需的适当剂量决定。但统一的剂量并不适合于所有人,根据患者的遗传特征、疾病状态和其他因素(如性别、年龄和体质量等),需求有所不同,小儿制剂短缺便是传统制药工艺成本高而造成供求失衡的典型例证。3D 打印制药工艺可通过调整打印液流速、喷头移动速度、打印液滴直径、粉末铺层厚度、喷墨次数、喷墨角度、喷涂位置等工艺参数,方便地改变药剂和辅料成分的组成、配比和生产批量。通过 3D 打印设备的喷头对药物配方和剂量达到准确释放,还可以解决药物溶解度和液体制剂稳定性的问题。

2. 满足个性化需求　3D 打印制药工艺甚至可以满足依据患者用药后的药物代谢情况所做的个体化药物定制,而无须增加过多制药成本与时间。3D 打印还可以生产个性化的复合剂量的药物,简化药物的给药过程。比如阿司匹林、氢氯噻嗪、阿替洛尔、雷米普利和普伐他汀,这五种药可以一起打印或者根据患者的服用需求进行组合式打印。这对老年人来说非常便利,可以预防药物漏服错服,提高患者服药的依从性及安全性。

目前患者可通过智能手机上的免费应用程序来监测自己的生命体征(如心率和血压),临床医师或药剂师可以通过物联网访问这些实时数据,从而更便捷地为患者审查和修改治疗或剂量,使患者可在社区、药房、医院病房等环境中利用 3D 打印机打印出与自身病情相关的所需药物及药量,实现按需配药。明确服用的药量可减少浪费、促进患者康复,且缩短住院时间。

3. 药物应急生产　在抢险救灾等应急突发事件中,可用药物 3D 打印机根据应急需要批量打印出急需药品,以减少药品储备中因过期失效和储运、保管过程中的损耗等浪费,解决救援现场用药的燃眉之急。甚至可以根据应急需要,按照事前研究的方案对药物配方进行调整,将数种药物打印在一个药片上,制作出灾区紧缺或急需且便于服用的药物。

(三) 3D 打印在降低药物不良反应中的应用前景

根据患者疾病及其他身体指标、服药情况等条件,利用 3D 打印技术制作出可植入体内的个性化药物吸收式装置。化疗药物和其他抗癌药物常带来恶心、疲劳、脱发和溃疡等不良反应,这些不良反应大多是由于药物未完全被肿瘤吸收,进入未受肿瘤影响的组织造成的。在肿瘤周围血管植入一个 3D 打印出的聚合物,其作用类似于"海绵",在药物进入人体被肿瘤足够吸收后,剩余的药物可被这个"海绵"吸收,最后可随粪便等代谢物质排出。

3D 打印技术以其独特的制造方式解决了许多既往无法解决的难题,也因此拓展了人们的想像空间。3D 打印技术、设备、材料不断更新迭代,已经渗透到现代医学的各个方面,前沿的应用技术与成果由此不断涌现,甚至产生了许多颠覆性的科技成果。因此,展望未来,我们有理由相信,3D 打印将成为推动组织工程、再生医学、精准医疗等现代医学发展的强有力的武器。

(董谢平)

参 考 文 献

[1] 张聚良,姚青,黄美玲,等.计算机辅助 3D 打印技术用于保留乳房手术一期乳房重建.中华乳腺病杂志(电子版),2018, 12 (1): 12-16.

[2] 胡超然,邱冰.3D 生物打印技术在骨组织工程中的应用.中国组织工程研究, 2018, 22 (2): 316-322.

[3] ZHOU G, JIANG H YIN Z Q, et al. In vitro regeneration of patient-specific ear-shaped cartilage and its first clinical application for auricular reconstruction. E Bio Med, 2018, 2 (28): 287-302.

[4] 沈婷婷,高慧.生物 3D 打印技术在皮肤科的应用研究进展.中国美容医学, 2018, 06: 115-157.

[5] MIOTTO M, GOUVEIA R M, CHE C, et al. Peptide amphiphiles in corneal tissue engineering. J Funct Biom, 2015, 6 (3): 687-707.

[6] KADOR K E, GROGAN S P, DORTHÉ E W, et al. Control of retinal ganglion cell positioning and neurite growth: combining 3D printing with radial electrospun scaffolds. Tissue Eng Part A, 2016, 22 (3-4): 286-294.

第九章　医学机器人

机器人（robot）一词源自捷克语，意为强迫劳动（forced labour）。该词在捷克作家、剧作家卡尔·查贝克的话剧《罗森的万能机器人》（*Rossum's Universal Robots*）中首次出现。尽管在外科手术领域，机器人系统并没有将人从重复劳动中解放出来，却另辟蹊径，实现了减小手术创伤、过滤人手震颤、增加手术灵活度、提高手术精度、进行远程手术等目的。医学机器人是多学科研究和发展的成果，是指被应用在诊断、治疗、康复、护理和功能辅助等诸多医学领域的机器人。本章将详细介绍手术机器人、康复机器人、服务机器人、辅助机器人（外骨骼机器人）。

第一节　手术机器人

手术机器人作为一种工具，旨在扩展人的多种能力，比如提高手术操作的精度、灵活性、稳定性、耐疲劳性、耐 X 射线辐射能力，以及手术操作距离等。手术机器人常按照控制方式不同分为三类：监督控制机器人、远程控制机器人和共享控制机器人[1]。监督控制机器人是在影像学等信息基础上，通过计算机进行事先规划，并在术中根据计划逐步实施的自动化系统。这种机器人往往能显著提高手术操作精度，如普罗伯特（PROBOT）、机器人医师（ROBODOC）系统等。远程控制机器人是通过网络通信，从端真实且实时展示主端操作的自动化系统。这种机器人起源于美国国家航空航天局（NASA）对于太空、战场远程手术的需求，实际应用多针对手术资源分布不均问题，往往手术机器人操作主端放置在发达地区，而手术机器人从端放置在欠发达、手术资源匮乏地区。只要解决关键的信息时延问题，大部分的手术机器人都可以完成远程操作。共享控制机器人控制端在获取医师操作信号的同时，还对其操作产生反馈信号，这两种信号共同控制机器人系统的末端效应器的运动。这种机器人可以显著提高手术操作的稳定性和灵活性，同时，还能消除人手的颤动或某些误操作，如达·芬奇（Da Vinci）手术机器人等。

"关节式机器人（Arthrobot）"手术机器人系统

1983 年由詹姆斯·麦克温、布莱恩·戴、杰力弗·奥辛莱克和他们的工程师团队开发的 Arthrobot 系统，可以利用医师的声音定位、操纵患者肢体，配合医师完成骨科相关手术操作（图 9-1-1）。

Arthrobot 并不直接辅助手术操作，而是一个声控的肢体把持器。这种操作可以发挥机器人耐疲劳的特性，但对手术操作的稳定性、灵活性、精确性并没有影响，对后续系统影响较少。

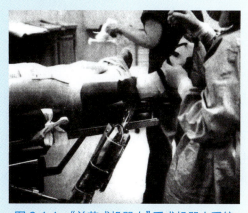

图 9-1-1　"关节式机器人"手术机器人系统

手术机器人系统源于医师对"最小医源性损伤、最大治疗效果"的不懈追求。根据临床应用场景和需要解决的关键问题的不同,手术机器人主要向两个大的方向发展:非自然(非潜在)腔道的手术机器人和自然(潜在)腔道的手术机器人。

对于主要在人体非自然腔道或非潜在腔道进行的手术操作,为达患处而造成医源性损伤是不可避免的,因此,医师主要追求的是"最小的医源性损伤"。机器人手术的策略是通过大幅提高操作精度,尽量避免额外的手术操作,进而减少医源性损伤。这些系统主要针对的是人体中可基本认为是"刚体"的结构,典型的系统是应用于微创脊柱外科的"文艺复兴"(Renaissance)系统。

对于主要在人体自然腔道或潜在腔道进行的手术操作,进入到手术空间造成的损伤几乎可以忽略,同时,由于自然腔道存在,手术操作空间相对充足,因此,医师追求的便是"最大的治疗效果"。机器人手术的策略是通过尽量增加末端效应器的活动度和活动范围,大幅提高操作的灵活性,进而使医师能在小空间内极其灵活地完成手术操作。这些系统中,一般面对的是柔性结构,需要医师通过末端效应器实时操作,典型的系统是应用于内镜手术的 Da Vinci 系统。

这两个方向都起源于 20 世纪 80 年代中后期,是微创手术的扩展和补充,但由于应用场景和需要解决的关键问题不同,走向了两个不同的方向。

一、非自然(非潜在)腔道的手术机器人

(一)早期系统

由于骨骼具有刚体特点,便于机器人系统进行操作,因此针对骨骼进行操作的手术机器人发展十分迅速,其中以骨科、神经外科的应用尤为突出。这类机器人系统以框架式机器人系统"机器人医师"(ROBODOC)为起点,先后经历了工业机械臂到专用机械臂、串联结构到并联结构、大型机器人到小型机器人、特定任务机器人到一般任务机器人的几轮发展(图 9-1-2)。

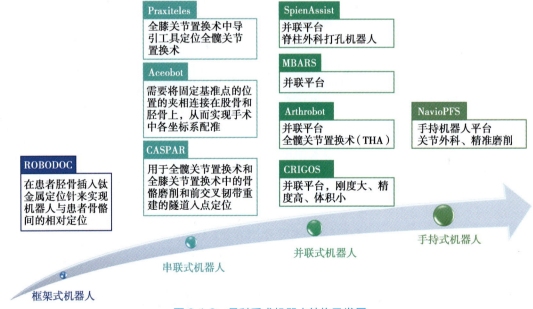

图 9-1-2　骨科手术机器人结构及发展

一般来讲,我们认为手术机器人技术的历史始于彪马 560(PUMA 560)系统。1985 年,夸克等人将其应用于 CT 引导下的脑组织活检操作(图 9-1-3)。三年后,戴维斯等人使用 PUMA 560 系统进行了经尿道前列腺切除术,并最终促使美国加利福尼亚州的综合外科用品有限公司(Integrated Surgical Supplies Ltd.)研发了科图(PROBOT)系统(图 9-1-4)。

与此同时,美国的泰勒团队和英国的戴维斯团队分别进行着 ROBODOC®(图 9-1-5)和 Acrobot 系统(图 9-1-6)的研发。

ROBODOC 系统是一款用于髋关节置换术中精确处理股骨的手术机器人,由美国加利福尼亚大学戴

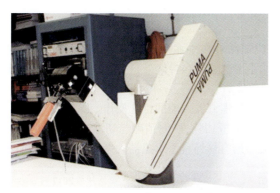

图 9-1-3　彪马 560（PUMA 560）系统

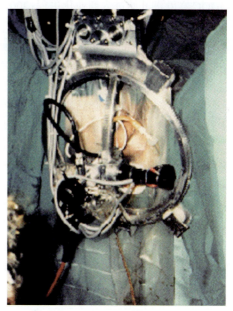

图 9-1-4　科图（PROBOT）系统

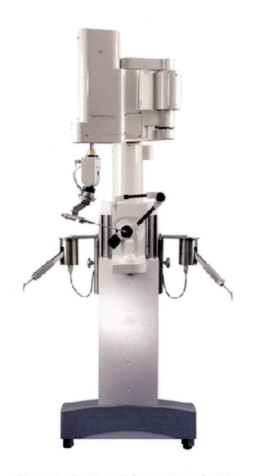

图 9-1-5　机器人医师（ROBODOC）系统

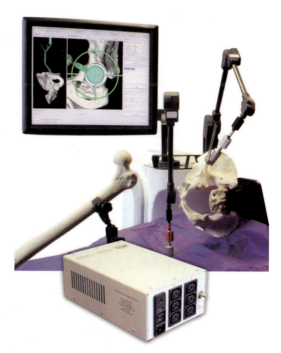

图 9-1-6　Acrobot 系统

维斯分校和国际商业机器公司(IBM)的沃森研究中心合作研发;1992 年,进行了首次临床试验;1994 年,
ROBODOC 在欧洲开始进入商业化进程;2007 年,韩国 Curexo 公司收购了 ROBODOC 并在美国完成了临床
试验;2008 年,ROBODOC 获得美国食品药品监督管理局(FDA)认证,目前仍在全球范围提供相关服务。

　　Acrobot 系统是一款应用于全膝关节转换及膝关节单室成形术的手术机器人。1992 年,由伦敦帝国理
工学院的布莱恩·戴维斯团队开始研发;2000 年,戴维斯创立了 Acrobot 有限公司,开始了 Acrobot 系统的商
业化进程;2001 年,进行了首次临床试验;2006 年,进行了首次随机试验;2011 年,Acrobot 机器人获得了 510(k)
许可,允许在美国境内使用;随后,Acrobot 的专利及技术被马克(MAKO)公司收购;2013 年,而 MAKO 公司
又被史赛克(Stryker)公司收购,至今仍在全球范围提供相关服务。

(二) 现代系统

　　随着图像引导手术(image-guided surgery,IGS)、计算机辅助外科手术(computer-assisted surgery,CAS)
等技术的发展,追求极高操作精度的非自然(非潜在)腔道的手术机器人在神经外科、微创脊柱外科等领域大
放异彩。其中,手术机器人在微创脊柱外科的应用便是典型例证。

　　在脊柱外科中,手术机器人的研究与应用主要聚焦于椎弓根螺钉置入前的打孔操作。除此之外,相关研
究范围还包括穿刺活检、封闭、椎体成形术 / 椎体后凸成形术、椎板切除、肿瘤消融与切除、蛛网膜下腔探查
等。自 20 世纪 90 年代至今,已有二十余种不同构型、标定方法的脊柱外科手术机器人系统的报道(图 9-1-7)。

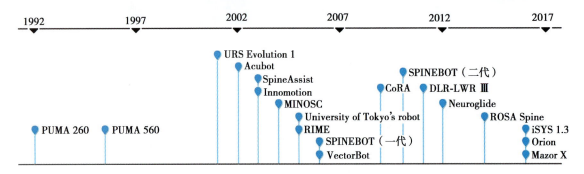

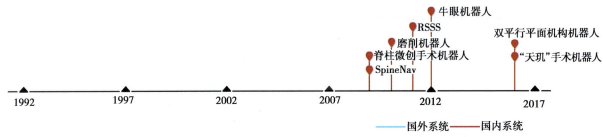

图 9-1-7　脊柱外科机器人年表

　　微创脊柱手术机器人的工作流程可以分为三个阶段:定位、计划、执行。①定位,指通过诸如医学影像学
的配准、手术导航系统光学标定等系列技术手段,实现不同坐标系的转换与跟踪过程。定位的精度与手术机
器人辅助手术操作的最终精度直接相关。②计划,指在患者影像学信息(和定位信息)基础上,根据手术需要,
制订手术操作规划。③执行,指机器人系统在上述两阶段后,按照之前制订的手术规划执行相应操作,如切
割、磨削、钻孔等。

　　微创脊柱外科手术机器人,始于工业机器人的理想工作状态,终于手术室环境、手术工作流程的具体操
作,并结合计算机视觉、医学影像学、图形配准等技术和手段,实现了从简单定位到复杂定位、从术前计划到
术中计划、从主动执行到辅助执行的转变,进而发展为目前的形态。

典型系统:脊柱辅助(SpineAssist)系统 / 文艺复兴(Renaissance)系统

　　2003 年,以色列团队展示了一个并联机器人系统(MARS),后被 Mazor Robotics 公司商业化,称为
SpineAssist 系统,之后又对该系统的软件和人机界面进行了全面升级,称为 Renaissance 系统。SpineAssist/
Renaissance 系统主要由机器人本体、控制机器人运动及行手术规划与配准的工作站、不同角度的打孔引导装

置、术前/术中影像匹配与机器人固定支架等组成。该系统专门针对脊柱手术设计，可用于脊柱活检、经椎弓根固定、脊柱侧凸、椎体成形等手术，通过了 FDA 和 CE 认证。

该系统工作流程主要包括四步：

(1)手术计划：术前在患者 CT 影像的基础上完成最优打孔位置及植入物的设计。

(2)术中引导轨道的安装：在患者骨性位置安置所需的机器人固定支架。

(3)影像注册：3D 同步安置 C 型臂标定盘和患者正侧位标定架，拍摄正位、60° 斜位片，术中影像将自动与术前影像注册，并同步手术计划。

(4)辅助打孔：将机器人系统和特定的打孔引导装置固定在支架上，机器人系统自动到达手术计划位置，医师在机器人辅助下进行打孔操作。

在近十年的时间里，SpineAssist/Renaissance 系统已完成了超过 2 500 例手术，放置了超过 15 000 个内植物，均没有造成神经损伤。利用该系统辅助打孔，不仅能提高打孔精度，缩短术中医护人员在 X 线下操作时间，且熟悉系统操作后手术时间与传统手术时间无统计学差异(图 9-1-8)。

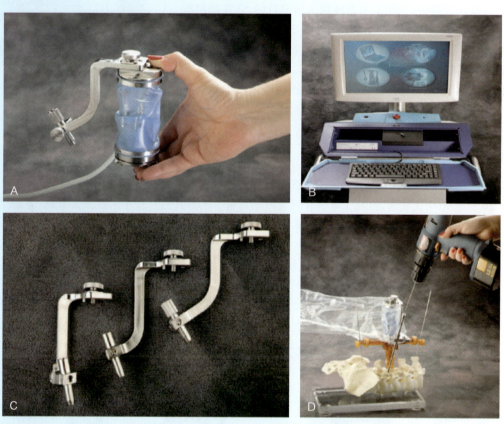

图 9-1-8　脊柱辅助系统
A. 机器人本体；B. 工作站；C. 打孔引导装置；D. 打孔示意。

二、自然(潜在)腔道的手术机器人

在 20 世纪 80 年代中后期，NASA 阿姆斯研究中心的一个虚拟现实技术小组开始研究如何将其掌握的技术应用于远程手术中，而这也成为手术机器人技术发展历史中的重要推力之一。

(一)早期系统

20 世纪 90 年代晚期，通过军方的种子资金的资助，王玉伦的团队通过计算机动力(Computer Motion)公司，推出了伊索(AESOP)声控腹腔镜持镜机械臂系统(automated endoscopic system for optimal positioning，AESOP)(图 9-1-9)。该系统主要由机械手掌、机械臂、机械躯体和电脑语音识别系统等部分组成。AESOP1000 系统主要目的是替代把持腹腔镜的助手，允许主刀医师通过手控和足控开关控制内镜；AESOP2000 系统在上述基础上添加了声音控制装置；AESOP3000 系统更进一步，添加了一个肘部关节，提供了更大的灵活度[2]。

(二) 现代系统

微创手术始于1987年第一次腹腔镜胆囊切除术的实施。此后,微创手术得到了不断的发展。微创技术有切口小、感染风险小、住院时间短、恢复周期短等优点。相应地,腹腔镜技术也有着与生俱来的局限性,主要表现在操作信息来源及手术操作器械两个方面。

操作信息来源方面,腹腔镜技术依赖于摄像头反馈回的影像信息作为手术操作的依据,这种二维影像缺乏深度信息,难以精确指导手术操作。同时,术者无法通过手术器械末端得到手术操作依赖的力/触觉反馈,从而丢失了手术对象内部结构和组织特征信息,也让操作更依赖于视觉信息。

手术操作器械方面,腹腔镜手术器械一般只有4个自由度的活动度,而人的手腕和手共有7个自由度,硬件上的灵活性明显下降。此外,医师在操作过程中,为使手术器械到达预定目标,要在监视器显示的反方向上进行移动,与医师经验不符,造成了手眼不协调的问题;同时,医师手部的生理性震颤很容易通过刚性器械传递,进一步对精细的解剖和吻合造成了困难。

此类手术机器人开发的动机便是解决上述腹腔镜技术的局限性,其中的代表性系统便是ZEUS手术机器人系统和Da Vinci手术机器人系统。

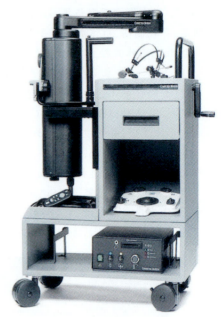

图 9-1-9　伊索(AESOP)系统

典型系统:

宙斯(ZEUS)手术机器人系统

在20世纪90年代晚期,出现了第一台现代用于内镜手术的自然腔道手术机器人系统:宙斯(ZEUS)(图 9-1-10)。ZEUS 系统与 AESOP 系统一样,是 Computer Motion 公司的产品。该系统是主从式结构,从端(患者端)由三个手术机械臂组成,其中 1 个机械臂是基于 AESOP 系统的声控内镜机械臂系统,另外 2 个是再现医师左右手操作的机械臂;主端(医师端)由控制从端左右机械臂的术者操作控制台以及视频、音频、远程交互控制系统组成。

1997年,ZEUS 第一次在内镜胆囊切除术中应用;1999年,该系统已用于临床多个科室的手术操作,如输卵管吻合术、冠状动脉旁路移植术、远程胆囊手术等;2003年,Computer Motion 公司与美国医疗机器人(Intuitive Surgical)公司合并,合并后不久ZEUS 系统便退出市场,让位于 Da Vinci 系统。

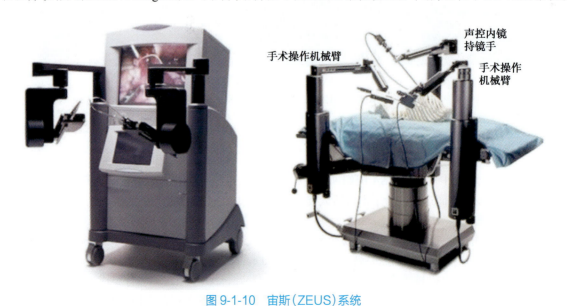

手术操作机械臂　　声控内镜持镜手　　手术操作机械臂

图 9-1-10　宙斯(ZEUS)系统

典型系统：

达·芬奇（Da Vinci）手术机器人系统

2000年，通过FDA认证后，Intuitive Surgical公司推出了达·芬奇（Da Vinci）手术机器人系统（图9-1-11）。该系统与ZEUS系统类似，也是一个多机械臂交互的主从式机器人系统，主要由主端（医师端）、从端（患者端）、视频显示系统等组成[3]。

医师端主要包括人体工程学的手术操作系统和3D显示的术者视觉系统。医师端的控制系统能解决内镜技术的手眼协调问题，而对于医师指尖的控制信息，可以将大型运动处理成微动，进而补偿手部抖动，同时，这也使得手术器械的精细和精确运动成为可能。视觉系统由处理器、视频监视器、照明和相关的内镜摄像设备组成。其中，摄像机由机械臂把持，可以为医师提供稳定的手术视野。患者端的机械臂系统中，除把持摄像机的机械臂之外，还有2到3个机械臂系统。这些机械臂可以把持超过50种具有腕关节的器械（Endo Wrist®），从而完成十分复杂的手术操作。

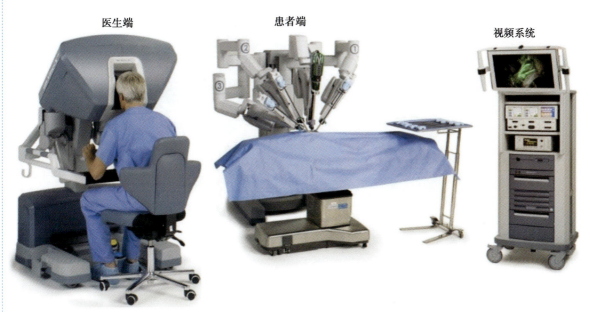

图 9-1-11 达·芬奇（Da Vinci）系统

在FDA批准的手术范围中，最常见的Da Vinci辅助手术是子宫切除术和前列腺切除术。2011年，Da Vinci手术中有31%是前列腺切除术，41%是子宫切除术。2012年，Intuitive Surgical公司年报指出全球范围内已安装2 585套Da Vinci系统。其中，美国是Da Vinci手术系统的主要用户。2012年，Da Vinci系统辅助完成了约450 000台手术；2013年，已经达到约523 000台。

目前，Da Vinci系统最主要的问题是触觉反馈的缺失和成本过高。尽管Da Vinci系统能提供高清晰度的三维视觉影像，但外科医师仍然需要操作过程中力/触觉反馈来判断手术对象的内部结构和受控组织的特征（如顺应性、质地、脉动、弹性等）。虽然没有明确的与触觉确实直接相关的手术并发症报道，但仍有文章分析表明术中肠穿孔和结肠损伤可能与触觉反馈缺失有关。同时，由于某些手术所需的特殊位置可能使得与器械接触部位的压力异常升高，从而出现神经损伤，导致术后暂时性无力和四肢不动。

此外，Da Vinci系统本身价格、耗材价格过高，训练机器人设备、系统的培训流程需要大量的资金，致使Da Vinci系统使用价格高昂，也是其面临的重要挑战之一。

三、其他手术机器人系统

除上述两种手术机器人系统之外,其他系统主要包括以下几种。

(一) 与典型系统类似的系统或典型系统的补充系统

此类中主要包括类似于 Da Vinci 系统的运动手术系统(Sport Surgical System)(图 9-1-12)、类似于 Renaissance 系统的马佐 X(Mazor X)系统(图 9-1-13)、针对 Da Vinci 系统陡峭学习曲线的教学机器人手术模拟器(Robotic Surgery Simulator,RoSS ™)系统(图 9-1-14)等。

(二) 其他操作方式的手术机器人系统

此类中主要包括手持式机器人系统和微型手术机器人系统。典型手持式机器人系统是用于关节外科精准磨削的手术导航系统(The NAVIO Surgical System)(图 9-1-15);典型微型手术机器人系统是作为分流导管用于治疗脑积水的 The ViRob 系统(图 9-1-16)。

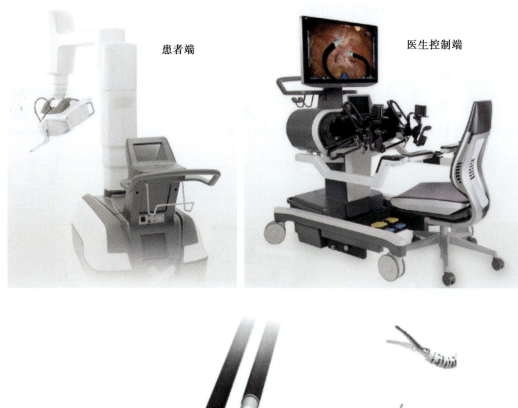

患者端　　　　　医生控制端

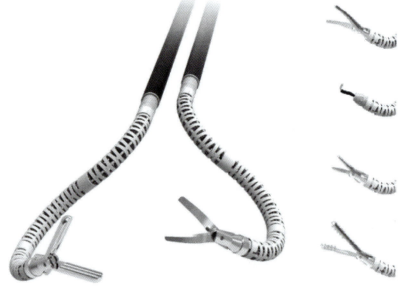

图 9-1-12　运动手术系统(Sport Surgical System)

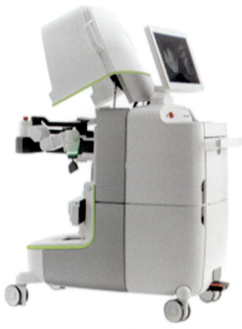

图 9-1-13　马佐 X（Mazor X）系统

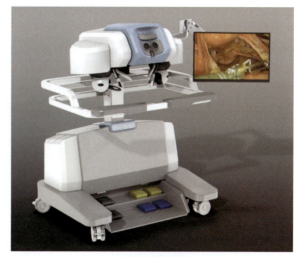

图 9-1-14　机器人手术模拟器（RoSS™）系统

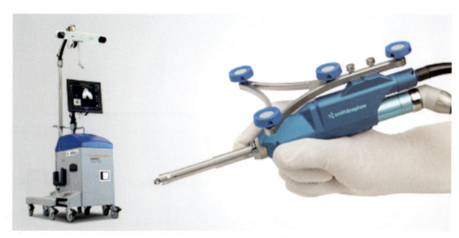

图 9-1-15　用于关节外科精准磨削的手术导航系统（The NAVIO Surgical System）

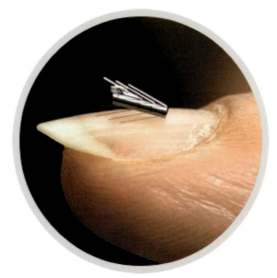

图 9-1-16　The ViRob 系统

(三) 与手术相关的机器人系统

此类中主要包括杂交手术室机器人 IMRIS 系统(图 9-1-17)、C 型臂 X 线机操纵机器人安第斯(Artis zee)系统(图 9-1-18)、用于放疗的机器人射波刀(CyberKnife)系统(图 9-1-19)等。

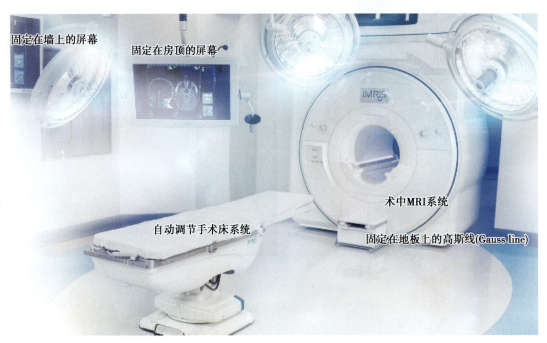

固定在墙上的屏幕　　固定在房顶的屏幕

术中MRI系统

自动调节手术床系统

固定在地板上的高斯线(Gauss line)

图 9-1-17　IMRIS 系统

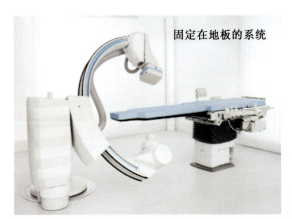

固定在地板的系统

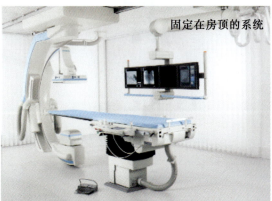

固定在房顶的系统

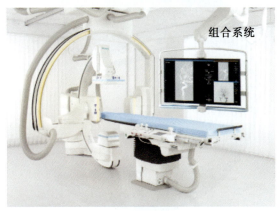

组合系统

图 9-1-18　安第斯(Artis zee)系统

在 30 多年的手术机器人发展过程中，各种各样的自动化系统、机器人系统不断涌现，在临床各个方面崭露头角，外科的自动化进程已成为一个无法辩驳的事实（图 9-1-20，见文后折页）。

手术机器人源于微创外科的局限，而在其诞生之后，关于如何更好地应用这种新的手术工具的探讨也在不断进行，如 Da Vinci 系统在临床应用、手术入路方面的探索，SpineAssist 系统在脊柱外科新型手术方式（Go-LIF）方面的探索，唐佩福团队在骨折复位机器人"健患镜像参照"复位理念方面的探索等。其次，手术机器人及相关机器人本身也在不断发展、壮大，从手术环境的杂交手术室机器人 IMRIS 系统，到手术室中的机器人系统，再到进入人体

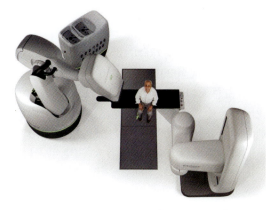

图 9-1-19　机器人射波刀（CyberKnife）系统

内部的机器人系统（The ViRob 系统）；同时，得益于半导体相关技术指数级进步和信息技术相关领域的爆炸式发展，新的技术扑面而来，如机器学习、数据挖掘、云计算等，医疗领域似乎正面临着一场革命，手术的自动化似乎指日可待[4]。

2017 年，*Nature* 机器人子刊 Machine Intelligence 参照自动驾驶的 SAE 分级，对手术的自动化程度进行了分级。参照这个标准，类似于 Da Vinci 的主从式操作手术机器人系统的结构决定了其几乎不可能实现自动化；而针对刚体结构的非自然腔道的手术机器人在自动化的过程正仍面临着许多问题：①手术室信息规范、信息完整采集的问题；②手术信息综合分析的问题；③手术室环境及其中的术者、机器人、机械件关系及交互的问题；④人机交互界面的问题等[5-6]。

（周　跃）

参 考 文 献

［1］SATAVA R M. Surgical robotics: the early chronicles: a personal historical perspective. Surg Laparosc Endosc Percutan Tech, 2002, 12 (1): 6-16.

［2］KUNISAKI C, HATORI S, IMADA T, et al. Video-assisted thoracoscopic esophagectomy with a voice-controlled robot: the AESOP system. Surg Laparosc Endosc Percutan Tech，2004, 14 (6): 323-327.

［3］KIM V B, CHAPMAN W H H, ALBRECHT R J, et al. Early experience with telemanipulative robot-assisted laparoscopic cholecystectomy using Da Vinci. Surg Laparosc Endosc Percutan Tech, 2002, 12 (1): 33-40.

［4］BARBASH G I, GLIED S A. New technology and health care costs: the case of robot-assisted surgery. N Engl J Med, 2010, 363 (8): 701-704.

［5］TAYLOR G W, JAYNE D G. Robotic applications in abdominal surgery: their limitations and future developments. Int J Med Robot, 2007, 3 (1): 3-9.

［6］NATHOO N, CAVUSOGLU M C, VOGELBAUM M, et al. In touch with robotics: neurosurgery for the future. Neurosurgery, 2005, 56 (3): 421-433.

第二节　康复机器人

康复机器人（rehabilitation robot）是一种用于功能治疗或生活辅助的智能机器装置，是机器人技术与医工技术相互结合的产物。在 2014 年巴西世界杯开幕式上，患有截瘫的巴西青年在意念控制穿戴式外骨骼设备的帮助下，开出了令人印象深刻的第一球，这种可穿戴外骨骼设备便是康复机器人的一种。康复机器人作为医疗机器人的一个重要分支，它的研究涉及了康复医学、生物力学、机械学、机械力学、电子学、材料学、计算机科学以及机器人学等诸多领域。目前，康复机器人已经广泛地应用到康复护理、假肢和康复治疗等方面，这不仅促进了康复医学的发展，也带动了相关领域的新技术和新理论的发展。同时，康复机器人作为新兴产业，具有巨大的潜在市场，被多个国家列为重要战略新兴产业，已经成为国际机器人领域的一个研究热点，在国内外蓬勃发展。

一、康复治疗现状

随着我国人均寿命的延长与结构人口老龄化的加剧,生活不能自理的老年人与脑卒中患者数量也在不断地增加。截至 2017 年末,60 周岁及以上人口 2.4 亿人,占总人口的 17.3%,其中 65 周岁及以上人口 1.58 亿人,占总人口的 11.4%。预测到 2025 年,60 岁以上人口将达到 3 亿,中国将成为超老年型国家。过去 30 年里,我国脑卒中发病率急剧攀升,脑卒中的疾病负担有爆发式增长的态势,并呈现出低收入群体中快速增长、性别和地域差异明显以及年轻化趋势。第四次中国城乡老年人生活状况抽样调查表明,截至 2016 年我国生活不能自理的老年人有 4 063 万人,占老年人口的 18.3%。目前康复医学领域存在以下主要问题。

(一) 康复医学科的建设相对滞后

2011 年我国卫生部颁布《综合医院康复医学科建设与管理指南》,要求二级及以上综合医院必须设立康复医学科,但许多医院尚处于重治疗轻康复的阶段,截至 2015 年,全国医院共有 27 587 个,设立了康复医学科的综合医院仅占其中的 15% 左右。

(二) 康复专业人才还相对紧缺

如今我国康复医师占基本人群的比例约 1.7/10 万,而西方国家的则高达到(30~70)/10 万,两者相差甚远。若按卫生部要求,我国二级及以上医院共需康复医师 5.8 万人,康复治疗师 11.6 万人,社区综合康复人员则需 90.2 万人,是现有康复专业人才的 25 倍以上。

(三) 现有康复治疗水平仍无法完全满足需求

随着经济快速发展、人民收入水平的提高和人们对康复医疗的认识增强,居民医疗保健支出不断上涨。民众必然对康复治疗的效果和效率提出更高的要求。随着我国医疗卫生体系改革的不断深化,在政策、资本、技术的合力推动下,我国康复医疗行业拉开了发展的大幕,这为康复机器人行业的发展带来了巨大能量源,康复医疗行业的机器人革命呼之欲出。

二、康复机器人研发的临床意义

据报道,我国脑卒中患者残障率高达 75%,而发达国家只有 30%,造成我国脑卒中致残率如此之高的主要原因就是缺乏及时、有效的康复治疗。脑卒中致残并不是因为肢体本身的损伤,而是因为中枢神经系统的损伤,使其失去对肢体运动的有效控制,造成肢体功能障碍症状,严重时可导致偏瘫。相关临床研究表明,除了传统的手术治疗和药物治疗外,科学的康复治疗对脑卒中偏瘫、骨科术后患者的肢体四肢肌力、关节活动度、运动控制等功能恢复起着重要的作用。科学的康复训练可以恢复患者部分或者全部的运动控制功能,也是减轻残疾程度的重要途径。

运动再学习和神经网络的可塑性是脑卒中患者进行模式康复训练的基础理论。运用康复机器人进行康复训练可以加速治疗和康复过程,降低患者残疾程度,促进正确运动模式的输入,减少不正常的功能代偿模式等。康复机器人对患者的患肢进行准确、重复性的康复训练,从而促进运动功能的康复。

康复治疗过程是一项艰苦的工作。目前传统的康复治疗需要康复治疗师通过徒手方式或利用辅助器具来"一对一"地引导患者完成连续性的被动或半主动的康复锻炼。康复治疗师的主观意识、体力及情绪等不稳定因素在该训练过程中起到了主导作用,同时患者的主观能动性、自身运动意图、和患者病发后引起的语言及认知功能的损伤,削弱了医患之间针对康复治疗过程的交流和反馈。康复机器人的目标是替代或者辅助康复治疗师,简化传统康复治疗"一对一"模式下的繁重治疗过程,不再被当作单纯辅助患者的工具,而是把机器人和计算机当作提高临床康复效率的新型治疗工具。

三、康复机器人的分类

康复机器人依据其功能的不同主要分为功能治疗类与生活辅助类两大类。再按具体功能的不同分为 4 个次类,并将 4 个次类进一步分为若干支类,其详细分类情况如图 9-2-1 所示。

(一) 功能治疗类康复机器人

功能治疗类康复机器人作为医疗用康复机器人的主要类型,可以帮助功能障碍患者通过主、被动的康复训练模式完成各运动功能的恢复训练,按作用类型不同又可分为功能恢复型康复机器人和功能增强型康复机器人两个次类。

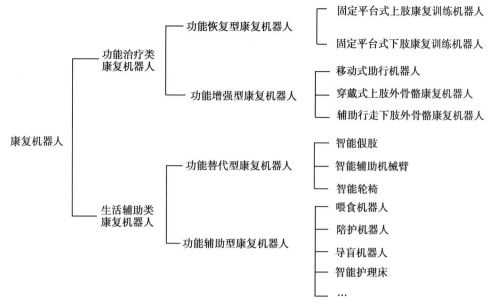

图 9-2-1　康复机器人的分类

1. 功能恢复型康复机器人　功能恢复型康复机器人主要是在康复医学的基础上,通过一定的机械结构及工作方式,引导及辅助具有功能障碍的患者进行康复训练。由于功能训练型康复机器人的体积庞大及结构复杂,一般为固定平台式,使用者需在特定的指定点使用,所以它既不能达到生活辅助功能,也不能起到功能增强作用[1]。按作用的部位不同,功能恢复型康复机器人可分为固定平台式上肢康复训练机器人和固定平台式下肢康复训练机器人。

(1) 固定平台式上肢康复训练机器人:是基于上肢各关节活动机制而设计的用于辅助上肢进行康复训练的康复设备。代表性产品瑞士霍科马股份公司(HOCOMA AG)公司的 Armeo(图 9-2-2),是一款能够提供即时反馈与评估的上肢康复机器人,支持从肩膀到手指的完整的运动链治疗,能够根据患者的情况自动提供协助。

(2) 固定平台式下肢康复训练机器人:是基于模拟步态及下肢各关节活动机制而设计的用于辅助下肢进行康复训练的康复设备。代表性产品瑞士 HOCOMA AG 公司的洛科马特(Lokomat),是一款能够提供即时反馈与评估的步态训练机器人,对卒中、脊髓损伤、创伤性脑损伤、多发性硬化症等神经系统疾病患者有良好的康复效果。埃里戈(Erigo)是一款集成的倾斜机器人系统,用于长期卧床患者的早期神经康复训练。

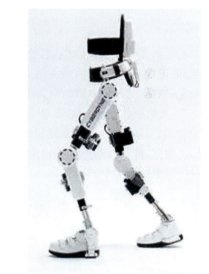

图 9-2-2　Cyberdyne 的 HAL 康复机器人

2. 功能增强型康复机器人　功能增强型康复机器人通常为移动穿戴式,是一种不仅可帮助患者进行康复训练,而且还具有功能辅助作用的复合型康复机器人。这类机器人体积及结构较为轻巧,多为可移动式[2]。按作用的部位不同,功能增强型康复机器人可分为穿戴式上肢外骨骼康复机器人和穿戴式下肢外骨骼康复机器人(详见本章第四节相关内容)。

(二) 生活辅助类康复机器人

生活辅助类康复机器人主要利用机器人为行动不便的老年人或残疾人提供各种生活辅助,补偿其弱化的机体功能,如智能假肢、智能轮椅、智能辅助机械臂等。一些生活辅助类康复机器人还具有生理信息检测及反馈技术,为使用者提供全面的生活保障。按作用功能不同,生活辅助类康复机器人可分为功能替代型康复机器人和功能辅助型康复机器人两个次类[3]。

1. 功能替代型康复机器人　功能替代型康复机器人作为部分肢体的替代物,替代因肢体残缺而丧失部分功能的患者的部分肢体,从而使患者得以最大限度地实现部分因残缺而丧失的身体功能。功能替代型康复机器人按作用不同可分为智能假肢、智能辅助机械臂、智能轮椅等[4]。

(1)智能假肢：又称为神经义肢，通过现代生物电子学技术以直接嵌入或听从大脑指令的方式，将人体神经系统与语音系统、图像处理系统、动力系统等装置连接起来，用来取代患者部分缺失或损毁的躯干的智能机械装置。智能假肢按照部位分为上肢智能假肢与下肢智能假肢。具有代表性的上肢智能假肢有德国奥托博克公司的智能仿生肌电手米开朗基罗(Michelangelo)，具有代表性的下肢智能假肢有冰岛奥索(Ossur)公司的智能假肢 RHEO KNEE 等。他们的特点是通过皮肤电极收集肌动电流图(EMG)信号，并将之解码用于控制机器人手部或腿部。肌电机器人手可以使截肢的用户完成一些日常的任务，例如吃东西、打字、搬运物品、穿鞋以及开门等。但是这些机械手臂尚不能对于手部所做的动作给予触觉反馈。在腿部 EMG 信号与来自假肢上的传感器的信号集成，产生一个控制系统，根据用户的需要自动调整站立、爬楼梯、走向上或向下的斜坡等腿部动作。

(2)智能辅助机械臂：是一种用于生活辅助的机械臂，其结构类似于普通工业机械臂，主要作用是为老年人或残疾人等上肢功能不健全的人群提供一定的生活辅助。具有代表性的智能辅助机械臂有日本产业技术综合研究所研制的生活支援机器臂拉普达(Rapuda)，它是一款可以辅助被护理人及被辅助者自立的机械臂。

(3)智能轮椅：是一种将智能机器人技术与电动轮椅相结合，用于辅助使用者行走的辅助设备，其融合多个领域的研究，在传统轮椅上叠加控制系统、动力系统、导航系统、检测反馈系统等，可实现多姿态转换、智能控制、智能检测与反馈功能。因此智能轮椅也被称智能式移动机器人。具有代表性的智能轮椅有美国麻省理工学院智能实验室惠勒斯利(Wheelesley)项目研制的半自主式智能轮椅，该轮椅具有通过在眼部周围放置电极来感知眼球运动的鹰眼系统，以此实现利用头部姿势控制轮椅的运动。

2. 功能辅助型康复机器人　是通过部分补偿机体功能以增强老年人或残疾人弱化的机体功能来帮助其完成日常活动的一类康复辅助设备。功能辅助型康复机器人主要包括喂食机器人、陪护机器人、导盲机器人、阅读机器人及智能护理床等。特别是智能护理床，集中各项护理床的优点，把微电脑技术和护理床科学结合，实现了从单纯的护理向具备保健功能的综合护理方向突破和发展。

四、展望

机器人用于康复医学领域，是康复医学史上的一场巨大变革。现在许多康复机器人仍处于研发初期阶段，但最近几年，各国政府的支持力度持续加强，国家各项政策不断推动，厂商的研发投入持续增加，大量关于康复机器人的专利申请数量如雨后春笋般涌出，全球康复机器人市场呈蓬勃增长势态。随着人工智能、人机交互、大数据等技术的突破，康复机器人正不断向着更加智能化、无人化及物联网化的方向发展，拥有更完善的功能。其中治疗反馈系统和康复评估系统，将医师、患者以及康复机器人紧密联系起来，通过一系列康复信息数据，能及时对患者作出反馈和评估，更有利于制订个性化康复治疗计划，在减轻治疗师体力劳动的同时获得更好的治疗效果。

(桑宏勋)

参 考 文 献

［1］HU X, TONG R K, HO N S, et al. Wrist rehabilitation assisted by an Electromyography-Driven Neuromuscular Electrical Stimulation Robot after stroke. Neurorehabil Neural Repair, 2015, 29: 767-776.
［2］肖勇，孙平范，陈罡. 康复机器人发展综述. 信息系统工程，2017 (5): 131-133.
［3］王秋惠，魏玉坤，刘力蒙. 康复机器人研究与应用进展. 包装工程，2018, 39 (18): 83-89.
［4］PATANE F, CAPPA P. A 3-DOF parallel robot with spherical motion for the rehabilitation and evaluation of balance performance. IEEE Trans Neural Syst Rehabil Eng, 2011, 19 (2): 157-166.

第三节　服务机器人

医学上的服务机器人是指用于医院、诊所、社区及养老院等医学相关场所，在实际应用中发挥着辅助医护人员、扩展医护能力以及提高医疗质量等作用的服务类机器人。目前学术界和行业内将医学服务机器人大致分为以下几类：照护机器人、医用物品运输机器人、消毒杀菌机器人、远程医疗机器人、医学教学机器人(智能模拟患者)。

一、照护机器人

照护机器人是指用于医疗照护及健康服务等的机器人,它的出现和普遍应用将大大缓解我国普遍存在的医护人员人手不足的困境。从目前的机器人应用来看,照护型机器人主要为院前照护机器人(导诊机器人)、家庭社区照护机器人和病房照护机器人。

(一) 照护机器人基本技术原理

通过模块系统集成化技术,将语音交互模块、导航模块、人脸识别模块、医疗服务资源系统模块、亲情服务互动系统模块等有机结合,使照护机器人具备常规医疗护理功能,既可以完成病情评估、服药监督、初步诊疗等医学服务,又能够营造轻松愉悦气氛,增添亲情关怀,有利维持良好医患关系,有助于缓解患者紧张压抑的心情。

(二) 照护机器人的应用情况

1. 院前照护机器人(导诊机器人)

(1)"晓曼"导诊机器人:全国首个导诊机器人"晓曼"可以基本承担导诊护士的基本职责,如指导患者就医、引导分诊、介绍医疗保健知识及与患者互动等。就诊人员有问题可直接询问"晓曼",也可以在其显示屏上自行查询。

(2)"晓医"导诊机器人:"晓医"导诊机器人能够学习医学教科书及大量其他的数据。其采用了人机智能交互技术,可通过语音、图像、手势等自然交互方式与人进行交流,可识别、理解患者口语化的表述方式。

2. 家庭社区照护机器人

(1)佐拉交流机器人:机器人佐拉,身高57cm,可以运动、跳舞、读书、讲笑话。此外,它还配有语音合成功能,可识别19种语言,能与老年人进行一对一的交流。该款机器人已相继在美国、欧洲和澳大利亚养老院中广泛使用。

(2)Care-O-bot智能机器人:英国研究人员研发出了一款名为Care-O-bot 3的机器人(图9-3-1),它既可作为家庭服务员,也可以作为老年人的贴心朋友。这是一款实用性极强的家用设备,其目的是照顾那些不便走动及独居的老年人。

(3)"机器人教练"(Robocoach)健身机器人:新加坡已在全国20多所老年人活动中心部署名为"Robocoach"的健身机器人,希望在改善老年人健康的同时,也增加老年人接触高科技的机会。

(4)拉普达罗(Resyone)、贝尔斯(Robear)多功能护理机器人:日本的Resyone看护机器人可以从一张床变成一个电动轮椅,能够单独完成多个护理人员的任务。日本人形机器人Robear也能将老人从床上抱到轮椅上,完成多个看护人员的工作,现已处于临床测试阶段。但它只能按指令行事,不懂得嘘寒问暖,也很难随机应变。

(5)莱尔克斯机器人:德国莱尔克斯机器人研究院给德国著名的奥古斯汀养老院提供了一种护理机器人(图9-3-2),它可以检测老年人的健康状况、带领老年人去洗手间、抱起老年人从床上移入座位,可以取药、记

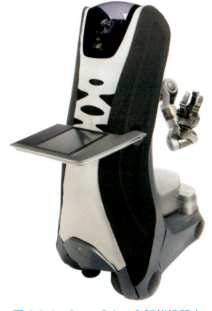

图 9-3-1　Care-O-bot 3 智能机器人

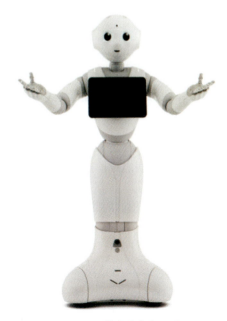

图 9-3-2　莱尔克斯机器人

录老年人用药记录、进行送餐、整理床单和餐盘,对于那些不希望麻烦别人而自己主动进食的老年人,护理机器人还能用小勺子把食物送到他们的口中。

(6)伊利诺护理机器人:中国研制的伊利诺护理机器人可以智能处理失禁卧床老人的大小便问题。有了伊利诺的帮助,护工可以腾出大量时间,进一步提高养老服务的质量。

(7)综合服务型机器人 P-Care:P-Care(图 9-3-3)结合了欧洲最先进的机器人研发团队技术与中国优良的生产能力与经验,拥有 19 项国内外专利技术。作为一款综合服务型机器人,该机器人具有移动辅助、卫生保洁、行动助力、聊天提醒、安防保护、洗澡清洁、睡眠辅助、健康体检等 8 个模块 30 余项功能,适用于家庭和养老机构,为老年人提供生活料理、情绪安抚和陪伴。

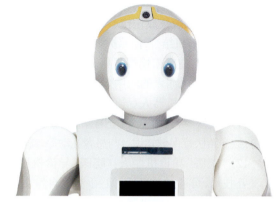

图 9-3-3　综合服务型机器人 P-Care

(8)脑波控制照护机器人:我国自主开发的用于进行脑电反馈训练的脑波控制照护机器人(图 9-3-4),集专注度检测与训练、课程点播、人脸识别、语音识别、远程咨询等人机交互功能于一体,适用于孤独症谱系障碍、注意缺陷多动障碍、智力障碍等特殊儿童的康复治疗,也可用于正常发育阶段的儿童的信息加工、注意力、空间认知等能力的教学训练,同时适合长期处于紧张环境下的成年人使用,用于解决应激情况产生的焦虑、惊恐、注意力降低等心理认知问题。

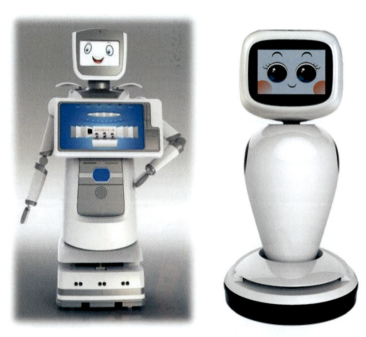

图 9-3-4　脑波控制照护机器人

3. 病房照护机器人　病房照护机器人目前的功能包括为患者按时输液服务、配药服务、体检服务、康复护理等,医师也可以根据机器人测量的数据为患者进行诊断。医院和医护人员可以根据医院的需求对这些功能进行增减和优化。前文提到的照护机器人在功能和实际应用上都可以将情境换成医院进行使用。

二、医用物品运输机器人

医用物品运输机器人是指用一种设备传输物品,把医用物品从一个位置移动到另一个位置的运输机器人。医用 AGV 自动导航车(automated guided vehicle)意即“自动导引运输车”,是指装备有电磁或光学等自动导引装置,能够沿规定的导引路径行驶,具有安全保护以及各种移载功能的运输车。其能够与现代医用物流运输技术配合使用,且能实现点对点的自动存取功能,在搬运、作业过程中,能够保证精细化作业、柔性化合作、信息化处理,从而让医用运输管理更加智能化。

(一)医用物品运输机器人基本技术原理

驱动装置由车轮、减速器、制动器、驱动电机及速度控制器等部分组成,其运行指令由计算机或人工控制发出,运行速度、方向、制动的调节由计算机控制。

导向装置接受导引系统的方向信息,保证机器人沿正确路径行走;通信装置实现机器人与控制台及监控设备之间的信息交换;携带有障碍物探测及避撞、警音、警视、紧急停止等装置以保证安全;中央控制系统主要负责任务分配,车辆调度,路径(线)管理,交通管理,自动充电,导航计算,导引实现,车辆行走,装卸操作等功能。

(二)医用物品运输机器人的应用情况

1. TUG 物品运输机器人   美国研发的 TUG 物品运输机器人已经在医院使用,能实现自主路径规划、避障、充电、物品运输等功能,它用激光测距仪实现避障,用无线通信的方式乘坐电梯,用于输送血液、药品、手术耗材工具等。

2. 新松物品运送机器人   新松物品运送机器人是一款针对现代化使用环境开发的智能机器人(图 9-3-5)。它具有自主行走,自主避障,防跌落,自主语音提示等功能,在降低人员劳动强度的同时,最大程度节省运营成本,提高工作效率,提升服务质量,帮助实现工作场景智能化、科技化、现代化,提供优质的服务体验。该机器人配备抽屉式药柜时,可以分装运送药品、小型医疗器械、单据、标本、血液、血样、X 线平片、敷料、处方、办公用品等小型物品,通过医师和患者的信息管理系统、密码解锁等安全功能,实现一键式运送、精准化管理。

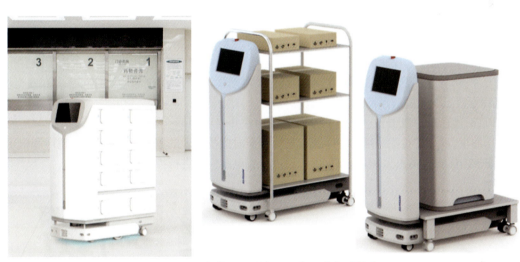

图 9-3-5   新松物品运送机器人在医院场合的应用

三、消毒杀菌机器人

消毒杀菌机器人是一类为医疗机构及科研院校提供安全可靠的终末消毒的机器人。环境污染可以导致院内感染的发生,良好的终末消毒,可以有效地降低院内感染率。为此,消毒杀菌机器人旨在替代传统的终末消毒方式,开启新的终末消毒时代。

(一)消毒杀菌机器人基本技术原理

1. 脉冲紫外线强光技术   消毒杀菌机器人利用环保的惰性气体氙气灯在极短时间内(数十至数百微秒),以光辐射形式释放出极高能量,宽光谱的脉冲光(太阳光的 1 万 ~20 万)来实现对病毒、真菌、细菌、孢子等有害微生物进行灭杀,目前还没有发现对脉冲紫外线强光(紫外波段 200~400nm)有抵抗能力的病原体[1]。

2. 闪蒸专利技术   无须加热或除湿消毒环境,消毒杀菌机器人采用独有的同时蒸发过氧化氢和水技术,产生高浓度 HPV 破坏微生物细胞膜和 DNA,在极短时间内杀死微生物,达到消毒效果,不管终末消毒还是随时消毒均可使用。

(二)消毒杀菌机器人的应用情况

1. 光线灭菌(Light Strike Germ-Zapping)机器人   LightStrike Germ-Zapping 机器人是一款可以消

灭手工清洁工程中可能遗漏的微观细菌的机器人,帮助医院降低相关感染率。机器人所使用的脉冲氙气是一种环境友好型的惰性气体,可以创建全光谱,通过高强度紫外线灯,不到5min就能够快速消灭感染性细菌。

2. "小莫"(Little Moe)机器人　"小莫"是一款可以消灭埃博拉病毒的机器人,机身为白色,呈长方形,底部装有四个轮子,方便移动。运作中的杀菌机器人能每隔1.5s向半径3m的范围发射氙气,其引发的紫外线亮度比阳光还要高出2.5万倍。病毒被照射后,其DNA结构被破坏,只需5min整间房内潜在的埃博拉病毒就能被彻底消灭。

3. 基诺(KINO)机器人　智能终末消毒机器KINO是一款采用移动式操作模式,方便我们随时随地对不同的房间进行消毒的机器人。智能化简易操作,只需轻松一键即可开始消毒过程,采用独有的闪蒸专利技术,迅速灭活,使用高速通风降解单元,可快速将空间内残留的过氧化氢蒸汽分解成水蒸气和氧气,达到快速消毒且无残留的效果。

4. 脉冲星D-I(PulseIn D-I)机器人　病房房间消毒系统PulseIn D-I是目前最快速、最安全和最具成本效益的房间自动消毒和提高患者安全性的智能机器人(图9-3-6)。对比传统的化学消毒方法,PulseIn D-I可获得20倍以上的更高效的处理结果,极大地降低耐药菌等的感染率。

四、远程医疗机器人

远程医疗机器人是指使用远程通信技术和计算机多媒体技术提供远程诊断及咨询、远程护理、远程教育、远程医疗信息服务等医疗活动的医学服务机器人。远程医疗机器人突破了传统的时间和地域限制,使得优质医疗资源能够全国甚至全球共享变为现实。

(一)远程医疗机器人基本技术原理

远程医疗机器人通过远程通信存储技术与医师工作平台,多家医院医疗系统连接传输,并通过云技术,存储患者病历,视频信息等资料;通过高精度自主定位与导航技术,有效保证远程医疗可靠度和安全性。

(二)远程医疗机器人的应用情况

1. RP-VITA远程医疗机器人　RP-VITA是美国两家知名公司联合研发的远程医疗机器人(图9-3-7)。作为远程医疗助手,设计者希望医师们可以通过它远程实时监控患者的情况。因此,包括超声和电子听诊器等诊断设备均被内嵌在机器人上,RP-VITA可以通过平板电脑应用进行控制。

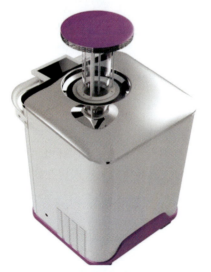

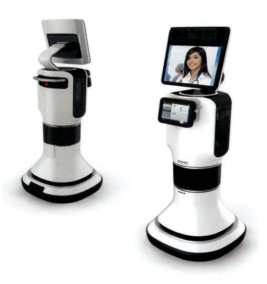

图9-3-6　脉冲星D-I(PulseIn D-I)机器人　　　图9-3-7　RP-VITA远程医疗机器人

2. 小白远程医疗机器人　国内首款"小白"智能远程移动医疗护理类机器人,实现了自动室内定位与导航、自动跟随、自动避障、自动归位和语音交互等功能,可实现自动巡房、送药等常规性护理工作。减少护士的日常工作量,且能给患者带来新鲜的体验。同时,小白机器人能够将患者与医师工作台以及医院信息系统(HIS)、放射系统(PACS)、实验室信息管理系统(LIMS)医疗软件融合集成在一起。

五、医学教学机器人（智能模拟患者）

医学教学机器人是指用于医学高校、医院进行辅助教学活动的机器人，又称智能模拟患者。在当今医学的迅猛发展和日趋规范的医疗环境下，对医学生的素质及操作能力的培养显得愈发重要。面对医学院学生数量日益增长以及医患关系的日益紧张，直接在患者身上进行操作的教学活动难以大量开展，满足不了临床教学需求，医学教学机器人的替代操作对于医学生或低年资医师的教学具有重要意义。

（一）医学教学机器人基本技术原理

医学教学机器人外形与真人相似，具有皮肤仿真、触觉真实、关节活动灵活的特点，内置了传感器、微控制器、计算机程序等，其核心技术为高级生理驱动技术、虚拟触觉感知及力反馈技术等。教学者通过计算机可实时控制医学教学机器人，使其表现真实的各项生命体征指标、生理参数以及疾病特征，并能对所给予的各种治疗措施（药物，操作等）做出相应的反应。

（二）医学教学机器人的应用情况

1. 超级模拟人（HPS）　HPS 智能模拟人是 1997 年美国研制的第一款具有生理驱动功能的模拟人。其具备逼真的机械肺、强大的生理驱动引擎以及其他多种模拟功能，如高级气道管理、胸腔穿刺、胸腔闭式引流、心包穿刺、诊断性腹腔灌洗、真实监护仪进行心电和无创血压监测。

2. 爱因斯坦（iStan）智能模拟人　iStan 智能模拟人是 2007 年美国研制的全内置超级综合模拟人系统（图 9-3-8），其具备更高级的虚拟触觉感知及力反馈技术，根据环境的变化可以智能反应如真人一样临床特征，如呼吸、肠鸣音、脉搏等，并可模拟发汗、发音、瞳孔变化、排尿等反应。不管是真实的注射给药，还是除颤、呼吸机机械通气等操作，iStan 模拟人均能自动做出真实的生理药理反应，而无须人为改变相关联的效应指标。

3. 希曼（SimMan 3G）智能模拟人　SimMan 3G 智能模拟人是 2009 年挪威研发的高端智能模拟人。SimMan 3G 在生理驱动下实时模拟不同性别、年龄及疾病状态的患者的病理生理状态，当接受静脉给药、气管插管、心肺复苏、吸氧或静脉置管等操作时，模拟人的生理指标会发生相应的改变，并能实时显示出各种疾病状态患者的生命体征，血气分析结果以及其他的生理参数。

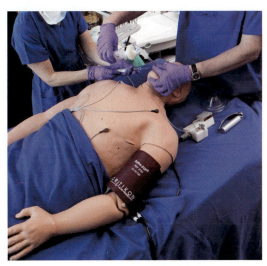

图 9-3-8　iStan 智能模拟人

六、展望

随着全球老龄化不断加剧，医护人员的缺口将会越来越大，如何高效利用有限的人力资源，将是整个社会面临的难题，而医学服务机器人的出现将会是一个良好的解决方案。现有的医学服务机器人已经能做到导诊、照护、医用物品运输机、消毒杀菌、远程医疗、甚至医学教学。医学服务机器人具有精密、耐用、环境适应能力强等特点，加之有强大的学习能力，应用前景将十分广阔。当然，目前医学服务机器人还未完全普及，服务机器人医疗体系还未完善，机器人技术还有待改进。随着科技的不断创新，体系不断完善，医学服务机器人将会出现在越来越多的医院、养老院、社区及家庭中，成为医学实践中不可或缺的帮手。

（朱　悦、海　涌）

参 考 文 献

［1］ FLEMING M, PATRICK A, GRYSKEVICZ M, et al. Deployment of a touchless ultraviolet light robot for terminal room disinfection: the importance of audit and feedback. Am J Infec Contr, 2018, 46 (2): 241-243.

第四节　外骨骼机器人

一、概述

根据国际机器人联合会(International Federation of Robotics,IFR)分类,医学机器人可以分为手术机器人、康复机器人、服务机器人、辅助机器人四大类。近年来,外骨骼机器人发展迅猛,展现出广阔的应用前景,因此本节主要对辅助机器人中的外骨骼机器人进行详细介绍。

随着辅助器具的发展,外骨骼机器人在我们的生活中扮演着越来越重要的角色,特别是对于一些需要持续增强运动能力的人们。外骨骼机器人能够帮助人们实现行走、跑步、坐姿站姿转换、上下楼梯、负重等步行功能。外骨骼机器人的技术领域涉及机械、电子、控制、计算机、传感器等学科,是多种高新技术的集成。随着科技的不断创新与进步,外骨骼机器人的模块化、微型化和智能化程度也越来越高,功能也越来越强大。经过几十年的发展,外骨骼机器人已经在世界范围内有了丰富的研究成果,由研究层面逐渐走向了应用层面。

"外骨骼"一词在1847年首次被用来描述生物。柯林斯词典中外骨骼的定义为覆盖许多动物体外的保护性或支撑性结构,例如软体动物的介壳、蜗牛、螃蟹等的甲壳。学者对外骨骼机器人的探索源于生物学"外骨骼",但外骨骼机器人并没有统一规范的定义。2008年何塞·庞斯教授在其专著 *Wearable Robots: Biomechatronic Exoskeletons* 中定义了电动外骨骼机器人(empowering robotic exoskeleton):由人操控,其结构匹配到人体活动骨骼形成具有非凡能力的扩展器,增强肢体力量超过其自然力量的一类机器人。美国食品和药物监督管理局(FDA)在2018年10月给出动力外骨骼的定义:以治疗为目的,放置在瘫痪或弱化肢体上,包含外部电机等多个矫形组件的一种处方装置。最新外骨骼机器人文献综述将其定义为一种附加在人和动物身上,包含多个传动装置传递机械力来辅助活动的电动设备。

外骨骼机器人根据其用途可以分为三大类:康复外骨骼机器人、助行外骨骼机器人、助力外骨骼机器人。康复外骨骼机器人用于医疗领域,分为上肢康复和下肢康复两种,主要作用是带动上肢或下肢进行正确的运动模式训练。助行外骨骼机器人则能够帮助或带动人们行走,完成日常的生活行动,如代替轮椅帮助截瘫患者行走,使他们能够回归到正常的工作生活中。助力外骨骼机器人即可以协助人们负重,增强人们运动能力的机器人,可以用于军事领域,如在战场上帮助士兵携带更多装备、增强他们的运动能力,从而减少他们的体力消耗,降低士兵的伤亡率。

二、康复外骨骼机器人

面对我国目前医疗资源短缺、医疗人员专业能力较为落后、残疾人不断增加的现状,外骨骼机器人在康复医疗领域具有很好的应用前景。外骨骼机器人可以替代康复理疗师对脑卒中患者开展预定的康复治疗训练,并且康复训练患者也能通过外骨骼机器人的工作数据了解自己的康复情况。相对传统的人工康复训练而言,康复外骨骼机器人有以下几个优点:①机器人可以长时间进行重复复杂的训练动作,减轻治疗师的体力劳动;②一个治疗师可以同时监控若干台康复机器人的运动,同时为多个患者进行康复训练,降低人力成本;③机器人能够进行精准康复训练和柔性训练,并实时调整运动参数,相比人工更加灵活和准确;④利用机器人训练可以实时监测参数变化及患者生理信号变化,有利于医师定量分析,也能够方便患者对自己的康复效果进行观察与比较;⑤机器人能够在家里使用,方便患者出院后的后期康复;⑥机器人融合了游戏模式与虚拟现实(VR)模式,使患者在康复治疗的过程中充满乐趣,增强他们的治疗主动性。

(一) 上肢康复外骨骼机器人

上肢康复机器人是一种穿戴于上肢外部的康复设备,通过不断引导患侧上肢作重复性周期运动,从而促进患肢关节及周围肌肉韧带的重建修复,同时在生活中也可以进行功能增强,从而达到上肢康复训练的目的。其能够配合或代替治疗师进行上肢康复治疗,主要服务对象是脑卒中患者。上肢康复机器人有末端牵引式康复机器人和外骨骼机器人两种。早期的康复机器人以末端牵引式为主,但它只适合于整个手臂的康复运动,当具体到不同部位时,其训练功能无法达到要求,会引入不需要的康复运动或无法实现需要的康复运动,所以上肢康复外骨骼机器人成为了当前领域的研究热点。上肢康复外骨骼机器人的运动模式与人类更为相似,模拟运动更为真实,因而从21世纪初受到了广泛的重视。

英国的南安普顿大学研制了著名的 5 个自由度的航行(SAIL)上肢康复外骨骼机器人,无驱动,在两肩、肘转动关节装有扭簧弹性辅助支撑系统,将 VR 技术与电信号刺激臂部肌肉技术相结合,完成对肩、肘、腕部训练,取得了不错的康复疗效。2004 年,美国亚利桑那州立大学研发了一种上肢助力外骨骼机器人普雷特(PURERT),并迭代了多个版本(图 9-4-1)。它在肩部、肘部和腕部上具有 4 个自由度,由柔顺且安全的气动肌肉驱动,并通过传感器反馈位置和力信息来控制气动肌肉施加给患者的肌力以及实现对康复过程的定量评价。该装置具有较高的可加工性和轻便性,患者在站姿或坐姿状态下均可使用,在辅助康复治疗的同时也提升了患者的日常生活能力。2005 年,瑞士苏黎世大学研发了一种新型上肢康复外骨骼机器人阿明(ARMin)- Ⅰ (图 9-4-2),它在肩、肘、腕关节上具有 6 个自由度,并安装了位置、力及扭矩传感器,该装置具有多种运动模式,包括被动模式、阻抗模式及示教模式,配套的显示器能够向患者呈现和运动任务相结合的简单游戏,并通过运动过程中传感器采集的数据对康复训练做出评估[1]。之后,他们在第一代原型机的基础上,继续研发了上肢康复外骨骼机器人 ARMin-Ⅱ 及 ARMin-Ⅲ,这两个版本的上肢外骨骼均具备 7 个自由度及 5 个可调部分,能够适应不同患者的尺寸,并且可以额外配置手部运动模块,实现手指康复训练。原型机的有效性得到验证后,霍克马(Hocoma)公司与瑞士苏黎世大学合作,将 ARMin 商业化,推出了世界上第一台商用上肢康复外骨骼机器人军力(ArmeoPower)(图 9-4-3),它具备更高的可靠性和稳定性,还配套了更多相关软件。2015 年,得克萨斯大学奥斯汀分校研发了一种双臂上肢外骨骼机器人和谐(Harmony)(图 9-4-4),它能够同时带动左、右两只手臂运动,辅助上肢运动障碍患者完成各种日常任务,并且可通过多种传感器为康复治疗提供必要的数据[2]。

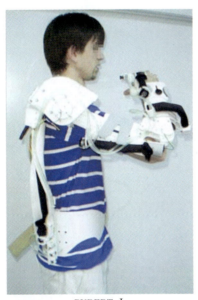
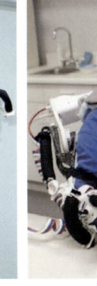

PURERT-Ⅰ　　　　　　　　　PURERT-Ⅱ

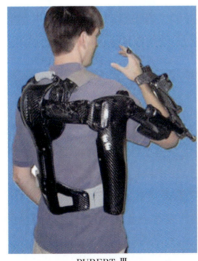
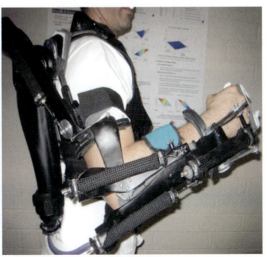

PURERT-Ⅲ　　　　　　　　　PURERT-Ⅳ

图 9-4-1　上肢普雷特(PURERT)机器人

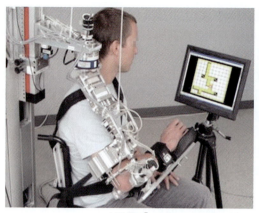
ARMin Ⅰ

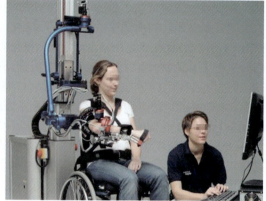
ARMin Ⅱ

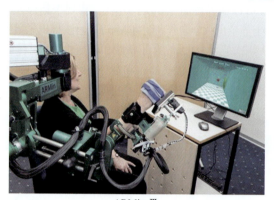
ARMin Ⅲ

图 9-4-2　上肢阿明（ARMin）机器人

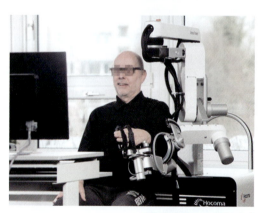

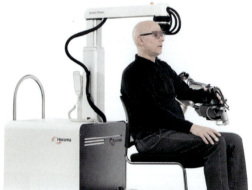

图 9-4-3　上肢军力（Armeo Power）机器人

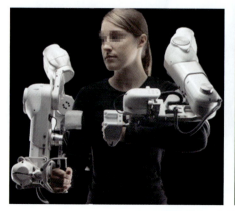

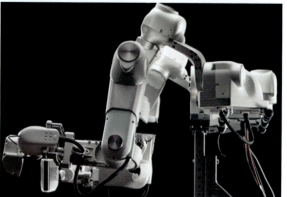

图 9-4-4　上肢和谐（Harmony）机器人

布法罗机器人科技(成都)有限公司针对卒中患者和上肢运动损伤患者研制的上肢康复外骨骼机器人的仿生机械结构作为运动单元的基本骨架,对患者起到了支撑与保护的作用。仿生的机械设计保证了外骨骼与患者关节运动自由度的一致性,从而保证了人机协同运动的适配性。该设备具备多个康复训练模式,能够带动患者进行主动、被动、助力、等速往复等多种训练模式的康复训练,满足了不同程度运动障碍的患者对人机交互和康复训练的需求。个人电脑端的上肢康复训练评估软件提供了可视化的人机交互界面,屏幕中的人物模型能够模拟当前人体的运动,从而起到视觉反馈的作用。除此之外还将游戏元素融入到康复训练中,增加了趣味性(图9-4-5)。

(二)下肢康复外骨骼机器人

下肢康复外骨骼机器人是一种穿戴于下肢外部的康复设备,其在生理步态研究的基础上设定模拟步态,辅助下肢功能障碍的患者行走,强化患者行走功能,同时也对其进行康复训练。其相关技术的研究已经逐渐向产品化发展。在国际上,对下肢外骨骼的研究,美国、欧洲和日本开始较早,相应的系统也比较成熟。目前国内外的外骨骼机器人多应用于脊髓损伤(spinal cord injury,SCI)及脑卒中(cerebral stroke)患者。随着世界各国经济水平的发展,脊髓损伤发生率呈现逐年增高的趋势,主要是由于交通事故及高处坠落导致。脊髓损伤是脊柱损伤最严重的并发症,往往导致损伤节段以下肢体严重的功能障碍。脊髓损伤不仅会给患者本人带来身体和心理的严重伤害,还会对患者家庭和整个社会造成巨大的经济负担。由于脊髓损伤所导致的社会经济损失,针对脊髓损伤的预防、治疗和康复已成为当今医学界的一大课题。脑卒中又称卒中、脑血管意外(cerebralvascular accident,CVA),是一种急性脑血管疾病,是由于脑部血管突然破裂或因血管阻塞导致血液不能流入大脑而引起脑组织损伤的一组疾病。调查显示,脑卒中已成为我国第一位死亡原因,也是中国成年人残疾的首要原因,严重脑卒中可造成永久性神经损伤,脑卒中具有发病率高、死亡率高和致残率高的特点。

埃克索仿生(Ekso Bionic)(图9-4-6)是美国国防高级研究计划局(Defense Advanced Research Projects Agency,DARPA)重点投入的项目,是信息化时代外骨骼机器人的开山之作。它能够增强穿戴者的承重能力、耐久力和运动能力,广泛运用于康复医疗、工业和军事领域中。目前埃克索GT(Ekso GT ™)可穿戴外骨骼已经通过了FDA认证,并且在世界各地的130多家康复中心进行使用,帮助脊髓损伤和卒中的患者重新行走。欧盟于2007年1月1日启动了第七期框架计划(Seventh Framework Programme,FP7),心灵行者(MindWalker)项目(图9-4-7)受到了FP7的资助,于2009年开始,并于2013年5月完成。该项目旨在设计一款下肢外骨骼机器人,帮助下肢截瘫的患者恢复行走能力,并且能够独立、自然地进行日常生活。该系统运用了非侵入式的脑机接口(brain-computer interface,BCI)来实现对不同步态的下肢外骨骼的控制,BCI控制方法采用的是动态递归神经网络(dynamic recurrent neural network,DRNN)技术。

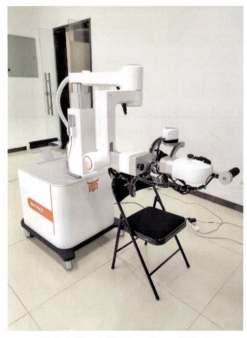

图9-4-5　上肢 HemiArm 机器人

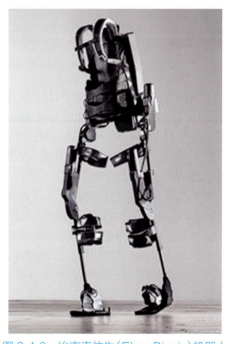

图9-4-6　埃克索仿生(Ekso Bionic)机器人

此外,该系统还设计有 VR 训练环境,能够在安全可靠的医疗环境中帮助患者训练大脑信号,从而达到康复的目的,患者也可以在家中运用 VR 方法来进行自我训练。在"心灵行者"完成之后,希比特(Symbitron)项目——促进截瘫患者行走的人机交互可穿戴式外骨骼机器人,于 2013 年 10 月 1 日正式启动,该项目为期 4 年,由荷兰特温特大学主持研发。项目旨在开发出具备安全性、生物性以及定制功能的穿戴性外骨骼,帮助脊髓损伤患者利用他们残存的运动神经系统,在没有外部辅助的条件下行走。

同年,班兰斯(Banlance)项目也开始启动,旨在开发一款外骨骼机器人,在人们很难保持平衡时(如在特殊工作环境中,或者患者因神经性损伤而难以维持身体平衡),能够帮助人们保持很好的平衡性(图 9-4-8)。这款外骨骼是基于人机交互设计的,将会支撑穿戴者,而不是完全替代用户进行不必要的控制;不仅可以在艰苦的环境中给予穿戴者帮助,还能在用户错误操作时纠正过来,并且完全可以支撑穿戴者保持身体平衡。日本筑波大学的山海嘉之(Yoshiyuki Sankai)与赛博尼克斯(Cybernics)实验室开展对外骨骼机器人系统 HAL (hybrid assistive limb robot)的研制,并于 1999 年完成了初代 HAL 的研发,即 HAL-1。HAL-1 采用了角度传感器、肌电信号传感器和地面接触力传感器等传感设备来获得外骨骼和穿戴者的状态信息。

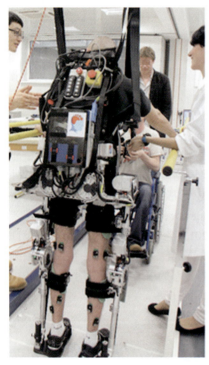 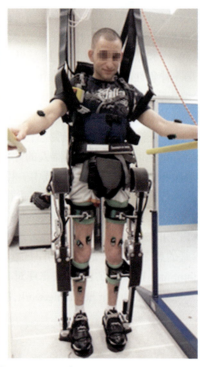 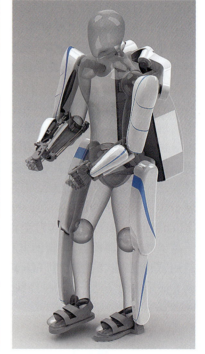

图 9-4-7　心灵行者(MindWalker)项目　　　　　　　图 9-4-8　班兰斯(Balance)机器人

随后 Cybernics 实验室又完成了 HAL-3 和 HAL-5 的研制。HAL-3 从外观上做了改进,并且考虑了其舒适性,使 HAL 系统开始从理论研究向日常应用发展,能完成日常生活中的许多动作,如走路、上下楼梯等,并且将相关电气控制设备整合到了设计的背包中。HAL-5 系统(图 9-4-9)则是从实验室研究走向了现实应用,该系统从外形以及动力上均有所升级,通过关节和脚跟将部分重量传递到地面,并且提供的动力辅助足以补偿其本身的重量,且能够提供相应的动力,使穿戴者可以获得额外的负载能力。除了以上所述,国外还有许多研究机构开展了外骨骼机器人及其相关的研究工作,如美国 Yobotics 公司研制的机器人沃克(Robo Walker),美国卡内基梅隆大学、三星先进技术研究院、新加坡南洋理工等开发的下肢外骨骼机器人,日本神奈川工科大学的可穿戴助力外套,日本本田公司研发的可穿戴行走辅助工具等。

布法罗机器人科技(成都)有限公司研制的偏瘫康复外骨骼机器人 HemiGo(图 9-4-10)的主要目的是使偏瘫患者通过训练治疗,能够尽可能地恢复日常生活、学习、工作和劳动的能力,重新融入社会,改善生活质量。疗效显著,被广大患者所接受,目前在国内外成为一种主流的康复治疗方法。该康复外骨骼提供主、被动模式下的辅助起坐训练、站立位抬腿训练和步态训练,与传统的悬挂式康复训练机器人不同的是,外骨骼能够提供真实地面环境下的步态训练,使得患者可以在真实生活环境中进行训练。其中,专为偏瘫患者设计

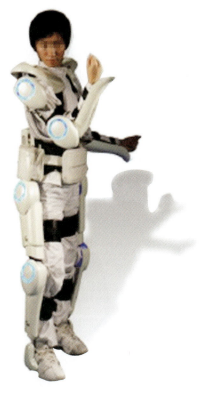

图 9-4-9　外骨骼机器人 HAL

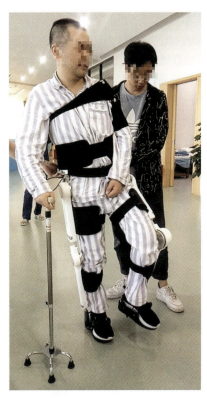

图 9-4-10　HemiGo 机器人

的镜像运动功能能够最大程度调动患者的主动性,让患者充分发挥自身健侧的运动能力。达到改善肌力、肌耐力、关节活动度、平衡功能,提升步行效率和改善行走姿势等治疗目的。

外骨骼机器人目前已在脑卒中及脊髓损伤康复中得到广泛的应用,可为患者下肢提供高重复、高强度和任务导向型的步行训练,改善步态、步速等步行能力。美国一些学者收集了 111 名脊髓损伤患者作为受试者,研究了外骨骼机器人对脊髓损伤康复的作用。14 名受试者中 8 名使用 ReWalk 系统,3 名使用 Ekso 系统,2 名使用 Indego 系统,还有 1 名使用未知名的外骨骼机器人,进行 1~24 周的训练,每周训练三次,每次60~120min。结果显示 76% 受试者可以利用外骨骼行走,不需要其他人帮助;行走平均速度为 98m/min;能耗为 3.3METs(代谢当量),比 RGO(步态矫形器)或 HKAFO(髋膝踝足矫形器)低 50%;38% 的受试者痉挛情况有所好转;61% 的受试者排便状况有所好转。

一些学者对外骨骼机器人在卒中康复上进行了研究。一项研究中 22 名卒中受试者利用 HAL 系统进行步行训练,并测试了血压、体温、糖尿病、精神状态、神经和本体感觉等一系列项目,结果显示 2 名受试者在步行姿势方面有所改善。另一项对 HAL 系统的研究有 8 名卒中偏瘫受试者,进行了 6~31 次训练,每次训练25min,结果显示所有患者的步行能力都有所提高,"10 米步行试验"结果从 111.5s 下降到了 40.0s,FAC(功能性步行能力表,得分越高步行能力越好,满分为 5 分)得分从 0 分提高到了 1.5 分,所有患者可以坚持训练并且无明显不良反应。也有学者研究 Ekso 系统在卒中患者中应用:在一项研究中,20 名患者用 Ekso 系统和常规治疗进行步行训练,每周 5 次,每次 45min;对照组 20 名患者,只进行常规治疗;训练结束后对他们的"10 米步行试验"、皮层脊髓兴奋性、步态、下肢肌肉活动进行了评估,研究结果显示外骨骼机器人能够改善步行,与大脑神经的可塑性有关。综上所述,外骨骼机器人在脊髓损伤和卒中患者的临床应用中已经有了许多研究成果,并且证明了其在步态康复、损伤平面下降、痉挛情况改善等方面有着一定的效果。

三、助行外骨骼机器人

我国各种类型的残疾人总数已经超过 8 000 万人,其中肢体残疾人数约 2 400 万人。除此之外,截至2014 年底,我国 60 岁以上的老年人已多达 2.12 亿人。助行外骨骼机器人能够支撑人体运动,帮助穿戴者完成日常生活中行走、上下楼梯等动作,不仅使截瘫患者能够回归正常的工作生活,还能提高下肢力量不足老年人的自理能力。

193

（一）截瘫助行外骨骼机器人

ReWalk（图 9-4-11）于 2015 年获得 FDA 认证,是最早获得 FDA 认证的个人版下肢助行外骨骼机器人,它能够辅助截瘫患者完成家庭或社区环境中的日常行动。ReWalk 采用两连杆的电动腿部支架,每个关节都采用电机直接驱动的方式;在腿部支架上还装有采集人体信息的传感器,并传送至背包中的计算机控制器中;它采用一副拐杖来维持身体平衡,并通过绑在手部的控制器来控制 ReWalk 完成指定动作[3]。

由美国范德堡大学设计制造并命名的 Indego（图 9-4-12）是继 ReWalk 之后第二款获得 FDA 认证的动力外骨骼机器人,于 2015 年在欧洲上市。这是一款可穿戴式新型轻量机器人,自重为 26 磅,经过 10 多年的研发,并对 1 200 名患者进行了临床试验,没有任何不安全事故或障碍。它不仅能帮助残疾人恢复行走能力,还有望避免患者因长时间坐在轮椅上而造成压疮,同时还可以锻炼肌肉强度、避免肌肉萎缩等。当使用者身子前倾,Indego 就会启动。当左右晃动,装置就会走动。如果想停下来,只需后倾,这时机械腿支架就会停止工作。使用者靠前臂拐杖保持平衡。为机械腿发动机提供动力的是安装在臂部零件内的充电电池。

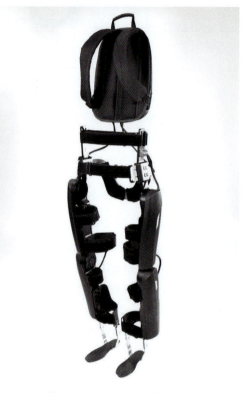

图 9-4-11　ReWalk 机器人

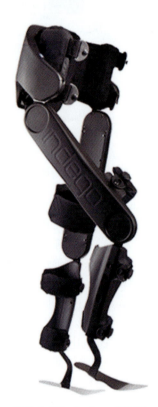

图 9-4-12　Indego 机器人

新西兰雷克斯仿生（Rex Bionics）公司研发的雷克斯（Rex）外骨骼机器人（图 9-4-13）,能够帮助截瘫患者进行康复训练、站立和走路,是世界首例解放双手自行控制的外骨骼机器人。患者穿戴 REX 后,能够在不使用任何支撑帮助的情况下进行站立和行走。目前有 REX 和 REX P 两套系统,REX 是为康复中心和医院设计,能够适应大部分人群,用于机器人康复治疗和运动功能损伤的患者;REX P 是为个人设计的系统,应用于日常生活和工作中,但目前 REX P 只能在一些国家进行使用。

2016 年,位于美国加利福尼亚州的 SuitX 公司发布了已通过 FDA 认证的下肢助行外骨骼机器人凤凰 X（PhoeniX）,是目前重量最轻的外骨骼机器人,它的脚下没有传感器,膝盖没有制动器,重量仅 12.25kg。PhoeniX 采用模块化设计,主要分为一个髋关节模块,两个膝关节模块,和两个脚模块,可以单独使用,也可以连接在一起。这样的设计不仅减少了不必要的重量和体积,也能够延长电池的寿命,充电完成的状态下可以不间断连续行走 4h,最高步行速度达到 1.8km/h。电子科技大学自主研发的艾德（AIDER）外骨骼机器人（图 9-4-14）共设计有 10 个自由度,系统中带有自由度的设计均为旋转副结构,所有自由度都加入轴承,用来减小载荷摩擦系数和支撑;AIDER 已经获得了国内首批 CFDA 认证,能够帮助脊髓损伤截面在 $T_6 \sim L_1$,年龄为 15~75 岁的患者行走[4]。

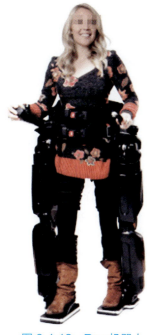

图 9-4-13　Rex 机器人

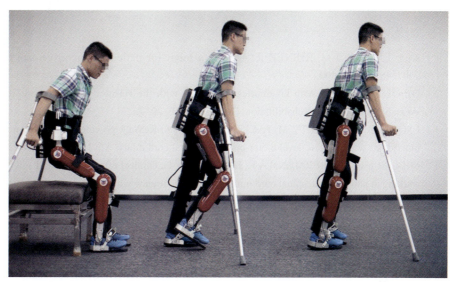

图 9-4-14　AIDER 机器人

Louie 等[5]对 92 名 $C_4 \sim L_1$ 脊髓损伤的患者进行了研究,利用 Ekso、ReWalk、HAL、Indego、Custom powered IRGO、Mina、WPAL 系统对受试者进行了步行训练,并测试了他们的 6 分钟步行测试(6-minute walking test,6MWT)、10 米步行测试(10-meter walking test,10MWT)、定时测试(time up and go test,TUG)、步行速度等,结果表明训练时间越长,损伤平面下降得越多,步行速度越快。AIDER 研发团队对 AIDER 系统进行了临床测试,他们对 24 名脊髓损伤患者进行了为期 2 周的步态训练,测试了 6MWT、10MWT、SCIM、Hoffer、WISCI Ⅱ、血压、血氧饱和度等项目,结果表明穿戴 AIDER 进行步态训练有助于其步行功能、脊髓损伤独立性及平衡功能的改善。

(二) 老人助行外骨骼机器人

随着人的寿命越来越长,全世界人口老龄化程度正在不断加深,据国家统计局发布的 2017 年末老年人口统计,我国 60 周岁及以上人口 2.4 亿人,占总人口的 17.3%,65 周岁及以上人口 1.5 亿人,占总人口的 11.4%。

斯坦福国际研究所推出的"超柔(Superflex)"外骨骼套装能够让手抖的老人抓握东西更稳,对于行动不便的老年人,能够让他们恢复独立性、活动自如,从而提高生活质量。

四、外骨骼机器人临床使用问题

外骨骼机器人经过 20 多年的发展,国内外许多研究机构都取得了相应的成果。其主动训练、柔顺性控制、处方设计、康复评价等在内的多项技术已经得到深入研究并开始应用于临床。然而现有的外骨骼机器人还存在制作成本高、应用普及受限、康复效果有限等问题,并且在机构设计、人机交互、实验与评价等多个方面还存在不足,尤其是针对不同训练需求的患者没有设计针对性的训练模块,如踝关节康复、平衡康复、下肢力量增强等。

目前的康复机器人多数是被动式的训练方法,患者被动接受训练,而没有主动的运动意图参与。现代康复医学认为,运动康复训练主要基于神经系统的可塑性原理,即激发患者中枢神经系统的重组和代偿,实现神经系统功能的恢复,进而恢复患肢的运动功能。康复医学的临床研究表明,患者主动参与的康复训练对其神经系统重建和运动功能恢复更加有效。因此,基于脑电、肌电、眼动等生理信号的运动意图识别来控制机器人的运动能够使患者主动参与到训练中来。目前国内外也对这方面进行了一些研究,但精确程度尚且不足。除此之外,按需辅助(assist as needed)方式能够更有针对性地对患者进行训练,例如对下肢力量薄弱的患者来说,他们本身有一部分力量,机器人只需要给予患者需要的剩余力量来辅助他们运动,这样能够使患者走路时减轻能耗,并且能够延长机器人的续航时间,使用更加方便。

(程　洪)

参 考 文 献

［1］NEF T, MIHELJ M, RIENER R. ARMin: a robot for patient-cooperative arm therapy. Med Bio Eng Comput, 2007, 45 (9): 887-900.

［2］DE OLIVEIRA A C. Arm kinematics estimation with the Harmony exoskeleton: 2017 International Symposium on Wearable Robotics and Rehabilitation. Houston: IEEE, 2017.

［3］ESQUENAZI A, TALATY M, PACKEL A, et al. The ReWalk powered exoskeleton to restore ambulatory function to individuals with thoracic-level motor-complete spinal cord injury. Am J Phys Med Rehabil, 2012, 91(11): 911-921.

［4］MILLER L E, ZIMMERMANN A K, HERBERT W G. Clinical effectiveness and safety of powered exoskeleton-assisted walking in patients with spinal cord injury: systematic review with meta-analysis. Med Devices, 2016, 9: 455-466.

［5］LOUIE D R, ENG J J, LAM T. Gait speed using powered robotic exoskeletons after spinal cord injury: a systematic review and correlational study. J Neur Rehab, 2015, 12 (1): 82.

第十章　可穿戴医疗设备

第一节　可穿戴医疗设备简介

可穿戴医疗设备（wearable medical devices）是指可以直接穿戴在身上的便携式医疗或健康电子设备，在软件支持下可感知、记录、分析、调控、干预、维护健康状态甚至治疗疾病。可穿戴医疗设备将机械功能与微电子学、计算机学在某种程度上智能集成在一起，可很好地做到对患者体征的即时检测、实验室检查指标的建议提供、运动辅助、给药提醒等，是用于实施监测患者健康状况的一项重要措施。其主要特点如下：①可移动性、无线化；②穿戴性、可植入化；③持续性、耐用性；④单操作性、小型化；⑤交互性、智能化。本章节将从可穿戴医疗设备发展史、相关核心技术等方面进行介绍。

一、可穿戴医疗设备发展史

20世纪90年代，在时间和地点受限制的情况下，传统医疗无法随时监测院外患者的生命体征变化，也无法给医疗服务者提供更多第三方的意见。这就需要可以在不受上述条件影响下对个体数据进行实时采集的装备，因此可穿戴医疗设备应运而生。其典型代表是美国太空计划中用于不间断监测美国宇航员在外太空的一系列生理反应的宇航服。随后的"陆地勇士计划"中具有可穿戴战场计算机的作战服。这些作战服可分析记录心率、呼吸等基础指标用于自动判断士兵存活状态，还可分析士兵当前疲劳、压力及焦虑水平。在一定的触发条件下，向作战中心上报士兵的全球定位系统（GPS）所示位置及可能受伤的严重程度。

进入21世纪，这些技术逐步向民用及商用化发展，伴随着GPS、蓝牙、无线区域局域网、传感器等技术等的快速发展，可穿戴设备逐渐向小型化、舒适化发展，其种类、功能也不断增多。人们健康意识及需求在不断增加，可穿戴医疗设备作为可穿戴技术分支中的一个高速发展的领域已成为全球研究热点。俄罗斯、法国、英国、日本和韩国多所大学的工程学院、科学技术院等研究机构均设有专门的实验室或研究组专注于可穿戴医疗设备的研究。中国学者也在20世纪90年代后期，开展了可穿戴医疗健康研究。研究显示，预计到2020年，专门用于慢性病管理和其他临床应用的专业级可穿戴医疗设备全球市场将达到189亿美元，复合年增长率为29.9%。

二、可穿戴医疗设备相关核心技术

可穿戴医疗设备从技术上通常可分为感知层、个人服务层、后台服务层，智能医疗穿戴技术包含人机交互技术、虚拟显示技术、云平台与人工智能、无线通信与充电技术和信息集成平台技术。

（一）传感器技术

可穿戴医疗设备使用的传感器主要分为运动传感器、生物传感器和环境传感器。运动传感器主要包括加速度传感器、陀螺仪、电子罗盘、大气压传感器等。生物传感器主要包括心率传感器、体温传感器、血压传感器、血糖传感器等。环境传感器主要包括温湿度传感器、紫外线传感器、pH传感器、气体传感器、气压传感器、环境光传感器、颗粒传感器等。以下为医疗领域中最常用的几种传感器：①皮肤表面电极传感器可用于监测贴于皮肤电极片表面的生物电信号，常见的有心电图、脑电图和肌电图。②温度传感器可用于检测皮肤表面温度。③光电容积脉搏波描记传感器可用于检测选定皮肤区域的血流量变化，其基本原理为皮肤在接受传感器发射的红外光波过程中，皮肤深部血流量的差异引起红外光被不同程度的吸收。这种差异与光波的吸收具有特定的数学关系，因此其可被用来间接反映皮肤血流量的变化规律，常用的设备有指尖脉搏氧浓度测量仪等。④皮肤电流测量传感器通常用于反映皮肤表面湿度。

可穿戴医疗传感器作为可穿戴医疗设备的核心技术之一,其在特定使用情景具有一定要求。可穿戴医疗设备的传感器应尽可能是无创的,且具有无痛测量、一定程度的持久耐磨及良好的佩戴舒适度等优点。与此同时,抗感染能力、易清洁程度也是重要考量点。近年来科研工作者也在设备柔性、检测灵敏度等各方面取得了较好的研究成果。科研工作者正努力将传感器从传统完全固定的中大型医疗设备中转移至便携式系统,再向可穿戴设备转移。美国芝加哥大学的研究团队研发了一种用于监测心率的微型可穿戴式声学传感器。我国陈韦教授研究团队研发了以纳米复合材料及离子聚合物为基础的力学传感器件,其在设备稳定性、能源功耗、信息系统集成、便携性等方面均表现出了优异性能。该传感器可帮助智能手套实现实时捕捉不同构型的手语动作,并做出准确的语义分析,在多维度对手术医师的手术操作监测及教学具有重要意义。近年来,传感材料正由半导体材料向纳米材料、柔性材料及智能材料过渡,传感技术也逐步向微型化和高度智能化的微机电系统技术发展。传感器技术为人体内外环境监测与预警,高度便利的人机交互操作等领域提供良好的技术支持。

(二) 医疗芯片技术

可穿戴式医疗芯片主要用于采集及处理关键生理信号,以此获得相应的生理信息,实时监控使用者的健康状况,实现对突发病症进行及时救治、预防重大疾病,从而降低病死率。可穿戴式医疗芯片需要满足低功耗、小体积、低截止频率、高抗干扰能力。越来越多的功能单元将集成于一块芯片之上,共同实现生理信号的采集、处理,疾病的预防、救治。

(三) 通信技术

可穿戴医疗设备通信组件需为传感器与设备、设备与远程医疗服务器之间提供交互连接。因此,其不但需具备可穿戴医疗设备的自由性和灵活性,且需满足组网方便、功耗低、辐射低、抗干扰能力强、安全性高等要求。目前可穿戴设备使用比较多的无线通信技术有蓝牙技术(blue tooth)、近场通信(near field communication,NFC)技术、无线高保真技术(wireless fidelity,Wi-Fi)、低功耗局域网(ZigBee)技术等。不同可穿戴医疗设备上可能同时存在上述多种无线传输技术,设备会根据环境自动识别、选择最优的无线传输方案进行工作。下面对这些比较适合可穿戴医疗设备的通信技术做简要的概述。

1. 蓝牙技术　蓝牙(blue tooth)标准采用跳频和扩频技术,能够很好地抑制码间干扰,提高通信质量,保持通话的安全性。蓝牙标准可分别支持1m、10m和100m 3种不同距离的通信能力,提供高达1G/s的通信速率。其优点是可进行点对点串行通信方式,适合低功耗私有局域网的组件。目前已被广泛用于智能手表、手环、医疗保健、健身等可穿戴设备中。

2. NFC技术　NFC是一种能在短距离内(一般在10cm以内)与兼容设备快速识别和数据交换的高频无线通信技术。与蓝牙技术相比,NFC技术可提供更高的连接速率,高度的加密方式,NFC技术目前已应用于移动支付等诸多领域功能。

3. 无线高保真技术　Wi-Fi是基于IEEE802.11协议无线网络传输方式,目前常见于个人电脑、手持终端无线互联通信技术。Wi-Fi具有覆盖面广、传输速率快、传输带宽高优点,相对于蓝牙、NFC技术功耗相对较高。

4. 低功耗局域网　紫蜂技术(ZigBee)是一种能在短距离内实现无线通信的技术,具有低功耗的特点。ZigBee特点在于组网很方便,且能形成较大的网络规模,便于多个网络节点的管理,是目前应用于人体生理参数监测的医疗保健领域的主流技术。

(四) 电源管理技术

受体积和电池续航能力的限制,电池技术是制约可穿戴式医疗设备发展的关键技术,当前主流的可穿戴设备电池有两种,一种是高密度、高容量的一次性锂电池,另一种是可充电电池。新型电池技术包括无线充电方式、(太阳能)能量采集充电等多种混合电池技术,可为可穿戴医疗设备提供更加优异的电池续航能力。

(五) 显示技术

可穿戴医疗设备显示屏需要具有可弯曲、透明、轻薄等特性,因此,柔性显示技术、透明显示技术及虚拟现实、混合现实技术逐渐成为可穿戴设备研究的关键技术。柔性显示技术主要包括电子纸技术和有机发光二极管技术。透明显示技术能让用户看到电子屏幕后方的事物,支持三维显示,在一些可穿戴设备中已经得到应用,如谷歌眼镜的镜片。虚拟现实及混合现实技术是一种可以创建和体验虚拟世界的计算机仿真系统,它利用计算机生成一种模拟环境,是一种多源信息融合的、交互式的三维动态视景和实体行为的系统仿真,使用户沉浸到该环境中。其最突出的特点是仿真图像不再局限于传统的显示屏幕中。

三、可穿戴医疗设备的设计及使用中需考虑的问题

(一) 装备的设计

包括可穿戴设备的物理形状、尺寸、重量及人体工程学的问题(如生物传感器在人体周围分布及其与人体的附着关系等)。

(二) 用户舒适性及可接受性

这些性能取决于设备的使用条件、设置操作过程中的用户友好性、穿戴的舒适性、设备反馈质量及用户感知能力等综合因素。

(三) 法律和伦理问题

涉及患者资料信息隐私保护、严格的数据访问及授权机制(包括数据访问权限及使用方法)。

(四) 安全性及可靠性

包括信息采集的是否真实可靠、通过综合分析算法获得的临床建议是否合理、反馈干预措施是否合理及其潜在的干预操作风险等问题。

四、可穿戴医疗设备优势与不足

近年来可穿戴设备得到高速发展,尤其是在可穿戴医疗设备方面已取得明显成果。可穿戴医疗设备为个人健康自我监护提供手段。患者通过可穿戴医疗设备获得监测部分基础指标,其有助于增强健康意识,协助其改善不良生活方式及饮食习惯等。医师可通过可穿戴医疗设备将医疗检测和数据传输装置佩戴或埋植于人体本身或眼镜、手表、手环、服饰及鞋袜等日常穿戴饰品中,实时、准确、高效地记录人体的各项生命体征、病理生理信息,通过云端传输和分析技术,呈现给患者本人、医院、医师,对于术后患者进行密切监测观察,为已出院的患者远程提供康复指导等服务,使医疗保健、疾病预防、疾病诊疗、疾病随访等过程变得既舒适便利,又准确科学。通过上述数据,医院等相关医疗部门可以从整体对疾病发生发展充分认识,降低不必要的住院次数,降低医疗花销,节约医疗资源和人力成本。临床研究发现在全球范围内应用可穿戴医疗设备进行医疗卫生保健管理,可将患者的全部住院时间缩短 35%,医疗费用降低 42%,这在一定程度上缓解了我国医疗资源短缺的现状。

不可否认的是,可穿戴医疗设备目前仍存在以下不足及问题:①数据监测的准确性、真实性有待提高,高精度且低功耗的传感器仍是当前可穿戴医疗设备研究的重点难点;②目前市场已有的设备舒适性较差,实现低功耗感测器、低功耗核心处理器、提高可穿戴医疗设备续航能力及开发更加符合人体工程学原理设备是当前可穿戴设备面临的主要技术挑战;③可穿戴医疗设备信息采集尚未建立统一标准,各设备之间的互联互通能力较差,获取大数据再利用率低等不足[1-5]。

因此,当前可穿戴医疗设备可作为一种新型医疗的补充形式,而不是医院卫生单位现有设备的替代品。只有将两者有机结合,取长补短,才能为广大医务人员及患者提供便利。

(艾合买提江·玉素甫)

参 考 文 献

[1] FOTIADIS D I, GLAROS C, LIKAS A. Wearable medical devices//Douglas M R, Buckley C D. Wiley Encyclopedia of Biomedical Engineering. Reston: Reston Publishing Co., 2006.

[2] MORRISON T M, PATHMANATHAN P, ADWAN M, et al. Advancing regulatory science with computational modeling for medical devices at the FDA's office of science and engineering laboratories. Front Med (Lausanne), 2018, 5: 241.

[3] KAMIŠALIĆ A, FISTER I, TURKANOVIĆ M, et al. Sensors and functionalities of non-invasive wrist-wearable devices. Sensors (Basel), 2018, 18 (6): 1714.

[4] SREEKANTH J V, KOWSIK S K, SUDIPTA S, et al. Fiber-type solar cells, nanogenerators, batteries, and supercapacitors for wearable applications. Adv Sci (Weinh), 2018, 5 (9): 1800340.

[5] DIAS D, PAULO S C J. Wearable health devicesp: vital sign monitoring, systems and technologies. Sensors (Basel), 2018, 18 (8): 2414.

第二节 可穿戴医疗设备在健康监测方面的应用

一、健康与智慧健康

(一)健康新概念

世界卫生组织(WHO)提出,健康包括四个方面,即身体、心理、社会适应能力和行为道德。目前,全世界亚健康人口总比例占75%,真正健康的只有5%,在全球每年约有2亿~4亿人因心理亚健康导致抑郁症。健康新概念与传统的概念相比更具有广泛性,因此我们称之为"大健康"。

(二)智慧健康

智慧健康指在新一代信息技术和知识经济加速发展的背景下,以为医疗和保健提供更便捷、更高效、更经济、更智能的发展模式为愿景,以系统化的智慧应用、体系化的融合和信息资源深度挖掘在医疗卫生领域广泛应用为主要内容,构建覆盖城乡居民和各级医疗卫生机构的信息化保障系统。智慧健康以人为本,发展智慧健康离不开居民和群体健康数据采集、整合和分析[1]。

二、健康监测的需求

(一)老龄化问题

《中国老龄化发展趋势研究报告》指出,我国在1999年已进入老龄化社会,截至2015年底,我国60岁及以上老年人口达2.22亿,占总人口的16.1%。预计到2050年,我国老年人口占总人口的比例将至最高峰,达到25%,约占全球的1/5。"空巢老人"现象逐渐突出,2013年,中国"空巢老人"占老年人口比例约50%,接近1亿人;高龄化趋势愈发明显,80岁以上高龄老人以每年100万人的速度递增,2013年达到了2 300万人。健康服务需求在不断增加。

(二)慢性非传染性疾病

据WHO统计,全球死亡病例中的3/5死于癌症、糖尿病、心脏病等慢性非传染性疾病,带来的经济损失高达数十万亿美元。慢性非传染性疾病占中国人群死因构成比升至85%,每年约370万人因慢性非传染性疾病死亡,给社会经济发展造成了巨大的威胁[2]。

三、可穿戴设备在健康监测方面的应用

常见的可穿戴设备主要有智能眼镜、手表、手环、戒指、耳环、鞋子、腰带、衣服、靴子等,能够监测人身体健康,查看脉搏、心率、计时、计算卡里路等,有的甚至能够监测血糖、血脂、血压等。第4代智能手表(图10-2-1)是第一个经过FDA批准、并得到美国心脏协会(AHA)认证的用于收集穿戴者心电信息的设备。穿戴者可以通过专门的应用程序(App),只需30s,就可以通过手表腹侧传感器收集的心电信息分析患者是否存在心律失常。此外,第4代智能手表还可以通过App,如血糖监测仪(One Drop)等,测量穿戴者的糖化血红蛋白(glycated hemoglobin A1c,HbA1c)。

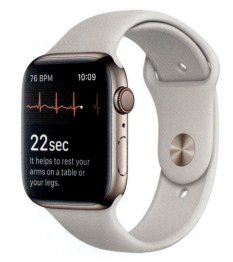

图10-2-1 第4代AppleWatch智能手表

健康管理是变被动的疾病治疗为主动的健康监控,通过将物联网及人工智能技术广泛融合并应用于生活中,实现贯穿用户全生命周期的数据采集、监测,并对各项数据指标进行动态、智能、综合分析,服务于患者的健康管理,从而提高健康干预与管理能力。

健康监测的内容日益丰富,逐渐覆盖使用者全生命周期,为满足人们的健康需求提供了新的方法和模式。从疾病预防、健康评估、慢性病管理等多方面为用户提供个性化健康服务,实现以"预防为主、防治结合"为核心的全人群、全生命周期健康管理。

(一)疾病预防

疾病预防通过可穿戴医疗设备收集用户的饮食、服药习惯等信息,运用人工智能技术进行数据分析,对用户的健康状况进行量化评估,帮助用户更全面准确地了解身体状况,并为纠正不健康的行为和习惯提供基础。例如,风险预测分析公司卢米亚塔(Lumiata)的核心产品风险矩阵(Risk Matrix)能够为个体绘制患病风险随时间变化的轨迹,其核心引擎医疗图谱(Medical Graph)可以映射出当前和未来的个人健康的轨迹,并提供详细的临床基本原理。

(二)慢性病管理

人工智能与医疗健康可穿戴设备的结合可以支撑慢性病与健康管理,实现疾病的风险预测和实际干预。通过收集和分析数据,医师可以更好地判断患者病情,可实现计算机远程监护,对慢性病进行管理。通过对远程健康系统产生的数据分析,可以帮助患者寻找病因,发现潜在风险,实现疾病预防和早期治疗。

慢性病管理方面的应用是作为医患沟通的桥梁,在减轻医师工作的同时保证患者病情在已知、可控的前提下进行病情判断和处理。通过分析语义、理解指令,替用户记录当日监测的指标、饮食摄入情况等。当患者的数据发生变化的时候,人工智能可以及时发现问题,请医师或药师人工介入。

2016年9月,美敦力公司研发的混合型闭环自动胰岛素输送系统 MiniMed 670G 通过美国 FDA 认证,适用人群为14岁及以上的1型糖尿病患者,2018年获得 FDA 批准,将使用范围扩大至7~13岁的1型糖尿病患者。当设备自动调节胰岛素水平时,用户需要手动输入碳水化合物摄入量,系统应用一种新型算法机敏卫士(SmartGuard),为患者提供相应剂量的胰岛素,把基础胰岛素剂量分散在数小时内连续不断地输入,使24h内血液中的胰岛素保持在平稳水平。该系统理想地模拟人体内胰岛B细胞的工作程序,迅速控制高血糖,稳定性较好,血糖波动较小。此外,美敦力与 IBM 的沃森医疗合作创建了一款认知应用程序,利用美敦力的胰岛素泵和大数据来预测患者的血糖趋势,可在低血糖发作的3h前向患者发出预警,更有效地减少血糖波动以及低血糖事件发生。

欧姆龙在 CES2018 上展示了一款智能手表——心脏引导(HeartGuide),该智能手表配备了一根额外的硬表带,能够像常规血压仪套袖一样通过充气来读取血压数据,并通过 Wi-Fi、蓝牙等技术自动传输血压数据到互联网云端,反馈给医师和患者本人,进行数据分析和数据储存。此外,HeartGuide 还能实时读取心率,并在夜间用户熟睡时实时监控血压心率,以便在用户出现高血压或卒中风险前及时提醒患者。智能血压计改变了传统的测量模式,以更加便捷、持续的测量帮助用户建立血压轨迹,熟悉自己的血压变化情况,并为用户在易发生高压的时段和场景下进行血压管理提供了更好的基础。

(三)母婴健康监测

母婴健康监测领域的应用可以分为两方面,一方面是通过可穿戴设备针对女性受孕前后的生理状态、情绪状态、睡眠等数据进行监测;另一方面是针对育儿过程中发生的具体问题实现即时反馈。

莫妮卡健康维护(Monica Healthcare)研发了名为罗薇无线补丁系统(Novii Wireless Patch System)的胎儿监护仪,通过一次性贴片监测孕妇心率、胎儿心率和子宫活动。猫头鹰(Owlet)无线智慧袜能够监测婴儿的健康和舒适度,记录婴儿的心率、血氧水平、睡眠质量、皮肤温度以及睡眠位置等信息,搭配智能手机的应用连接,可在侦测到婴儿异常心率或血氧水平时通知父母。萌芽公司(Sprouting)研发的跟踪设备用透气材料制成,可绑在婴儿的脚踝处,内置的传感器可以跟踪婴儿的心率、皮肤温度、动作和位置,并估算婴儿此时所处的睡眠阶段,预测他们还要多长时间才会醒来,以及判断婴儿是否情绪稳定。此外,设备的无线充电装置可以感知周围环境的声音、温度、湿度和光线,保障最佳的睡眠环境。

四、可穿戴设备与医疗大数据在健康监测方面应用的相互关系

(一)可穿戴设备对于大数据的积极推动作用

人体也是一个 IP 终端,承载着各种人体生理指标数据,包括脂肪含量、BMI 值、心率、血糖、肺活量等成百上千种数值,最终成为了巨大的人体数据源,可穿戴设备的核心在于数据的采集、计算、反馈,以及最终对人行为的改变。利用大数据分析技术,可穿戴设备通过对传输到云端的大量用户数据进行分析,数值交叉分析的结果可以用来分析用户现在体质状况,主要健康的风险评估,并结合数据可以给出几项关键生理活动(睡眠、饮食、运动和服药)的个性化的改善建议,让用户保持一个稳定的身体健康状况,使用户能重新认识自己的生活。目前市场上与健康相关的可穿戴式传感器主要有两大类:一个是体外数据采集,主要通过带

G-sensor 的三维运动传感器或 GPS 获取运动状况、运动距离和运动量,来帮助用户进行运动和睡眠的管理,第二是通过体征数据(如心率、脉率、呼吸频率、体温、热消耗量、血压、血糖、血氧、激素、体重指数及体脂含量)监测来帮助用户管理重要的生理活动。

(二) 大数据在可穿戴设备发展中的重要作用

大数据在可穿戴设备中的广泛应用催生巨大市场规模带动数据分析方案研发。数据广泛应用于环境监测、运动健康管理、老年人和婴幼儿监护、医疗保健领域,以医疗领域为例,通过对海量数据的分析、挖掘、整理,可以大大改善患者的治疗效果,提高医疗机构的管理能力,降低成本。虽然目前医疗行业的信息化水平相对较高,但数据共享却是医疗行业面临的最大的挑战。可穿戴设备与云技术的快速发展为实现数据共享提供了可能,以心脏病为例,如果能够积累足够长时间的心率和心律数据,就可能监测和控制心脏病发生的时机。比如很多猝死的案例,如果患者提前 24h 进行监测,猝死是可以避免的。目前中国约有 2.6 亿高血压患者,相当于 35 岁以上人群每 3 人中有 1 人有高血压症状,但病情知晓率只有 30%,还有 70% 的人不知道自己已经患病,通过开发的能够联网的设备,可以对用户血压的变化进行采样分析。

全球数据总量每两年就会增长一倍,到 2020 年人类拥有的数据总量将会达到惊人的 35 万亿 GB,基于可穿戴设备市场的数据分析与研发市场将迎来爆发。

(三) 基于可穿戴设备的大数据应用趋势

1. 可穿戴设备的传感器小型化、集成化,使体征检测设备能无创、无感地在采集用户数据,不妨碍用户日常的生活习惯。

2. 体征数据可连续采集和传输,同时可以通过双向智能调节采集频率,解决功耗和数据冗余的问题。

3. 体征连续数据的分析能力,用户通过纵向的自身数据比较了解健康变化的情况,通过横向的大人群数据比较来对中长期异常风险进行提前预警,同时还能获得个性化的处置方案。

4. 不同数据相结合的交叉分析能力,既能提高对异常情况的敏感度,也能提高分析的准确性,并且对人体情况的判断更智能,需要人工干预的情况越来越少[3-5]。

(周非非)

参 考 文 献

［1］闵栋 . AI+ 医疗健康 . 北京 : 机械工业出版社 , 2018.

［2］白春学 , 赵建龙 . 物联网医学 . 北京 : 科学出版社 , 2016.

［3］陈根 . 可穿戴医疗 : 移动医疗新浪潮 . 北京 : 电子工业出版社 , 2015.

［4］OSBORN C Y, VAN GINKEL J R, MARRERO D G, et al. One drop mobile on iPhone and Apple Watch: an evaluation of HbA1c improvement associated with tracking self-care. JMIR Mhealth Uhealth, 2017, 5 (11): E179

［5］KOSHY A N, SAJEEV J K, NERLEKAR N, et al. Smart watches for heart rate assessment in atrial arrhythmias. Int J Cardiol, 2018, 266: 124-127.

第三节 可穿戴医疗设备在疾病治疗方面的应用

可穿戴医疗设备根据其自身的便携特性,在健康监护、疗效测评、疾病发现等领域有着重要作用。随着生物医学工程、物联网和移动互联网的交叉融合发展,可穿戴设备为人类健康、医疗提供了新的模式,正在改变着我们的生活、健康和疾病防治的工作模式,已显示出强劲的发展势头和市场潜力。可穿戴医疗设备的应用大多数倾向于健康监护、安全监测、家庭康复及康复智能化,而有关疾病预防、治疗、远程康复的产品较少,本章节针对可穿戴医疗设备在疾病治疗方面的应用按照非临床手术治疗类和手术治疗类应用进行阐述。

一、非临床手术类治疗中的应用

在日常生活中,人们常因为自身一些系统功能的缺失或疾病的缠绕,例如眼盲、耳聋、断肢、腰椎疾病、心肺功能障碍、呼吸睡眠暂停、老年疾病等,严重影响了他们的生活质量。随着移动互联网行业的迅猛发展,可穿戴设备呈井喷式发展,越来越多技术的引入,通过人机交互、人工智能等技术,使得上述疾病的治疗在日常生活中得以改善,本部分将对这些可穿戴医疗产品在日常生活中的治疗应用进行阐述。

(一) 智能盲人眼镜

盲人出行的问题是一个不可忽视的社会问题,现代盲人出行往往依靠盲人手杖、导盲犬、盲道等,这些方式虽然能够为盲人出行带来些许便利,但仍然拥有很多弊端。譬如盲人手杖不便携带并且非智能化,导盲犬难以控制也并非智能,盲道经常被占用等问题。盲人出行不便,盲人事故频发,安全难以保障等问题成为社会关注的重点问题。

可穿戴智能盲人眼镜的发明,为盲人带来了福音,其实物图如图 10-3-1 所示。其利用人工智能技术,语音实时解读针孔摄像头识别到的场景信息,帮助视觉障碍者进行有效决策,做用户的另一双眼睛。

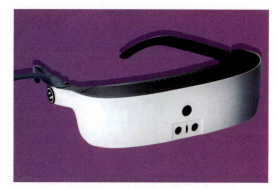

图 10-3-1　智能盲人眼镜

智能盲人眼镜涵盖人机交互和人人交互两大功能。人机交互,即人与机器的互动。盲人的语音转化为电信号后通过语音识别技术进行识别,然后计算机对识别结果进行理解,并从数据库中调取资料,找出最优质的回答,合成语音进行交互。盲人输入的语音转变成电信号在识别系统的输入端进行语音识别,智能盲人眼镜再对所识别的语音中的关键词进行提取,找出关于人人交互的指令,然后通过蓝牙连接手机来完成指令,从而实现与家人、朋友的通信,即人人交互。这样盲人在行走时也能感受到亲情、友情的温暖。

智能盲人眼镜不仅可以开启出行模式,使眼盲患者即时了解路况及天气信息;也可以开启居家模式,使眼盲患者可以通过它使用各类智能家居产品;此外,可以在智能盲人眼镜上增加按摩点,缓解眼盲患者长时间佩戴眼镜产生的疲劳。智能盲人眼镜最大程度上帮助视觉障碍者正常生活,提高他们的生活质量。

(二) 智能助听器

随着全球社会人口老龄化的日趋明显,听力障碍人群的日益增加,人们对其日益关注。助听器是医疗领域中发展较早的可穿戴式医疗设备,它的诞生为听力障碍人士带来福音,极大程度上提高了他们的生活质量。

助听器实质上是一个电声放大器。声信号经麦克风转换为电信号,通过放大器放大后,由受话器将电信号还原为声信号传至人耳。助听器主要由麦克风、放大器、受话器、电池、各种音量音调控制旋钮等元件组成,如图 10-3-2 所示。

智能化技术的出现推动了助听器行业发展到一个新的高度,让助听器用户在复杂多变的环境中也能自主选择最想听的清晰声音,摆脱听力障碍疾病的烦恼。其主要技术包括宽频技术、防水技术、定位技术、微型化技术、环境参数配置技术、触控技术等。

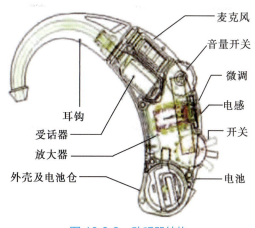

图 10-3-2　助听器结构

(三) 智能假肢

由于战争、疾病、工伤、交通事故以及自然灾害等因素,使得成百上千万人的肢体被截除,尤其是近些年随着工业飞速发展,自然灾害频发,私家车数量增多引发的交通事故等,导致肢体残疾患者人数逐年增加。

对于肢体残缺的患者来说,假肢不仅能填补外形上的空缺,还能在一定程度上恢复一些活动。传统假肢吃力费劲,可穿戴智能假肢的发明为肢体残疾患者带来福音。随着机器人技术的发展,融入机器人技术的外骨骼机器人、可穿戴系统和智能假肢是近年来国内外的研究热点(详细内容见第九章)。

(四) 智能腰椎治疗仪

腰椎疾病的发生是一个长期慢性的过程,日常生活中不良的身姿习惯(如长期伏案工作、长期弯腰负重、不正确的坐姿等)和缺乏足够的腰背肌锻炼是主要病因。他们以微不可查的速度悄悄地侵蚀着腰椎健康,当出现明显腰腿痛症状时往往已经造成腰椎的不可逆损伤。良好的身姿习惯和强健的腰背部肌肉能显著减轻腰椎间盘所承受的负荷,增强腰椎的稳定性,减少腰椎疾病的发生。因此,迫切需要一种能够监测脊柱生理弯曲的方法和装置,以可穿戴的形式,实时地监测脊柱弯曲程度,在脊柱弯曲时间过长或者严重弯曲时能够自动提醒用户,改善其受力状况。

一款由瑞士医疗健康机器人公司(Hocoma)设计的背部可穿戴式互动治疗仪瓦莱多(Valedo)(图10-3-3),设计对象主要是长期受背部疼痛和相关背部疾病困扰的患者。Valedo由3个模块组成,分别是游戏平台、衔接模组和智能云平台。其特色在于通过游戏形式来改善背痛情况,同时,在智能云平台上,医师可以获取使用者相关信息,并将之进行实时分析,得出反馈数据。现在,这款智能化可穿戴辅具已获得FDA的认证。

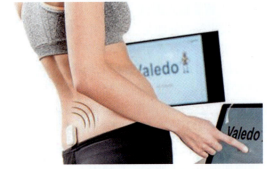

图 10-3-3 背部可穿戴式互动治疗仪瓦莱多(Valedo)

解放军总医院骨科黄鹏主任团队针对腰椎疾病的治疗,用专门针对颈背部肌肉的锻炼方法"小燕飞",研发了一种智能脊柱治疗仪,让人们模拟燕子飞行姿势进行肢体运动,以达到锻炼腰背肌,缓解腰部、颈肩部等部位的劳损等保健作用。其能够准确测量受试者的脊柱生理曲度;能够为受试者实时地提供反馈,帮助纠正脊柱弯曲度过大或者弯曲持续时间过长;能够在受试者疲劳时进行疲劳缓解。"小燕飞"的姿势图和脊柱生理曲度监测装置如图10-3-4所示。

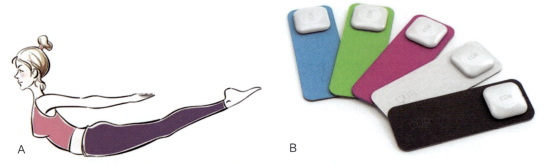

图 10-3-4 "小燕飞"的姿势图和智能脊柱治疗仪图
A."小燕飞"的姿势图;B.智能脊柱治疗仪

智能脊柱治疗仪为上班族、学生、腰颈椎病患者提供了一种穿戴式人体脊柱弯曲角度和方向的监测系统,可以便捷、实时监测脊柱生理弯曲数据,有效获得脊柱活动度、弯曲度等信息,从而及时反馈提醒使用者,并能基于该装置对腰颈椎健康状况进行评估,并制订个体化的腰背肌锻炼方案,以达到预防和治疗脊柱疾病的目的。

(五)智能除颤器

心脏病的发作往往带有随机性、突然性,由于缺乏有效监护,患者容易错过最佳抢救时间而使病情恶化,甚至有可能导致死亡。因此,加强心脏监测对于预防与控制心脏相关疾病意义重大。

临床上对预防猝死常规的方法是除颤器,随着可穿戴技术发展,临床焦点转移到了可穿戴式除颤器上。早在1998年,奥里奇奥(Auricchio)等成功展示了可穿戴式除颤器的除颤功能,可以在患者发生恶性心律失常时自动放电除颤,拯救患者生命,是预防猝死的有效方法。卓尔(ZOLL)公司研制的可穿戴式除颤背心(Life Vest),如图10-3-5所示,能帮助患者监测心律失常等情况,并且对于严重心脏病发作的患者可以进行紧急除颤,患者出现丧失意识情形时,设备通过电击让患者恢复正常心律。

新一代的装置再次缩小了体积,最小的装置只有2.72kg,使患者耐受性和依从性更佳。电极板无须粘贴,仅在需要除颤时才自动挤出耦合剂来减小皮肤电阻。而且,最新的可穿戴式除颤器具有自动化和多参数可控功能,除颤时多采用双相除颤波以增加除颤的成功率,除颤能量可预先程控为50~150J不等;连续除颤次数可达5次;此外还可详细记录胸壁电阻、心电信号、除颤过程等多方面的信息。

(六)智能睡眠评估治疗系统

睡眠是帮助人体恢复功能最直接方式,良好睡眠对人们保持充沛精力有着积极作用。随着人们生活节奏加快、社会压力骤增,睡眠问题已经成为影响人们生活与工作的一大因素。改善睡眠质量、加强睡眠监护和评估治疗成为人们关注的热点。

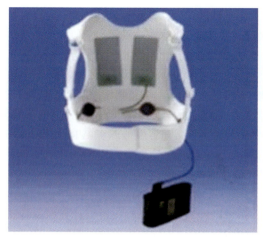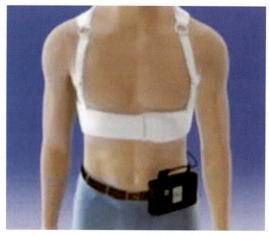

图 10-3-5　智能除颤器

　　睡眠健康远程监护系统,由智能手机 App、移动健康创新平台(CM-mHiP)、智能节点等构成,且配备有相应的智能处理及分析算法,检测睡眠质量并进行质量评估。用户佩戴上智能设备后,在睡眠的状态下,采集各方面数据,通过低功耗蓝牙或 USB 传输到智能手机中。智能手机的麦克风将采集到的睡眠期间鼾声与环境音根据特定智能分析算法进行分析,识别鼾声与环境音,检测并判断呼吸暂停事件,分析结果及智能节点监测的数据一并上传至 CM-mHiP 中[1]。CM-mHiP 采用智能分析算法,依据智能节点采集的数据,对患者的睡眠姿势进行准确判断,对患者的睡眠结构进行评价。在此基础上,睡眠中心专业医师对这一结果进行反复确认之后,提出科学的睡眠指导与建议,并反馈给用户。

(七) 可穿戴医疗设备在老年疾病治疗方面应用

　　患有帕金森、癫痫、脑卒中的老年患者存在肢体活动障碍,发生病情时容易发生摔伤、烫伤等意外,因而对这些特殊老年群体安全监护也是十分必要的,下面具体举例说明。

　　慢性疾病管理是变被动的疾病治疗为主动的健康监控,通过佩戴可穿戴产品实现贯穿用户全周天的数据采集、监测,并对各项数据指标进行动态、智能、综合分析,使慢性病患者在接受药物治疗的同时,还通过云端来实现病情远程监测、远程治疗方案调整、生活方式管理等功能,对病情控制有着非常重要的意义[2]。

　　1. 心血管疾病　传统的心血管疾病的监测有侵入式和非侵入式两种。对于日常监测来说,非侵入式的心电图(electrocardiogram,ECG)和多普勒心脏超声是检查心脏功能的主要手段。24h 动态心电图(Holter)是目前应用于临床比较成熟的可穿戴医疗设备,它弥补了常规心电图不能动态监测的缺陷,但是其穿戴舒适性较低、带有导电凝胶的电极片可导致胸部皮肤过敏、溃疡等缺点限制了其在家庭日常监测中的应用。而心脏超声检查也因无法进行院外操作不能满足日常应用[3]。为满足人们对自身健康进行管理的需要,国内外研究者对可穿戴的健康监测系统进行了大量的研究,特别是 ECG 长期采集用的可穿戴系统。

　　2. 肺疾病　慢性阻塞性肺疾病(COPD)及支气管哮喘的急性加重可以导致肺功能急速恶化、生活质量下降和死亡率升高。主动监测患者病情恶化的早期迹象并及早治疗尤为重要。远程健康项目旨在促进 COPD 及支气管哮喘急性加重期的早期识别和及时自我管理。对于这类患者,能够早期发现疾病进展表现有利于控制疾病。价格低廉的可穿戴设备的出现,使人们能够几乎连续监测心率、脉搏、血氧饱和度和身体活动等,并记录能够检测咳嗽、呼吸音等特征的音频。这些信号可以用于预测分析,以检测肺功能早期恶化。加拿大多伦多大学进行了一项前瞻性队列研究,通过研制了一种可穿戴系统,能够可靠地捕捉到近乎连续的患者呼吸频率、血氧饱和度、心率等数据,进行 COPD 早期恶化的筛选,研究结果证明了使用智能手表对 COPD 患者进行集中监测的可行性。

　　3. 糖尿病　糖尿病是一组代谢疾病,其特征在于由胰岛素分泌缺陷和 / 或其生物作用受损引起的高血糖症。长期血糖控制不佳会导致各种器官组织的损伤、功能障碍和衰竭,尤其是眼、肾脏、神经、心脏和血管等。糖尿病的治疗效果在很大程度上取决于患者的自我监测和自我管理。目前市场上针对糖尿病患者的医疗管理产品大致有三类,包括血糖监测设备、胰岛素注射器、植入式胰岛素泵。其中血糖监测产品在血糖控制中具有重要地位,是其他治疗方式调整的参照基础,同时也可以避免风险事件的发生。传统的血糖监测是通过直接抽取静脉血或取手指血,再经生化分析仪分析监测,这些方法操作较麻烦且体验较差,尤其是每天需多次监测血糖的糖尿病患者。由于血糖检测的波动性及瞬时性,传统方法的单点检测无法真实地反映人体血糖的水平。随着移动技术和传感器技术等相关辅助技术的不断发展,可穿戴式动态血糖监测产品孕育而生。

二、临床手术类治疗中的应用

临床手术推动了现代医学的发展,而要准确、高效地完成一台临床手术需要临床医师经过长时间的临床研究和实践的积累。人类疾病的蔓延与临床专家的供求关系一直是社会关注的焦点,尤其是偏远地区的医疗资源极其匮乏,培养年轻医师的周期长等成为医疗领域头疼的问题。随着虚拟现实(VR)技术的崛起及远程技术的突破,使得临床专家远程指导、术中模拟实操、精确病灶定位等成为可能,下面将从"VR+医疗""增强现实(AR)+医疗"、可穿戴远程指导领域讲述可穿戴医疗设备在疾病治疗领域的应用。

(一)"VR+医疗"

VR眼镜作为一种全新技术的可穿戴式设备,在娱乐领域已经开始大放异彩,可以让人在视觉、听觉等方面身临其境,带给人更加真实的感受,但是VR眼镜的优势还远远没有在医疗等领域发挥出来,如果能将患者体内的结构和病变实时地展现在医师的眼前,医师可以在VR眼镜中对三维结果进行放大、缩小、旋转等操作,那么将会大大降低操作难度,提高临床工作效率,实现精准医疗。

作为将VR技术应用于医疗的全球开创者之一,VR与医疗的结合主要体现在四个方面:医疗培训、临床诊疗、医学干预、健康保健(详见第六章第一节)。

(二)AR眼镜

AR技术不仅在与VR技术相类似的应用领域,诸如尖端武器、飞行器的研制与开发、数据模型的可视化、虚拟训练、娱乐与艺术等领域具有广泛的应用,而且由于其具有能够对真实环境进行增强显示输出的特性,在医疗研究与解剖训练、精密仪器制造与维修、军用飞机导航、工程设计和远程机器人控制等领域,具有比VR技术更加明显的优势。医师通过穿戴AR眼镜,利用AR技术,轻易地进行手术部位的精确定位。

随着AR增强现实和VR技术不断地跃进,越来越多的公司开始关注并且应用这项技术(详见第六章第二节)。

(三)可穿戴高清视频录播设备

优势医疗资源稀缺与分布不均是我国医疗卫生领域目前面临的现状,也是亟待解决的问题之一。开展远程手术指导是解决上述问题的途径之一。国外对于远程诊断指导开展较早,2006年美国宇航局对国际空间站上的宇航员就开展了基于超声影像的远程诊断指导。对于可穿戴式高清视频转播下的远程手术指导实际应用也较早,2013年美国伯明翰阿拉巴马大学利用谷歌眼镜开展了远程虚拟手术,代表了该领域的研究前沿。

国内目前基于高清视频的手术示教系统已经得到了较为广泛的应用,有条件开展远程手术指导。但由于大多数示教用摄录设备都是固定的,并不能灵活全面地对手术现场进行转播,从而对专家的远程指导造成了一定的困难。因此提出一种基于可穿戴式高清视频转播技术,对固定摄录装备进行补充,可以更真实地还原手术现场,让专家可以通过手术医师的视角对手术过程进行指导,提高手术的精准度和成功率(图10-3-6)。

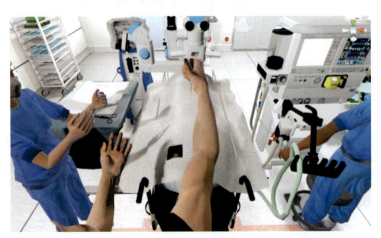

图 10-3-6　心脏手术中医生视角进行心脏手术的动作

　　基本业务场景包括手术现场和专家端两部分。首先,手术现场的医护人员通过可穿戴式移动摄录装置将手术部位以高清视频的方式通过快速网络实时发送至专家端,专家通过视频播放器观看手术过程。为使专家获得全面的手术信息,患者的生命体征信息也会与手术视频同步实时传送至专家端。在手术过程中,现场医师可随时向远程专家提出指导请求,专家团队可以对视频信号进行回放、截屏、圈点等操作,并结合语音系统向手术现场发送图像和语音相结合的指导意见,手术现场医师可根据指导意见继续完成手术。整体业务场景描述如图 10-3-7 所示。

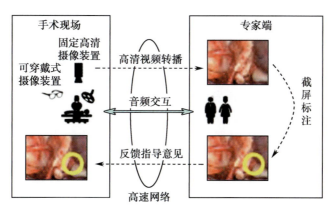

图 10-3-7　基于高清视频转播的远程手术指导场景描述

　　我国远程医疗起步较晚,但近年来发展较快,各地都在探索远程医疗的新方法和新业务,开展了基于远程系统的实践工作。随着可穿戴式高清视频转播技术在远程医疗,尤其是远程手术指导方面的深入应用,必将能够提高专家资源的利用率,提升中小医院的手术水平。同时我们也应看到,远程手术指导系统仍存在一些问题需要探索,技术上包括视频的稳定性、便携式设备的电池续航能力等,非技术上的问题包括患者及家属对远程手术治疗模式的认同度、远程手术指导风险规避、指导方和被指导方的责任划分等,均需进一步研究和探索。远程手术指导的普及应用仍面临众多的挑战。

(黄　鹏)

参 考 文 献

［1］郭瑞表,钱小顺,孙宝君,等. 多导睡眠图监测的影响因素与干预措施. 中国综合临床, 2013, 29 (4): 392-393.

［2］GIANSANTI D, MACCIONI G, MORELLI S. An experience of health technology assessment in new models of care for subjects with Parkinson's disease by means of a new wearable device. Telemed J E Health, 2008, 14: 467-472.

［3］VALLURUPALLI S D, PAYDAK H, AGARWAL S H, et al. Wearable technology to improve education and patient outcomes in a cardiology fellowship program-a feasibility study. Health Technol, 2013, 3 (4): 267-270.

第十一章　医学云平台

第一节　大数据医学云平台概述

随着计算机技术和互联网技术的快速发展,催生出一种全新的网络应用——云平台。云平台(Cloud Platform)也称为云计算平台,是指基于硬件资源和软件资源的服务,提供计算、网络和存储能力。云计算平台可以划分为3类:以数据存储为主的存储型云平台,以数据处理为主的计算型云平台以及计算和数据存储处理兼顾的综合云平台。随着医疗信息化发展和云计算技术在医疗领域应用的不断成熟,数字化医疗云平台的建立,可以降低医疗成本,提高医疗机构业务效率,实现以患者为中心的数字化医疗体系。借助数字化医疗云平台,可以实现医疗物资、医疗信息、药品研发和远程急救等在线服务、监控、跟踪和合理配置功能,从而促进医疗领域向数字化、智能化、精确化方向的可持续发展。

一、数字技术在医疗领域中的应用

随着互联网与新科技的发展,数字医疗在近年来频频得到应用[1]。数字医疗技术的进步和愈加广泛的应用使其成为改变医疗行业现状的有效切入点。如智能手机能够为医疗供应商和患者"牵线"实现互动,也能让用户获取自身的健康数据,还能够帮助进行医疗服务的追踪和个性化定制。对于传统医疗行业和身在其中的医护人员而言,数字医疗的兴盛会对其造成一定的冲击,但更多的是提供助力。数字化医疗出现的标志应该是以计算体层成像(computed tomography,CT)为代表,把数字化的计算技术引入常规的放射成像中。由此,人类开始进入"数字化医疗"时代。此后,常规脑电图、心电图都开始数字化,以及磁共振成像(magnetic resonance imaging,MRI)、数字血管造影术(digital subtraction angiography,DSA)等目前重要的医疗诊断设备,都是数字化医疗发展的结晶,为人类打开了更宽的视野[2]。

(一)数字技术在临床医疗方面的应用

在临床医疗上,医疗业务的水平高低取决于医师个人的学习能力和工作经历,传统医疗业务很大程度上依赖于医务工作者的工作经验。随着社会的进步,医疗业务开始电子化,电子病历(electronic medical record,EMR)、实验室信息管理系统(laboratory information management system,LIMS)、医学影像存储与通信系统(picture archiving and communication systems,PACS)和放射信息管理系统(radioiogy information system,RIS)等电子信息系统逐渐在医疗业务中大量应用,这些电子信息系统作为医师的得力助手为临床诊断和治疗提供了辅助作用,提高了医疗流程效率,成为当前临床诊断治疗建议和临床路径优化分析的基础系统之一[3]。智能个人健康信息记录系统结构图如图 11-1-1 所示。

伴随我国医疗行业的快速发展及数字技术的应用,EMR、LIMS 和 PACS 等电子信息系统在医疗行业得到广泛使用。这些电子信息系统完成了医疗数据的初步收集和初级分析的应用,使得医疗信息电子化形成医疗大数据,能够保证该领域中的各项数据分类更加精准、储存更加安全、处理更加快速,便于医师管理医疗信息,有效提高了医疗数据的利用率。大数据分析技术的出现,能够深入地分析和处理有关的医疗大数据,便于医疗软件设计人员更好地挖掘相关数据,并且和疗效指标的相关数据相结合,得出更加智能化和有效的治疗手段、治疗路径和临床路径,实现对医务工作的指导意义。数字技术在医疗领域的发展和运用能够加快临床决策支持系统(clinical decision support system,CDSS)的最终实现,CDSS 是指能够结合医学知识和临床观察数据,并为医务工作者的决策进行计算和支持的软件系统,有助于提高医师的临床治疗效果和效率[3]。

(二)数字技术在医药研发方面的应用

数字技术在医药研发和商业模式上也得到广泛运用,主要体现在生命科学领域研究和制药公司策略两

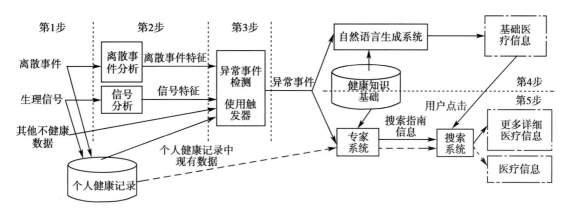

图 11-1-1　智能个人健康信息记录系统结构图

方面。通过电子设备测量患者心理和生理上的细节变化形成医疗数据信息,利用大数据技术专业化地处理测量的有关医疗数据信息,发现一定人群内患者的行为习惯、特殊症状、喜好和病症的流行特点,分析出最适合的药物。在传统医药研发中,一般使用临床实验、采集样本和分析研究的方式来跟踪传统药物的不良反应。而数字技术的引入和发展,能够在医药研发工作的后续阶段利用数字技术分析和跟踪药物的不良反应,并且在药物的研究过程中利用数字技术优化管理医药研发资源。数字技术的应用能更加广泛性地采集样本,如通过体感设备、可穿戴设备采集患者的相关信息,并将患者的信息传输到数据中心,拓展了数据采集样本的数量,能够更加便捷地分析药物的不良反应,避免了传统方式的不利影响。同时通过大数据分析技术处理收集的数据帮助研究人员确定公众对于医疗用品的需求趋势,使得医疗研发资源倾向于需求旺盛的医疗用品的研发,优化医药研发管理流程(图 11-1-2)。

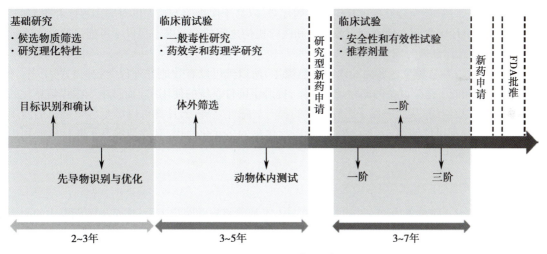

图 11-1-2　美国食品药品监督管理局(FDA)药物开发过程的概述

(三) 数字技术在资源分配方面的应用

数字技术的发展还有利于医疗资源的合理分配,主要体现在医疗体系、制药和健康消费三大方面,通过大数据技术确定公众对于医疗资源的需求,使得医疗资源的分配更加合理。由于各级医院在医疗资源的配备和使用方面存在不平衡,数字技术的应用连接不同医院实现数据共享、远程咨询和双向转诊,合理利用各级医院的医疗资源。大数据技术在健康产品的市场定位方面,能够收集和分析所得数据找到消费者的健康、心理、购买力和被消费产品与消费习惯间的内在关联性,从而达到合理分配资源和获得利益最大化的商业模式。而在保险领域方面,有关公司和部门可以通过大数据技术,了解一定范围内的人群健康水平、生活水平和总体病患情况,并以此制订出更加合理的保险产品。

(四) 数字技术在医疗企业管理方面的应用

在医疗领域,数字技术基于海量数据的集中分析和利用,提供准确的信息,为管理决策提供科学依据,成为提高企业管理水平的重要手段。医疗企业的药物产业链及加工过程中,均离不开数据和数字化、信息化,包括智能化生产,通过数字技术将质量检测变得可控、可视化,保证药物产业链中的质量溯源等,均可达到医药企业供应链的精准和快速高效管理。

二、云计算技术及其在医疗领域中的发展应用

随着对于云计算、云迁移等服务的旺盛需求,我国云业务市场正走向成熟,势头迅猛,在多个行业都得到了推广应用,医疗行业尤为突出。医疗行业海量数据和非结构化数据,是医疗信息化中面临的巨大挑战,近年来越来越多的国家都开始积极推进医疗信息化发展,投入大量资金给医疗机构做大数据分析,有力地推动了医疗事业的向前发展。随着我国对于民生事业建设的步伐不断加快,对于教育、医疗等事业的扶持力度不断加大,人们所享受到的医疗服务越来越人性化、高效化。

在云计算应用到医疗领域之前,医疗机构为了集中一切资源,不得不购买和维护所有必需的硬件和软件,并招募大量医护人员,却不考虑这些资源是否全部使用,并且安全性通常较差。尤其是基础设施比较薄弱、医疗资源稀缺的地区,患者时常面临着就医困难、价格昂贵等诸多困难,患者因为得不到救治而身亡的现象时有发生。

随着云计算技术在医疗领域的应用落地,医疗机构可以使用云计算这种协作方式有效处理和交付数据,并将数据分析成有意义的信息,这使得医疗资源紧张、就医贵、就医难等问题有所缓解。通过使用云计算服务,医疗机构只需为使用的资料和服务支付费用,例如存储、应用程序和基础设施服务,降低了患者就医的成本。

云计算在医疗信息化中的应用主要是指通过第三方云平台对若干用户的医疗需求提供对应的信息资源服务。医疗单位通过公共云来实现与各医疗机构的信息资源共享。除此之外,医疗机构内部还有属于自己的私有云服务平台,确保了对保密资源的管理和使用。总而言之,就目前发展水平来说,云计算可以帮助各医疗单位进行网上挂号、远程医疗、药品管理等多项服务[4]。

在医疗行业,云计算还充分发挥了其灵活性的优势,以易于使用的方式提供对应用程序和资源的实时和远程访问,这为多个地区之间实现医疗资源共享和医疗机构之间的有效融通提供了可能。此外,它还减少了推出新应用程序的总体部署时间。

由于云计算可以整合整个区域内的医疗信息资源,所以其可以有效地提升各类数据的利用率。信息的统一处理,有效地降低了医疗设备的储存建设成本,提升了硬件系统的使用率。而且由于医疗信息化的提升,可以有效地减少医疗纠纷,从而确保了医疗收益的提升。除此之外,云计算可以满足各个端口的使用,例如手机、个人电脑端等都可以使用,由此一来,促使医疗信息的多元化使用,有效地提升了医疗资源利用率,进而降低医疗机构成本。

三、未来展望

随着云计算与人工智能的发展,未来,云计算与人工智能将推动医疗手段,甚至是医疗模式的改变,重塑医疗产业,助力整个医学行业的发展,在医疗领域发挥重要作用,自然也将对部分医师的职业发展道路产生深远的影响。相信人工智能会成为医学创新和改革的强大动力,给未来医疗技术带来深刻的变化。医学云平台在未来的展望如下。

(一) 云计算技术优化医疗行业信息化

云计算实现了信息资源共享,提高了整个医疗机构的服务水平,加快了医疗信息资源的建设。在医院数字化建设中,患者成为整个诊疗过程的中心,医疗业务成为医院的核心,各科室共享患者医疗信息,并且云平台将深层次利用患者信息,进行数据挖掘、分析和利用。为了全面整合医院内的管理信息、患者的诊断及治疗信息、费用信息,全方位提升医院的服务水平,通过个性化医疗服务,利用各种信息服务和整合信息资料,建立良好的医疗管理体系,提高患者满意度,可以选用云计算服务来完成[5]。云计算具有超强的计算能力,能对海量数据进行收集、整理,并把最终分析结果存放到固定的数据库中。医疗机构个体不需要再投资和购买昂贵的硬件设备,进行频繁的维护与升级,云服务商会提供所有的硬件配置和更新,医疗机构个体只需花少量的钱从云平台租用相关的云服务,借助一台接入网络的电脑就可以享受云服务提供的各种信息。目前,我国各级医疗机构、公共卫生机构已经建设了大量的医疗信息资源数据库,并且还在建设更多的医疗信息资源数据库。各个医疗机构或信息资源建设人员可以利用云计算所提供的强大协同工作能力实现

医疗卫生信息资源数据库的共建,从而逐步将医疗信息资源存储在云上,医疗信息资源的共享将更为方便与快捷。

(二)云计算技术提高城乡基层医疗卫生机构的服务水平

基层卫生机构投资数字化改造,存在信息和费用不足的问题。全国有实力的大医院都开始运用数字化医疗设备、各类应用软件和计算机网络平台,及时、准确、系统、便捷地收集医疗服务和管理信息,并进行分类、整理、统计、分析和反馈,数字化运作和智能化管理医院内部各项业务,并与医院外部的信息系统进行数据交换和信息共享,大幅提升整个医院的医疗服务和医疗水平。相比大医院,基层卫生机构显然难以负担这些费用,而费用没有那么高昂的云计算服务则可以改善这种困境,通过计算机网络连接共享医疗信息和医疗设备,提供软件服务和信息共享服务。所以,基层医疗机构只需通过互联网就可以获得先进的诊疗技术和大医院丰富的临床经验,不但降低基层卫生机构的费用,并且能使广大患者不进城也可以享受到大医院的诊疗水平。

(三)云计算技术提供个性化服务

通过互联网的高速网络不仅可以随时随地得到整合后的全国各大医疗机构信息资源,更可以得到个性化健康咨询与规划、远程在线健康服务,并且通过云计算的组织与匹配将患者最需要的、最专业的医疗信息资源和服务反馈到用户界面,减轻了医务人员的工作负担,节约了患者看病的时间,提高了看病效率。在网络多云的状况下,云计算可以提供大型云主机、云环境,建立一个基于云计算的大型虚拟医疗信息数据库,充分利用云平台超强的数据处理能力,最大化地整合优化资源和服务,为患者的个性化需求服务提供基础。"云"是一种分布的、面向唯一患者的唯一需求的态度,通过"云"整合医疗机构间的网络服务,将国内医疗机构整合成类似于一个巨型网络服务器中心,医疗机构公共联机检索系统可以从云计算中得到最强有力的支持,成为新一代医疗信息资源与患者匹配的基础核心。患者可以从云计算中获取医疗服务,任何个性化的需求都将在医疗机构之"云"中有所体现。医疗机构公共联机检索系统将不仅展示单个医疗机构的医疗信息资源,还可以实现各种新型医疗服务的重组和稀缺医疗信息服务内容的再现。大型云端也将为医疗机构提供一个充分的空间来展示自我能力与需求,提供一种个性化选择的理念和实践。医疗机构将有机会成为一种网络有机体,即医疗机构所有存在的实体资源将成为一种更有灵活性的巨量资源,一种更新型的交互服务。

(四)云计算技术给医疗效果的测评提供后台保障

云计算技术给医疗效果的测评提供了有力的后台支持。在云计算模式中,相关的医疗信息存储在"云"之中,为医疗机构之间的协作架起一座桥梁,医师以及专业健康保健人员可随时随地调度患者的健康数据进行诊治,避免治疗时机被延误;患者可以随时随地以某种便捷、方便、安全的方式获得自己的主治医师信息并对其及时地作出评价,并存储在"云"之中。云计算运用其强大的计算能力对该医师所属全部患者的评价指标、康复指标和医疗费用等进行统计分析,最终为医疗保险及患者医疗安全提供更多更具参考价值的综合信息知识集群[5]。

(沈寓实)

参 考 文 献

[1] 孟勋."互联网+":数字医疗走向新的阶段.中国科技信息,2016 (13): 24-25.
[2] 张继武.数字化医疗发展概述.中国医疗器械信息,2016, 22 (11): 1-4, 37.
[3] 段雯琼,任亚丽,薛然.基于"互联网+"和大数据分析的社区老人智能医疗服务系统.中国新通信,2017, 19 (8): 157.
[4] 尹伟.云计算在区域医疗信息化中的应用探讨.电子世界,2018 (23): 81-82.
[5] 陈海波.云计算技术在医疗行业中的展望.科技信息,2010 (10): 385.

第二节　数字可视化医疗医学云平台在临床应用中的初步实践

随着现代医学的发展和医疗信息化水平的提高,医疗机构在日常运行中产生了大量医疗数据,尤其是产生了大量的影像类数据。医疗数据正在快速增长,多数医疗机构每年都要投入大量的资金来扩建数据中心的存储容量,以应对日益增长的数据处理需求。但大多数医院产生的数据仍然限于在局域网内使用,采取本地化存储、提取的方法,难以共享,海量数据并没有得到充分地使用。

随着云技术的发展,如何采用云平台对医疗数据进行储存、调用,进行大数据、物联网建设以及人工智能的充分应用,对于各个医疗机构来说,既是一种机遇,也是巨大的挑战。云平台是一种软件即服务(software-as-a-service,SaaS)理念的延伸。医疗机构可根据自己的实际需求,通过互联网向云服务商定购所需的云服务,按定购服务的多少和时间长短向厂商支付费用,并通过互联网为服务对象提供服务。由于采用云平台的形式,可方便使用各种终端来采集数据,包括移动设备、个人电脑或者更高级的超级计算机。云平台可以节省医疗机构在数据处理方面的投入,便于维护,但其中的数据安全性、服务的标准化是一个挑战。云平台的数据储存必须符合《美国健康保险流通与责任法案》(*Health Insurance Portability and Accountability Act*,HIPAA)等相关患者隐私保护法案以保障患者的隐私安全。

数字可视化医疗医学云平台一方面体现在数据的可视化,通过特殊的数字技术,将数字信息转变为图形,使得抽象的事物和过程通过可视化技术变成易于理解的图像。因为,从认知的角度来看,人类接受图片信息的能力明显强于接受数字信息的能力。另一方面,可以采用最新的数字人技术来应用于各种临床场景,包括医疗、科研、教学和管理等方方面面。目前,数字可视化医疗医学云平台可以使用区块链技术以确保数据的共享操作和安全性。数字可视化医疗医学云平台可以从两个维度获得应用,既通过云平台提供服务,同时通过云平台采集数据。未来数字可视化医疗医学云平台有望在以下两个方面得到广泛应用:①人,把一个人在不同地点、时间以不同方式采集的数据有机地结合起来,形成可视化的数字人,构建"个体人",根据"理想数字人"的模型来提供教学、医疗咨询和决策等云服务;②病,把相同疾病的人的数据有机结合起来,形成"疾病"的各种可视化模型,根据数字化的"典型病人"为医师或患者提供服务[1]。

一、医学影像云服务平台

医学影像数据可以通过公共或者商业性的医学影像云平台,在云端进行数据储存、快速调用,以实现跨地域、跨医疗机构的数据共享,为医师和患者提供更加便利的临床影像数据服务,帮助医疗机构降低医疗数据管理成本;也便于医疗管理部门建立全民电子健康档案,掌握全民的健康信息,完善监管体系,推进区域分诊;还能与大数据、物联网、人工智能(artificial intelligence,AI)结合,有着非常广阔的应用空间和潜在价值。

在现代化医院中,80%~90%的医疗数据信息来源于医学影像,约80%的存储空间被影像数据所占据,根据互联网数据中心(IDC)2017年的研究数据,全球每年新增超过450PB的图像数据,图像存储量预计将在未来5年内翻一番,传统以单体医院为单位的影像存储让医院不堪重负。医学影像云平台有望为医疗机构解决这一难题,国内的阿里巴巴、腾讯和华为,国外的亚马逊、微软等互联网巨头,都积极在医学影像云平台服务方面进行布局。未来,通过医学影像云平台可以降低医疗数据处理成本并提高效率,让患者得到更好、更优质的医疗服务,从而实现医疗资源的最有效配置(图11-2-1、图11-2-2)。

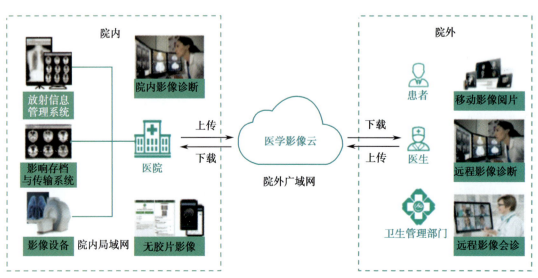

图 11-2-1　医学影像云服务场景

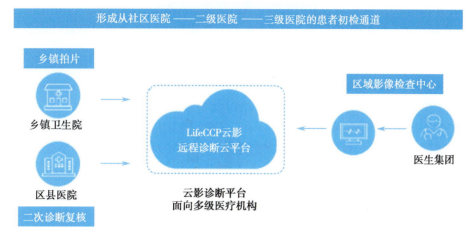

图 11-2-2 区域影像检查中心流程

（一）医疗影像云的主要应用场景

目前,医疗影像云的主要应用场景可分为以下五大类:

(1)影像云存储:主要包括海量影像数据云上存储备份、云上影像归档等。

(2)影像云应用:基于云端影像的应用,如云影像存档与传输系统、移动影像阅片、区域影像中心、数字病理云平台等。

(3)医疗协同:主要包括区域影像中心、远程影像会诊中心等。

(4)医疗教育:主要包括在线医师培训、手术直播、医师考试、多院区教学课程及学术研讨会等。

(5)健康管理:面向个人的影像档案、影像在线咨询和远程健康监控等应用服务。

（二）云影像诊断平台

国内目前有一些公司,如翼展公司,已经开始在政策相对宽松、互联网医院比较发达的宁夏回族自治区尝试商业化的云影像诊断平台。他们开发的云影远程诊断平台基于云计算技术开发,建立在云平台上,不受终端限制并能够快速、高效地帮助影像医师完成线上阅片、报告撰写等在线工作,为当地的远程影像诊断中心与基层医疗机构之间建立一道沟通桥梁。其最大作用是推翻了以往传统影像医师只能依托放射科室完成诊断作业的工作模式,使医师无论身居何地何种场景都可以便捷、灵活地完成影像诊断工作。实时同步和云存储功能也确保了数据高效传输与安全稳定,有效地缩短作业时间,提升工作效率。

1. 基本功能

(1)申请:具备申请单的填写、申请的提交与修改、诊断机构查询、申请的查询等功能。

(2)资料传送与接收:具备不同资料的传送与接收功能。

(3)图像浏览、增强与分析:能够对原始图像进行浏览、对比度增强、边缘增强、病理特征提取、病理特征量化分析,能够进行计算机辅助诊断、基于图像特征的图像检索等。

(4)质控与统计:影像质量统计、技师评片、集体评片、报告书写质量统计、技师的影像总体质量统计、诊断报告诊断质量统计等。

(5)诊断报告发布、浏览与查询。

(6)病例学习:为医师提供一个学习提高的平台,特别是一些进修医师与实习生,可以对其关心的报告进行查询浏览并进行对比学习与借阅。

2. 硬件设备 以类似于机顶盒的设备作为远程诊断平台接入医院的介质,是一款采用基于 ARM 低功耗处理器的微型电脑,采用 microSD 卡作为硬盘,提供双百兆网卡连接,支持 802.11n 无线连接和低功耗蓝牙连接。硬件设备安装 Linux 操作系统,并且支持完整的 JavaSE。具有以下功能:

(1)伺服程序接受标准数字医学图像信息标准(DICOM)传输协议的医学影像,能同时接入 DR、CT、MRI 等设备。

（2）支持影像压缩传输至云端，能够在网络不稳定和低速带宽的条件下断点续传，断电重启后能够自动重传。

（3）作为内网的代理访问云影，同时可以提供在线影像数据的本地缓存，默认配置的 32G microSD 卡可提供一个日拍片量在 100DRs+20CTs 左右的医院一周内图像的本地缓存。

（4）简化首次接入安装和配置，降低接入成本和后期运维成本；与云影同步自身运行状态，并且支持远程维护和升级。

3. 数字胶片　数字胶片、多屏支持诊断与报告撰写界面，利用数字胶片逐步替代传统医用胶片，减少医院开支和患者就医成本。数字胶片无缝对接医院影像设备和影像存档与传输系统，可通过手机、平板电脑或台式电脑调取无损压缩的原始图像发起会诊，终身存储患者数字影像信息。

同时在会诊中心配置协同会诊模块，实现会诊中心下辖乡镇卫生院所有影像会诊服务，支持疑难杂症远程会诊。能通过医师集团向上一键连线国内知名影像专家，为本地及周边患者带来高端、精准的诊断服务，充分满足不同个性化需求。与多家知名医疗机构建立合作关系，成立由国内一流资深医院管理专家与著名医学教授组成的专家团队。

4. 网络需求

（1）基层医疗机构

1）内网需求：由于需要将图像采集上传到云影诊断平台，因此采集工具必须与基层医疗机构的设备同在一个局域网内。

2）外网需求：采集工具（硬件设备）将无损压缩 DICOM 图像上传到云影诊断平台必须通过外网，保证基本上传速率 ≥ 1Mb/s。

（2）会诊中心（上级医院）

外网需求：会诊中心使用台式电脑、平板电脑、手机移动等终端设备通过外网从云影诊断平台获取无损压缩 DICOM 图像进行诊断会诊，保证基本下载速率 ≥ 2Mb/s。

5. 诊断流程（图 11-2-3）

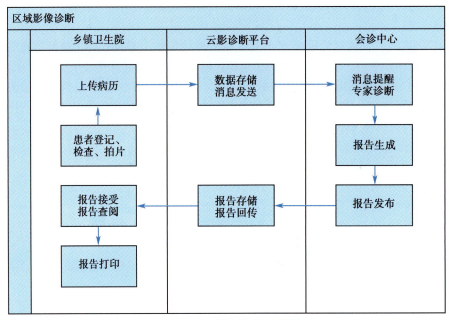

图 11-2-3　诊断流程示意图

（1）乡镇卫生院或区县医院完成患者登记、检查、拍片。

（2）乡镇卫生院或区县医院通过网关大通互联网安全上传诊断所需材料，如患者信息、图像等至云影诊断平台。

（3）由上级医院诊断医师与医师集团阅片诊断并书写报告。

（4）报告内容回传给乡镇卫生院或区县医院 Web 端。

（5）乡镇卫生院或区县医院打印报告，发放给患者。

二、数字人医学云平台

数字人体是由信息科学技术与人体解剖学结合而成的新技术,与之相关的开发研究是当今世界的前沿科技领域之一。早期数字人体主要是建立一个"理想人"用于医学教育和科研,随着技术的发展,又发展出了"数字双胞胎"的概念,有望在一个虚拟的人体上实施虚拟手术等干预,完善治疗计划后再真正实施在人体上。

虚拟可视人计划于1989年由美国国立卫生图书馆发起,并由美国科罗拉多大学健康中心负责采集数据,Spitzer教授领导的研究小组分别于1994年和1995年完成了首例男性和女性数字化虚拟人的数据采集。之后韩国、德国和中国相继启动了虚拟人计划,2002年10月至2003年1月,我国完成了中国第1例男性和第1例女性数字可视化人体数据采集工作。数字人体的发展迅速,其中谷歌公司于2010年12月推出了第一个基于网络的3D人体模型。

现在数字人的研究已经从可视化人、物理人步入数字生理人的阶段,国际上正在或已经建立了不少数字人研究模型,如细胞模型、蛋白质模型、组织模型、器官模型等不同层次的模型。在国内,数字人的发展也为中医药现代化研究提供了先进的技术平台。

目前,已经有一些公司可以提供商业化的"数字人云平台"用于互联网在线教育,通过云在线的方式,为客户提供基于数字人的互联网教学、学习、互动与考核的相关服务,为用户提供混合式的学习、评估系统,提高医学院校的信息化教学资源建设水平,方便教师的教学过程,协助学生的自主学习,成为医学教学的优质工具。

目前中国解剖学会也提出了"数字解剖教研室建设规范",希望通过与数字人云平台合作,为各大医学院校提供"数字解剖教研室",以改变原解剖实验室"环境差、手段旧、教学难"的问题,通过数字人体与标本的虚实结合教学,提高教学的效率,提升学生的学习积极性和学习效率[2]。

(余可谊)

参 考 文 献

［1］ SHOUMEN P, AUSTIN D. Emergence of digital twins. J Innov Manag, 2017, 5 (3): 14-34.
［2］ 王怡栋, 宋海江, 陈宇扬, 等. 数字人体在医学教育中的应用及拓展. 中国高等医学教育, 2011 (12): 25-26.

第三节　基于人工智能医疗云平台的建立与前景

一、人工智能医疗云平台概述

向云端加速迁移是医疗行业在信息技术(IT)应用方面的一个阶段性变化。过去,整个行业的IT基础设施与系统是高度分散的,企业往往配备强大的防火墙,采用内部管理的方式。这种零碎、定制化的IT管理方式背后是对数据安全的担忧。现在,医疗行业已经开始效仿金融服务等其他领域,在不牺牲数据安全的前提下,充分享受云计算带来的成本与敏捷优势(图11-3-1)。

目前由于受限于政府的预算,医疗行业的核心基础设施仍有投资匮乏的现象。医疗行业对革新技术的渴求迫切,但却长期受到压抑。云计算能让医疗行业无须进行巨额的前期投入,就能实现技术革新。

在全球范围内,许多国家在寻求数字化医疗服务方面面临着无数的问题。由于资源(包括员工和财务)的减少,以及对数字化服务的需求不断上升,各国的医疗体系面临着前所未有的挑战。所有这些挑战使得目前的医疗保健模式日益紧张。在医疗保健行业通过数字化转型提高运营效率的工作中,持续向患者提供更好服务的压力越来越大。

在管理数百万份电子患者记录、整合社会和医疗保健信息以及开发连接无数诊所和医院的网络基础设施时,医疗保健行业所面临的挑战可能体现在对这种过程的控制。如今,医疗机构可以使用云计算技术这种协作方式有效处理和交付数据,并将数据分析成有意义的信息,这可以缓解该挑战。通过使用云计算服务,医疗机构只需为使用的资料和服务支付费用,如存储、应用程序和基础设施服务。

云计算对医疗行业的另一个重要优势是灵活性,因为提供商可根据需要扩大或缩小资源。云计算以易于使用的方式提供对应用程序和资源的实时和远程访问。此外,它还减少了推出新应用程序的总体部署时间。

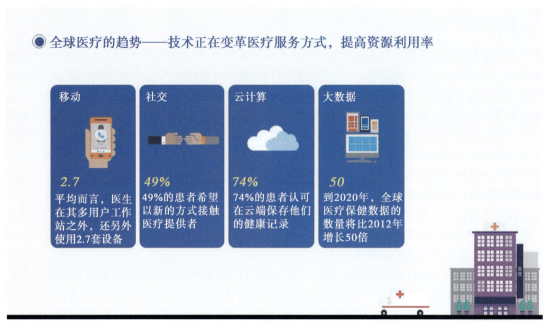

图 11-3-1　全球医疗发展的趋势

云计算的快速发展给医疗信息化带来了机遇,它不仅提高了资源利用率,还让医疗信息成为很重要的信息资源。有了云计算的帮助,未来可以实现随时随地获取医疗信息。云计算的应用,可以实现自动统计医疗数据,精确分析患者的疗效数据,帮助医师确定最有效的治疗方法。此外,依托云计算将医疗信息数据标准化,不仅可以避免过度治疗、提高医疗质量、解决治疗当中的问题,还可对一些隐含的问题进行预测。

二、人工智能云平台助力于医疗行业转型和创新

计算生物学、基因组学和医学影像方面的惊人进步创造了大量的数据,这远远超越了人类理解的能力范围。虽然临床医师和护理团队渴望摆脱电脑椅,并更多地关注患者,但是他们三分之二的时间却花在了繁重的 IT 系统交互上。而且,各地的医疗机构仍然难以管理和分析每天生成的数据集,因此缺乏运营和监管机制。在人工智能和云计算的协助下,利用新技术(比如机器学习)助力医疗行业转型,能够减轻医师工作负担,提升患者治疗效果和满意度。

人工智能云平台助力医疗行业的三个重点方面。

(一)为精准医疗行业的发展建立基础

基于智能云可根据需要提供超级计算,为研究者、数据科学家和临床医师云驱动的基因组处理服务,实现大量数据处理的工作负载。例如:微软基因组学(Microsoft genomics)展示了一种分析长读基因组数据和捕获结构重排的新方法,它拥有一种功能强大的新基因组算法,该算法运行在微软蔚蓝(Microsoft Azure)内的英特尔阿尔特拉(Altera)现场可编程门阵列(FPGA)基础架构中——相同的板级架构支持微软脑电波项目(Microsoft Project Brainwave)令人难以置信的机器学习功能。这种革命性的基因组学服务将使研究人员能够更轻松地使用云中的长读数据构建和完成全新的探索。

癌症通常不是由一个基因突变造成的,它是很多不同的突变经过复杂的相互作用而引起的,这意味着需要仔细审视有关基因组的一切。汉诺威项目(Project Hanover)开始于一个被称为 Literome 的工具,这个基于云的系统梳理数百万篇研究论文,寻找可能适用于每个疾病诊断的基因研究。肿瘤学家很难独自完成这项庞大的工作,而研究人员在描述自己的工作时出现的不一致现象也让这项工作变得更加复杂。汉诺威项目探索了一种数据驱动型方法,使用机器学习来自动处理让癌症专家难以评估每个患者的繁重工作。

(二)健康行业向云转型

云计算近年来得到快速发展,并且受到很多企业、组织和医疗机构的青睐。在为精准医疗行业的发展建立基础时,需努力确保医疗健康数据保留在云中,结构合理并贴上标签,并允许利用数据和 AI 技术进行分析。

通过构建管理敏感和受管制数据的应用程序,提供安全和自动化的基础,让医疗卫生机构更容易转移到云端,并以这种方式实现数据分析和机器学习的全部潜力。

美国、澳大利亚和巴西已经利用 Azure 机器学习进行早期筛查和检测眼病,以减少不必要的失明。目前,全球有超过 2.85 亿人患有视力障碍,有 5 500 万人失明,其中,视力障碍的 70% 以上可以被避免。该人工智能模型通过印度政府的公共健康筛查计划,在超过四分之一的患者身上进行了试验。

针对糖尿病视网膜病变开发的、基于深度学习架构的解决方案 Airdoc,很好地解决了过往医师只能凭手动和人工看片方式存在的效率低、准确率低的问题。它在大量专家医师标注的眼底数据基础上,利用深度学习技术,设计特定的深度神经网络结构,实现眼底图像准确识别及病变区域判断,从而协助医师在数分钟之内完成筛查及准确分析。

除了针对糖尿病视网膜病变的系统,目前还有多套专注于以人工智能、深度学习提升医学诊疗准确率和效率的解决方案,大大解放了眼科医师,使用这套系统的医师其实并不需要具备眼科方面特别深度的专业知识,也能快速判断糖尿病视网膜病变与否。这样一来,让更多的医院部署这套系统也就是把我们专业医师的手和经验延伸到了全国各地。即便是偏远地方医院也可以通过云端上传患者的眼底影像,进行远程分析,让小地方的患者也能享受到大城市的医疗诊断,而不必多费周折亲身前来。

(三) 赋能医疗工作人员

医师和患者是两个关键。医疗健康专家想要在患者身上花费更多时间,减少繁重、烦琐的任务。通过一些新项目和工具,可以帮助临床医师和护理团队为患者提供更好的服务。

比如 Empower MD,其目的是创建一个以 AI 为动力的系统,可以聆听和观察医师会面时的会话交流,来获取和整合医疗专业知识。Empower MD 架构是一个学习系统,能在保持隐私和合规性的同时捕捉并综合患者与医师的对话,并支持应用程序(如自动生成笔记)。该项目在构建丰富的医疗知识图和推荐系统方面取得了巨大进步,这些系统都是基于 Azure 架构开发的,可以与医疗保健合作伙伴安全地共享语音数据。

再比如,深眼(InnerEye)使用最先进的机器学习和计算机视觉技术将医学图像转化为测量设备,提升临床医师个性化治疗的能力,让他们将更多时间花在患者身上,并为医院节省成本。深眼通过基于云的图像分割服务超越研究实验室,为放射科医师提供更加详细且一致的测量,从而强化他们的专业知识。该系统能够评估 3D 扫描的每一个像素,精确地告诉放射科医师肿瘤自从上一次扫描以来增长、缩小或形状改变了多少,提供有关器官密度等信息,还可以更精细地分析肿瘤周围的细胞健康状况,让放射科医师更好地了解病灶是囊肿还是肿瘤,以简化医疗专业人员的临床工作流程。

三、总结

云计算正在改变医院、诊所、医师、护士为患者提供优质、经济、高效服务的方式。这种转变受到两种力量的推动:削减成本和改善患者护理质量的迫切需要。云计算有能力革新医疗保健行业,可以通过分散化的方式提高效率,并通过提供与内部 IT 组织相媲美的服务来改善患者体验,而成本却大大降低。

未来,随着云计算等技术深入应用于医疗行业,我国的医疗卫生事业将会显示出智能化、高效化等特点,更多的患者将会受惠。

(王亚鹏)

第四节 混合现实医疗云平台的建立与前景

混合现实医疗云平台是利用云计算互联网的云计算资源构建医疗混合现实所需要的基础计算服务,并利用多种混合现实终端给医疗工作者在临床、教学和科研等多个方面提供一整套开放的全息医疗影像在线共享平台。在混合现实云平台上医师可以自由创建个人主页,通过上传医学影像资料后可以进行肿瘤标记、手术方案设计等操作对病例进行储存或分享,从而建立海量的专业真实病例库,将晦涩难懂的医学知识以全息影像的形式呈现。

2018 年 5 月 25 日,国内首个混合现实云医学交流平台"星云"正式启动,突破了空间的限制,用户通过佩戴混合现实眼镜便可浏览自己的或者被分享的立体病例。自此,医师无须高端配置的工作站便可实现云端的影像重建,在云平台上,医师可以实现全息的手术导航指导、远程的全息手术协作,未来更可以实现手术机器人的全息远程操作,混合现实云技术将可能使得同一时间不同地区的人们通过该平台实现跨越时空式的医学交流。

一、公有云、私有云和混合云

云平台包括公有云、私有云和混合云三种部署方案。常规互联网公司的业务系统一般构建于公有云之上,而常规医院的信息系统一般则构建于独立的私有云系统。涉及混合现实医疗云平台的建立需要使用综合二者优势的混合云部署方案,涉及需要远程协作的相关内容使用公有云系统实现,而常规数据则保存在私有云系统内,这里介绍这三种常见的云方案。

(一) 公有云

公有云是部署云计算最常见的方式。公有云资源由第三方云服务提供商拥有和运营,并通过互联网提供。微软蔚蓝(Microsoft Azure)、亚马逊网络服务(amazon web services,AWS)和谷歌云(Google Cloud)是公有云的典型示例。在公有云中,所有硬件、软件和其他支持性基础结构均为云提供商所拥有和管理。在公有云中,不同用户共享相同的硬件、存储和网络设备,并可以使用网页浏览器访问服务和管理帐户。

公有云的优势:成本更低,无须购买硬件或软件,仅对使用的服务付费;无须维护,维护由服务提供商提供;近乎无限制的缩放性,提供按需资源,可满足业务需求;高可靠性,具备众多服务器,确保免受故障影响。

(二) 私有云

私有云由专供一个企业或组织使用的云计算资源构成。私有云可在物理上位于组织的现场数据中心,也可由第三方服务提供商托管。但是,在私有云中,服务和基础结构始终在私有网络上进行维护,硬件和软件专供组织使用。这样,私有云可使组织更加方便地自定义资源,从而满足特定的 IT 需求。私有云的使用对象通常为政府机构、金融机构以及其他具备业务关键性运营且希望对环境拥有更大控制权的中型到大型组织。

私有云的优势:灵活性更高,组织可自定义云环境以满足特定业务需求;安全性更高,资源不与其他组织共享,从而可实现更高控制性和安全性级别;缩放性更高,私有云仍然具有公有云的缩放性和效率。

(三) 混合云

混合云通常被认为是将本地基础架构或私有云与公有云相结合,组织可利用这两者的优势。在混合云中,数据和应用程序可在私有云和公有云之间移动,从而可提供更大灵活性和更多部署选项。例如:对于基于 Web 的电子邮件等大批量和低安全性需求可使用公有云,对于财务报表等敏感性和业务关键型运作可使用私有云(或其他本地基础架构)。在混合云中,还可选择"云爆发"。应用程序或资源在私有云中运行出现需求峰值(如网络购物或报税等季节性事件)时可选择"云爆发",此时组织可"冲破"至公有云以使用其他计算资源。

混合云的优势:控制性,组织可针对敏感资产维持私有基础结构;灵活性,需要时可利用公有云中的其他资源;成本效益,具备扩展至公有云的能力,因此可仅在需要时支付额外的计算能力;容易轻松,无须费时费力即可转换至云,因为可根据时间按工作负荷逐步迁移。

二、混合现实医疗云平台的建立

医疗数据涉及患者隐私问题,在很多情况下属于敏感数据,常规数据都会保存在医院内部的私有云上,而在某些需要远程协同的场合,则有必要通过公有云达成医疗数据的远程共享与协同使用,这部分主要基于公有云平台进行构建,这就可以充分利用混合云的方式,结合私有云与公有云两者的优势来建立混合现实医疗云平台。常规数据主要保存在各个医疗机构的私有云内,涉及需要远程协同的数据则可以依托公有云平台。

如图 11-4-1 所示,在公有云系统里部署面向各个医疗机构的医疗数据同步服务器,医疗结构根据业务需求,将其需要放到云端的数据通过数据同步客户端自动同步到云端,当数据到达公有云端以后则可以提供给不同的应用客户端进行远程访问。其中包括专门用于观看混合现实应用的数字眼镜(如微软的 HoloLens)、基于手机或者平板电脑实现的便携移动应用的客户端应用程序(如基于谷歌公司的 AR 核心和苹果公司的 AR 套件),都可以快速开发相应的混合现实应用。另外,在部分应用场合还需要配合一些基于网页网端,为用户提供数据管理等方面的内容。

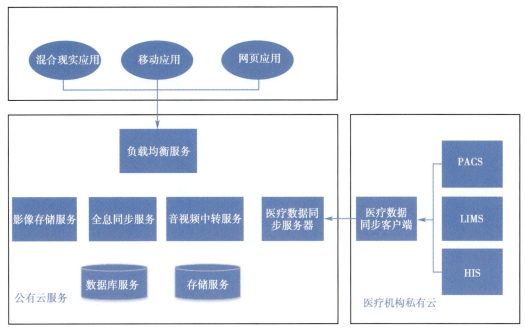

PACS—影像存储与传输系统；LIMS—实验室信息管理系统；HIS—医院信息系统。

图 11-4-1　混合现实医疗云平台的建立

混合现实医疗云平台的核心业务运行在公有云系统内,这里有几个服务的搭建决定混合现实医疗云成功的关键,包括影像存储服务、全息同步服务和音视频中转服务。具体的业务应用在底层都会依赖于这些服务系统。影像存储服务解决了专业医学影像数据的云端存储和传输应用问题,主要是医院传统 PACS 系统的扩展,可以支持标准 DICOM 格式影像的持久化和快速访问能力。全息同步服务主要用于多个不同混合现实客户端应用之间的全息状态的同步功能,可以实现大量客户端高并发实时的全息信息的远程交换。音视频中转服务主要用于解决远程音视频实时传输和同步的问题,用户通过麦克风和摄像头采集本地视频,再由客户端将视频压缩传递到云端音视频中转服务器,然后通过下行网络将音视频信息发送给需要远程协作的其他用户,达成远程音视频的实时通信工作。

和公有云对应的是医院的私有云系统,不同医院的私有云系统的架构大同小异,都包含医院信息系统(HIS)、PACS、LIMS 等核心医疗系统。其中和混合现实医疗云平台相关性最大的是 PACS 系统,PACS 系统是 picture archiving and communication systems 的缩写,意为影像存储与传输系统。其主要的任务就是把影像科室日常产生的各种医学影像(包括 MRI、CT、超声、各种 X 线机、各种红外仪、显微仪等设备产生的图像)通过各种接口(模拟、DICOM、网络)以数字化的方式海量保存起来,当需要的时候在一定的授权下能够很快地调回使用。混合现实医疗云平台往往需要基于从 PACS 获取的原始 DICOM 影像数据进行患者解剖结构的三维重建工作,并将重建结果转化为各个混合现实显示终端可识别的文件格式,并最终通过医疗数据同步客户端将数据同步至公有云上以进一步使用。

三、混合现实医疗云平台的前景

目前,混合现实医疗云平台还是一个新生事物,特别是受限于混合现实设备的价格和普及性。虽然混合现实医疗云平台在医疗机构普及率还不是非常广泛,但是随着各个不同厂商纷纷推出自己的混合现实设备,相关技术在不断趋于成熟的同时,设备价格也必将大幅度的下降,进而可以在医疗应用的各个领域得以推广应用。

目前医师用户已经可以在混合现实医疗云平台上自由创建个人主页,通过上传医学全息影像达到和其他用户远程交流的目的。未来随着技术的发展,医师则可以进一步通过混合现实医疗云平台完成基于全息影像的临床手术规划、远程手术导航和远程手术机器人手术实时操作等临床应用,并促进不同地域医师的深度交流。

(翟伟明)

第十二章 远程医疗

第一节 远程医疗概述

远程医疗（telemedicine）是一种利用信息与通信技术的新型医疗服务模式。近二十多年来，远程医疗以其较高的可及性、成本效益、质量和效率等优势推进了全球医学事业的进步。

一、远程医疗的定义

人们对远程医疗的理解随着社会的进步而不断加深。20 世纪 90 年代，美国远程医疗协会和美国国防部卫生事业处对远程医疗作出定义：远程医疗是以计算机技术，卫星通信技术，遥感、遥测和遥控技术，全息摄影技术，电子技术等高新技术为依托，充分发挥大医院或专科医疗中心的医疗技术和设备优势，对医疗条件较差的边远地区、海岛或舰船上的伤病员进行远距离诊断、治疗或提供医疗咨询的新型医疗服务模式。

2014 年，国家卫生计生委在《关于推进医疗机构远程医疗服务的意见》中明确指出，远程医疗服务是一方医疗机构邀请其他医疗机构，运用通信、计算机及网络技术，为本医疗机构诊疗患者提供技术支持的医疗活动。医疗机构运用信息化技术，向医疗机构外的患者直接提供的诊疗服务，属于远程医疗服务。远程医疗服务项目包括远程病理诊断、远程医学影像（含影像、超声、核医学、心电图、肌电图、脑电图等）诊断、远程监护、远程会诊、远程门诊、远程病例讨论及省级以上卫生计生行政部门规定的其他项目。

正确理解远程医疗需要把握如下几个方面：远程医疗是区别于传统医疗医患面对面诊疗交流的一种医疗模式，这种医疗模式打破了时间与空间的障碍；远程医疗是正式的医疗活动，遵从于各类医疗法律法规，而医疗法律法规也随着远程医疗的发展与时俱进；远程医疗的业务范围与运行模式随着科学技术的发展而不断拓展；远程医疗与移动医疗、互联网医疗等概念并不完全割裂，而是随着医学信息理念的发展不断融合。

从医疗行为来看，远程医疗具有以下特征：

第一，依赖于信息网络，要求信息真实、准确、快速地传递，而信息在传递过程中，存在被干扰、被泄露的风险。

第二，医疗关系的主体增加。传统的医疗法律关系主体是医患双方，不存在第三方介入。而远程医疗则不同，还涉及第三方医疗机构和远程医疗系统运营机构。

第三，在空间上的跨度，尤其是开展跨国远程医疗活动的情况下，导致医疗关系的主体的法律环境也有所不同。

第四，远程医疗的运营成本计算复杂，且牵涉的医疗主体较多，对医疗费用的支付提出了新的挑战。

二、远程医疗的发展历史

半个多世纪以来，远程医疗在欧美发达国家率先得到了应用与普及。远程医疗在全球范围内的发展分为几个阶段。第一个发展阶段是远程医疗概念提出阶段。20 世纪 50 年代末至 70 年代末，使用双向电视系统的远程医疗解决方案被运用于放射医学等领域。这一阶段的远程医疗侧重于研究性的探索与局部试点，远程医疗主要的技术支撑是卫星通信和闭路电视系统，使用费用高昂，难以普及。第二个发展阶段是 20 世纪 80 年代后期到 90 年代初期，计算机和通信技术的发展以及费用的下降，使远程医疗开始普及。虚拟现实（VR）技术机器人技术的快速发展也为远程医疗提供了更多的运行模式，远程医疗的运用范围呈现多样化的发展。第三个发展阶段是近 20 余年，随着互联网的快速发展，远程医疗系统出现在国外各个城市中。由于基于互联网的远程医疗会诊系统操作简单，运营和维护方便，国外许多医院都纷纷创建了自己的远程医疗会诊系统。这一阶段的远程医疗商业化逐步成熟,为患者提供的医疗服务越来越多元化、高效化。

我国真正的远程医疗活动开始于 20 世纪 80 年代末期。1988 年中国人民解放军总医院通过卫星与德国一家医院进行了神经外科远程病例讨论。20 世纪 90 年代中期,我国开始进行实用性远程医疗系统的建设与应用,北京、上海等地的部分医院分别建立了连接国内其他地区医院的远程医疗系统,同时,在国家层面建立了中国金卫医疗专网、解放军远程医疗系统等平台,开通了面向全国的信息网络架构并实现了远程医疗业务应用。1999 年 1 月 4 日,卫生部发布了《关于加强远程医疗会诊管理的通知》。这是我国首次在正式文件中提及 "远程医疗" 一词,对远程医疗的性质、准入、医务人员开展资质等内容进行了限制和规范。

近年来,我国加大了对远程医疗事业的推进力度。国家卫生计生委于 2014 年发布了《关于推进医疗机构远程医疗服务的意见》。同年,国家卫生计生委总结远程医疗信息系统的建设发展历程和经验教训,发布《远程医疗信息系统建设技术指南》,针对我国远程医疗信息系统建设的需求和发展要求,阐述了远程医疗信息系统建设的原则、目标和主要任务,大力推进远程医疗项目建设。自 2016 年起,国家卫生计生委先后发布了《远程医疗信息系统基本功能规范》《远程医疗信息系统技术规范》《远程医疗信息基本数据集》《远程医疗信息系统与统一通信平台交互规范》等一系列行业标准。

在国家政策的支持和网络信息技术的推动下,我国的远程医疗事业不断推进,部分技术达到了国际领先水平。2019 年 3 月 16 日,中国人民解放军总医院海南医院成功完成了全国首例基于 5G 网络的远程人体手术——帕金森病 "脑起搏器" 植入手术,开创了远程医疗新局面。

三、远程医疗的意义

远程医疗的发展对于现阶段我国医疗卫生事业的发展具有重大意义。

1. 促进医疗资源的公平性利用　我国幅员辽阔,医疗水平存在明显的区域差别,广大边远农村地区的整体医疗条件普遍滞后。远程医疗服务的发展,能够满足边远地区的广大患者的医疗服务需求,缓解疑难、危重病患者看病难的矛盾。

2. 有效节约了卫生资源　远程医疗的发展,将城市优质医疗资源和先进医疗技术向基层医疗机构延伸,把患者留在当地治疗,避免了异地重复检查费用,降低了个人和国家的医疗支出费用;同时又避免了外出求医的额外开销,使得患者的总体就医成本下降。

3. 提升了基层应对重大公共卫生事件的能力　在突发公共事件、战争环境等特殊环境下,远程医疗信息系统,可以迅速将事件发生地区以外的各类医疗卫生资源集中到事发现场,对提高事发地的疾病预防、治疗和应急处置的能力具有重要意义。

4. 极大地推进了医学教育的发展　远程医疗信息系统使医护人员不用离开工作岗位就能接收到基于临床案例的高质量的培训、获得接受优质的继续教育的机会。

四、远程医疗的基本运行方式

2018 年 7 月 17 日,国家卫生健康委和国家中医药管理局组织制定了《远程医疗服务管理规范(试行)》,对我国的远程医疗基本运行方式作出了明确规定。

(一) 远程医疗服务的类型

第一种:某医疗机构(简称 "邀请方")直接向其他医疗机构(简称 "受邀方")发出邀请,受邀方运用通信、计算机及网络技术等信息化技术,为邀请方患者诊疗提供技术支持的医疗活动,双方通过协议明确责任和权利。

第二种:邀请方或第三方机构搭建远程医疗服务平台,受邀方以机构身份在该平台注册,邀请方通过该平台发布需求,由平台匹配受邀方或其他医疗机构主动对需求做出应答,运用通信、计算机及网络技术等信息化技术,为邀请方患者诊疗提供技术支持的医疗活动。邀请方、平台建设运营方、受邀方通过协议明确责任和权利。

第三种:邀请方通过信息平台直接邀请医务人员提供在线医疗服务的,必须申请设置互联网医院,按照互联网医院进行管理。

(二) 开展远程医疗服务的基本条件

(1)医疗机构基本条件:由卫生健康行政部门开展远程医疗服务相应的诊疗科目;有符合医疗服务要求

的专业技术人员;有完善制度和保障措施。

(2)人员基本条件:邀请方与受邀方应当根据患者病情安排相应医务人员参与远程医疗服务。邀请方至少有1名有资质的医师陪同。受邀方至少有1名具有资质的医师为患者提供远程医疗服务。还需要有专职人员负责保障远程医疗服务信息系统的正常运行。

(3)设备设施基本条件:远程医疗信息系统在图像、声音、文字以及诊疗所需其他医疗信息的安全,实时性传输,图像清晰,数据准确等方面,均要符合国家标准。

(三) 远程医疗服务的主要流程

第一,签订合作协议。医疗机构间直接或通过第三方平台开展远程医疗服务的,要签订远程医疗合作协议,约定合作目的、合作条件、合作内容、远程医疗流程、各方责任权利义务、医疗损害风险和责任分担等事项。

第二,知情同意。邀请方应当根据患者的病情和意愿组织远程医疗服务,并向患方说明远程医疗服务内容、费用等情况,征得患方书面同意,签署远程医疗服务知情同意书。

第三,远程会诊。医疗机构之间通过远程进行会诊,受邀方提供诊断治疗意见,邀请方明确诊断治疗方案。发出邀请:邀请方需要与受邀方通过远程医疗服务开展个案病例讨论的,需向受邀方直接或通过第三方平台提出邀请。接受邀请:受邀方接到邀请方或第三方平台发出的远程医疗服务邀请后,要及时作出是否接受邀请的决定。实施服务:受邀方负责安排具备相应资质的医务人员,提供远程医疗服务,及时将诊疗意见告知邀请方,并出具由相关医师签名的诊疗意见报告;邀请方根据患者临床资料,参考受邀方的诊疗意见,决定诊断与治疗方案。

第四,妥善保存资料。邀请方和受邀方要按照病历书写及保管有关规定共同完成病历资料,原件由邀请方和受邀方分别归档保存。远程医疗服务相关文书可通过传真、扫描文件及电子签名的电子文件等方式发送。医务人员为患者提供咨询服务后,应当记录咨询信息。

(杨　震)

第二节　远程医疗系统的构成及使用

随着科技的进步和社会的发展,高效医疗的必要性越来越得到认可,而远程医疗便是高效医疗的手段之一。远程医疗的概念伴随着电信技术的诞生就开始的,但直到20世纪初期,人们才逐步使用这些电信技术,并将电信技术应用于医学领域。

从广义上讲,远程医疗系统包括远程医疗信息服务、医疗卫生、预防保健、医学教育等所有使用远程通信技术和计算机多媒体技术提供医学信息的活动;从狭义上讲,远程医疗系统包括远程医疗诊断、远程会诊、远程护理、远程教育等所有医疗活动。

一、远程医疗系统的构成

(一) 信息技术构成

从信息技术角度而言,远程医疗主要由远程医疗服务、业务监管和运维服务三大体系构成,其架构图如图 12-2-1 所示,通过公网将国家会诊工作站、专家会诊公网及专家会诊工作站的所有信息、图像等内容进行收集,利用移动医疗云(数据专用网)、远程医疗系统数据中心、视频会议管理/交换系统,将区域内的家庭、社区、基层医院以及各综合医院构建成一个数据服务平台,形成资源整合,使全省乃至全国获得优质医疗服务。

(二) 供需相关者构成

远程医疗服务的需求方:即寻求医疗服务的对象,可以是个人,也可以是当地医疗水平较低、条件较差的医疗机构。

远程医疗服务的提供者:即由谁来提供医疗服务。一般由位于大城市的三级甲等或专科医疗机构提供,这些医疗机构相对需求方而言具有丰富的医学资源和诊疗经验,诊疗水平较高。

医疗服务的需求方和提供者之间的联系由通信网络和诊疗装置提供。其中通信网络包括普通电话网、无线通信网以及通信卫星网等;医疗装置包括计算机软硬件、诊疗仪器等。相关结构如图 12-2-2 所示。

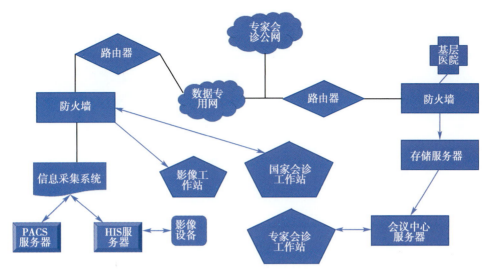

PACS—影像存储与传输系统；HIS—医院信息系统。

图 12-2-1 远程医疗系统信息构架示意图

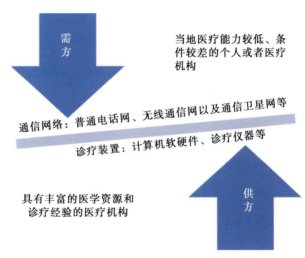

图 12-2-2 远程医疗系统供需相关者结构图

(三) 远程平台建设构成

1. 平台软件 远程医疗信息系统的业务功能主要可以分为监管功能、应用功能和运维功能。监管功能主要包括对基本运行情况、服务质量、财务等方面的监管。应用功能包括基本业务功能和高端业务功能。其中基本业务功能包括远程会诊、远程影像、远程心电、远程中医、远程预约、远程双向转诊、远程教育等；高端业务功能包括远程重症监护、远程病理、远程手术示教等。运维功能主要包括注册管理(患者、专家、机构等)、业务支撑、运行维护、安全保障等。运维功能是整个系统的支撑与基石,用于保障远程医疗业务和远程医疗监管业务的开展。

2. 系统硬件 远程医疗信息系统硬件建设包括统一视讯平台、远程医疗呼叫中心、服务器和虚拟化、存储与备份,以及安全设施。统一视讯平台提供音、视频交互功能;远程医疗呼叫中心提供整体客服平台,提供预约、业务咨询和投诉等多种服务;服务器和虚拟化提供可扩展的、可靠的计算服务;存储与备份提供基础的数据存储、数据检索、数据安全、数据备份、数据恢复等各项功能;安全设施提供病毒防护、入侵防御、虚拟专用网络(VPN)接入、防火墙等各类安全保护能力。

3. 系统软件 系统软件在远程医疗信息系统中是操作系统、中间件和数据库软件的统称。远程医疗信息系统采用多层体系架构设计,系统软件提供可靠、高性能、可扩展、安全稳定的服务。

4. 通信网络 稳定、可靠的网络支撑平台是远程会诊业务开展的必要保证。远程医业务开展过程中

223

具有参与会诊的医院分布范围广、数据传输量大、交换频繁、呈现效果要求高、网络承载压力大等特点。远程医疗信息系统网络按照分层设计原则,分为国家中心、省级中心、接入机构三部分。远程医疗通信网络架构如图 12-2-3 所示。

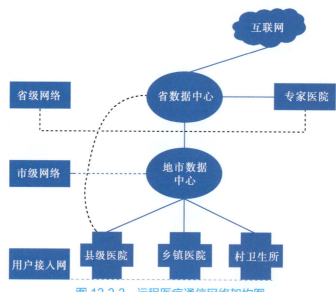

图 12-2-3 远程医疗通信网络架构图

二、远程医疗系统的使用

(一) 使用背景

目前我国远程医疗系统使用的相关法律法规政策如下:

第一阶段,初探阶段。1999 年 1 月,卫生部出台《关于加强远程医疗会诊管理的通知》(卫办发〔1999〕第 2 号),该通知规定了参与远程会诊的医疗机构和人员的资质、患者知情同意及会诊医师和请会诊医师之间的关系。2001 年 10 月,卫生部出台《远程医疗咨询系统接口功能规范》,提出了远程医疗信息系统建设的总体框架。2009 年 3 月,卫生部出台《互联网医疗保健信息服务管理办法》(卫生部令第 66 号),要求开展远程医疗服务的机构按照卫生部相关规定执行。2011 年 3 月卫生部出台《远程医疗服务管理办法(试行)》,进一步明确了资格申请与审核流程,并将其分为一般远程医疗服务与特殊远程医疗服务。

第二阶段,扩张阶段。2013 年,国务院颁布《关于促进健康服务业发展的若干意见》(国发〔2013〕40 号),进一步提出"以面向基层、偏远和欠发达地区的远程影像诊断、远程会诊、远程监护指导、远程手术指导、远程教育等为主要内容,发展远程医疗"。同年,国家卫生计生委和国家中医药管理局联合印发《关于加快推进人口健康信息化建设的指导意见》(国卫规划发〔2013〕32 号),明确提出"加强医疗服务应用信息系统建设,推进中西医电子病历应用和远程医疗"的主要任务。2014 年,国家卫生计生委颁布《关于推进医疗机构远程医疗服务的意见》(国卫医发〔2014〕51 号),明确规定医疗机构间开展远程医疗服务,须签订合作协议,就目的、条件、内容、流程、损害和责任分担等予以约定。

第三阶段,攻坚阶段。国务院于 2016 年颁布的《"十三五"国家信息化规划》(国发〔2016〕73 号)把远程医疗嵌入多个信息化项目,如健康中国云服务计划、农村基层政务信息化应用等;同时,政府部门又出台相关配套文件,以保证远程医疗快速、安全、高效发展。

这些规定虽然对远程医疗参与各方的关系作出了界定,但对于部分新兴远程医疗的法规还未深入涉及,如睡眠远程医疗实施过程中患者基本信息及检测数据隐私性的保障,睡眠监测数据、影像、视频会话资料传输的安全性、稳定性以及发生医疗事故时责任认定等方面。

(二) 远程医疗的服务模式

我国现阶段远程医疗快速发展,其主要的推动因素,包括削减医疗成本的压力、对偏远地区提供医疗服务的压力、高质量的医疗人员短缺、老龄化社会的到来、慢性疾病发病率上升、对家庭远程健康监测的需求增加、互联网医疗服务资源整合的需求增加和政府及相关部门的支持等,这些因素使远程医疗在实践中发挥了突出的作用。

归纳起来,其在实践中有以下几种服务模式(表12-2-1):

1. 机构对机构(business to business,B2B)模式　世界各国及地区都在可及性和可负担性上存在一定程度的医疗问题,远程医疗大多在信息化发展靠前的国家及地区率先兴起,主要有两种模式:急救(战地急救)远程医疗和农村等偏远地区远程医疗。随着远程医疗的发展,服务范围逐步扩展到大城市的社区。B2B模式,一般称为"远程会诊",即一方医疗机构邀请其他医疗机构,运用通信、计算机及网络技术,为其诊疗患者提供技术支持的医疗活动。随着互联网发展连通全球,国际B2B的远程医疗模式也逐渐觉醒,多个医院机构和远程医疗机构可以进行跨国的远程会诊、远程咨询、远程转诊等远程医疗服务,主要模式是与国内健康管理企业或远程医疗企业合作设立子公司。国内现在发展较成熟和占主流的还是B2B模式。

2. 机构对客户(business to customer,B2C)模式　B2C模式即医疗机构运用信息化技术,向医疗机构外的患者直接提供的诊疗服务,这个是市场所谓的"B2C模式"。《关于推进医疗机构远程医疗服务的意见》允许远程医疗机构通过网络直接向患者提供诊疗服务,这说明国内患者通过远程医疗可以直接上网看病,不需要去诊疗点。B2C模式中的远程医疗机构通常以"互联网医院"命名,主要分为三类:第一类为互联网医院依托实体医院,互联网平台可以自主开发,也可以是向其他远程医疗企业购买或租赁;第二类为互联网医院与线下实体医疗机构联合,专家、医师可能来自全国各地,在实体医疗机构注册备案,可以多地执业;第三类为互联网医疗并未依托实体医疗机构,专家、医师在其注册为第二执业地,这种模式是一种线上平台,更多的服务在于诊前问诊,与医师进行签约,一般是免费提供咨询、解答等问诊服务,医师可以提供一般性咨询服务,但不能逾越开处方、下诊断的底线。

表 12-2-1　远程医疗服务模式

项目	B2B 模式	B2C 模式
针对群体	疑难杂症、重症患者	常见病、慢性病患者
费用	昂贵(会诊费可达800元/次)	费用低或免费
目标	针对疑难杂症、重症	针对常见病、慢性病
第三方话语权	话语权弱,平台属于省级,需要依托上级三甲医院	话语权强,拥有平台的建设和运营权
扩展性	由于是政府性主导B2B的封闭系统,扩展性弱	建设过程中引入了第三方,更容易复制和拓展
灵活性	平台属于省级,任何调整都比较烦琐;终端是医院,灵活性较差	平台终端是药店、社区诊所、村卫生室、家庭,灵活性好

注:B2B,机构对机构;B2C,机构对客户。

三、远程医疗系统使用形式

(一)电子病历

电子病历(electronic medical record,EMR)又称计算机化的病案系统或基于计算机的患者记录(computer-based patient record,CPR)。该系统可为每一位远程干预组患者建立电子病历,记录患者基本信息、病史,监测患者生命体征,记录患者执行医嘱的情况、心情变化、社会交往体验。

(二)远程医疗监护

若评估患者有急性加重风险或者患者及家属有需要,可通过云重症监护病房(ICU)对患者进行持续监测,若发生突发情况,可以及时处理。

医技人员可从远端对患者的主要生理参数,如心电图、血压、体温、血氧饱和度等进行检测,提供必要的医学指导及咨询服务,实现家庭监护-社区医疗-医疗中心的监护网。

(三) 远程查房

医技人员可使用云 ICU 平台根据患者病情定期查房,与患者及家属远程面对面交流,了解患者生命体征及病情变化,记录患者用药情况、心情变化及社会交往体验,对其治疗计划作出适时调整。

(四) 远程会诊

在目前投入使用的远程医疗系统中,远程会诊发展最为广泛,国内已有多家医院建立了远程会诊中心,并有多个远程诊断网站。医疗中心的专家通过医疗信息系统观察远端患者的影像学图像、检验报告进行诊断,可根据医疗信息与当地的医师或其他医疗中心的专家展开联合会诊,并可对医疗水平较低地区的远端医疗站进行指导,共同做出正确诊断与操作。例如:2018 年 1 月 8 日,我国成功实施了全球首例基于混合现实技术的三地远程会诊手术。我国学者叶哲伟、吴星火、刘融教授等分别在武汉协和医院、新疆博尔塔拉蒙古自治州、美国弗吉尼亚州三个地方展开工作,借助混合现实远程会诊系统,同步顺利完成了异地远程术前讨论、医患沟通和现场手术指导。

(五) 远程教育与咨询

医学教育是远程医疗的主要目的之一,医疗机构利用自身资源,建立专业数据库,便于医学研究、医学交流与培训,通过网络授课、网络图书馆等方式进行教育培训,为偏远地区的基层医务人员提供远程讲座、远程授课以及在线学习。这大大提高了教育资源传播效率,使教育资源得到最大限度共享,有利于社会整体医疗知识水平的提高。

(六) 远程医疗交流形式

1. 医患之间　交流形式主要包括云 ICU、短信、电话等,形式自由,有利于医患双方加深了解,尤其是医师对患者病情变化及心理健康的进一步了解。

2. 患者之间　主要形式为云 ICU、电话等,一开始由医师引导,之后主要由患者之间自发进行,侧重于患者之间彼此了解,互相鼓励,共同进步,有特殊情况医师及时处理。

3. 患者与家属及邻居之间　一开始由医师参与引导,主要形式为云 ICU,之后主要由患者与家属及邻居之间自发进行,主要形式为面对面,侧重于帮助患者恢复适于自身的社会交往,有特殊情况医师及时处理。

4. 家属之间及家属与邻居之间　形式主要包括云 ICU、短信、电话等,由医师引导,侧重于家属之间及家属与邻居之间交流心得,探索如何帮助患者更好的恢复。

(七) 远程医疗使用意义

1. 对于医师与患者而言　远程医疗在医学专家和患者之间建立起全新的联系,使患者在原地、原医院即可接受远地专家的会诊并在其指导下进行治疗和护理,可以节约医师和患者大量时间和金钱,极大地降低运送患者的时间和成本。

医疗人员可通过医疗信息中心资源共享,提高科研、学习效率,利于临床研究的发展。远程医疗系统为医务人员提供更方便、更有效、更灵活的医学教育。

2. 对于医疗机构而言　建立远程医疗体系,有利于大型医疗机构的优质医疗资源下沉,有利于基层医疗机构便捷、高效地打通时间、空间壁垒,提升自身医疗水平。对于医疗联合体而言,远程医疗系统能够统筹、协调、共享各医疗机构专家资源,为形成完整、统一的远程医疗分级服务工作机制奠定网络环境基础,有利于满足基层群众的就医需求,助力"大病不出县"目标的实现。

3. 对于我国卫生事业而言　远程医疗可以助力科学管理和分配偏远地区的医疗服务资源、克服距离障碍,使偏远地区患者获得高水平医疗服务。远程医疗平台的建设与发展,有利于基层医院医疗服务质量的提高,使社会医疗资源分布不平衡情况得以缓解,解决了我国人民群众日益增长的医疗服务需求与医疗资源分配之间的矛盾。

(易　黎)

第三节　远程医疗的应用前景与展望

远程医疗是指通过计算机技术、遥感遥测遥控技术,充分发挥大医院的医疗技术和设备优势,对医疗条件较差的边远地区、海岛或舰船上的患者进行远距离诊断、治疗和咨询。远程医疗作为一门跨学科、高科技的医疗模式,目前发展势头迅猛,主要可应用于医疗服务和医学教育领域。远程医疗可分为远程会诊、监护、教学、辅助诊断学、皮肤病学、精神病学、心脏病学、口腔科学、手术等分支。同时,数据库管理与研究也属于远程医疗的发展范畴。

远程医疗技术应用范围广泛,可满足不同领域的需求,包括医院的日常管理、医疗教学、疾病诊断、远程咨询、随访、急诊、慢性病管理、家庭医疗、精神病管理、狱医管理、远程治疗、患者教育和预防医学等方面。

一、远程医疗的应用前景

现今我国的大中型城市垄断了全国80%以上的医疗资源,仅有不足20%的医疗资源在农村地区,而城市中的医疗资源又主要集中在大医院。如果这种医疗资源的极端不合理分布得不到有效改善,必然造成基层人民群众就医难、看病贵以及医疗领域优秀人才的流失等众多问题。新医改方案明确指出,要充分利用远程会诊系统提高医疗质量,提高基层人民群众看病就医的便利性,缓解基层人民群众就医难的民生问题。2015年,李克强总理在十二届全国人大三次会议上的政府工作报告中率先提出"互联网+医疗"的概念。国务院发布的《全国医疗卫生服务体系规划纲要(2015—2020年)》指出,要充分应用互联网、物联网和云计算等信息化技术转变现有的医疗服务模式,满足人民群众的卫生服务需求。由此可见,"互联网+医疗"模式对于推广分级诊疗、区域医学中心、社区养老和健康教育等医疗模式的变革将发挥显著作用。"互联网+医疗"模式主要包含医疗机构间远程医疗和直接面向人民群众的健康服务两个部分。

鉴于我国医疗资源过于集中在大中型城市的极度不均衡的现实状况,发展远程医疗服务势在必行。未来在一定区域范围内尽快设立以卫生行政管理部门为核心,覆盖区域内各级各类医疗卫生机构的医疗服务平台,并建立相应的远程医疗服务;形成以龙头医院为核心,向四周辐射的结构,以区域信息系统平台为基础,最终实现省市县乡四级远程医疗服务体系全覆盖的目标。在该目标基础上,构建与县级医师培训和双向转诊相结合的远程医疗服务运行新机制,从而达到提升县级医院医疗水平和促进分级诊疗体系形成的目的[1]。

(一) 会诊平台

远程医疗通过会诊平台进行"面对面"会诊,该模式打破了地域和时间限制,极大地节省了患者求医问诊的时间。特别是老、少、偏、穷地区的患者,利用该技术可以就在当地医疗机构享受到大城市、大医院的对口专业领域内的知名专家的精准医疗,既节省了大笔医疗费,又能够免受往返奔波之苦。远程医疗技术不仅推动了医疗卫生资源的优化配置,还很好地满足了人民群众的健康医疗服务需求。

远程医疗以其方便、快捷、经济、有效等优势,不仅让医疗水平欠发达地区的患者获得了更加便利的医疗服务,同时也在现有条件下一定程度上改善了医疗资源极度不均的现状,并且提高了基层医疗的服务质量和基层医师的工作能力。

(二) 虚拟现实技术

虚拟现实(VR)是通过综合应用计算机的各种功能生成逼真的虚拟环境,使人产生身临其境的感觉,并使环境能够跟人交互反应,实现互动的一种计算机技术。在医学界,该技术主要用于手术模拟、教学、远程医疗、康复训练、心理治疗等领域。

利用远程医疗技术,医师可通过远程指导操控手术机器人完成手术实施治疗。该过程能够通过虚拟现实技术和网络技术使两所异地医院信息上实现无缝连接,从而使两家医院得以实时交流病患数据和患者动态。医师只需远程对包含真正患者的所有病理参数的虚拟患者进行模拟手术,并通过网络将手术信息传递给手术机器人,由机器人在当地对患者进行手术,会诊医师可通过头盔立体显示器对机器人进行全过程监控,从而及时指导和把握手术动向,以确保手术顺利完成。另外,远程医疗的普及使各学科专家可以不受空间限制随时参与会诊,确保患者得到及时有效的治疗。

(三) 远程家庭医疗与远程监护

目前,发达国家的远程医疗发展重点都在远程家庭医疗和远程监护方面。患者足不出户就可与医师进行实时信息交流,医师也可在线监测患者身体的情况,如体温、呼吸、心率、脉搏、心电图、血压等。

国际上用于远程家庭医疗的仪器设备主要有视频会议系统和远程监护系统两类。视频会议系统用于医师与患者间的实时交流。远程监护系统有多功能远程监护仪、血压监护仪、肺功能监护仪、电子听诊器、远程心电图等多种形式。通用上述仪器可获取包括体温、呼吸、心率、脉搏、心电图、血压等监护信号实现远程"看医师"、远程诊断,既可以降低医疗成本,也可以提高效率。

(四) 远程医疗教育

继续医学教育是提升医疗就业在职人员素质的重要途径。相比于全日制医学生,在职医务人员不仅更需要弹性上课时间,也更强调课程设置的个性化安排。远程医疗教育作为建立在信息技术基础上的一种新型教育方式,突破了传统教育在教育资源、教学环境和时空等方面的限制,促进了教育资源的整合与共享。因其受训面大,人均培训成本低,可双向及时交流,图文并茂,信息含量大;讲课内容一次录像可反复使用,减轻授课者的压力,特别适合于大众培训,深受广大基层一线医护人员的欢迎。

另外,推广远程医疗教育也是医学教学模式改革的重要一环。利用信息网络新技术,大力发展远程医学教育,是促进医学教育及咨询手段的现代化的必由之路。从发展的角度看,远程教学将成为传统学校教育的补充和拓展,促进学校的教育改革。出于我国新时代教育改革和发展的需要,基于更好地实现现代远程教育的目标,教育工作者首先要转变教育思想,创新教育观念;其次要不断提高自身素质,深入了解新时代教学模式;各级医疗机构要进一步完善远程教育的质量保证体系,积极争取当地政府支持,建立高效的培训机构,组建优良的技术队伍,促进远程教育与远程会诊相结合,提升基层医务工作者的专业技术,为患者提供更优质的医疗卫生服务。

培养新世纪医疗人才,通才教育至关重要,而实行学分制是实现通才教育和发展成教事业的必要手段。学分制具有修业年限和择课范围高度灵活的特点,它既保证了全日制学生跨系部、跨学科自由择课,也保证了在医疗职人员不仅可以大范围择课,还能根据自身实际情况选择修业年限。同时,教育工作者也可灵活采取多渠道、多形式、多层次的教学方式。

(五) 远程医疗在特殊领域的应用

除推动社会发展和改善民生福利外,远程医疗的价值在战伤救护、远洋航队救护等军事领域也能够发挥显著作用。美国军方高度重视该技术在战场上发挥的价值。在战争中,最好的医师不可能亲自上战场,但远程医疗系统却可以使最好的医师远在千里之外为战士们提供及时的服务。美国军方推出的"医学顾问系统"最初在马其顿、克罗地亚和海地等地用于指导美军的战场救护,并在索马里使用。海湾战争期间,类似的系统也被美军应用于医疗工作。

二、远程医疗展望

(一) 远程医疗展望

远程医疗技术的不断成熟和普及让越来越多偏远地区的普通群众享受到了大城市大医院大专家的诊治,同时也保证了灾难中伤病员的及时救治以及医院外的患者的实时监测。这些都极大地满足了人民群众对医疗服务水平不断提高的要求。现代通信技术、计算机技术、多媒体技术以及虚拟现实、人工智能等高新技术的发展,尤其是新兴的互联网技术——网格的崛起,将使人们在任何时间和地点均可能得到一流的远程医疗服务。

未来的远程医疗服务将包括以下几种模式。

(1)远程会诊专家全面掌握患者的主述、病史、症状和体征后,借助计算机的人工智能模拟和建模辅助诊断;利用生物传感器,实施疾病预测和远程监测监控;尤其是临床实验室信息管理系统(LIMS)和医学影像储存与传输系统(PACS)这两项先进医学管理软件系统的应用,让远程医疗的开展如虎添翼。

(2)互联网、通信系统发展一日千里,如程控电话网、交互电视、局域网、光纤网、综合业务数据网、卫星通信等技术,是远程医疗所必需的医学信息(数据、文字、视频、音频、图像)高品质实时传递的技术保证。

(3)移动通信在医疗卫生服务领域具有非常重要的作用,能随时将CT、MRI、胸片、心电图、超声、正电子发射计算机体层显像仪(PET/CT)、三维重建等辅助检查信息高质量传递。

(4)顺应时代要求,以电子病历和全球电子健康记录系统为代表的无纸化办公流程将得到长足发展。

(5)随着计算机的普及,当前大量医疗信息的收集已经不再依赖人工采集,而是直接依靠更准确、智能、方便、快捷的数字化医疗设备,包括实验室数据采集和患者生物信号参数(呼吸、心率、脉搏、身高、体质量、心电图、肌电图、脑电图、血压、血氧和电生理等)的采集等。

(6)有关海量医学数据的存贮和远程利用的问题可以通过建立医疗信息数据库得到解决[2]。

当前,由于我国医疗资源分布的极度不均衡,基层医务工作者业务水平偏低,特别是随着我国人口老龄化问题越来越严重,慢性疾病患者数量迅速增加,远程医疗未来市场规模必将不断扩大,发展增速也会持续加快。远程医疗的崛起和快速发展,也必将引发我国医疗卫生服务市场的巨大变革:首先,远程医疗推动了医疗技术和服务的革新,其应用不再受地域局限性的影响,一定程度上弥补了老少边穷地区医疗卫生资源的严重不足;其次,大城市大医院的医疗卫生服务水平也得到了进一步提高;第三,远程医疗使医疗服务行业充分竞争,让人民群众享受更为正规、完善、先进的医疗卫生服务,不仅丰富了人们的就医选择,还改变了传统的就医习惯;第四,远程医疗还具有覆盖面广、人才和硬件要求低两大特点,吸引了越来越多的资本进入,对传统医疗卫生行业的影响巨大。

(二) 远程医疗目前面临的困境

远程医疗的崛起,是国家医疗体制改革的大势所趋,提高了医疗资源的利用率,促进了医疗资源均衡配置,解决了基层医务人员的医疗水平偏低的问题,促进了医疗信息资源的共享。但从远程医疗近几年的发展历程来分析,还存在以下几个突出问题。

1. 相关法律和政策尚不完善

(1)医师从业准则不明确:参与远程医疗的医务人员是在不与患者直接接触的状态下进行诊断、治疗等一系列医疗活动,因此对医务人员的专业能力提出了更高的要求。而当前的该行业尚无对于参与远程医疗的医务人员的学历、职业资格、职称、工作经历等资质的明确规范和要求,从而导致从业医师队伍水平参差不齐,对远程医疗诊断的质量也造成了负面影响。

(2)医疗行为规范不到位:相比以往的传统医疗卫生服务模式,远程医疗主要是提供远程或异地医疗技术指导、信息咨询、数据收集等医疗卫生服务。但目前尚缺乏具有可操作性和指导性的规章制度和法律法规,规范和约束其医疗行为很多时候是依靠医务工作者的个人素质、业务水平和职业道德,这些不确定性因素直接导致了远程医疗的质量输出不可控,导致无法从根本上形成对诊断、治疗等一系列远程医疗卫生服务的统一、有效的监督和制约。

(3)医疗赔偿机制欠缺:受各种因素影响,远程医疗在实施过程中不直接接触患者,更容易发生医疗纠纷、差错或事故。这些情况一旦发生,该依据何种规章制度、法律法规,采取何种标准、形式对患者进行合理赔偿,我国目前尚缺少相应的专门的法律法规及相关制度。而远程医疗的医疗纠纷、差错或事故一旦处理不当,极易降低人民群众对远程医疗的接受度和信任感,从而阻碍远程医疗的实践推广,制约远程医疗的快速发展[3]。

2. 准入标准不统一

(1)远程医疗单位准入标准不统一:当前,快速发展的远程医疗作为医疗行业的朝阳版块,吸引了越来越多的社会资本、医疗机构以及医疗从业人员。医疗从业人员希望尽早深入参与远程医疗,享受其发展的第一波红利。但是,各医疗机构间尚缺乏远程医疗合作统一的标准规范,更多地只是在现有的合作关系的基础上稍作调整或深化运作,导致部分中小型医疗卫生机构不顾自身实际,盲目跟风,过度投入,造成各种资源的闲置与浪费。另外,远程医疗准入制度把控不严会导致部分盲目追求经济利益的医疗机构混入远程医疗卫生服务市场,假借远程医疗之名谋取不正当利益,既侵犯了人民群众的利益,也影响远程医疗的长期发展。

(2)设备标准不统一:基层医院,特别是贫困地区的医疗机构,常因经费所限导致了远程会诊视频设备型号、视频端口等硬件建设标准不统一、不匹配,与上级医疗机构无法实现有效联通,直接影响了远程医疗卫生服务的质量,并限制了远程医疗的推广。

3. 传统就医模式被固化　目前,大部分患者仍坚持着传统的就医模式,身体不适就去医院,已成为大众默认的行为模式。这样的传统思维和行为模式导致许多患者并未将足不出户依靠视频系统进行远程医疗的就诊方式考虑在内。此外,许多患者,尤其是中老年人,对远程医疗仍缺乏足够的信任,更倾向于到医院接受医师的面对面诊断、治疗,抗拒视频远程诊断、治疗等医疗卫生服务。而且在医院看病的费用可以更快捷地通过医保等途径报销。这些因素都直接影响到患者对远程医疗的接受度。

4. 远程医疗系统收费标准较高　相对于门诊接诊费用,远程医疗的会诊费用偏高,且目前尚未有统一标准。我国部分地区远程医疗尚未纳入医保报销范围,申请远程医疗的相关费用均需由患者本人承担。较高的医疗成本也妨碍了远程医疗技术在广大基层患者中的推广。

5. 远程教育考核制度仍需完善　我国多数医务工作者即使参加了远程教育也不能获得继续医学教育学分,在晋升或职称评定时不予认可,一定程度上影响并限制了远程教育的发展。

（三）如何优化远程医疗

在我国,远程医疗技术发展势头强劲,市场前景广阔。在未来,有关部门应加大力度规范相应的政策法规、完善运行机制、加大宣传推广力度,实现其发展模式的持续优化和改进,进一步突显远程医疗在技术与理念方面的优势。

1. 完善政策法规,规范运行机制　由卫生行政主管部门牵头,组织制定远程医疗管理办法、服务模式、运营机制、远程医疗经费分配指导方案等标准规范,制定远程医疗组织构架、管理制度、工作守则、安全法则、工作流程和突发事件应急预案等规章制度,保障远程医疗健康有序发展。同时,应着力培养一批远程医疗专家,服务于各级远程医疗服务中心,从而全面提升区域内的医疗服务水平,降低各级医疗机构上转率。

2. 纳入医保体系,减轻患者经济压力　我国现有医疗资源极度不均衡,缺医少药的老少边穷地区尤其需要远程医疗的帮扶,无法报销一定程度上限制了远程医疗的普及。作者建议将远程医疗费用纳入医疗保障体系的报销目录,纳入医保和新农合报销范围。对于医疗条件相对落后的城乡地区,加大扶持力度,支持鼓励县乡常见病、多发病患者进行属地诊疗、正确转诊,从而盘活医疗资源,从源头上降低上转率,从根本上降低医疗保障体系支付比例,并提高将贫困人群列入远程医疗民政救助对象的比例,减少因贫致病、因病返贫的情况发生。

3. 加大宣传,赢得认同　借鉴欧美发达国家在普及远程医疗方面的经验分享,推广以下四种理念:①足不出户即可享受全天候高质量的医疗救助服务;②远程医疗卫生服务大大缩短了患者就诊的等候时间;③远程医疗因为无须与医师面对面,从而避免了在等待就诊过程中发生交叉感染;④快捷、方便的远程医疗卫生服务不占用患者的工作时间,将对患者的工作生活的影响降到最小。以上观念的宣扬可以进一步缩短广大人民群众与远程医疗的心理距离,增强远程医疗对广大人民群众的吸引力,推动其在更短时间内和更广范围内实现更快的发展。

（范巨峰）

参 考 文 献

［1］ 王卫 , 刘春根 , 陈维平 , 等 . 远程医疗系统与数字化技术的发展及应用 . 中国组织工程研究 , 2008, 12 (48): 9561-9564.

［2］ 赵杰 , 蔡艳岭 , 孙东旭 , 等 . 远程医疗的发展现状与未来趋势 . 中国卫生事业管理 , 2014, 31 (10): 739-740.

［3］ MARCIN J P, ELLIS J, MAWIS R, et al. Using telemedicine to provide pediatric subspecialty care to children with special health care needs in an underserved rural community. Pediatrics, 2004, 113 (1): 1-6.

第十三章 5G 技术的医疗应用

第一节 5G 技术简介

5G 全称为第五代移动电话行动通信标准,也称第五代移动通信技术。当前 4G 网络技术发展成熟并广泛应用,但仍然无法满足市场的需求。无论是国内还是国际,相关行业和市场对研发新一代移动通信技术的呼声越来越高。5G 通信技术具备大带宽、低时延、广连接的能力,为智能制造、智慧城市、医疗健康、影音娱乐等领域带来更广阔的应用场景(图 13-1-1)[1]。同时,5G 也将极大拉动远程医疗、应急救援、辅助诊疗等方面的迭代升级,助力医院智慧化发展。

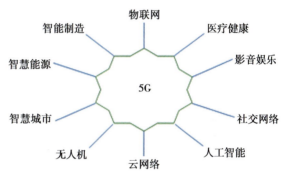

图 13-1-1 未来 5G 的十大应用场景

一、移动通信的发展简介

从整个移动通信领域来看,关键技术的发展大致经历了以下几个阶段:以模拟技术为核心的第一代通信技术(1G),以数字化语音通信为特点的第二代通信技术(2G),以多媒体通信为特点的第三代通信技术(3G),将无线宽带变为可能的第四代通信技术(4G),以高速度、低延时、大容量等为特点的第五代通信技术(5G)(图 13-1-2)。

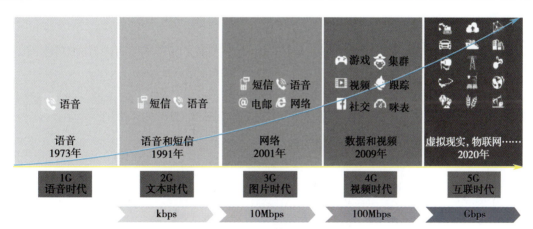

图 13-1-2 移动通信系统发展史

回顾世界移动通信与中国移动通信的发展历程,1987 年中国部署第一代移动通信,比世界主流晚了 8 年;1995 年中国开始建设 2G 网络,较欧洲晚了 4 年;2009 年中国第一个 3G 网络开通,比世界上第一个 3G 网络开通晚了 8 年。2013 年中国 4G 牌照发放比世界第一个 4G 网络晚了约 3 年。在移动通信发展的历史上,我国一直扮演者追赶者的角色,而在 5G 时代,我们相信中国的 5G 网络部署将会和世界同步,甚至成为世界最先部署的国家。

二、5G 的技术特点及优势

国际无线标准化机构第三代合作伙伴计划(3rd generation partnership project,3GPP)定义了 5G 的三大典型应用场景:增强型移动宽带(eMBB)、低时延高可靠(uRLLC)、海量大连接(mMTC)。具体而言:① eMBB 主要是速率的提升,未来 5G 标准要求单个 5G 基站至少能支持 20Gbps 的下行链路以及 10Gbps 的上行链路。从后台技术的角度来看,用户可用网速单位将达到 Gbps,而不是 Mbps。而从终端用户的直观感受来看,这意味着今后如果想下载一部高清电影只需要眨眼的功夫就可以实现。② uRLLC 主要面向高可靠、低时延行业的特定应用,随着 5G 传输速度的提升,其网络时延也将下降至 1~5ms,可以实现实时精准定位、自动驾驶、智能制造等。③ mMTC 主要面向海量物联网通信场景,5G 网络将提供海量机器通信、超高密度连接,支持百万终端数 / 平方公里的连接数密度,流量密度可达 10Mbps/m²,支持未来千倍以上移动业务流量增长。通过百万级的物联终端接入,实现智慧城市、智慧医疗、工业自动化等。5G 与 4G 相比具有巨大的技术优势(图 13-1-3)。

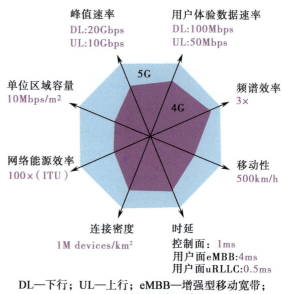

DL—下行;UL—上行;eMBB—增强型移动宽带;
uRLLC—低时延高可靠。

图 13-1-3　5G 相对于 4G 的技术优势

(叶哲伟)

第二节　5G 技术原理

关于 5G 技术,通信设备商早在 2009 年就开始投入研发,3GPP 也在 2017 年开始启动技术标准制定,确定未来 5G 的主要技术选择,包括使用正交频分多址(OFDMA)、大规模多进多出(massive MIMO)、灵活时隙等。虽然,5G 沿用了 4G 的 OFDMA 帧结构设定,但是使用了很多增强创新技术,使 5G 相对于 4G 更具优势,主要表现在以下几个方面。

一、使用更大的频谱带宽

5G 频谱是网络建设的首要条件,也将影响着各个国家整个 5G 产业链的发展。目前多数国家已经规定了 5G 的频谱,为 5G 发展提供良好条件,图 13-2-1 是主流国家的频谱分配情况。

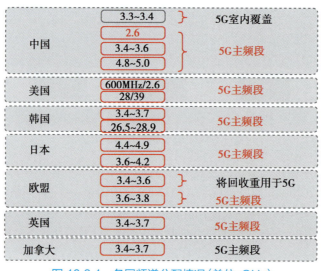

图 13-2-1　各国频谱分配情况(单位:GHz)

从图 13-2-1 可以看到,5G 时代使用的频谱资源都在相对比较高的频段,主流频谱是 3.5GHz 波段。在 4G

时代,基站单小区使用的最大频谱带宽为 20MHz。到了 5G 时代,由于使用了更高的频段,可用的频谱更多。6GHz 频谱以下,最大小区带宽可配置达 100MHz,而毫米波最大小区带宽可配置达 800MHz。有了更宽的频谱后,流量带宽大幅度地提高,就像道路上的车道多了,就能跑更多的车一样,很好地实现了国际电信联盟(ITU)对 5G 大带宽的要求。

二、更广泛地使用大规模多进多出

根据信息论,天线数量越多,频谱效率和可靠性提升越大。尤其当发射天线和接收天线数量都很大时,结合多用户 MIMO 技术,信道容量将随收发天线数中的最小值近似线性增长,因为原则上每一对收发天线都可以作为一路信道。因此,采用 massive MIMO 为大幅度提高系统容量提供了一个有效途径。相对于 4G 的 4 发 4 收(4T4R)或 8 发 8 收(8T8R),5G 原生系统广泛地使用了 64 发 64 收(64T64R)阵列天线,是 5G 技术一个重要标志。

同时,结合 3D MIMO 窄波束技术,除了可以支持多用户空间复用外,还可以使基站发射能量更加集中,实现更远的覆盖,这能有效改善 5G 时代由于频段较高带来的覆盖差问题(图 13-2-2)。

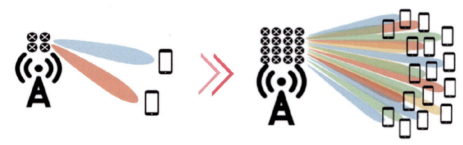

图 13-2-2　大规模阵列天线下的 3D 多进多出(MIMO)

三、更短的调度时延

低时延是 5G 技术区别 4G 技术的一个重要特性,在许多行业应用上都需要依赖这个特性。为了达到低时延要求,各个网络设备需要保证数据包停留在设备上的时间尽量短,这就要求传输资源调度的时间更短。5G 使用了短时隙、上行免调度等创新的增强技术,有效地缩短调度时延。

5G 在 3GPP 标准定义了 30kHz、60kHz、120kHz、240kHz 和 480kHz 等较大的新型子载波,相对于 4G 的 15kHz 固定的子载波,新型子载波下时隙变得更小,可支持的调度时间颗粒度也变得更小,更有利于缩短调度时延。

同时,为了缩短上行的调度时延,对时延有要求的用户可以免授权调度(图 13-2-3),即在没有基站授权的情况下用户可以直接使用上行资源,节省了用户请求及基站授权的时间[2]。

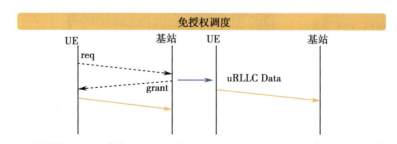

UE—用户终端;req—请求;grant—授权;uRLLC Data—低时延高可靠通信数据。

图 13-2-3　免授权调度示意图

以上介绍了 5G 三大主要技术特点,5G 的其他重要技术还包括新信道编码、边缘计算和上下行解耦等,由于篇幅的关系,在此不一一介绍。

(陈 林)

第三节 5G医疗应用展望

当下4G通信技术发展成熟,并已经得到了普遍应用,但仍无法满足大量医学场景对高带宽、低时延、高可靠等方面的需求。与传统4G无线网络相比,5G无线网络在技术等方面得到了进一步的升级,其性能变得更加优异,能够充分满足医院及医务工作者的大多数需求,可以大幅提升各种资源的应用质量,对相关医学领域的发展具有重要意义。

一、5G在医学教育中的应用

随着信息技术的发展,大学生已经成为移动网络终端的重要群体。传统的医学教学模式也正受到以"互联网+课堂"的多维教学模式的挑战。在4G时代,由于高清视频本身庞大的体积和网络传输速度的限制,相关教学内容的传播受到了阻碍。随着5G移动通信技术的应用,通过整合大型开放式网络课程(MOOC)、小规模限制性在线课程(SPOC)、微课堂等平台,将使互联网教学模式得到进一步的发展。在"高速率、低延时、大容量"的5G时代,移动终端的教学体验将得到全面提升,"互联网+教学"模式的开展与实施将得到有力的推动。其超高速率网络特性为医学生更快速地获取、观看3D视频,4K甚至8K视频提供支持,同时更高清的教学内容也使医学生能够更好地把握教学细节,尤其是操作类教学,促进医学教学质量的进一步提高。

此外,5G为教学相关大数据的实时分析提供了可能,通过师生联动,开展实时信息沟通、互动反馈、收集分析,实现对医学教育大数据的准确分析,从而不断完善改进医学教学体验,实现医学教育信息化、精准化、智能化。

二、5G在远程医疗中的应用

我国地域辽阔,医疗资源相对分配不均,尤其是偏远山区和边疆地区,相对于沿海发达地区缺少优质医疗资源,而借助远程医疗,可以很大程度上缓解当前医疗资源分配不均的现状。但远程会诊、远程协助、远程影像诊断、远程手术等多项操作,对图像和视频传输有着特殊的要求,而远程手术更是对延时的要求极其苛刻。在现行的4G移动通信网络技术下,很难实现高清甚至是超清的图像与视频传输,同时延时也极大地影响了远程操作的同步性。

随着未来5G时代的来临,大带宽和低时延的通信保障,不仅可以将高清图像与视频传输速度极大地提高,还可以使网络延时大幅下降,几乎可以真正实现数据传输的完全同步,让医疗人员直接与患者"面对面"地进行诊断和治疗(图13-3-1)。

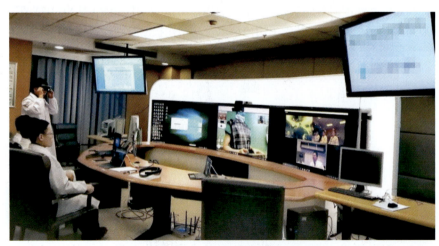

图13-3-1 基于5G信号传输的远程会诊

5G网络传输技术的运用,能进一步改进虚拟现实(VR)、增强现实(AR)、混合增强现实(MR)在医学领域的应用与体验,并借助云技术,便捷并迅速地上传或下载影像、检验数据,做到患者病情信息的实时共享,本地与异地实现真正的同步交流、指导、操作等,实现基于 5G 移动网络技术的远程医疗协作。

而 5G 通信技术的升级,将 4G 条件下时延 50~100ms 缩短到 1ms,几乎可以做到完全同步,为解决当前远距离手术延时性的问题提供了完美的解决方案,极大地提高远程会诊手术的安全性和精准性。2019 年 7 月 17 日,在武汉协和医院和湖北省咸丰县人民医院,开展了国内首例 5G 环境下混合现实云平台远程会诊手术。武汉协和医院专家团队通过实时传送的高清视频画面,佩戴 MR 眼镜实施远程手术会诊,精准地为 600km 外一名 76 岁的女性患者置入 6 枚椎弓根螺钉,完全达到预期效果,成功完成手术。

三、5G 在大数据中的应用

大数据在医学上的价值并不在于拥有庞大的医学数据信息,而在于能对海量的医学数据进行处理、分析、学习,以产生相应的临床价值。当前,医院各个科室的数据相对独立,如相关监护设备收集数据、影像数据、检验数据、护理数据等都相对独立,且同时受当前网络传输系统速度的限制,获取过程不仅复杂,下载或者分享都需要大量时间。

基于 5G 技术高速度、大容量的特点,通过对各个终端设备的互联互通,实现各类医疗大数据的高效无线采集与共享。实现影像、检验、监护、护理数据的便捷汇集,对医师的诊断与治疗方案的制订提供极大便利,也使得多学科实时会诊变得简单顺畅(图 13-3-2)。

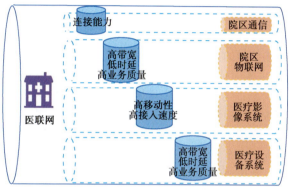

图 13-3-2 基于 5G 的大数据汇集的医联网

此外,通过 5G 移动网络高效流通,打通医院之间数据库,将其链索成庞大的数据中心(图 13-3-3)。可以实现基于大量医疗数据得出的类疾病的预测分析,并可提供早期预警,促进形成新的疾病防治模式。

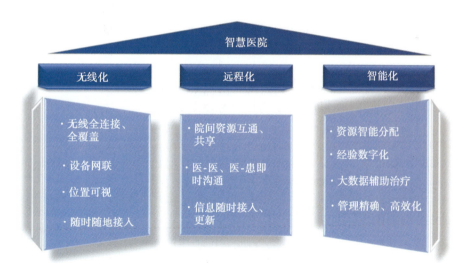

图 13-3-3 基于 5G 的大数据汇集的智慧医院

四、5G 在人工智能中的应用

人工智能(AI)是通过模拟人类的方式,记录、积累、再现和运用知识的一种计算机科学,其医学价值在于可以模仿医师的思维进行独立决策。AI 已在医疗领域有了一定的应用,如智能导诊、智能影像诊断、临床智能决策等。当前的很多终端已开始采用 AI 芯片,具备了 AI 的终端处理能力,但与云端处理能力相比,还是远远不足。在 4G 时代,由于网络传输与延时性的限制,终端与云端的双向传输都受到很大地影响。

而当 5G 给予低延迟、高速度的网络支持时,智能终端便可与云端"无缝衔接"起来。如扫描好的病理切片、患者的高清影像图片等 1G 以上的医学资料,都能通过 5G 网络迅速上传至云端,并借助基于云端的超高计算能力的平台,实现对医疗资料的实时分析。

5G 与 AI 的结合,融合 5G 强大的传输能力与人工智能强大的处理和学习能力,可以为未来医学的发展提供更加高效、智能的服务,甚至改变当前的医学格局。

五、5G 在急诊医疗中的应用

急诊救援争分夺秒,如在急性心肌梗死、脑梗死等患者抢救过程中,有明确的抢救治疗时间窗,早期诊断,及时救治,患者才能获得最佳的抢救效果。在院前急救中,急救通信系统是联络、协调、调度的根本保障,能够使院前急救和院内急救紧密结合。该系统能否反应迅速、运行流畅在很大程度上决定了应急救援的成败。构建在 5G 技术上的急救系统,不仅能够做到快速有效,更能做到提前精确诊断和院前院内的无缝衔接。

在伤员现场救治阶段,5G 技术可以确保救治的及时、合理、有效。在伤员转运阶段,搭载高清视频信号传输信号的 5G 救护车,可以将原本需要在患者送达医院后才能进行的一部分医疗数据采集与监测提前实施,并实时传输回急救中心。急救人员可以通过车载医疗设备与远程会诊系统,将患者心电、血压、超声、身体状态、急救处置视频、车辆位置等监测信息,通过 5G 网络实时传输至远端支持医院。对于复合伤患者,医疗数据和检测结果可实时分发到多个学科,提前进行多学科会诊和处理。位于医院的多学科专家团队能够借助高清视频信号实现与患者的"面对面",并指导随车急救人员,进行相关急救操作。同时,借助 5G 技术打通救护车、急救中心、医院的信息系统,在救护车内即能完成急诊入院手续,并预约相关医疗检查。支持医院与车内急救人员共同监测病情和救治患者,提前做好一切接诊准备,提高救治成功率。患者入院后,也能够快速推进多学科会诊及操作处理,更好地利用"绿色通道"进行相关救治。如果患者病情比较严重,需要会诊指导的,可将患者影像学检查及其他检查结果输入系统,启动远程会诊,与上级医院专家进行交流,并在上级医院专家指导下制订治疗方案。

5G 将为新型诊疗、急救、智慧院区等领域大量创新性研究提供可能,特别是远程诊断、远程手术、机器人查房、可穿戴医疗设备等项目。在物资定位跟踪和信息采集、基于物联网的智能运维、机器人自动化物流等具有典型示范意义的 5G 智慧院区管理方面,5G 也将会有良好的应用前景。5G 将全面推进智慧医疗建设,改进和丰富传统医疗健康服务模式,提升群众就医获得感[3]。

(邱　冰)

参 考 文 献

［1］RUSSELL C L. 5G wireless telecommunications expansion: public health and environmental implications. Environ Res, 2018,165:484-195.

［2］ZHANG H J, LIU N, CHU X L, et al. Network slicing based 5G and guture mobile networks: mobility, resource management, and challenges. IEEE Commun Mag, 2019, 55 (8): 138-145.

［3］TRAN T X, HAJISAMI A, PANDEY P, et al. Collaborative mobile edge computing in 5G networks: new paradigms, scenarios, and challenges. IEEE Commun Mag, 2017, 55 (5): 54-61.

第十四章　医疗大数据

第一节　医疗大数据的应用与发展概述

健康医疗大数据以居民电子健康档案、电子病历、电子处方等为核心,融合了可穿戴设备、智能健康电子产品等产生个人健康数据资源,构建人口健康信息资源库。医疗大数据作为健康医疗大数据的重要组成部分,其主要目的是基于临床医疗数据和医学专业知识分析患者疾病信息,为患者提供精准医疗服务。

医疗大数据正在成为医疗机构的重要资产,并且是医疗行业相关企业不可忽视的战略资源。在我国,医疗大数据相关工作已开展多年,但尚处于行业发展初期。各大医院的信息资源基本还是躺在数据库中"沉睡"。由于数据收集、存储、整合、管理不规范,导致数据利用率不高,加之跨部门、跨机构的数据共享机制缺失,直接影响到大数据的有效利用。在数据可以共享的情况下,很多临床诊疗和科研项目完全能够大幅地提高效率。因此,建立衔接各方数据系统的医疗大数据平台刻不容缓。

一、国内发展现状

政策对医疗健康大数据的推动、医疗行业对大数据应用的需求、电子病历等医疗数据的爆炸性增长、公众健康管理数据的聚合、医疗数据分析技术和工具的进步,这些主要因素促进了国内医疗大数据的发展。下文从几个层面来介绍国内医疗大数据建设现状。

(一)政策有力促进

为推进和规范医疗健康大数据的应用发展,2016年10月,国家卫生计生委在京召开医疗健康大数据中心与产业园建设国家试点工程启动推进电视电话会,会议围绕贯彻落实全国卫生与健康大会精神和《国务院办公厅关于促进和规范健康医疗大数据应用发展的指导意见》,明确试点思路,确定福建省、江苏省及福州、厦门、南京、常州作为第一批试点省市,启动第一批医疗健康大数据中心与产业园建设国家试点工程。

(二)卫生行业监管推动

各地卫生监管机构在国家鼓励医疗健康大数据发展的大背景下,相继构建地方公共卫生、疾病预防、健康体检、卫生监督等数据中心,以便掌握地方整体的医疗卫生资源、疾病预防控制、妇幼卫生系统、健康体检情况及卫生监督系统情况。以北京市为例,完成30家三级医院电子病历信息的互联互通,共享内容包括门急诊信息,住院病案首页、医疗机构的信息,患者的出院小结、用药情况、检查结果、影像资料等所有与患者相关的信息实现跨机构调阅查询。在慢性病管理监测过程中,同时开展了针对脑血管、心血管、糖尿病、高血压等疾病的监测。

(三)医疗机构内在需求

医疗机构通过大数据技术整合患者就诊数据,以患者为中心构建集成电子病历,以便医务人员能够便捷地调阅患者就诊信息。利用大数据的搜索、处理和分析能力,对医疗机构整体运营情况进行分析和监控。机器学习结合临床决策支持系统,将临床多个维度的数据进行整合,为医师和患者提供精细化、个体化的诊疗指导。对于医疗机构来说,大数据的价值在于能够提升医疗机构管理水平、服务效率以及临床诊疗的效果。

(四)患者健康层面

通过使用医疗可穿戴设备或社区健康体检设备等便携式医疗设备,患者将医疗健康数据共享给医疗机构。医疗机构可以监控患者的健康状况,并且对其医疗健康数据进行分析,为其提供更优质的医疗服务。

以上几个层面,也是目前医疗大数据平台的主要服务领域。针对不同领域的应用需求,医疗大数据平台可以提供不同的服务主题,以便能够为各领域提供合理、优质的大数据应用服务,逐步实现国家医疗健康大数据的发展战略。

二、国外发展现状

2012年3月29日,白宫宣布启动大数据研究和开发。2013年1月15至17日,美国国家标准与技术研究院(NIST)联合各行业专业人士,召开了"云和大数据论坛"。会上NIST决定创建一个公共工作组,开发大数据互操作性框架。该框架应当定义并区分大数据技术需要满足的需求,包括互操作性、可移植性、可重用性、可扩展性、数据使用、分析及技术架构。

2013年6月19日,NIST大数据公共工作组成立,旨在对大数据的定义、分类、安全参考架构、安全隐私需求和技术路线图形成共识,最终形成一个中立于供应商并在技术和基础设施方面独立的框架,即《NIST大数据互操作性框架草案》。草案明确了大数据的安全、隐私、架构、标准等内容。

国际商用机器公司(IBM)组织医师和研究人员汇集数千份患者的病历,近500份医学期刊和教科书,1 500万页的医学文献,训练出IBM沃森(Watson)系统。沃森系统通过认知计算为人们创造一种全新方式,挖掘出隐藏于大量数据中的知识和模式。该系统可以分析医疗记录(结构化的数据和非结构化的数据),通过分析各种医疗数据,为患者提供建议的治疗方案,并给建议的治疗方案进行排序,注明其医疗证据,医师可以根据患者病情选择合适的治疗方案。

尊享医疗(Dignity Health)是美国最大的医疗健康系统之一,致力于开发基于云的大数据平台,带有临床数据库、社交和行为分析等功能。该平台将连接系统中39家医院和超过9 000家相关机构并共享数据,通过其大数据应用方向可以看到一些机会。例如:个人和群体医疗规划,包括预防性疾病管理;定义和应用最佳病例、减少再入院率;预测败血症或肾衰竭风险,提早进行干预,减少负面结果;更好地管理医药成本;创建工具来改进患者的就医体验。

英国积极发展个性化医疗,首个综合应用大数据技术的医药科研卫生机构"李嘉诚卫生信息与发现中心"于2014年在英国牛津大学正式揭牌。其包括"靶标研究所"和"大数据研究所"两个机构,旨在利用大数据技术收集、存储和分析大量医疗信息,确定新药物的研究方向,减少药物开发成本,同时为发现新的治疗手段提供支持。

三、医疗大数据平台概念

医疗大数据是健康医疗大数据的重要组成部分,国家将健康医疗大数据解读为:健康医疗大数据涵盖人的全生命周期,既包括个人健康,又涉及医药服务、疾病防控、健康保障和食品安全、养生保健等多方面数据的汇聚和聚合。目前,医疗卫生相关部门还没有对医疗大数据做出明确的解释和定义,关于什么是医疗大数据,业内理解有所不同,但普遍认为医疗大数据主要是指医师对患者诊断和治疗过程中产生的数据,包括患者的基本数据、电子病历、诊疗数据、医学影像报告数据、医学管理数据、经济数据、医疗设备和仪器数据等。即以患者为中心,构成医疗大数据的主要来源。医疗大数据不仅具有大数据的"4V"特点[规模性(volume)、高速性(velocity)、多样性(variety)、价值性(value)],还包括时序性、隐私性、不完整性等医疗领域固有的主要特征。

1. 时序性 患者就诊、疾病发病过程在时间上有一个进度;医学检测的波形、图像均为时间函数。

2. 隐私性 患者的医疗数据具有高度的隐私性,泄露信息将造成严重后果。

3. 不完整性 大量来源于人工记录,导致数据记录的残缺和偏差;医疗数据的不完整搜集和处理使医疗数据库无法全面地反映疾病信息。

基于医疗大数据平台,医疗机构可以有效地聚合、分析、管理、利用医疗大数据,实现医疗大数据的有效管理和应用。

四、医疗大数据平台的意义

医疗大数据平台能帮助实现历史医疗资源的再利用,并借助大数据的思维和方法进行研究,完成过去传统思维、方法、技术无法完成的任务,解决过去无法解决的问题,使得数据加以利用,形成从量变到质变的过程。通过多维度的数据结构标准化、归一等分析研究,实现对医疗数据的高效检索和利用,可以在一定程度上帮助医疗机构提高生产力,改进护理水平,增强竞争力。

同时,建设一个高效、稳定运行的医疗大数据平台,实现现有各种医疗数据库的数据共享与交换,可让大数据处理更加便捷、快速、贴近用户,有效地实现数据的流通及使用价值的增值,为患者、医务人员、科研人员及管理人员提供服务和协助,成为未来信息化工作的重要方向。

五、医疗大数据平台的作用

(一)面向医务人员

建设医疗大数据平台,可以为医务人员提供基于大数据技术的医疗服务,可深入洞察病症相关诊疗手段与成果,为相关病症研究提供数据支撑。利用医疗大数据平台,可以为医务人员提供辅助诊疗服务,借助以往各类病例和各类数据源,深入分析相关病症并寻找、推荐最优治疗方案,为个性化诊疗提供基础。通过大数据技术完成病历文档后结构化处理,在保证医师书写的原始病历数据可溯源的基础上,实现对既往病历的结构化处理,满足科研数据采集需求。

同时,在临床科研领域,科研人员只需从海量数据中直接查找或挖掘所需信息、知识和智慧,甚至无须直接接触需研究的对象。在科研过程中,大数据的利用、开发和整理,可以颠覆以往很多研究结果,带来意想不到的发现。

(二)面向患者

建设医疗大数据平台,可以使患者主动参与医疗过程,结合患者的健康数据、既往病史,更有利于医师做出正确的疾病诊断。基于医疗大数据的医疗服务,可以创新医疗模式,减少医患矛盾。因为有效的数据整合模式,大数据医疗满足了以患者为中心的个性化医疗,提升现有医疗技术平台的服务能力。医疗大数据的运用,从医疗研究、临床决策、疾病管理、患者参与以及医疗卫生决策等方面,推动了医疗模式的转变,尊重患者的价值观、个性化特征和需求,协调并整合不同专业的医疗服务,保持医疗服务的连续性和可及性,提高医疗质量。

(三)面向管理人员

建设医疗大数据平台,提供统一可视化分析展示平台,为医院管理运营相关决策提供数据依据,实现医院精细化管理。医院精细化管理是以规范化为前提,系统化为保证,数据化为标准,信息化为手段,把服务者的焦点专注到满足被服务者需求上,以获得更高效率、更多效益和更强竞争力。通过大数据分析平台对医院门诊量、手术量、入/出院患者数、床位使用率、床位周转率、设备使用率、疾病图谱、患者分布区域、费用支出等数据分析。将当前数据与同期数据、前期数据进行对比分析。同时,可以对比本地区医院运营情况,找出造成医院经济运行质量不佳的成因和差距,抓住自身工作的薄弱环节,切实采取改进措施。

(王才有)

第二节　医疗大数据平台的总体构架

医疗大数据平台是医院信息化建设重要组成部分。在促进和规范健康医疗大数据应用发展的形势下,为了有效地聚合、分析、管理、利用医疗大数据资源,有必要构建医疗大数据平台,为医院的管理、诊疗、科研和教学提供高效的服务。

一、总体架构

根据《医院信息化建设应用技术指引(试行)》中有关医疗大数据平台建设的标准,医疗大数据平台总体架构如图 14-2-1 所示。

医疗大数据平台总体架构包括四层架构,即数据源层、数据采集层、大数据中心、应用集市。

数据源层:本层主要指医疗大数据平台涉及的数据范围。根据医疗大数据平台的功能和应用,本层数据范围一般包括医院涉及临床医疗工作的与患者有关的业务系统数据。常见业务系统,包括医院信息系统(HIS)、电子病历(EMR)系统、实验室信息管理系统(LIMS)、影像存储与传输系统(PACS)、病理系统、超声系统、心电系统、手术麻醉系统、其他检验检查类系统等。医疗大数据平台数据源层数据一般为结果性数据,针对过程性数据建设单位可以根据医院实际情况进行处理。另外,数据源层一般不包括医院财务数据、患者基因检测数据等。针对医联体医院,建议有条件的核心医院可以将医联体单位数据纳入医疗大数据平台管理,实现医联体内数据综合应用和分享。

数据采集层:本层实现将业务系统源数据抽取到医疗大数据平台功能。结合目前医疗行业普遍使用的数据抽取方式总结如下:数据库备份恢复、集成平台、物化视图、数据同步工具(如 OGG)、抽取工具(如 ETL)

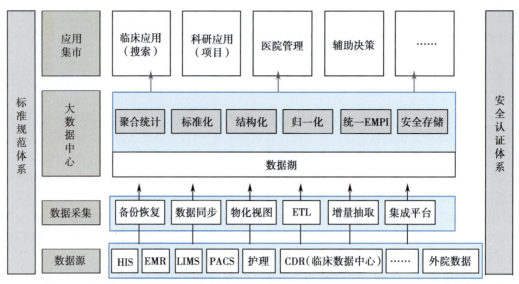

ETL—抽取、转换、装载；HIS—医院信息系统；EMR—电子病历系统；LIMS—实验室信息管理系统；
PACS—影像存储与传输系统；CDR—CorelDRAW。

图 14-2-1　医疗大数据平台总体架构

等,建设单位可根据本单位信息系统建设情况、信息人员技术掌握情况等选择数据采集方案。

大数据中心:本层为医疗大数据平台核心技术层,主要用来处理医疗数据,实现非结构化数据的结构化。通过数据采集层采集数据汇集到大数据中心形成业务数据湖,大数据中心的分析加工功能基于数据湖中数据进行处理,基本处理功能:①数据整合,将从各个业务系统获取的医疗数据以患者主索引(EMPI)为中心进行整合,实现数据综合利用;②数据自动化处理,处理过程可以实现自动处理,避免人工实时干预;③数据安全性,数据处理过程要保证数据安全性,做到数据保密、完整、可利用等。

应用集市:本层以医疗大数据平台数据中心数据为基础,建设各种医疗大数据平台基础应用。包括但不限于临床数据搜索、患者全景诊疗视图、患者数据服务、临床科研应用、临床知识库、科室运营、临床辅助决策等。

标准规范体系:本平台搭建主要参照国家卫生健康委数据标准、Health Level Seven International(HLT)制定的临床文档结构(CDA)、相关术语标准和国家相关数据标准。

二、核心技术

大数据的特征是海量的数据规模、动态的数据体系、多样的数据类型和巨大的数据价值。面对数据量的指数级增长,传统的存储和运算模式已经不足以应对当前的数据量和数据复杂程度,尤其传统的分析模式无法深入挖掘数据的潜在价值。以哈杜普(Hadoop)为代表的分布式存储与计算框架是当前主流的大数据技术架构,是一种具体的实现技术。Hadoop具备高拓展性、高可靠性和低成本的优点,为海量数据的存储和计算提供了技术支持。

三、安全技术

医疗大数据平台融合了患者所有的诊疗数据,包括院前、院中、院后数据等,从硬件、软件等角度对安全性要求比较高。医疗大数据平台安全和患者隐私保护相关内容将在本章第五节进行详细讲解。

(王力华)

第三节　医疗大数据平台建设

一、安全体系

医疗大数据平台建设工作中,平台的安全性至关重要。平台安全主要侧重于平台部署的硬件安全、软件层面的应用安全、主机系统安全和数据安全。

(一) 平台部署的硬件安全

医疗机构在建设医疗大数据平台时,考虑到医疗数据本身安全和网络安全等,一般平台基于医院网络安全架构来建设,包括要遵守医疗机构网络安全等级保护要求,部署在医院内部网络环境中。内部网络环境属于医疗机构内部独立的网络,与外网环境完全物理隔离。此种部署模式一般考虑到医疗大数据平台机器学习算法的更新,一般会通过网络安全链路为平台建设厂商提供远程维护功能,比如虚拟专用网络(virtual private network,VPN)。其他硬件安全防护包括:

1. 流量控制器　准确记录 VPN 通道流量的上下行流量,在预设的时间窗口内,上行流量累计超过阈值时,会自动中断技术服务商数据平台的 VPN 网络链路,防止超额异常流量流出医院。

流量控制器的流量控制配置和管理员权限,由医院管理。医院可以完全控制服务商 VPN 服务中产生的流量总量,并且可以在医院的设置下自动或手动关闭或开通服务商间的网络链路。

2. 堡垒机　堡垒机可记录所有账号在服务器的操作行为,核心是记录服务商 VPN 流入流出的所有流量内容,供医院或服务商进行实时的行为监控和事后的留档审计。对应监控配置管理、审计功能等管理员权限,均向医院开放,保证医院可以实时监控和审计技术服务商数据平台的所有行为和流量内容,确保数据平台的数据安全。

(二) 应用安全

平台还应对数据的访问权限做全面控制。不同用户、不同业务系统运维人员或系统管理员的权限不同,登录平台看到的业务系统的数据亦不同。除此之外,还需经过安全审计与管理手段,包括但不限于以下内容:

1. 所有权限由医院控制和分发。
2. 单独用户群组、角色及权限管理。
3. 权限细化至每个人每个字段。
4. 用户无法自行注册,必须由医院管理员开通。
5. 平台必须先登录再使用。
6. 密码强度必须为大小写字母加数字的组合。
7. 支持用户证书登录。
8. 要求在医院内网使用,外网使用必须使用 VPN。

同时,平台会记录所有用户的数据访问及操作记录,方便事后审计。

(三) 主机系统安全

技术服务商除了具备针对医疗数据平台的特点而制定的安全防护策略外,在整个服务层面也需要采用第三方系统安全服务来建立全方位的系统安全机制,来守护整个系统的安全性。服务包括实时入侵监控、漏洞追踪和修补服务、渗透测试服务、系统操作审计、互联网安全防御系统、登录安全系统。

二、数据接入范围

按照前述医疗大数据平台定义范围,即接入与患者相关就诊及治疗数据,及部分费用经济数据,包含但不限于:

1. 医院信息系统(hospital information system,HIS)　患者(含门诊、住院)的基本信息、就诊情况、病历、诊断、医嘱、用药、耗材、手术、输血、检查、检验等信息。

2. 电子病历(electronic medical record,EMR)系统　门诊患者的门诊病历,住院患者的入院病历、病程、术前讨论、术后情况、出院小结、会诊记录等全部文书。

3. 首页　包括临床首页和编目首页,以及临床随访和病案随访数据、经济数据、部分院外诊疗数据。

4. 护理　护理首页、护理评估、护理记录、护理措施、危重记录、体征、(经外周静脉穿刺的中心静脉导管 PICC)置管等。

5. 手术麻醉　麻醉记录单、手术记录单、监控仪器数据。

6. 实验室信息管理系统(laboratory information management system,LIMS)　检查患者基本信息、身份信息、检查项目、检查细项、细项结果及正常值范围。

7. 放射信息管理系统(radioiogy information system,RIS)　检查患者基本信息、身份信息、检查报告、CT/MRI/PET 等各类报告原始文件。

8. 病理　检查患者基本信息、身份信息、检查报告、涂片图像原始文件。

9. 心电图　检查患者基本信息、身份信息、检查报告、心电图原始文件或 PDF 文件。

10. 超声　检查患者基本信息、身份信息、检查报告、超声图像原始文件。

11. 体检　患者基本信息、单位基本信息、体检项目清单、各项检查结果及正常值范围、各科室检查结论、终检结论、相关影像原始文件等。

12. 患者医疗或者疾病相关的其他系统。

医联体单位在建设医疗大数据平台开展数据接入时，有条件情况下建议将医联体内所有医院涉及上述数据纳入平台管理。

三、建设要点

(一) 数据接入

医疗大数据平台数据接入方式选择要考虑数据接入源、源数据库及接数模式。数据接入源包括原业务数据库、数据中心、集成平台三种。源数据库一般为 Oracle、MySQL、SQL Server 等。数据接入方式包括业务系统数据库备份恢复、数据同步(如 OGG)、物化视图、抽取工具(ETL)、集成平台等。

(二) 数据脱敏加密

对于医疗大数据平台的数据应用而言，由于平台集成了医院所有医疗信息系统的患者信息，数据体量大；同时，临床基于医疗大数据平台的应用在使用时一般可以直接主动访问平台数据，导致数据泄露风险增大。所以，原则上要求在建立大数据平台时要有数据脱敏、数据加密机制。

(三) 数据处理

数据处理属于医疗大数据平台的核心功能，对从业务系统接入数据进行处理，实现数据应用，为临床、管理、科研提供数据支持。数据处理过程包括两个环节：数据验收、数据生产。数据验收主要是核查接入平台的原始数据是否跟业务系统数据匹配，避免在前期的同步、脱敏、加密等过程中丢失原始数据。原则上该过程在数据生产之前必须完成，以保证进入数据生产过程的数据无问题。

由于临床数据的不规范性、随意性等特点，在进行医疗大数据利用前，需要将临床主数据进行标准化处理。以诊断为例，需要建立疾病相关同义词图谱，对临床书写不规范的诊断进行标准化处理，示例见图 14-3-1。

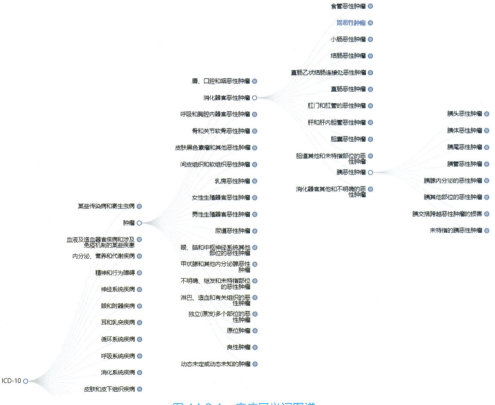

图 14-3-1　疾病同义词图谱

以诊断"贲门恶性肿瘤"为例,ICD-10 诊断编码 C16.001,同一家医院对应的临床诊断原词可能有上百种,常见的有:贲门癌、贲门癌复查、贲门 Ca 等,图 14-3-2 显示了某肿瘤医院的具体数据情况。

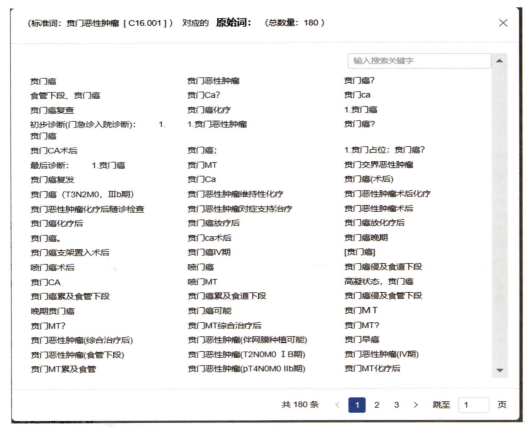

图 14-3-2　某肿瘤医院数据中所显示的贲门恶性肿瘤同义词

数据经过疾病诊断数据模型标准化处理后,才可以得到充分利用。无论医师书写的是标准词汇还是非标词汇,都可以通过平台的转化,从而实现数据的充分利用。

结构化具体目标是基于医疗信息学的角度,将以自然语言方式录入的医疗数据根据医学语境转化为可用于存储、查询、统计、分析和挖掘的数据结构,结构化示例见图 14-3-3。

(四) 数据授权

大数据平台需要对数据的访问做全面的控制,不同用户、不同业务系统运维人员或系统管理员的权限不同,登录平台看到的业务系统的数据亦不同。除此之外,大数据平台需要记录所有用户的数据访问及操作记录,方便事后审计。

(五) 数据验证

数据验证指验证医疗大数据平台处理、生产后的数据与原业务系统数据的一致性、完整性、正确性。源数据通过大数据平台处理后,如何保证数据跟源数据无异常、无异差是必须通过数据验证环节来实现。只有验证通过后数据才可以被临床所使用。数据验证环节建议方和承建方双方进行共同验证。

(六) 数据管理

建设医疗大数据平台的核心目的是服务于最终用户,包括一线医师、护士、科研人员、管理人员。但由于平台汇集了大量包含患者敏感信息的医疗数据,如何保障科学、合理、安全的使用,需要医疗机构以及其数据管理部门制定相应的管理流程、管理制度,以便在平台推广实践中落实。

1. 数据安全管理制度　数据安全管理从系统安全和审批管理两方面进行考虑。系统安全包括信息部门数据备份策略、用户权限、账户弱密码、账户有效期和数据导出管理等方面进行管理;审批管理主要指账户权限审批流程和数据申请审批流程。

2. 数据使用管理规范　数据使用人需严格遵守国家有关法律法规,申请数据时需注明申请数据范围、

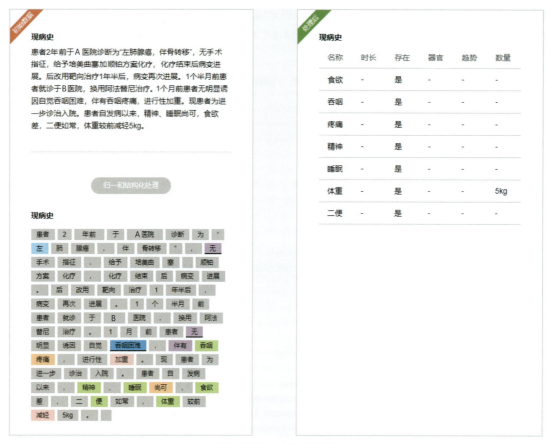

图 14-3-3 结构化示例

用途、使用事件等重要信息,对使用数据有保密责任,数据使用结束要立即向管理部门报备,不可更改数据用途或进行其他违规操作。

3. 知识产权管理制度　多家单位数据共享使用应遵循平等互利、诚实守信、成功共享的原则,参与方需提前拟定合作协议,所获利益按参与方贡献大小分配。

4. 使用违规惩罚制度　对于擅自传播、转让、更改数据用途、未经许可使用数据或其他违规行为,医院管理部门有权利追究法律责任。

（路 健）

第四节　医疗大数据的应用场景

通过医疗大数据平台的建设,可更便捷地对医院内积累的大量数据进行深度地分析、挖掘,建立专项科研课题,进行回顾性或前瞻性科研分析;找寻体征、诊断、用药、治疗方式等的相关性,分析医师的诊疗路径,优化指南,形成更加科学的诊疗知识库,作为分级诊疗的基础。

应用大数据、人工智能的分析和优化手段,使医师、护士更专注疾病本身,患者更信赖医师、护士的医疗行为,能更好地配合治疗,优化整个诊疗流程;对于临床大量的非结构化的数据,进行结构化处理,深度挖掘出有意义的信息。同时,医疗大数据平台支持传统医学模式研究,也支持传统技术所不能实现的真实世界研究。

一、临床应用场景

（一）临床大数据搜索

基于大数据架构的设计可有效优化传统检索问题,可以用于全文搜索、结构化搜索、分词搜索、模糊搜索以及复合搜索等多种模式。在医疗搜索的垂直领域有关键词搜索、高级搜索、条件树搜索三种具体的应用模式,且在各种复杂场景下的搜索性能表现也较为强健,均能够实现秒级别的搜索。

1. 关键词搜索 提供便捷的快速关键词搜索入口,通过医疗专业字典分析、切词等技术处理,检索符合请求条件的病历结果,并提供了各种灵活的筛选方式、排序方式和搜索结构的专业统计。如图 14-4-1 所示。

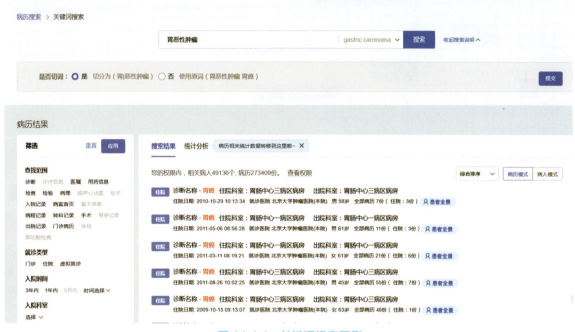

图 14-4-1 关键词搜索示例

2. 高级搜索 高级搜索用于描述多个复杂的检索逻辑和条件,可以精确召回需要的病历数据。高级搜索包括了逻辑关系、搜索主题、搜索条件、值域范围四个建立高级搜索条件的变量,以及患者维度、病历维度的搜索展示。如图 14-4-2 所示。

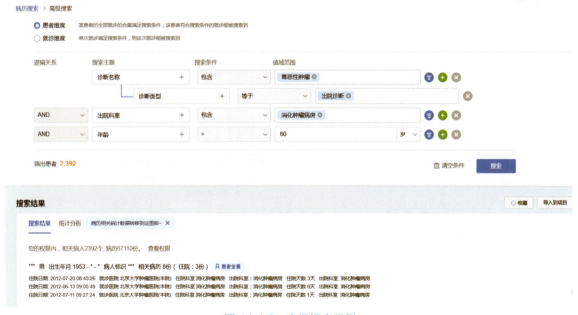

图 14-4-2 高级搜索示例

3. 条件树搜索 条件树搜索相对于高级搜索更加灵活,能够将"并且""或者"和"排除"三种逻辑关系按照需求任何进行组合。如图 14-4-3 所示。

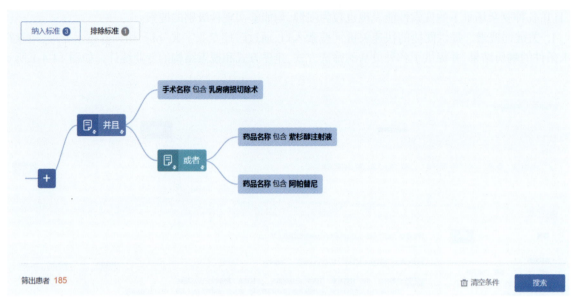

图 14-4-3 条件树搜索示例

(二) 患者全息视图

在大数据模式下,通过整合不同系统间(HIS、LIMS、RIS、EMR、护理、手术麻醉、ICU、PACS 等)的数据通道,能够以"患者全息视图"的方式展示患者的全治疗周期,记录患者在每一个时间节点的诊断、用药、体征、检查、检验、治疗、手术等数据。

"患者全息视图"是基于临床数据的临床应用,临床医师可以通过清晰、友好的统一视图对患者的就诊信息进行查阅,从而优化医师的操作流程,使临床医师在短时间内对患者就诊情况有整体了解。"患者全息视图"收集了全量的临床数据内容,可以实现临床数据的电子病历数据、检验报告、检查报告同时查看。"患者全息视图"是临床场景中最基础的应用,相对于传统的患者全息视图,大数据应用能赋予其更友好的诊疗支持体验。

以"时间轴"作为整体患者全景应用中总领全局的模块,能够在大数据平台的基础上建立时序模型,完成整体功能的建设,开发如图 14-4-4 所示的功能应用界面。

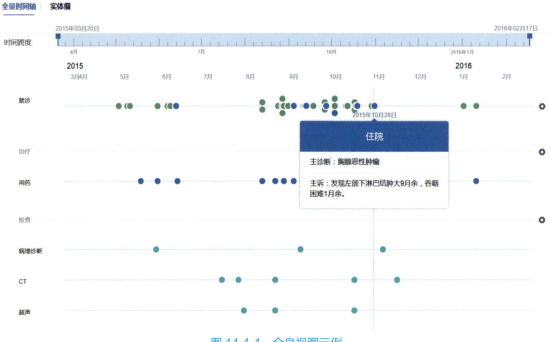

图 14-4-4 全息视图示例

因为大数据平台对医院所有系统数据进行了数据和业务的重构,故在数据加工和数据增强方面有优势。数据加工和数据增强能够帮助医师更好地应用该平台,让医师可以在一个页面内浏览患者所有就诊信息,更加快速地定位所需要查看的病历;将患者的历次检查数据按照时间的顺序、不同的类型进行快速地解读;通过患者全息视图的检验模块将某个检验的历史全量数据按照时间先后顺序展示其趋势图,并且可以添加更多的指标进行趋势对比等。

（三）临床决策支持

基于大数据应用的智能临床决策支持系统,是在医疗大数据应用平台的标准数据流生产的基础上,利用大量的病历作为分析样本,并结合临床知识,抽象出疾病特征字段进行建模,结合专业的临床知识库,为临床医师提供全方位的辅助决策服务。内容设计思路如图 14-4-5。

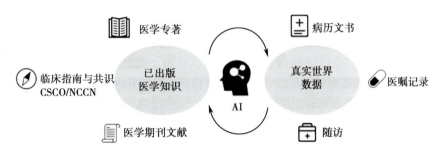

CSCO—中国临床肿瘤学会；NCCN—美国国立综合癌症网络；AI—人工智能。

图 14-4-5　临床决策支持

因此,基于真实世界数据加上循证医学知识的思路,可以有两个应用方向,即基于不同复杂病种的单病种智能辅助诊疗,以及应用于工作站的适用于通用疾病的临床智能助手。

1. 单病种辅助诊疗　主要是将出版的知识或者顶级临床专家的经验方案,与真实病历数据结合进行分析,将这些内容机器规则化形成决策引擎,支持不同病种不同特征信息的录入,根据该引擎的规则输出可用于临床参考的诊疗方案。同时,基于该系统,进一步实现方案采用情况的跟踪分析,从而最终对临床决策过程进行管理和优化,提升该病种的诊疗效率及质量。业务流程设计示意如图 14-4-6。

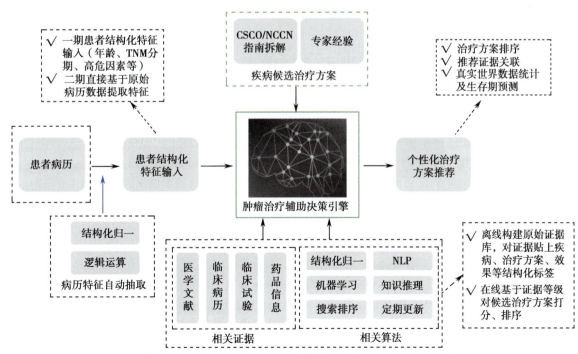

CSCO—中国临床肿瘤学会；NCCN—美国国立综合癌症网络；NLP—自然语言处理。

图 14-4-6　单病种辅助诊疗

2. 医师工作站临床助手　主要是基于权威循证医学知识库和真实世界临床数据,构建更加精准而且契合临床思维的知识图谱。在医师诊疗过程中,医师工作站临床助手可以进行预测、推荐、预警,提供知识库查询、疑似疾病预测、检查方案推荐、治疗方案推荐、异常提醒、智能审核等覆盖诊疗全流程的辅助决策支持,降低漏诊和误诊率,提升高医疗效率和质量。该应用主要涵盖业务示意如图 14-4-7。

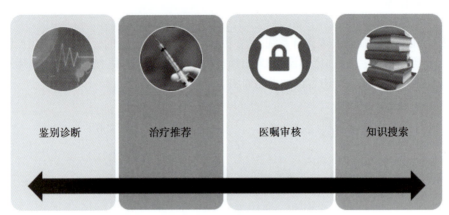

图 14-4-7　临床助手

3. 相似病历和相似患者推荐　通过医疗大数据平台,可建立病历画像和患者画像的模型。以疾病为维度,可以建立基于可参数调整的相似病历和相似患者的模型,在整体的诊疗行为推荐、会诊讨论等诸多场景中进行广泛的应用。

二、科研应用场景

对于科研场景来说,医师面临的难点主要有如下情况:①科研思路发现困难;②诸多病历的非结构化字段处理需要大量的人力;③处理完的数据需要时间精力的转换和处理才能进行分析;④整个科研过程想进行延续而搭建专业疾病数据库需要专业的平台。而依托于医疗大数据平台,上述困难均能在一定程度上得到解决。大数据平台为临床科研链路的全流程(科研灵感的发现、初步调研验证、科研立项、圈定目标人群、观测指标的建立、数据如何收集以及最后的统计分析和文章撰写等)提供逐步支持,帮助临床医师进行科研工作。

(一) 科研思路探索与发现

在整个科研流程中,科研的思路探寻和科研场景的发现是打开科研的第一把钥匙。而无论是在现有的电子病历数据或者 CorelDRAW(CDR)格式的集成数据中,要想挖掘科研场景、探索科研思路特别困难,"翻病历"往往成为科研灵感发现的源头。除了上述章节所讨论的"大数据检索模式"之外,还能够通过数据挖掘、有监督和无监督的机器学习,打开科研新模式,助力临床医师更加轻松高效地完成科研第一步。

1. 疾病图谱　疾病图谱是基于真实诊疗大数据,根据知识相关性展示的疾病可视化功能,展现与疾病主题关键词高度相关的诊疗关键词,以及各个诊疗关键词互相关联的多层级关系网络(图 14-4-8)。

构建图谱的方法,除了利用真实病历数据进行结构化、标准化处理从而形成疾病真实诊疗画像外,还需要充分参考疾病相关的循证医学知识,利用知识库进一步参与构建图谱,才能使得数据的分析和展示权威有效。

构建疾病图谱的主要目的是,基于大数据挖掘及数据可视化技术,帮助临床医师更好地从既往真实病历数据中发现临床价值和科研价值。目前常见展示的是一些基础疾病指标(常规的诊疗行为的关键词数据),未来可以基于更智能的算法挖掘更多疾病指标,以及相关指标数据的智能相关性分析,实现临床数据价值的自动挖掘。

医学知识图谱是实现智慧医疗的基石,有望带来更优质的医疗服务。然而,现有知识图谱构建技术在医学领域中普遍存在效率低、限制多、拓展性差等问题。医疗大数据应用平台针对医疗数据跨语种、专业性强、结构复杂等特点,从医学知识获取、抽取、表达、融合和应用五个方面进行知识图谱自下而上的构建,从而使其能够在信息检索、知识问答、智能诊断等多个场景有深层次的应用。

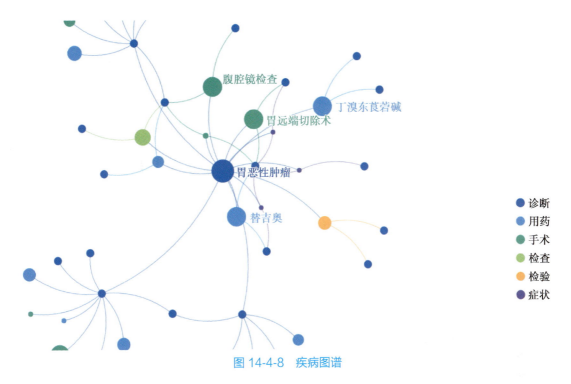

图 14-4-8　疾病图谱

2. 研究热点趋势　挖掘热点研究领域信息，是一个烦琐且耗费时间精力的过程。基于大数据处理的热点趋势展现能改善科研现状。根据 PubMed 等文献数据库中的研究信息，智能提取前十的关键词进行计算，并绘制成一个研究热点趋势图，可以直观地展示与疾病相关的研究热点以及热度变化趋势（图 14-4-9）。在研究热点趋势中可以集合具体的文献信息，可以查看文献描述、关键词等信息，如对具体文献内容感兴趣或有需求，可以查看或下载原文内容。这种基于大数据的研究热点汇总，可以为用户提供热点走势及专业领域发展情况，为科研提供思路启发，便于医师快速精准地找到科研入手点。

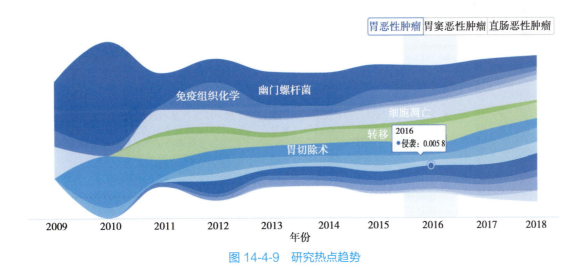

图 14-4-9　研究热点趋势

（二）专科疾病数据库

搭建专科疾病数据库，一直是科室、医院乃至国家层面重要的需求。但是，目前患者的病案或者各个业务系统的信息，在绝大部分医院都以非结构化或半结构化的方式进行存储，比如手术麻醉信息、手术过程信息、会诊讨论信息等。医师难以直接利用，在需要使用时只能采用人工誊写或摘抄的方式整理数据，这种高人工低智能的方式极大地增加了科研数据采集的时间成本。

科研数据根据课题研究目的不同，研究方向的迥异，对于数据也会有不同的需求，而不同的数据又来源于多个业务系统。根据治疗方式和阶段的不同，数据的类别也具有多样性，比如患者的特殊检查、检验数据

（患者的随访、病例报告表单以及生物样本、组学分析等数据）。由于数据多维度、多系统的特点，在实际数据收集和整理过程中，医师需要来回在多个系统间切换，并选择合适的方法来留存数据，将多系统来源的数据人工进行关联核对，因此时间成本显著提升。对于科研设计阶段、数据收集阶段、历史科研成果的延续以及跨科室、跨医院的专业疾病研究，均要形成整体的平台。

　　基于上述困境和对专业疾病数据库的需求，在大数据科研平台的基础上，搭建专业疾病数据库（图 14-4-10），成为较为重要的方案和手段。这也是近年来，以大数据为基础的应用和新热点与趋势。

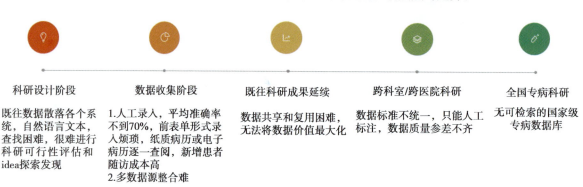

图 14-4-10　专科疾病数据库

三、管理应用场景：医院精细化管理

　　医院管理是一个多学科、多部门、多方法的管理学科。虽然医院针对现状采取不同的措施、不同的方案进行管理，但有一点是相同的，医院需要通过数据来生产出可以预警的医院运行指标及报告。目前医院管理仍需沉淀指标及逻辑规则，也面临诸多实际问题：①数据统计口径不统一；②各个科室统计口径方式及上报给管理者统计口径不统一；③多业务系统分类方式不能有效集中；④无联盟医院质量对比；⑤无有效手段对重点学科建设及病种发展；⑥数据质量问题；⑦医疗整体质控方案未完善；⑧未建立患者统一索引；⑨主数据管理未统一；⑩病历数据未能有效利用；⑪没有数据定制化集中显示；⑫异常变异原因无法深究。

　　除了以上实际问题，医院管理还面临如图 14-4-11 所示的诸多新环境下的挑战。

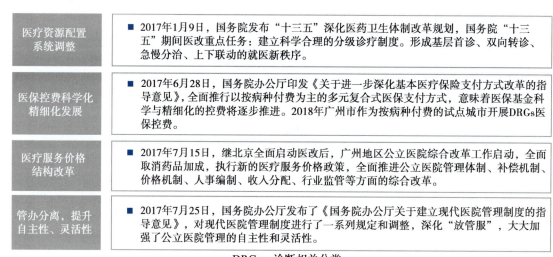

DRGs—诊断相关分类。

图 14-4-11　医院管理制度的发展与改革

　　基于大数据平台的医院管理，可通过科学的分组方法、多维度透视分析、行业基线对比、诊疗一体化的 ICD 对接能力以及诊断相关分类（DRGs）指标，评估全院效率能力，了解全院科室能力分布，聚焦重点科室，通过科室效能分析，确定科室整体情况与需要关注的主诊组。围绕 DRGs 分组，评估疾病分组的治疗效率，了解不同主诊组在同一分组上的治疗表现差异。图 14-4-12 以全院科室的能力分布作为举例示意。

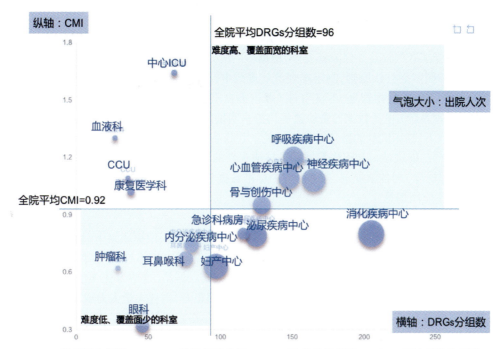

CMI—病例组合指数；DRGs—诊断相关分类；ICU—重症监护病房；CCU—冠心病监护病房。

图 14-4-12　全院科室能力分布示意图

四、患者服务场景

(一) 智能导诊

智能导诊服务是一种高科技服务形式,主要采用人工智能技术识别患者可能患有的疾病并给出就医指导。通过智能终端(应用程序、微信等)与医院信息系统连接,结合大数据平台疾病知识图谱、数据挖掘方面的导诊算法、语义分析等工具,让患者在线完成导诊分诊服务。通过建立相关专科疾病、症状、治疗方式知识库,利用问题生成器和病历分类器,建立知识库内容与提问内容、推荐科室之间的联系,实现分诊科室的智能推荐。通过对医学教科书和患者病例的学习,匹配最佳就诊科室;实现了通俗语言高度识别,提高易用性;减少了患者手动输入内容,给患者流畅的产品体验;进行分诊结果校验,不断提高结果准确度。

该类服务的显著优点是效率较高,不受人为因素的影响。缺点是受技术水平和数据资料质量影响很大,比如对患者主诉的理解水平直接影响了后续的疾病判断,推理算法的准确率和效率也影响了咨询质量。大数据处理技术的发展为该类服务的升级与普及提供了巨大支持,是目前互联网医疗服务领域的热点之一,基于大数据技术的智能导诊服务有望成为今后主流的就医咨询服务场景。

(二) 智能候诊

智能候诊是利用医疗大数据平台实时获取门诊预约系统、排队叫号系统、导诊分诊系统、HIS 系统等数据,通过数据模型的精准评估,对门诊患者候诊时间进行量化统计和分析,发现通过优化门诊就诊流程,可以优化每位患者等候时间。通过与医院多种方式对接,如刷卡挂号、预约挂号、刷卡入队、排队叫号等,并推送到线上预约系统及相关信息系统,实现移动端和线下显示屏同步,让患者实时掌握自己的就诊时间,避免了患者长时间的排队等候,有效地引导患者合理安排来院就医的时间,改善患者的就医感受,从而大大提高了患者就医满意度。

五、药物研究场景

中国现行的药品临床试验管理规范(GCP)来源于欧、美、日共同发起的国际标准 ICH-GCP,在基本原则和大多数的实施细则上都一致。2017 年中共中央办公厅、国务院办公厅印发了《关于深化审评审批制度改革鼓励药品医疗器械创新的意见》,并发出通知,要求各地区各部门结合实际认真贯彻落实。这份《意见》特别指出,临床试验机构资格认定实行备案管理,大力支持临床试验机构和人员开展临床试验,与此同时,须对临床试验数据可靠性和真实性进行更大程度的监管。

最新公布的《药物临床试验质量管理规范》中第一章总则第一条提出：为保证药物临床试验过程规范，结果科学可靠，保护受试者的权益并保障其安全，根据《中华人民共和国药品管理法》《中华人民共和国药品管理法实施条例》，参照国际公认原则，制定本规范。规范中针对临床试验的源数据管理、必备文件管理、质量管理、病例报告表（CRF）、药物管理、不良事件/严重不良事件（AE/SAE）、质量控制/质量管理（QA/QC）、计算机系统（数据管理系统）、电子数据稽查轨迹等均提出明确的要求。

在新的时代背景下，临床试验的质量管理直接关系到药品研发进程及疾病防治策略，如何高质高效地开展临床试验及临床研究，促进学科和疾病领域的进展成为新的课题和攻坚方向。依托医疗大数据平台和《药物临床试验质量管理规范》的各项规定，参考专业的标准数据集和中心化统一编码——临床数据交换标准协会（CDSIC），探索如下应用场景。

（一）受试者智能招募

传统招募方式包括医院或社区张贴招募广告，发放宣传单、宣传册、便捷联络卡、教育资料，社区义诊（适用于罕见病或入排标准较为复杂的试验），医师推荐，宣传会，运用网络媒体（电子邮件、受试者社交软件群、微信公众号等）定期推送招募信息，以及研究者自行招募的方式。但是，这些方式无法确保招募信息送达最合适的潜在患者人群，而且由于患者已经离院，需要打电话召回患者，消耗大量人力成本。

依托医疗大数据平台，基于项目的纳入/排除条件，实时在临床场景发现疑似符合入组条件的受试者，通过医师工作站提醒医师，加速临床试验入组。

（二）以风险为基础的监测（RBM）质控核查

临床药物试验中，以风险为基础的监测（risk-based monitoring，RBM）至关重要。传统的质控流程主要依赖机构质控员、临床监察员（CRA）、第三方稽查公司在院内，基于 SD 进行数据评估和数据抽检。传统的质控存在如下问题：

1. 人员专业水平参差不齐　目前国内临床机构管理组织（SMO）、合同研究组织（CRO）机构的专业化管理水平和执业诚信有待提高。质控员专业水平参差不齐，即使单一临床试验也经常出现质控跟踪有始无终的现象，基本上把临床试验的安全监测当作与 PI 的常规交流和工作拜访。

2. 非全量核查　受限于临床试验受试者数据量与质控人员时间比例，无法做到全量核查，只能进行抽检，再基于发现的问题重点排查，有遗漏问题的风险。

3. 时效性差　目前核查频率基于试验进程按阶段进行，只能后置发现问题进行整改，无法做到过程中监控，实时报警。

依托医疗大数据平台，历史项目核查报告和质控规则，智能预测临床试验可能的风险，并利用大数据技术对 SD 进行质量评估，实时发现方案不依从、数据不一致、不良事件（AE）/严重不良事件（SAE）漏报等质量问题，提醒研究团队进行整改。同时在 CRA、质控员、稽查人员现场质控前，基于数据模型运算，优先产出质控分析报告，告知质控人员风险点，方便质控人员做有针对性的核查。

（三）AE/SAE 自动报警

临床试验中的安全性通报，在很大程度上是基于国家药物政策的要求。这些临床症状看似与临床试验或试验用药无关联，或这些症状在该疾病中本身就比较常见，因此研究者有可能不认为其是不良事件，极易造成漏报。

依托医疗大数据平台和常见不良反应事件评价标准（CTCAE）规则，以及结构化归一等数据处理技术，系统能够自动发现疑似 AE/SAE，提示医师进行判读，方便医师进行 AE/SAE 生命周期管理，避免漏报。

（四）试验数据辅助采集

将研究所需数据归纳整理并填写入 CRF 是研究必要且十分重要的环节，但是在参与科研的同时，临床研究人员还要将大量精力投入到临床诊疗过程中去。因此，在精力有限、人员不足的情况下，容易出现差错，从而影响研究进度与质量。依托医疗大数据平台，进行方案规则拆解，遵循临床数据交换标准协会（CDISC）标准，可以将医师的 SD 数据，通过算法模型计算，自动导入到电子数据捕获系统（EDC）完成填表，在减少临床研究协调员（CRC）工作量的同时，也避免了人工录入错误。

六、教学应用场景

(一)基于真实世界数据的疾病图谱

基于大数据的疾病图谱是临床医疗教学除了教科书、文献之外的第三个工具。对院内某一疾病的海量真实数据进行统计分析,可呈现真实的疾病特征分布,包括年龄分布、常见症状、性别比例、常用检查检验方式等。隐藏在大数据各个节点数据之间逻辑关系的透出,帮助深度解读疾病信息。做到理论和临床实际案例相结合,辅助临床教学。

(二)临床数据与知识库关联应用

可以根据用户的特征信息进行智能知识推荐,能够学习用户对于推荐内容的喜好程度进行深度学习,将用户更加需要的知识推荐给用户,如由大数据智能技术对文献分析产生的文献热点趋势图、文献热点关键词、对应的文献作者图谱等。支持中英文文献检索,提供多种文献检索方式,进行个性化的文献推荐,有效提高文献检索效率。此外,还可提供临床指南、药品说明书、临床试验查看功能,将多种知识类型集中呈现,提供一站式知识查询体验。辅助青年医师学习成长,提升临床和科研能力。

七、应用展望

尽管大数据技术和医疗大数据平台在医疗行业还是新生事物,但是从国家和行业政策支持,以及自身应用发展角度讲,必然会在医疗行业得到更加深入的应用,提高临床效率,辅助诊疗决策,便捷患者就医,科学管理决策。如下是未来几年可期的应用场景:

1. 大数据平台将和医院临床数据中心相互融合,功能互补。
2. 大数据平台将在临床决策支持方面获得突破,产生更多适用于临床诊疗的知识产品。
3. 大数据平台将进一步推动医疗机构科研数量和水平的提升。
4. 大数据平台将推动国家药物临床试验提速、提质,逐渐和发达国家并轨,及时引入新药,惠及民生。
5. 大数据平台将和国家开放共享政策相结合,推出更多患者参与和使用的医疗服务应用。
6. 大数据平台将成为医院,特别是研究型医院必选的数据决策信息平台。
7. 大数据平台将成为未来新型电子病历的智能引擎,实现临床科研一体化电子病历的落地。
8. 区域医疗大数据平台(专科、专病中心)的建设成为连接各级医疗机构的数据平台。
9. 医联体核心医院大数据平台建设,将推动落实医联体间分级诊疗,并促进临床科研联合体的有效建立。
10. 基于大数据的应用将趋于移动化,让医院管理者、临床、科研、患者更可及,更便利。

(衡反修)

第五节　健康医疗大数据安全与隐私保护

本节分四个部分进行阐述,第一部分阐述健康医疗数据特点以及相应安全要求;第二部分介绍国外健康医疗数据安全相关法律法规标准,一方面可供借鉴,另一方面可供医务人员开展涉外工作时参考;第三部分介绍国内健康医疗数据安全相关法律法规标准,医务人员在开展相应工作时需要遵照执行;第四部分介绍基于相关法律法规标准,结合医务人员实际工作,给出重要提示以供医务人员在工作中重点关注。

一、健康医疗数据特点

健康医疗数据包括个人健康医疗数据以及由个人健康医疗数据加工处理之后得到的健康医疗相关数据。随着健康医疗数据应用、"互联网+医疗健康"和智慧医疗的蓬勃发展,各种新业务、新应用不断出现,健康医疗数据在数据的采集、存储、传输、处理、使用、销毁等各种活动中面临着越来越多的安全挑战,安全问题频发。由于健康医疗数据安全事关患者生命安全、隐私保护、社会公共利益和国家安全,需要采取相应措施确保健康医疗数据安全,在此基础上规范和推动健康医疗数据的融合共享、开放应用,促进健康医疗事业发展。

健康医疗数据与患者生命安全相关,健康医疗数据记录的患者健康状况、过敏史、医嘱等数据一旦被篡改，很可能影响后续诊疗方案，甚至危及患者生命，因此需要加强安全措施以确保健康医疗数据的完整性和可用性。

健康医疗数据记录了大量患者个人生理、心理健康状况，患者往往不希望这些信息被外人知晓，以免影响个人的生活、工作。这类信息的私密性极强，需要采取有力措施确保这些数据的保密性。

在健康医疗数据的使用过程中，尤其是医疗场景下，其使用和披露并不能完全由患者自主决定，需要根据医护人员的专业知识和经验决定。一方面，疾病的诊疗存在太多的不确定性，无法明确需要哪些数据足够；另一方面，出于对医护人员的保护，一些特殊信息需要披露给医护人员，以便其采取不同的防护措施保护自身及其他患者的健康安全。

健康医疗数据并不完全是患者个人的私事，比如流行病、传染病涉及社会公共利益，疾病的治疗进步更是涉及全人类的福祉，故健康医疗数据并不能完全依据隐私保护原则进行，在一定条件下，可允许科学研究、医学/健康教育、公共卫生等使用。

健康医疗数据还可能涉及国家安全层面，其中的人类遗传资源数据可能会涉及人种安全，带有种族特性的基因缺陷可能被作为生化攻击的方向[1]。

二、国外法律法规标准

美国关于隐私安全的立法较早，1974年即通过《隐私权法》(The Privacy Act)，保护公民个人信息的隐私权。1996年，美国通过《健康保险携带与责任法案》(Health Insurance Portability and Accountability Act, HIPAA)，2003年HIPAA中的隐私规则(privacy rule)和安全规则(sercurity rule)生效。在随后几年，HIPAA相关补充法案进一步发布，美国形成了一整套针对个人健康信息的隐私安全法律保护体系。为了推动健康医疗数据的开放利用，HIPAA给出了两种去标识化指导，一种是专家决定法，即由专家会评审决定去标识化是否恰当；另一种是安全港法则，即按要求去除18项信息。

为了更好地推动HIPAA的落地实施，美国国家标准和技术研究所2005年3月发布了特别出版物《实施健康保险流通与责任法案(HIPAA)安全规则的入门资源指南》[SP 800-66, An Introductory Resource Guide for Implementing the Health Insurance Portability and Accountability Act(HIPAA) Security Rule]，旨在帮助理解HIPAA安全规则中讨论的安全性概念，并引导读者阅读其他美国国家标准与技术研究院(NIST)出版物中有关HIPAA安全规则所涉及的各个主题的有用信息。2008年10月发布了更新版，讨论了在实施HIPAA安全规则要求时可能提供价值的安全考虑因素和资源。

国际标准化组织健康信息学技术委员会(ISO TC215)2016年7月发布了最新版的国际标准《健康信息学——使用ISO/IEC 27002的健康信息安全管理》(ISO 27799:2016, Health Informatics—Information Security Management in Health Using ISO/IEC 27002)。为ISO/IEC 27002中描述的控制措施提供实施指南，并在必要时对其进行补充，以便它们可以有效地用于管理健康信息安全。通过实施ISO 27799:2016，医疗保健组织和其他健康信息保管人将能够确保适合其组织情况的最低必要安全级别，并保持其护理中个人健康信息的保密性、完整性和可用性[2]。

《赫尔辛基宣言》全称为《世界医学协会赫尔辛基宣言》，该宣言制订了涉及人体对象医学研究的道德原则，是一份包括以人作为受试对象的生物医学研究的伦理原则和限制条件，也是关于人体试验的第二个国际文件，比《纽伦堡法典》更加全面、具体和完善。《赫尔辛基宣言》在第18届世界医学协会联合大会(赫尔辛基，芬兰，1964年6月)被采用，并在后续联合大会中多次被修订，目前的版本为在第64届世界医学协会联合大会(福塔莱萨，巴西，2013年10月)通过的版本。

其基本原则是尊重个人(第8条)，他们的自决权以及在研究开始前和在研究过程中就参与研究作出知情同意的权利(第20~22条)。研究者的职责仅限于患者(第2、3和第10条)或志愿者(第16和第18条)，虽然总是需要研究(第6条)，但患者的利益必须始终优先于科学和社会的福利(第5条)。伦理考虑必须始终优先于法律和法规(第9条)，弱势群体需要受到特别保护(第8条)，当受试者身体上或精神上无法给予同意或未成年人时(第23、24条)，应考虑得到受试者最佳利益代表同意，并尽可能获得本人同意(第25条)。

在研究工作中，研究应基于对科学背景的全面了解(第11条)，对风险和利益的仔细评估(第16、17条)，所研究的人群有可能因此获益(第19条)，由训练有素的研究者进行(第15条)，按伦理委员会批准的条款进行，并接受独立的伦理审查和委员会的监督(第13条)。条款应解决道德问题并表明其符合宣言(第13条)，如果可获得的信息表明研究不再满足原始考虑因素,则应停止研究(第17条)。有关研究的信息应公开(第16条),包括公布结果和任何潜在的利益冲突(第27条),应始终将实验研究与最佳方法进行比较,但在某些情况下,可以使用安慰剂或不进行任何治疗(第29条)。研究完成后,受试者的利益应成为整体伦理评估的一部分,包括确保他们获得最佳治疗(第30条),只要有可能,未经证实的方法应在合理有可能获益的研究范围内进行测试(第32条)。

欧盟《通用数据保护条例》(GDPR)于2018年5月25日生效,强调个人信息保护与自由流动的平衡,目标是保护欧盟公民免受隐私和数据泄露的影响,同时重塑欧盟的组织机构处理隐私和数据保护的方式。在健康医疗领域,一方面,使患者有更多权利控制其个人数据的收集及使用;另一方面,对相关数据的不合规行为可导致重罚,最高罚款达2 000万欧元或营业额的4%。

三、国内法律法规标准

2017年6月1日实施的《网络安全法》系统性地阐述了个人信息保护的责权利、国家层面数据安全保护的责权利。

2017年3月20日最高人民法院审判委员会第1 712次会议、2017年4月26日最高人民检察院第十二届检察委员会第63次会议通过,自2017年6月1日起施行的《最高人民法院、最高人民检察院关于办理侵犯公民个人信息刑事案件适用法律若干问题的解释》明确了非法获取、出售或者提供公民个人信息,具有下列情形之一的,应当认定为刑法第二百五十三条之一规定的"情节严重":

(一) 出售或者提供行踪轨迹信息,被他人用于犯罪的;

(二) 知道或者应当知道他人利用公民个人信息实施犯罪,向其出售或者提供的;

(三) 非法获取、出售或者提供行踪轨迹信息、通信内容、征信信息、财产信息五十条以上的;

(四) 非法获取、出售或者提供住宿信息、通信记录、健康生理信息、交易信息等其他可能影响人身、财产安全的公民个人信息五百条以上的;

(五) 非法获取、出售或者提供第三项、第四项规定以外的公民个人信息五千条以上的;

(六) 数量未达到第三项至第五项规定标准,但是按相应比例合计达到有关数量标准的;

(七) 违法所得五千元以上的;

(八) 将在履行职责或者提供服务过程中获得的公民个人信息出售或者提供给他人,数量或者数额达到第三项至第七项规定标准一半以上的;

(九) 曾因侵犯公民个人信息受过刑事处罚或者二年内受过行政处罚,又非法获取、出售或者提供公民个人信息的;

(十) 其他情节严重的情形。

实施前款规定的行为,具有下列情形之一的,应当认定为刑法第二百五十三条之一第一款规定的"情节特别严重":

(一) 造成被害人死亡、重伤、精神失常或者被绑架等严重后果的;

(二) 造成重大经济损失或者恶劣社会影响的;

(三) 数量或者数额达到前款第三项至第八项规定标准十倍以上的;

(四) 其他情节特别严重的情形。

2017年4月,国家互联网信息办公室发布了《个人信息和重要数据出境安全评估办法(征求意见稿)》,明确了在中华人民共和国境内运营中收集和产生的个人信息和重要数据,应当在境内存储。因业务需要,确需向境外提供的,应当按照本办法进行安全评估。

出境数据存在以下情况之一的,应报请行业主管或监管部门组织安全评估:

(一) 含有或累计含有50万人以上的个人信息;

(二) 数据量超过1 000GB;

(三) 包含核设施、化学生物、国防军工、人口健康等领域数据,大型工程活动、海洋环境以及敏感地理信息数据等;

(四) 包含关键信息基础设施的系统漏洞、安全防护等网络安全信息;

(五) 关键信息基础设施运营者向境外提供个人信息和重要数据;

（六）其他可能影响国家安全和社会公共利益,行业主管或监管部门认为应该评估。

行业主管或监管部门不明确的,由国家网信部门组织评估。

存在以下情况之一的,数据不得出境:

（一）个人信息出境未经个人信息主体同意,或可能侵害个人利益;

（二）数据出境给国家政治、经济、科技、国防等安全带来风险,可能影响国家安全、损害社会公共利益;

（三）其他经国家网信部门、公安部门、安全部门等有关部门认定不能出境的。

2018年5月1日开始实施的国家标准《信息安全技术个人信息安全规范》(GB/T 35273—2017)明确了个人信息保护的7项基本原则:权责一致原则、目的明确原则、选择同意原则、最少够用原则、公开透明原则、确保安全原则、主体参与原则。

2019年5月送审的国家标准《信息安全技术 健康医疗信息安全指南》结合健康医疗数据的特点,明确了健康医疗数据使用披露的原则要求,明确了健康医疗数据的分类分级、相关角色分类、使用场景分类,并给出了相应安全措施要点,也给出了健康医疗数据安全管理指南和安全技术指南。

2019年5月28日国家互联网信息办公室发布了《数据安全管理办法(征求意见稿)》,针对数据收集、存储、传输、处理、使用等活动,以及数据安全的保护和监督管理提出了具体明确的要求。

在我国健康医疗领域,一直坚持"安全为先,保护隐私"的理念。

2014年5月,国家卫生计生委印发了《人口健康信息管理办法(试行)》,明确规定采集、利用、管理人口健康信息应当按照法律法规的规定,遵循医学伦理原则,保证信息安全,保护个人隐私,不得将人口健康信息在境外的服务器中存储,不得托管、租赁在境外的服务器。

2016年6月,《国务院办公厅关于促进和规范健康医疗大数据应用发展的指导意见》(国办发〔2016〕47号)作出了以下指示:明确了安全为先、保护隐私的原则;明确了加强健康医疗数据安全保障的重点任务,加快健康医疗数据安全体系建设,建立数据安全管理责任制度,制订标识赋码、科学分类、风险分级、安全审查规则;制订人口健康信息安全规划,强化国家、区域人口健康信息工程技术能力,注重内容安全和技术安全,确保国家关键信息基础设施和核心系统自主可控稳定安全;开展大数据平台及服务商的可靠性、可控性和安全性评测以及应用的安全性评测和风险评估,建立安全防护、系统互联共享、公民隐私保护等软件评价和安全审查制度;加强大数据安全监测和预警,建立安全信息通报和应急处置联动机制,建立健全"互联网＋健康医疗"服务安全工作机制,完善风险隐患化解和应对工作措施,加强对涉及国家利益、公共安全、患者隐私、商业秘密等重要信息的保护,加强医学院、科研机构等方面的安全防范。

2016年9月30日经国家卫生计生委主任会议讨论通过,2016年12月1日起施行的《涉及人的生物医学研究伦理审查办法》明确了伦理审查应当遵守国家法律法规规定,在研究中尊重受试者的自主意愿,同时遵守有益、不伤害以及公正的原则;明确了伦理委员会的构成、登记备案制度、伦理审查的工作规范;明确了伦理审查的基本原则,知情同意原则、控制风险原则、免费和补偿原则、保护隐私原则、依法赔偿原则、特殊保护原则。该办法规定,出现下列四种情况时需要再次获得知情同意书:①研究方案、范围、内容发生变化的;②利用过去用于诊断、治疗的有身份标识的样本进行研究的;③生物样本数据库中有身份标识的人体生物学样本或者相关临床病史资料,再次使用进行研究的;④研究过程中发生其他变化的。办法也规定了两种情形经伦理委员会审查批准后,可以免除签署知情同意书:①利用可识别身份信息的人体材料或者数据进行研究,已无法找到该受试者,且研究项目不涉及个人隐私和商业利益的;②生物样本捐献者已经签署了知情同意书,同意所捐献样本及相关信息可用于所有医学研究的。

2018年4月发布的《国务院办公厅关于促进"互联网＋医疗健康"发展的意见》(国办发〔2018〕26号)明确医疗机构可以使用互联网医院作为第二名称,在实体医院基础上,运用互联网技术提供安全适宜的医疗服务,允许在线开展部分常见病、慢性病复诊。医师掌握患者病历资料后,允许在线开具部分常见病、慢性病处方。

2018年9月,《关于印发国家健康医疗大数据标准、安全和服务管理办法(试行)的通知》(国卫规划发〔2018〕23号)明确了"标准是前提,安全是保障,服务是目的"。在第三章安全管理部分,通过第十六条到第二十五条系统阐述了健康医疗数据安全管理的要求。

四、数据安全相关要点

医务人员是临床数据的采集者和使用人,是保障临床数据安全的重要一环。尤其是近年来,健康医疗大数据、互联网＋医疗、智慧医疗的蓬勃发展,也确实可以让临床数据去支撑临床科研、精准医疗等业务工作,在平常工作中,医务人员需要注意以下几点。

(一)保护病患隐私,若非医疗目的,不要讨论患者的病情相关信息;不得将病患的信息泄露给任何第三方用于商业目的,如将产妇的信息泄露给奶粉厂商等。

(二)任何非医疗目的的数据使用,应尽可能地获得患者的知情同意,需要明确告知患者数据的使用目的以及采取的数据安全措施等。

(三)如果获得患者的知情同意有困难,需要遵循最少必要原则,并将数据的使用目的、安全措施等方案上报伦理委员会并获得批准。

(四)在数据的使用过程中,要严格保护数据的安全,尽可能地去标识化,只保留必须要用到的并且伦理委员会审批同意的数据。

(五)不将数据存储到境外的服务器上。

(六)数据在个人工作用计算机上存储处理的,需要确保计算机的安全满足要求,并且这些数据的访问使用仅限于本人。

(七)在发表文章,学术交流时应遵循最少必要原则,尽可能地做好数据的去标识化。

(八)需要引入第三方组织或个人协助或者共同处理数据的,需要签署数据安全相关协议,内容包括第三方组织或个人不得将数据用于协议目的之外的任何其他用途,第三方需要承诺保护患者隐私,数据不得存放在境外的服务器中,需要采取相应的管理措施和技术措施确保数据的安全等[3]。

（金 涛）

参 考 文 献

［1］ 汪冬,秦利,魏红河,等.健康医疗大数据发展现状与应用.电子技术与软件工程,2018 (11): 208-210.

［2］ 罗旭,刘友江.医疗大数据研究现状及其临床应用.医学信息学杂志,2015, 36 (5): 10-14.

［3］ 中国医院协会信息专业委员会.医疗机构医疗大数据平台建设指南.北京:电子工业出版社,2019.

第十五章　区块链技术的医学应用

第一节　区块链技术概述

随着人工智能、大数据和机器学习的兴起,数字化医疗的进程不断加快。在这些新的技术不断赋能医疗行业的同时,医疗数据的安全管理以及有效共享成为亟待解决的问题。如何使医疗服务个性化、精准化,以及如何让患者对自己的健康信息进行管理和授权是医疗行业面临的新的挑战。当下,区块链技术在医疗行业的不断引入,以其去中心化、安全可靠的优点为解决这些行业需求提供了一种新的技术思路。

一、区块链技术的概念

区块链技术是由"中本聪"在其发表的奠基性论文《比特币:一种点对点的电子现金系统》中提出。目前尚未形成公认的区块链定义,狭义的区块链技术是指根据时间顺序将数据区块以链式结构排列,并以密码学方式保证的不可篡改和不可伪造的去中心化共享总账(decentralized shared ledger),其能够安全存储简单的、有先后关系的、能在系统内验证的数据。广义的区块链技术则是利用加密链式区块结构来验证与存储数据、利用分布式节点共识算法来生成和更新数据、利用自动化脚本代码(智能合约)来编程和操作数据的一种全新的去中心化基础架构与分布式计算范式。区块链是一种分布式数据存储、点对点传输、共识机制、加密算法等计算机技术的新型应用模式,其本质则是一个去中心化的数据库[1]。

二、区块链技术的特点

典型的区块链技术方案具有以下特征,包括去中心化、可靠数据库、去信任、交易准匿名性、集体维护、开源可编程等。

1. 去中心化　区块链数据的生成、存储、传输、验证和维护等过程均是基于分布式的系统结构。整个系统中所有参与节点都具有同等的权利和义务,不依赖于中心化的硬件或者管理机构,采用纯数学的方式建立分布式节点之间的信任关系(图 15-1-1)。

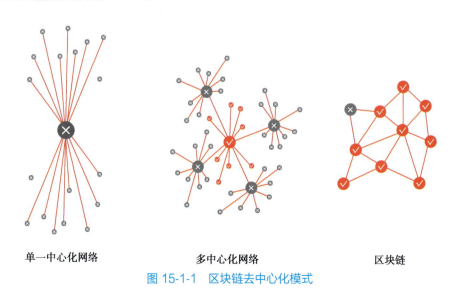

单一中心化网络　　多中心化网络　　区块链

图 15-1-1　区块链去中心化模式

2. 可靠数据库　区块链系统将有时间戳的数据区块结构线性存储,通过时间维度增强数据的可验证性和可追溯性。任何一个节点都可以拥有一份完整的无差别的数据库拷贝。单个节点修改本地的数据库是无效的,除非控制系统超过一半以上的节点。参与系统的节点越多,数据库的安全性就越高。因此,区块链可提供可靠的数据存储。

3. 去信任　区块链技术采用非对称加密算法对交易进行签名,使交易不可被伪造。利用哈希算法和默克尔树结构保证确认过的数据不能被篡改,最后通过分布式共识算法确保各参与节点对区块链上数据的有效性达成一致,系统中的各节点无须信任彼此就可以进行交易和协作。

4. 交易准匿名性　区块链系统通常采用公钥作为用户标识,有些研究使用分布式身份标识来确认用户身份。不再依赖于基于公钥基础设施的第三方证书颁发机构颁发的数字证书。用户只需要提供公钥或由其生成的地址,不需要公开自己的真实身份,就可以实现基于区块链的交易。此外,用户可以公开任意数量的地址,以保证匿名性。因此,区块链上节点之间的交易和协作是针对地址进行的,与用户真实身份无关,具有准匿名性。

5. 集体维护　区块链系统是由所有拥有记账功能的节点共同维护,每个参与节点拥有平等的权利,可以参与到区块的生成、校验、记录等全部环节。在诚实节点不低于安全阈值的情况下,任意一个节点的下线或者丢失都不会影响整个系统的安全。

6. 开源可编程　区块链系统对参与者而言都是开源的,任何参与者都可以获取项目的源代码、数据结构、初始化文件等,同时可以通过接口查询系统中的全部数据。此外,区块链平台会提供灵活的脚本代码系统,支持用户编程、创建智能合约、开发去中心化的应用等。

三、区块链技术的分类

区块链是一个由不同信息数据节点广泛参与的去中心化的分布式开放记账账本,它是由一系列数字密码组成的数据块。不同的区块链拥有自己的共识机制,因而具有一定的差异,可以根据区块链在区域运行的授权特性将其分类为公有链、私有链和联盟链,下面分别对其进行介绍。

1. 公有链(public blockchains)　公有链是指访问系统中的任何人都可以读取、发送事务并获得有效确认的块链,并参与协商过程,在协商过程中一致确定哪些块可以添加到块链中。

2. 联盟链(consortium blockchains)　联盟链是指其预定程序由预选节点控制的区块链。这些区块链具有部分去中心化的特性,依据联盟规则,联盟内的成员可以读写记录,参与区块链的记录维护,由于权限的设置,可以进行灵活扩展。联盟链可以大大降低不同地点的结算成本和时间,是一种混合折中模式,它是结合了公有链的完全开放和私有链的高度集中的多中心结构。

3. 私有链(fully private blockchains)　私有链对参与其中的成员的权限做了严格限制,只有被授权后才可以对块中数据进行读取访问、加入或退出网络,因而它对用户的隐私保护较好,特别适合保护个人隐私。

四、区块链的结构

1. 哈希函数和 Merkle 树　在区块链系统中,节点将一段时间的交易信息进行打包,通过各节点用特定哈希算法将交易分别压缩成一段 64 位代码(哈希值),两个哈希值继续压缩生成唯一的哈希值称为 Merkle 树根。使用哈希加密的好处在于哈希函数具有抗碰撞性,且哈希计算时间相同输出长度固定。此外,无论文件有多大,哈希对应过程是无法通过计算反推的。每一个区块头中的哈希值指向前一个区块,形成链式结构。在区块链中,一段时间内生成的交易或数据信息被打包成一个区块,每个区块有自己的哈希标识,引用之前的哈希标识,即每个新的区块按时间顺序连到前一个区块,这样就在区块间建立一种由后一块指向前一块的链式数据结构(图 15-1-2)。

2. 智能合约　智能合约是区块链的核心要素,智能合约是使区块链可编程的一段脚本代码,由事件触发。将其应用在以太坊区块链上,一旦符合规定条件,即自动执行代码的内容。在以太坊中,智能合约能够帮助系统实现复杂的访问控制策略,有助于数据的维护、存储[2]。智能合约模型结构如图 15-1-3所示。

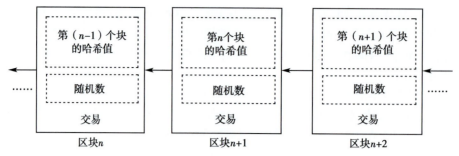

图 15-1-2　利用哈希值形成链式结构

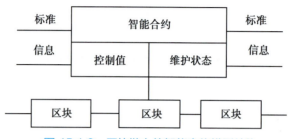

图 15-1-3　区块链上的智能合约模型结构

五、区块链的基本工作原理

区块链的基本工作原理是通过标准算法、加密技术将一个文件或数据压缩成一个 64 比特字节(bit bytes)的代码,该代码和这个文件或数据相对应。这个文件被翻译成加密代码传送到外部世界,具有隐秘性和安全性。哈希数值被写入区块链中的交易系统,以时间戳的方式来表明其一维性,由此,数字交易与现实世界一一对应。载有哈希数值的区块通过时间顺序链接成区块链,使得信息彼此关联不得篡改。

区块链技术的安全可靠性,被视为继云计算、物联网、大数据之后的又一项颠覆性技术,它可能会给人类社会带来革命性的改变。区块链有望引领人类从契约社会过渡到智能合约的社会,重新定义互联网的新风潮,并为解决数字化医疗面临的一些瓶颈提供新的思路。

医疗行业所面临的大规模数据质量问题,很可能影响整个医疗行业的发展。区块链技术有助于纠正这些问题,不仅能够维持医疗数据的安全性和完整性,还能够提供唯一的真实性的根源,并使系统不接受人为错误。

(叶哲伟)

第二节　区块链技术在医疗行业中的应用

目前,区块链技术在医疗行业的应用尚处于起步阶段,当下的应用模式主要是将区块链与商业模式相关联,探索其相关技术应用。例如:基于区块链的安全性探索电子健康病例的隐私性;基于区块链技术的不可篡改特性探索药品防伪;基于区块链技术的安全储存探索医疗健康数据的储存与授权共享等。在现阶段,对于医疗区块链的发展,很多业内专业人士对其持乐观态度,有观点认为区块链与医疗的结合能克服健康行业创新瓶颈,使得数字医疗迈上新台阶。本节简单介绍区块链技术在医疗领域应用的基本情景。

一、区块链与医疗数据储存

医疗健康行业是世界上最大的行业之一,占最发达国家国内生产总值(GDP)的 10% 以上。一直以来,患者医疗数据高度分散,这在一定程度上也增加了医疗服务的成本。如今"不同的医疗机构以不同的方式保存病历"依然是大的背景,一旦医院的办公系统被侵入,患者数据隐私被侵犯,就会引发数据安全问题。2015—2016年,有超过 1.4 亿份患者记录被侵害,超过 2 700 万患者的记录受到影响。2017 年美国《市场调查黑皮书》(*Black Book Market Research*)显示,近 20% 的医院领导和 76% 的医疗保险高管或是在考虑部署某种形式的区块链技术,或是已经在实施这种技术。当被问及互操作性时,93%的管理医疗组织和70%的医院认为区块链有巨大的潜力。现有的互联网技术可能不足以确保医疗领域的数据和信息安全,而区块链技术的安全性可以保证患者的健康信息不被泄露并安全储存,从而有利于缓解当前的医患纠纷。

二、健康大数据共享

据普华永道(PwC)估计,到2020年,全球互联网医疗市场价值将达到610亿美元,年增长率为33%。同时,根据透明市场研究公司(Transparency Market Research)估计,到2025年,全球数字化医疗市场价值将达到5 360亿美元。调查显示,在瑞士,43%的人表示愿意为医学研究提供个人数据,超过一半的互联网用户愿意与他们的健康保险公司分享自己的健康数据。在法国,99%的互联网用户表示愿意分享个人的健康数据。在德国,79%的在线用户希望有权决定谁可以访问他们的健康数据。对于医疗机构和研究人员来说,他们则希望共享更多的数据以支持决策制订和科学研究。此外,保险公司也希望能够更便捷、准确地得到相关数据,以提升支付效率,减少不必要的花费。

在现在的大多数医院,患者住院后的信息都储存在就诊医院的信息系统里,患者不能随时查看自己的病历信息,而且患者如果进行转院治疗,不同医院间的信息也是不互通的,重新检查将增加患者经济负担。利用区块链技术的去中心化可以安全地保存个人医疗信息,让患者拥有个人完整医疗记录的历史数据库,并掌握自己的信息区块链,而不是把信息交付于某一个机构来保管,这可以很好地解决各个医院医疗数据不互通,防止数据防伪造更改等问题。这种基于区块链技术的数据保存方式不仅有利于患者隐私的保护,同时也有助于医疗去中心化和信息共享的实现。

2019年6月,美国专利商标局(U.S.Patent and Trademark Office)授予一项专利系统,这种系统可以将个人的医疗信息存储在区块链数据库中,并允许急救人员在医疗紧急情况下检索这些信息。区块链连接的可穿戴设备包括为用户创建独特签名的生物识别扫描仪和扫描用户PHI值的射频识别扫描仪,根据这些共享信息,急救人员可以快速采取个性化救援行动。

三、基因诊疗

基因是人体发生疾病的内因,健康风险基因检测可使检测者在疾病发生前了解自身是否携带易感基因,从而做到有针对性地调节自身不良生活习惯并安排定期体检,做到精准预防,实现精准医疗。运用区块链可以开发DNA信息存储数据库,对基因和医疗数据进行有效地存储并通过对存储的信息进行密钥加密,这样在保证DNA信息存储的同时也保证了私人信息的安全。这种使用DNA信息获得登录查看个人健康信息的方式可以更方便地对基因信息进行数据共享和便于生物医药公司进行数据采集,提高研发效率。全人类基因测序需要全球资源协作,区块链去中心化的特性,对基因大数据库收集有着天然的优势。基于区块链去中心化建立的大规模安全数据库,同时利用强大的计算能力,在基因诊断上区块链技术的使用将会成为工业化基因测序的技术基础。如此,区块链DNA测序技术将会使测序速度大大提升,最终惠及人类。

区块链基因数据平台(GeneData)是基于区块链的大数据基因分析平台,目标是通过区块链分布式数据储存、匿名和智能合约技术打造一个基因大数据分析平台。GeneData开展了一个立足于人体基因组数据储存和保护的区块链应用项目,同时授权来自全球的科学家都能够在链上获得基因组研究所需的数据。GeneData认为,区块链技术将能够为医学领域的基因组学科带来重大改革。利用区块链技术的基因检查,可以使患者获得更精准的治疗方案。患者可以将他们的基因组数据免费存储在"基因链"上。在"基因链"上,基因组是加密并且无法破解的,基因组所有者还可以根据自身意愿为他们的医师提供限时密钥,这样一来,实现基于基因的精准医疗将成为可能。

四、临床实验研究

实验研究往往对实验结果的记录要求苛刻,而区块链技术能够为研究人员提供可追踪的实验结果记录和临床报告,这对于实验结果的保存和减少临床实验记录造假具有重要作用。在临床实验研究和健康管理的医疗创新研究上,区块链技术可以帮助临床研究对象和研究者的沟通协作。据统计,当前的实验研究中有一半的实验结果未被报告,而通过使用带有时间戳的实验记录和实验结果,区块链技术可以解决临床试验中存在的选择性报告和不真实结果,从而减少学术不端的发生。纳米全球(Nano Global)公司已宣布,其将基于区块链技术开发一种系统芯片,由此来分析分子数据,并帮助整个医学领域识别超级细菌的方法。通过使用区块链技术,该技术预期可以通过专业识别软件识别病原体分子结构,由此可以降低病原体和其他生物对人体的健康威胁,此项技术可能会对超级细菌和其他传染病以及癌症的研究和治疗具有积极意义。

五、医疗器械和医药市场溯源

在近年的医疗实践中,随着医院的信息化、智能化管理建设和患者对医疗服务质量要求的不断提高,医院对医疗设备管理也提出更高的要求。医疗器械和医药追溯系统,可以利用区块链上不可篡改、信息真实、灵活的可编程等特性,构建不可篡改的设备身份信息,以解决医疗行业中难以监管的痛点问题。利用区块链来追溯设备的申请、采购及使用情况,将使得设备信息更加公开透明,设备维护更加及时,从而实现医疗设备器械的流程信息化管理目标。

根据行业估测,全球医药公司因为假药问题,每年要损失 2 000 亿美元。如果采用区块链系统,从药品的出厂到流入个体消费者手中,整个过程医疗药品的质量都能得到保证。区块链本身的链条特性意味着,药品公司可以创造一个围绕药品物流的"单一真实来源"药品供应链条,并通过追踪这个药品供应链,确保链条的完整性,全流程终身管理。防止假冒药物的流通是药品供应区块链的一个主要用途,区块链的分布式账本技术对于药品供应链管理可以提供法律依据,对物流管理和患者安全方面也具有积极作用。

六、医院信息集成平台

现在的医院大多采用电子病历系统、医学影像系统、医院信息管理系统来记录患者信息和医院信息,但当下的信息储存与管理模式容易造成信息泄露和共享困难等问题,而利用区块链技术的信息共享平台,可以将各个医院的信息进行集成加工并打包分享到其他医院,这对于化解"信息孤岛"的难题起到重要作用。医师在接诊患者时能够提前了解到其在别的医院进行的相关检查以及病史,同时也方便了患者对健康资料的保存。通过区块链的授权访问实现了不同医院、不同厂家、不同医疗设备的信息互通,大大节约了临床成本。

七、可穿戴设备健康监护

当下的智能可穿戴设备多是基于电脑或手机的终端实现健康数据管理,而使用区块链技术后,可穿戴设备将独立记录人们在进行各种运动时的身体数据,并通过对这些活动数据进行评估,当运动量超过身体负荷时适时地将信息反馈给用户以调整作息和运动方式。这对于体育竞赛中运动员的保护具有重要作用。另外,中国乃至全世界都存在慢性病的控制效果不佳的情况,在智能可穿戴设备普及的将来,区块链的引入将会更加紧密而精准的记录慢性病患者的健康状况,这无疑对于慢性病的控制和预防猝死具有重大意义[3]。

八、医药支付和理赔

随着社会的发展,许多疾病的发生率大大增加,全球医疗经济支出也不断增加。由此引发的医疗经济纠纷也不断增多,各个医院都难以避免。区块链的发展对于医药支付账单透明化以及医疗纠纷索赔可能起到一定作用。有资料显示,运用区块链技术设计一个医药支付平台可以帮助患者预先了解住院费用和额度剩余,也可以选择性合适的药品进行治疗,该平台基于多家医院共享信息为患者提供医疗信息咨询,还可以提供预付账款等服务。由此,患者对于医疗费用的预估会更加准确,同时,在发生医疗纠纷获得理赔时可以得到相对合理的赔偿,这对于保证患者权益实现个性化服务具有显著意义。

九、推动医学教育的开放和公信

随着互联网技术的不断发展,医学教育的发展模式也在不断演进。网络课堂的兴起为广大医疗工作者提供了更好地获取知识的平台,与此同时,各种学习平台的局限性和部分知识的不可获取成为学习资源获取的绊脚石。基于区块链技术的去中心化和分布式储存可以让广大的医学人员共享医学信息资源,同时还可以建立可靠的学生诚信体系,用于考试作弊和学历造假等的查处。此外,利用区块链技术的不可篡改还可以实现技术成果及专利权益的维护,这对于实现社会公正意义深远[4]。

(叶哲伟)

第三节　区块链技术在医学领域应用中面临的挑战

区块链技术正处于起步发展阶段,医疗服务本身具有复杂性和高风险性,区块链技术在医疗领域的应用目前存在运行推广难、数据存储空间有限以及其自身安全隐患等挑战。

一、医疗领域初期应用推广问题

目前国内外在区块链技术应用领域尚未普及标准,其在医疗领域的推广运行更将面临诸多挑战。首先,去中心化属性对传统医疗管理机构将造成强烈冲击,导致相关机构和部门对区块链技术在医疗领域中的应用持谨慎态度,不利于区块链技术的大规模推广与应用。

此外,区块链的行业应用存在一定的盲目性,行业发展呈现碎片化,均不利于区块链技术发展和应用落地。由于区块链技术在医疗领域的应用案例较少,专家学者对其在医疗领域的推广应用更多持审慎态度,缺乏推动其进一步应用的动力。这需要专业人员针对医疗行业特点进行大量、艰苦的调研、设计、推荐和建章立制等努力。

二、医疗大数据储存空间问题

区块链数据库记录了每一笔交易从开始至今的所有数据信息,因此任何想要参与进来的节点都必须下载存储,并实时更新一份从创世块开始延续至今的数据包。随着大数据技术在医疗领域的应用,数据量将会呈现井喷式增长,区块承载的数据信息越来越多,对区块链数据库的存储空间提出更高的要求。如果每一个节点的数据都完全同步,区块链数据的存储空间容量要求就势必成为一个制约其发展的关键问题,直接影响医疗部门更新数据信息和医患对数据获取实时性的需求。

三、区块链抗压能力有限问题

尽管区块链3.0时代已经来临,但是目前仍然没有大规模的使用区块链数据节点,如果一旦将区块链技术运用到全球几十亿数量级的人类健康数据环境,区块链将会面临巨大挑战。目前已经投入使用的区块链系统中节点总数规模仍然很小,至今区块链技术还没有真正处理过全世界所有人共同参与进来的大规模交易。一旦将区块链技术推广到大规模交流,比如几十亿个体海量医疗健康数据环境下,区块链记录数据的抗压能力将面临巨大考验。

四、隐私和安全问题

在隐私安全方面,尽管区块链使用相关密码学技术使用户的信息保存运行于非对称的密钥机制,但是相对于公钥而言,私钥的使用状况令人担忧,许多中间商和网站对用户的信息保管不佳往往出现泄露。目前普遍认为由于医疗数据的分散性和共识过程受到预选节点控制,其更适合联盟链技术的应用场景。我国现阶段区块链的医学应用中也广泛采用联盟链技术进行布局,以适应未来发展。

从区块链的医疗应用来看,目前国内外主要集中在电子病历、电子健康档案和保单等医疗健康记录的存储和安全管理方面。面向更加多功能的应用场景,还有赖于进一步提高相关技术以及促进相关政策的落实。此外,区块链的局限性,如区块链医疗运用的恶意攻击问题、计算效率问题等应该被意识到,并应该提前开展技术攻关。以及现有的区块链技术尚未对访问控制进行合理设计,导致仍有很多漏洞。虽然在区块链3.0时代,链上的医疗健康数据和医疗单位的管理信息等数据的公开被认为是可控的,但是将区块链技术与现有的访问控制策略进行结合,仍然是需要迫切关注的问题。预计未来相当时间内,区块链将对医学领域带来深刻的变革,现阶段对政策、标准、落地模式等环节的探索和实践,是行业发展的首要任务。对于这样一种新技术,我们应该采取一种理性谨慎的态度,逐步探索其在医学领域的应用道路[5]。

(叶哲伟)

第四节　区块链技术在医学领域应用的展望

一项新技术的兴起往往面临重重阻碍和挑战,区块链技术的发展可能就是其中一种。随着 2008 年比特币等虚拟数字货币的兴起,针对区块链的技术应用倍受质疑,其发展也是充满挑战。区块链技术在医学领域应用的热度一直不减,其原因主要在于其与医疗结合后将会迸发巨大活力[6]。

当下应用区块链技术的医疗项目层出不穷,可分为数据基础设施项目和特定应用两类。预计到 2025 年,医疗领域的区块链价值将达到 56.1 亿美元,年增长率达 63.9%。目前已经有越来越多与医疗卫生相关的公司也在利用区块链技术进行发展。澳大利亚迪肯大学创新主管阿莱西奥·邦蒂(Alessio Bonti)介绍了利用区块链技术解决基因组大数据问题,可以保证用户有效获取基因组数据,并掌握数据所有权。人工智能 - 医生公司(DOC.AI)开发了一个融合人工智能、区块链和语言处理技术的平台。借助这种高度的数据安全性和不可更改的共享,人们可以输入自己的症状,平台可以做出预测性假设,最终让他们了解自己的数据以及如何与医师互动。这是一个应用人工智能、区块链技术实现精准医疗的很好的例子。

全球分享式健康医疗生态系统(IRYO)是首批在区块链上运作的健康医疗网络平台,利用区块链技术去中心化模式,该平台可以实现医疗资料的一体化和共享化,它通过使数据不受网络安全漏洞的影响来确保数据的安全。该平台所有的记录都将以单一格式存储,承诺患者可以在世界任何地方分享他们的病史。以上例子都证实区块链在医疗行业中有着巨大潜力。

在政策导向方面,数字化、信息化和智能化时代的发展,促使世界各国积极向数字化转型,我国也在十九大报告中提出加快建设数字化中国,以信息化培育新动能。区块链作为数字时代的前沿新技术,能极大推动数字产业化的整体发展,近年来,正逐渐成为中央和地方政府重点关注的对象,被视为具有国家战略意义的新产业。目前我国已推出了一系列支持区块链技术创新发展的政策,以期超前布局快速占领区块链技术高地,在国际标准制定方面拥有一定的发言权。在区块链产业扶持方面,2016 年 10 月,工业和信息化部发布《中国区块链技术和应用发展白皮书》,首次提出我国区块链技术标准路线图。同年 12 月,"区块链"首次作为战略性前沿技术被写入《国务院关于印发"十三五"国家信息化规划的通知》。在 2019 年的全国两会上,区块链被频繁提及,相关提案和议案超过 15 份。

我国相关部门将区块链视作具有国家战略意义的新兴产业,而区块链在医学领域的应用将是一个主要的技术增长点。随着相关政策与应用标准的不断落地,区块链技术在医学领域的推广应用将顺应全球智能医学发展的时代潮流,展现出巨大的潜力与应用前景。区块链技术在医学领域的使用,将是一场马拉松,而不是一场冲刺。

(叶哲伟)

参 考 文 献

[1] 袁勇,王飞跃.区块链技术发展现状与展望.自动化学报,2016,42 (4): 481-494.
[2] 董黛莹,汪学明.基于区块链的电子医疗记录共享研究.计算机技术与发展,2019,29 (5): 121-125.
[3] 孙柏林,刘哲鸣.区块链技术在仪器仪表工业 4.0 中的应用.仪器仪表用户,2018,25 (9): 101-104.
[4] 彭坤,冷金昌,孙晓玮,等.区块链技术在医疗领域的应用展望.中国卫生信息管理杂志,2018,15 (3): 339-343.
[5] 赵延红,原宝华,梁军.区块链技术在医疗领域中的应用探讨.中国医学教育技术,2018,32 (1): 1-7.
[6] 谢毅,叶哲伟.区块链技术的医学应用现状与前景.临床外科杂志,2020,28 (04):304-307.

中文名词索引